协和医考

2024



# 全国口腔执业医师资格考试预测试卷与解析

主　编　赵继志
副主编　刘玥博　刘　琰　牛星鉴　靖无迪
编　者　（按姓氏笔画排序）
丁珊珊　尤鹏越　牛星鉴　甘　泠　朱智慧　刘　琰
刘玥博　刘寅冬　杨　熙　吴　宣　吴　楠　吴立萌
余丹华　张惠媛　陈羽飞　陈浩天　苟雅萍　郑嘉宝
赵继志　栗　智　夏钟毅　晏　桐　高　攀　郭　睿
郭春岚　曾曼曼　靖无迪　霍静怡

扫码赠送历年考题

中国协和医科大学出版社
北　京

**图书在版编目（CIP）数据**

2024全国口腔执业医师资格考试预测试卷与解析 / 赵继志主编．—北京：中国协和医科大学出版社，2024．1

（协和医考）

ISBN 978-7-5679-2258-7

Ⅰ．①2…　Ⅱ．①赵…　Ⅲ．①口腔科学-资格考试-题解　Ⅳ．①R78-44

中国国家版本馆CIP数据核字（2023）第169040号

协和医考

**2024全国口腔执业医师资格考试预测试卷与解析**

**主　　编**：赵继志
**策划编辑**：张秋艳
**责任编辑**：张秋艳　涂　敏
**封面设计**：邱晓俐
**责任校对**：张　麓
**责任印制**：张　岱

**出版发行**：中国协和医科大学出版社
（北京市东城区东单三条9号　邮编100730　电话010-65260431）
**网　　址**：www. pumcp. com
**经　　销**：新华书店总店北京发行所
**印　　刷**：三河市龙大印装有限公司

**开　　本**：850mm×1168mm　1/16
**印　　张**：24.5
**字　　数**：820千字
**版　　次**：2024年1月第1版
**印　　次**：2024年1月第1次印刷
**定　　价**：78.00元

ISBN 978-7-5679-2258-7

# 出版说明

我国执业医师资格考试已经进入第25个年头，这项政策对于加强我国医师队伍建设，提高执业医师的综合素质，保护医师合法权益，规范医师管理制度，完善医师培养制度，发挥了积极的作用。

为帮助考生在繁忙的临床实践期间更有效地复习，更方便地了解与掌握执业医师资格考试的要求，提高考生分析问题、解决问题的能力，从而顺利通过考试，中国协和医科大学出版社推出了“协和医考”系列丛书。25年来，中国协和医科大学出版社在本套丛书的出版过程中，以及每年与广大考生读者反馈交流的工作中，摸索出了我国执业医师资格考试的基本规律，积累了丰富的出版应试丛书的经验，为考生提供了不同层次、不同阶段和不同需求的应试参考书。

本套丛书由中国协和医科大学出版社组织相关专业专家编写，并邀请了专职从事执业医师资格考试研究的培训专家进行审定。内容紧扣最新版《医师资格考试大纲》，以规划教材为基础，以临床能力为重点，侧重于理论与实践的综合运用。本套丛书品类齐全，从应试指导、核心考点精讲，到各类习题集和模拟试卷等，能够满足广大考生复习考试的需要。

“当医生就当好医生，当好医生就读协和医书”，拥有25年执业医师资格考试用书出版经验的中国协和医科大学出版社为全国争当好医生的读者，提供这套全面、准确、实用的应试丛书。我们期望能够对广大考生顺利通过执业医师资格考试有所助益，为我国医学教育及医学事业的发展作出积极的贡献。丛书内容如有不当之处，欢迎各位考生和同仁批评指正。如有关于丛书内容及考试的相关问题，请扫描下方二维码，有专属微信客服为你解答。

# [illegible]

[illegible]

[illegible]

[illegible]

# 目　录

# 预测试卷一

## 第一单元

### 【$A_1$ 型题】

**答题说明**

每一道考题下面有 A、B、C、D、E 五个备选答案，请从中选择一个最佳答案。

1. 下列关于牙的演化特点的描述中，正确的是
A. 由异形牙到同形牙
B. 牙的分布从集中到广泛
C. 替换次数由多到少
D. 牙根从有到无
E. 牙数由多到少

2. 左上颌第一磨牙有三个牙根，分别是
A. 近中根、远中根、近中舌根
B. 颊根、近中舌根、远中舌根
C. 近中颊根、远中颊根、舌根
D. 近中颊根、舌根、远中根
E. 近中根、远中颊根、舌根

3. 牙颈部牙本质小管呈"~"形，以下描述正确的是
A. 近牙表面的一端凸向牙冠方向
B. 近牙表面小管较粗
C. 近牙表面的一端凸向牙根方向
D. 近牙髓的一端凸向牙冠方向
E. 近牙髓的一端凸向牙根方向

4. 体内合成脂肪酸的原料乙酰辅酶 A 主要来自
A. 酮体氧化分解
B. 氨基酸氧化分解
C. 脂肪酸氧化分解
D. 葡萄糖氧化分解
E. 胆固醇氧化分解

5. 下颌第一前磨牙的特征是
A. 颊尖略大于舌尖
B. 颊尖约等于舌尖
C. 舌侧可出现两个牙尖
D. 颊尖偏向牙长轴的颊侧
E. 颊尖偏向牙长轴的舌侧

6. 下述有关糖、脂肪、蛋白质关系的叙述中，错误的是
A. 蛋白质可转变为糖
B. 脂肪可转变为蛋白质
C. 糖可转变为脂肪
D. 葡萄糖可转变为非必需氨基酸的碳架部分
E. 脂肪中甘油可转变为糖

7. 下述有关囊性淋巴管瘤的临床表现中，错误的是
A. 好发于儿童及青少年
B. 主要发生于颈部、锁骨上
C. 表面皮肤正常、柔软有波动感
D. 内有透明浅黄色水样液体
E. 有可压缩性，体位移动试验阳性

8. 殆面点隙是指
A. 2 条或 2 条以上发育沟相交所形成的点状凹陷
B. 2 条或 2 条以上牙尖嵴相交所形成的点状凹陷
C. 3 条或 3 条以上牙裂隙相交所形成的点状凹陷
D. 3 条或 3 条以上牙尖嵴相交所形成的点状凹陷
E. 3 条或 3 条以上发育沟相交所形成的点状凹陷

9. 不属于牙周疾病一级预防的是
A. 口腔健康教育
B. 全口牙周洁治
C. 每天有效刷牙
D. 合理饮食营养
E. 重建咀嚼功能

10. 亚硝酸盐食物中毒的机制是

A. 与胺作用形成亚硝酸胺
B. 使亚铁血红蛋白氧化为高铁血红蛋白
C. 转化为硝酸盐
D. 抑制乙酰胆碱酯酶
E. 溶血

11. 下列不属于慢性闭锁性牙髓炎病理变化的是
A. 血管扩张充血
B. 淋巴细胞、浆细胞、巨噬细胞浸润
C. 肉芽组织形成
D. 上皮增生
E. 脓肿形成

12. 牙冠表面不规则凹陷，略似一四周环山盆地的部位是
A. 窝
B. 外展隙
C. 点隙
D. 楔状隙
E. 邻间隙

13. TNF是
A. 肿瘤坏死因子
B. 干扰素
C. 集落刺激因子
D. 白细胞介素
E. 红细胞生成素

14. 下列病变中可形成死骨的是
A. 慢性骨髓炎伴增生性骨膜炎
B. 慢性局灶性硬化性骨髓炎
C. 放射性颌骨骨髓炎
D. 纤维结构不良
E. 致密性骨炎

15. 用“知足者常乐”心态维持心理平衡，该种防御机制称为
A. 转移
B. 合理化
C. 隔离
D. 理智化
E. 潜抑

16. 在发病中，C型行为起重要作用的疾病是
A. 高血压
B. 支气管哮喘
C. 胃溃疡
D. 乳腺癌
E. 糖尿病

17. 外形高点是指
A. 牙冠各面最突出的部分
B. 邻面最突出的部分
C. 牙体各轴面最突出的部分
D. 牙体长轴与水平面成垂直关系时，牙冠各面最突出的部分
E. 牙体各面的最高点

18. 脱敏治疗的最佳适应证为
A. 躁狂症
B. 恐惧症
C. 精神分裂症
D. 神经衰弱
E. 强迫症

19. 下列哪项不符合鳞状细胞癌的病理特征
A. 细胞间桥
B. 角化珠形成
C. 巢状排列
D. 腺管状排列
E. 病理性核分裂象

20. 不会造成牙髓感染的途径是
A. 牙髓暴露
B. 牙釉质钙化不全
C. 楔状缺损
D. 深牙周袋
E. 发育异常的结构

21. 关于牙骨质的描述正确的是
A. 有骨单位
B. 有血管
C. 有神经
D. 有细胞
E. 无穿通纤维

22. 酶联免疫斑点试验（ELISPOT试验）多被用于检测
A. 补体产生细胞
B. 病毒感染细胞
C. 干扰素产生细胞
D. 组胺产生细胞
E. 分泌片产生细胞

23. 下列关于上颌第一磨牙的说法中，错误的是
A. 近中边缘嵴短而直，远中边缘嵴稍长
B. 近中舌尖最大
C. 近中颊尖是非功能尖
D. 有五个牙尖
E. 斜嵴为上颌第一磨牙的解剖标志

24. 在诊疗同意制度中，如果患者方面的意见不统一，医师应当以谁的意见为准
A. 患者家属或者关系人
B. 患者本人
C. 医师独立作出决定

D. 对患者诊疗有利者
E. 应当等患者和家属或关系人意见统一后才能决定诊疗方案
25. 成釉细胞癌的病理特征不包括
A. 成釉细胞瘤异型性分化
B. 成釉细胞瘤异型性转移
C. 成釉细胞瘤中含有癌的成分
D. 成釉细胞瘤复发
E. 成釉细胞瘤出现肿瘤性坏死
26. 舌面隆突的位置在
A. 切牙的舌面
B. 位于前牙舌面颈 1/3 处
C. 上颌第一磨牙的舌面
D. 切牙和尖牙颈部的隆起
E. 牙釉质的长形隆起
27. 牙的功能不包括
A. 切割食物
B. 捣碎和磨细食物
C. 发音和言语功能
D. 保持口腔清洁
E. 保持面部的协调美观
28. 在突发公共卫生事件应急处理工作中，有关单位和个人不配合有关技术人员调查、采样、技术分析和检验的，对有关责任人给予
A. 吊销执照
B. 警告
C. 降级或者撤职的纪律处分
D. 行政处分或者纪律处分
E. 追究刑事责任
29. 上颌第一磨牙斜嵴由以下哪两颗牙尖三角嵴组成
A. 近中颊尖三角嵴+近中舌尖三角嵴
B. 近中舌尖三角嵴+远中舌尖三角嵴
C. 近中颊尖三角嵴+远中颊尖三角嵴
D. 远中颊尖三角嵴+近中舌尖三角嵴
E. 远中颊尖三角嵴+远中舌尖三角嵴
30. 关于畸形中央尖说法不正确的是
A. 好发于下颌前磨牙
B. 一般均位于𬌗面中央窝
C. 以上颌第二前磨牙最多见
D. 形态可为圆锥形、圆柱形或半球形
E. 半数中央尖有髓角伸入
31. 骨化纤维瘤的病理特征不包括
A. 骨小梁周围有成骨细胞排列
B. 骨小梁周围没有成骨细胞排列
C. 骨小梁周围有大量纤维组织
D. 骨小梁彼此连接
E. 有类牙骨质沉积物
32. 关于医务人员的同情感，下列说法中错误的是
A. 它是医务人员发自内心的情感
B. 它是促使医务人员为患者服务的原始动力
C. 它是责任感的基础
D. 它是医德情感内容中低层次的情感
E. 它比责任感具有更大的稳定性
33. 以下说法不正确的是
A. 上颌中切牙是切牙中体积最大的牙
B. 下颌第二前磨牙牙冠呈方圆形牙
C. 上颌第一前磨牙是恒牙中唯一颊尖偏向远中的牙
D. 下颌第一磨牙有 3 个牙根
E. 上颌尖牙有支撑口角的作用
34. 在临床医学研究中，对待受试者的正确做法是
A. 对受试者的负担不可以过分强调
B. 对受试者的受益要放在首要位置考虑
C. 对受试者的负担和受益要公平分配
D. 对参加试验的弱势人群的权益可以不必太考虑
E. 需要特别关照参加试验的重点人群的利益
35. 下列哪项不是牙龈瘤的病理变化
A. 牙龈内血管增生
B. 牙龈内淋巴管增生
C. 牙龈内巨细胞增生
D. 牙龈内纤维结缔组织增生
E. 牙龈上皮增生
36. 在精神分析治疗中，要求患者毫无保留地想到什么就说什么的做法称为
A. 疏导
B. 发泄
C. 自由联想
D. 系统脱敏
E. 厌恶疗法
37. 牙冠舌倾最明显的牙是
A. 上颌第一前磨牙
B. 下颌第二前磨牙
C. 下颌第一磨牙
D. 下颌第一前磨牙
E. 上颌第二前磨牙
38. 下列行为符合交叉配血技术规范的是
A. 急诊抢救时输血科应检查患者 Rh（D）血型
B. 受血者配血试验的血标本必须是输血前 7 天之内的

C. 遇到交叉配血不合的情况时必须做抗体筛选试验
D. 有输血史的患者需要输血时不必做抗体筛选试验
E. 交叉配血试验必须由两人互相核对

39. DNA 转录合成 RNA 的原料是
A. AMP、GMP、CMP、UMP
B. AMP、GMP、CMP、TMP
C. ATP、GTP、CTP、UTP
D. ATP、GIP、CYP、TTP
E. dATP、dGTP、dCTP、UTP

40. 膜攻击复合物是
A. C3
B. C3~C5
C. C5~C7
D. C5b~C9
E. C4b2b

41. 下列除哪项外，均是弥漫性大 B 细胞淋巴瘤的特征
A. 是一种结外淋巴瘤
B. 该型肿瘤占成人非霍奇金淋巴瘤的 30%~40%，甚至更高
C. 可发生在淋巴结外的任何部位
D. 淋巴结结构大部分或全部被均质鱼肉状的瘤组织取代
E. 肿瘤细胞表达广泛的 B 细胞抗原标志物

42. 关于下颌第一乳磨牙，下列描述正确的是
A. 颊面好似一个以远中缘为底的三角形
B. 形态似下颌第一前磨牙
C. 牙根为 3 个根
D. 近中颊尖>近中舌尖
E. 远中舌尖长而尖，近中舌尖短而小

43. 在临床医学研究中要求对资料保密，以下哪一项是不属于该范畴的
A. 对研究资料严加保密
B. 对研究成果严加保密
C. 医师与患者之间的保密
D. 对患者姓名做保密处理
E. 研究者与受试者之间的保密

44. 关于牙冠轴面形态的生理意义，下列描述错误的是
A. 邻面突度可起到扩展龈缘的作用
B. 良好的邻面接触关系可维持牙弓的完整稳定
C. 良好的邻接关系可防止食物嵌塞
D. 颊舌侧突度正常有利于牙龈健康
E. 发育沟利于食物的排溢

45. 结合自己的经验，并用概念的形式反映事物的特征为
A. 知觉的整体性
B. 知觉的多维性
C. 知觉的恒常性
D. 知觉的理解性
E. 知觉的选择性

46. 下列哪项不是采取手术治疗为主的肿瘤
A. 恶性黑色素瘤
B. 颌骨骨肉瘤
C. 脂肪肉瘤
D. 恶性淋巴瘤
E. 胚胎性横纹肌肉瘤

47. 易沉积牙结石的部位是
A. 上颌切牙舌侧
B. 上颌切牙唇侧
C. 下颌切牙舌侧
D. 下颌切牙唇侧
E. 上颌尖牙舌侧

48. 蛋白质合成后经化学修饰的氨基酸是
A. 半胱氨酸
B. 羟脯氨酸
C. 甲硫氨酸
D. 丝氨酸
E. 酪氨酸

49. 乳牙是从何时开始发生的
A. 胚胎第 4 周
B. 胚胎第 5 周
C. 胚胎第 6 周
D. 胚胎第 7 周
E. 胚胎第 8 周

50. 在临床医学研究中应切实保护受试者的利益，下列哪一项除外
A. 实验研究前必须经过动物实验
B. 实验研究前必须详细了解患者身心情况
C. 实验研究前必须有严格的审批监督程序
D. 实验研究前必须制订严密科学的计划
E. 实验研究结束后必须作出科学报告

51. 关于牙齿的发生，说法不正确的是
A. 成釉器形成牙釉质
B. 牙乳头形成牙本质、牙骨质
C. 牙囊形成牙周膜
D. 牙乳头形成牙髓
E. 牙囊形成固有牙槽骨

52. 最先形成的牙体组织是
A. 牙釉质

B. 牙本质
C. 牙骨质
D. 牙髓
E. 同时形成
53.《医疗事故处理条例》规定，造成患者轻度残疾、器官组织损伤导致一般功能障碍的属于
A. 一级医疗事故
B. 二级医疗事故
C. 三级医疗事故
D. 严重医疗差错
E. 四级医疗事故
54. 构成医疗事故的要件之一是
A. 直接故意
B. 间接故意
C. 过失
D. 紧急避险
E. 意外事件
55. 腮腺导管口位置对应
A. 上颌第二磨牙颊面
B. 上颌第一磨牙颊面
C. 下颌第二磨牙颊面
D. 上颌第三磨牙颊面
E. 下颌第一磨牙颊面
56. 牙骨质龋细菌入侵的主要通道是
A. 牙骨质层板
B. 穿通纤维
C. 生长线
D. 成牙骨质细胞突起
E. 牙骨质细胞陷窝
57. 心理评估常用的方法不包括
A. 调查法
B. 会谈法
C. 实验法
D. 作品分析法
E. 心理测验法
58. 下列哪个不是外周免疫器官
A. 胸腺
B. 淋巴结
C. 扁桃体
D. 脾
E. 肠淋巴组织
59. 不属于口腔健康促进方法的是
A. 课堂教育
B. 个别交谈
C. 小型讨论会
D. 社区口腔卫生咨询
E. 行政干预措施
60. 牙本质龋的病理变化为
A. 牙本质小管扩张，充满细菌
B. 牙本质小管断裂，出现裂隙
C. 牙本质小管融合，出现崩解
D. 牙本质小管溶解，钙盐沉积
E. 牙本质小管矿化，呈串珠状
61. 关于消化性溃疡的临床症状，不包括下列哪项
A. 十二指肠溃疡易发展为穿透性溃疡
B. 十二指肠溃疡多为空腹痛和夜间痛
C. 球后溃疡易发生大出血
D. 胃溃疡多为餐后痛
E. 消化性溃疡患者均有上腹痛
62. 下列关于上颌侧切牙形态的描述，错误的是
A. 唇面较窄小、圆突
B. 舌窝窄而深
C. 切缘向远中舌侧的倾斜度较中切牙大
D. 近中切角似锐角
E. 根长与冠长相近
63. 慢性龈炎的病理变化主要有
A. 牙龈上皮出血
B. 牙龈上皮增生
C. 牙龈上皮脓肿
D. 龈沟壁处有炎症细胞浸润
E. 沟内上皮向根方增殖
64. 钙化成分中含许多强嗜碱性间歇线的肿瘤是
A. 成釉细胞瘤
B. 牙瘤
C. 牙源性钙化上皮瘤
D. 牙源性钙化囊肿
E. 良性成牙骨质细胞瘤
65. 乳牙在口内最长可存留
A. 4 年
B. 6 年
C. 8 年
D. 10 年
E. 12 年
66. 活动期牙周炎的病理变化不包括
A. 沟内上皮糜烂或溃疡
B. 牙周袋形成
C. 牙槽骨吸收
D. 牙周袋内有大量炎性渗出物
E. 牙周膜间隙变窄
67. T 细胞活化的第一信号来源于
A. 细胞因子

B. T细胞受体（TCR）识别在主要组织相容性复合体（MHC）分子结合槽中的抗原肽
C. TCR识别MHC分子
D. TCR识别脂多糖（LPS）
E. 共刺激分子提供的信号

68. 关于下颌第二磨牙的形态特点，下列描述正确的是
A. 可分为四尖型和五尖型
B. 牙冠呈斜方形
C. 颊尖较锐
D. 𬌗面发育沟呈“大”字形分布
E. 一般为双根，分叉度大

69. 关于口腔流行病学作用的描述，不正确的是
A. 研究疾病预防措施并评价其效果
B. 监测口腔疾病流行趋势
C. 了解人群口腔健康和疾病的分布状况
D. 为口腔健康促进的实施提供保障
E. 研究口腔疾病的病因

70. 牙周病患者清除菌斑的重点部位为
A. 龈沟附近
B. 邻间隙
C. 牙的右侧面
D. 牙的左侧面
E. 龈沟附近和邻间隙

## 【$A_2$ 型题】

**答题说明**

每一道考题是以一个小案例出现的，其下面都有A、B、C、D、E五个备选答案，请从中选择一个最佳答案。

71. 患者，男性，59岁。左颊黏膜下肿物半年，逐渐增大，轻度疼痛，近来在进食时常咬颊，造成局部黏膜糜烂。检查见左颊肿块约2cm×2cm大小，界限不清，表面黏膜糜烂，质地硬。最可能的诊断是
A. 淋巴瘤
B. 鳞状细胞癌
C. 特异性感染
D. 腺上皮恶性肿瘤
E. 良性肿瘤伴感染

72. 肺结核患者，男性，32岁。应用链霉素异烟肼治疗过程中出现耳鸣、重听。痰菌呈阳性，其治疗方案可改为
A. 异烟肼+卷曲霉素
B. 氨硫脲+卷曲霉素
C. 利福平+异烟肼+卡那霉素
D. 链霉素+乙胺丁醇+利福平
E. 异烟肼+乙胺丁醇+利福平

73. 患者，女性，17岁。要求治疗左上前牙。3个月前，左上中切牙外伤未及时就诊。检查：|1近中切角缺损，牙冠暗灰色，叩痛（-），牙髓电活力测验无活力。X线片未见根折线。该患牙的诊断应是
A. 急性根尖周炎
B. 急性牙髓炎
C. 慢性牙髓炎
D. 外伤冠折
E. 牙髓坏死

74. 患者，男性，70岁。87654|45缺失，设计可摘局部义齿修复。但|6𬌗面磨耗重，敏感，无法预备出近中𬌗支托窝。此时正确的做法是
A. |6不设计𬌗支托
B. 𬌗支托放置在|6𬌗面中央窝
C. 𬌗支托放置在|6𬌗面舌沟
D. 𬌗支托放置在|6𬌗面颊沟
E. 𬌗支托放置在|6近中颊尖

75. 患者，女性，35岁。牙龈自动出血、疼痛伴腐败性口臭3天，无发热。有5年吸烟史。检查：牙石指数（CI-S）为3，龈缘呈虫蚀状，表面覆盖坏死假膜。其最可能的诊断是
A. 慢性牙周炎
B. 急性坏死溃疡性龈炎
C. 慢性龈缘炎
D. 疱疹性龈口炎
E. 侵袭性牙周炎

76. 患者，女性，38岁。1周以来出现右上后牙自发性钝痛和头痛。检查：右上牙未发现明显的牙体疾病，但4|、5|、6|有叩痛，温度测验正常，右侧患牙相应的面颊部位压痛。可能的诊断为
A. 急性根尖周炎
B. 慢性牙髓炎
C. 急性牙髓炎

D. 急性中耳炎

E. 急性上颌窦炎

77. 患者，男性，45 岁。高血压病史 5 年，服用卡托普利降压治疗，血压控制良好。3 个月前迁居新房后常出现咳嗽，以干咳为主，停用卡托普利后仍咳嗽，先后多次行胸部 X 线检查未见肺实质病变，查血支原体阳性而用阿奇霉素后仍未见效，查体无阳性体征。下列检查中，为明确诊断应首选

A. 胸部高分辨 CT

B. 心脏彩超+心功能

C. 结核菌素试验

D. 肺功能+激发试验

E. 血清支原体抗体

78. 患者，男性，45 岁。长期吸烟，吸烟量在 20 支/日以上，有饮酒习惯。医师建议其定期进行口腔检查以早期发现可能的癌变，检查间隔时间为

A. 6 个月

B. 9 个月

C. 12 个月

D. 15 个月

E. 18 个月

79. 患者，男性，79 岁。无牙颌患者，下颌牙槽嵴形态低平。全口义齿基托利用其颊棚区作为主承托区的原因是

A. 正好位于人工后牙下方

B. 利于形成良好的边缘封闭

C. 黏膜厚且韧

D. 骨质致密，骨小梁的排列面与咬合力垂直

E. 骨质致密，骨小梁的排列面与咬合力平行

80. 患者，女性，24 岁。妊娠 19 周无胎动，未见明显下腹膨隆。妇科检查示宫颈口闭，无血染，子宫 2 个月妊娠大小。B 超检查示胎心消失，下列哪项检查最重要

A. 凝血功能检查

B. 血红蛋白

C. 肌酐

D. 肝功能

E. 尿蛋白

81. 患者，男性，18 岁。1 周前偶然发现上中切牙变色，且唇侧牙龈有小脓包。1 年前打篮球撞断两个中切牙，未予治疗。首先应做的最重要的检查是

A. 拍根尖 X 线片

B. 牙周探诊

C. 温度测验

D. 查松动度

E. 探查是否露髓

82. 患者，男性，40 岁。左颊部无痛性肿块 30 年余。检查见左颊肿块，质软，边界不清，表面皮肤呈淡蓝色，临床诊断为海绵状血管瘤。为确定其大小和范围，最佳的辅助检查方法是

A. 拍 X 线片

B. 拍上颌全景片

C. B 超检查

D. CT

E. MRI

83. 患者，男性，27 岁。因反复腹痛、腹泻、消瘦就诊。经结肠镜等检查，确诊为溃疡性结肠炎。该病的主要临床表现不包括

A. 腹泻

B. 黏液脓血便

C. 恶心、呕吐

D. 腹痛，便后缓解

E. 腹痛，进食后缓解

84. 患者，女性，16 岁。颏下舌骨前见 3cm×3cm 肿块，界限清楚，呈圆球形，与周围组织无粘连，可活动，质地柔韧似面团样感觉，无触痛，自颏下扪压肿物不缩小而向舌下突起，吞咽时肿物不上下移动。最可能的诊断是

A. 甲状舌管囊肿

B. 海绵状血管瘤

C. 舌异位甲状腺

D. 皮样囊肿

E. 脂肪瘤

85. 患者，男性，25 岁。担心用牙签后会出现牙缝变宽，医师告知其使用牙签的正确方法是

A. 轻轻置入龈沟底部，朝向龈方运动清洁

B. 轻轻置入龈沟底部，朝向冠方运动清洁

C. 置入牙间隙，轻轻左右运动清洁

D. 置入牙间隙，轻轻上下运动清洁

E. 根据需要向各个方向运动清洁

86. 患者，女性，60 岁。胸闷呼吸困难，并伴有咳嗽 1 个月。检查发现颈静脉怒张，心尖冲动不清，平卧位叩诊心界时心底部明显增宽，第 4、5 肋间心界向两侧扩大。听诊心音遥远。肝肋下触及增大。该患者的诊断是

A. 右侧胸腔积液

B. 心包积液

C. 左侧胸腔积液

D. 左心功能不全

E. 右心功能不全

87. 患者，男性，50 岁。遇冷空气牙酸痛。检查：15、25、35、45 颊侧颈部楔状缺损，无龋，牙龈

萎缩重，牙唇面清洁。经过治疗后，医师最应忠告的是

A. 减少刷牙次数

B. 增加刷牙次数

C. 不咬很硬的东西

D. 多进软食、弱碱性食品

E. 正确选用刷牙方法、牙刷与牙膏

88. 患者，男性，70岁。口腔中有多颗因重度牙周炎导致的松动牙（Ⅲ度），首先对该患者要做的治疗属于牙周病的

A. 一级预防的促进健康

B. 二级预防的早期诊断

C. 二级预防的控制病损发展

D. 三级预防的重建功能

E. 三级预防的康复

89. 一位糖尿病患者患慢性牙槽脓肿，久治不愈应考虑以下原因，不包括

A. 根尖周病变范围

B. 根管内彻底清创

C. 糖尿病是否控制

D. 根管内是否有细菌

E. 全身是否用抗生素

90. 患者，女性，52岁。因左下牙疼痛2个月、下唇麻木2周就诊。专科检查见左下唇较对侧感觉迟钝，左下1、3、4、5牙松动Ⅱ度，无龋坏。全景片示左下颌体区见一2cm×3cm的边界不清的密度减低区，牙根有吸收。根据以上临床表现，最可能的诊断是

A. 下颌骨骨髓炎

B. 成釉细胞瘤

C. 含牙囊肿

D. 角化囊肿

E. 中央性颌骨癌

91. 患者，男性，27岁。间断性上腹痛2年，疼痛多在餐前，进食后缓解。体格检查：腹平软，剑下偏右压痛。钡餐透视：十二指肠球部变形。此患者最可能是

A. 十二指肠球部溃疡

B. 十二指肠癌

C. 十二指肠球后溃疡

D. 十二指肠球炎

E. 慢性胃炎

92. 患者，男性，35岁。下颌骨正中膨隆3年，无症状。病变镜下见肿瘤细胞排列成上皮样，病变中有牙体硬组织形成，部分肿瘤细胞的胞核消失，胞质仍存在，表现为胞核空虚的细胞。最可能的病理诊断是

A. 成釉细胞瘤

B. 牙源性腺样瘤

C. 牙源性鳞状细胞瘤

D. 牙源性钙化上皮瘤

E. 牙源性钙化囊性瘤

93. 患者，男性，30岁。牙龈出血1个月余，用药物牙膏认真刷牙后仍不见好转，此时应

A. 停止刷牙

B. 换其他牙膏试试

C. 到口腔科进行检查及治疗

D. 加用漱口水

E. 口服维生素C

94. 患儿，男，9岁。舌体外伤出现部分组织缺损，进行舌损伤缝合时，下列不符合要求的措施是

A. 尽量保持舌的长度

B. 采用小针细线缝合

C. 距创缘稍远进针

D. 最好加用褥式缝合

E. 进针要深些

95. 患者，男性，35岁。因车祸致颧骨严重粉碎性骨折，选用的复位方法是

A. 颌间牵引

B. 上颌窦纱布填塞

C. 切开复位内固定

D. 颅颌固定

E. 手法复位

96. 学生甲临床检查发现牙龈因炎症有颜色改变，轻度水肿，探诊后牙龈线状出血，复习龈沟出血指数标准后记分为

A. 1

B. 2

C. 3

D. 4

E. 5

97. 患者，女性，21岁。因全口牙自幼呈黄色，并且逐渐加重为黄褐色要求治疗。查全口牙均为黄褐色，表面光滑无缺损。医师应做的重点询问是

A. 幼时居住地

B. 幼时患病史

C. 母亲妊娠期用药史

D. 哺乳期母亲用药史

E. 幼时患病用药史

98. 患者，男性，28岁。既往体健，突发腹痛、发热10小时，未见自行缓解。检查：血压80/60mmHg，神志清楚，面色苍白，四肢湿冷，全腹肌紧张，腹部压痛反跳痛（+），肠鸣音未闻及。目前

给出的诊断为

A. 失血性休克

B. 感染性休克

C. 神经源性休克

D. 心源性休克

E. 过敏性休克

99. 患者，女性，35 岁。面颊部外伤伴昏迷，现场紧急处理后准备护送到医院就诊。下列措施中，错误的是

A. 运送时患者应俯卧位

B. 运送患者时防止窒息和休克发生

C. 额部垫高

D. 运送疑有颈椎损伤的患者时，应多人同时搬运

E. 运送时患者应仰卧位

100. 某患者为了预防龋齿每天使用漱口剂，一段时间后发现舌背着色。这种漱口剂中可能含有的成分是

A. 金银花

B. 大黄

C. 乙酰甲苯胺

D. 氯己定

E. 茶多酚

## 【$A_3$/$A_4$ 型题】

**答题说明**

以下提供若干个病例，每个病例下设若干道考题。请根据答案所提供的信息，在每一道考题下面的 A、B、C、D、E 五个备选答案中选择一个最佳答案。

（101～103 题共用题干）

社区口腔健康咨询中，群众提出了不少问题，阐述了许多不正确的认识。口腔预防保健人员对此进行了认真分析，并采取多种方式进行了宣传教育活动。

101. 针对“氟化物有害健康”的错误认识，应提倡

A. 氟化物有益健康

B. 氟化物有益口腔健康

C. 氟化物过多有害

D. 除氟害、兴氟利

E. 氟化物过少有损口腔健康

102. 针对“人老要掉牙”的错误认识，应讲清道理，说明

A. 健康牙齿可以伴人终身

B. 人老牙也要老

C. 人老掉牙应及时给予义齿修复

D. 人老就要掉牙

E. 尽量保护牙齿不要丧失

103. 针对“牙不疼不用看牙医”的错误认识，应提倡

A. 定期口腔检查

B. 尽早看牙医

C. 每 2 年看 1 次

D. 牙疼及时看

E. 牙龈出血也要看

（104～106 题共用题干）

患者，女性，71 岁。慢性咳嗽、咳痰 20 余年，活动后气急 10 年。体格检查：心脏正常，双肺散在干湿啰音。血常规：白细胞 $9.0\times10^9$/L。胸部 X 线片：双肺中下叶纹理增强。

104. 该患者应首先考虑的诊断是

A. 支气管哮喘

B. 细菌性肺炎

C. 慢性阻塞性肺疾病

D. 支气管扩张

E. 支气管内膜结核

105. 该患者做胸部 X 线检查的目的是

A. 确定诊断

B. 帮助判定预后

C. 了解病情变化

D. 疗效的客观指标

E. 鉴别诊断和确定有无并发症

106. 对此患者主要的治疗应是

A. 应用支气管扩张药

B. 应用糖皮质激素

C. 低流量吸氧

D. 中药治疗

E. 控制感染

（107～109 题共用题干）

患者，男性，26 岁。被他人撞伤上中切牙，自

觉患牙伸长，咬合痛。检查见上中切牙无明显移位，叩痛（+）~（++），松动Ⅱ度。

107. 若X线片未见异常，临床诊断为
A. 冠折
B. 挫伤
C. 根折
D. 脱位
E. 冠根折

108. 若X线片示牙周膜增宽，无根折，检查无咬合干扰，处理的方法是
A. 使用单颌固定方法固定患牙
B. 磨改对颌牙益于患牙充分休息
C. 拔除患牙，待创口愈合后，义齿修复
D. 不做特殊处理，上前牙不咀嚼食物
E. 使用釉质黏合剂将患牙与邻牙固定

109. 若X线片示左上中切牙明显移位，但未见牙折，治疗方法是
A. 不做特殊处理
B. 在现有位置上固定患牙
C. 拔除右上中切牙，将左上中切牙与邻牙固定
D. 局部麻醉下将患牙复位，再与邻牙固定
E. 上中切牙复位固定，再行右上中切牙根管治疗

（110~112题共用题干）

患者，男性，40岁。发热、咽痛5天，抗生素治疗无缓解，颈部浅表淋巴结肿大，咽部充血。扁桃体Ⅱ度肿大，下肢少许瘀斑。白细胞 $16.6\times10^9$/L，原始细胞0.6，血红蛋白75g/L，血小板 $34\times10^9$/L。

110. 首先考虑诊断
A. 特发性血小板减少性紫癜
B. 再生障碍性贫血
C. 缺铁性贫血
D. 溶血性贫血
E. 急性白血病

111. 体检应特别注意的是
A. 睑结膜苍白
B. 胸骨压痛
C. 心脏杂音
D. 皮肤出血点
E. 浅表淋巴结肿大

112. 进一步检查应首选
A. 骨髓扫描
B. 血清铁蛋白
C. 血小板抗体
D. 淋巴结活检
E. 骨髓涂片细胞学检查

（113~114题共用题干）

牙周检查时常用探针来进行牙周探诊。

113. 牙周探诊的主要目的在于探查
A. 龈下牙石的分布
B. 牙周袋的深度和附着水平
C. 是否存在牙周袋溢脓
D. 根面龋
E. 牙龈退缩程度

114. 以正常力量探诊，在牙龈组织炎症较重时，探针尖端应终止在
A. 达不到龈沟底部
B. 龈沟底部
C. 结合上皮内
D. 穿过结合上皮至结缔组织
E. 釉质牙骨质界处

（115~118题共用题干）

一组实习生在老师的带领下到某市郊区县进行口腔健康调查，针对调查方案和步骤方法，大家展开了认真讨论，并就各个环节的实施提出了以下想法。

115. 大家一致同意采用的调查方法是
A. 普查
B. 预调查
C. 抽样调查
D. 试点调查
E. 社会调查

116. 学生的口腔常见病和多发病，包括
A. 龋齿、牙龈炎
B. 龋齿、牙周炎
C. 牙外伤、牙周病
D. 龋齿、牙列不齐
E. 牙外伤、牙列不齐

117. 调查指数和标准采用
A. 龋失补牙（DMFT）和社区牙周指数（CPI）
B. 龋失补牙面（DMFS）和CPI
C. DMFT和OHI-S
D. dmft和OHI-S
E. 社区牙周治疗需要指数（CPITN）和OHI-S

118. 在调查龋齿患病状况时，他们分头收集了各调查点的
A. 人数
B. 收入情况
C. 氟牙症资料
D. 土地面积
E. 饮水氟资料

（119~121题共用题干）

患者，女性，35岁。开口受限1年，既往有关节

弹响史。检查：开口度1指半，开口型左偏。

119. 首先应进行下列哪项检查

A. 曲面体层及经咽侧位

B. 双侧关节CBCT

C. 许勒位及下颌开口后前位

D. 曲面体层及下颌开口后前位

E. MRI

120. 下列表现中，哪一项不是颞下颌关节紊乱综合征的表现

A. 关节间隙改变

B. 两侧关节形态不对称

C. 髁状突骨质硬化

D. 髁突运动度改变

E. 关节结构为T形致密团块影像

121. 影像学检查发现颞下颌关节前间隙增宽，髁状突骨质未见异常，应进一步进行下列哪项检查

A. 颞下颌关节正位体层

B. 颞下颌关节螺旋CT检查

C. 颞下颌关节侧位体层

D. 许勒位开口位

E. 颞下颌关节造影

（122～124题共用题干）

患者，男性，73岁。87654|5678、876|45678缺失，可摘局部义齿初戴1个月，咀嚼时常咬颊黏膜，下颌舌侧第一磨牙至磨牙后垫区压痛。

122. 咬颊黏膜的原因是

A. 𬌗平面过低

B. 下颌人工牙排列偏舌侧

C. 人工牙覆𬌗过小

D. 人工牙覆盖过小

E. 上颌人工牙排列偏颊侧

123. 为消除咬颊黏膜现象，可以

A. 加大颊侧覆𬌗

B. 加大颊侧覆盖

C. 升高𬌗平面

D. 调改上颌后牙颊尖

E. 调改下颌后牙舌尖

124. 为发现压痛点，应重点检查以下何种解剖结构

A. 舌隆突

B. 内斜嵴

C. 舌系带

D. 磨牙后垫

E. 以上均是

（125～127题共用题干）

患者，男性，75岁。无牙颌，行全口义齿后1周，复诊主诉义齿固位差、易脱落。

125. 作为医师，首先应了解或检查的是

A. 询问患者义齿何时易松动

B. 检查义齿固位力

C. 先让患者椅旁咀嚼食物试用

D. 检查患者大张口、打哈欠时义齿是否容易脱落

E. 检查义齿基托边缘伸展范围

126. 若患者主诉义齿仅在大张口、打哈欠时易掉，应该检查

A. 义齿磨光面外形

B. 基托边缘伸展

C. 前牙覆𬌗、覆盖

D. 侧方𬌗平衡

E. 正中𬌗平衡

127. 若患者主诉义齿平时不脱落，但咀嚼食物时易松脱。此时应主要检查

A. 基托边缘伸展

B. 义齿磨光面形态

C. 基托组织面与黏膜是否密合

D. 咬合平衡

E. 上颌隆突是否有支点

## 【B型题】

### 答题说明

以下提供若干组考题，每组考题共用在考题前列出的A、B、C、D、E五个备选答案，请从中选择一个与问题关系最密切的答案。某个备选答案可能被选择一次、多次或不被选择。

（128～129题共用备选答案）

A. 氯己定

B. 单氟磷酸钠

C. 氯化锶

D. 三氯羟苯醚

E. 氧化剂

128. 属于增白牙膏成分的是

129. 属于牙膏防腐剂成分的是

（130～132 题共用备选答案）

A. 肺炎高热

B. 挤压综合征

C. 急性肠梗阻

D. 感染性休克

E. 慢性十二指肠瘘

130. 低渗性脱水的常见病因是

131. 代谢性酸中毒最易发生于

132. 低钾血症的常见病因是

（133～135 题共用备选答案）

A. 慢性闭锁性牙髓炎

B. 可复性牙髓炎

C. 深龋

D. 急性牙髓炎

E. 牙本质敏感症

以下症状是何种疾病的临床表现

133. 冷热温度刺激患牙引起疼痛，疼痛较迟缓

134. 冷热温度刺激引起疼痛，去除刺激后疼痛立即消失，或疼痛持续时间较短

135. 对牙面进行冷刺激时无明显疼痛，但冷刺激进入龋洞可引起疼痛

（136～138 题共用备选答案）

A. 结核菌素试验

B. 痰细胞学检查

C. 支气管镜检查

D. 痰培养加药物敏感试验

E. 经胸壁穿刺活组织检查

136. 患者，女性，20 岁。反复低热、乏力、咳嗽，痰中带血 1 年。胸部 X 线片显示双肺片状阴影，轮廓模糊。进一步的检查是

137. 患者，女性，20 岁。无吸烟史。高热，胸痛及咳嗽 1 周，加重咳脓痰 3 天。胸部 X 线片显示右肺外周圆形肿块，中央薄壁空洞并有液平面。进一步的检查是

138. 患者，男性，60 岁。吸烟史 30 年，一个月内出血刺激性咳嗽，痰中带血丝，胸部 X 线片显示右肺门处阴影增大，纵隔增宽，上叶不张。进一步的检查是

（139～141 题共用备选答案）

A. 龈上菌斑

B. 非附着性龈下菌斑

C. 附着性龈下菌斑

D. 陈旧的龈上菌斑

E. 窝沟处龈上菌斑

139. 与龈下牙石形成相关的是

140. 主要由革兰阴性厌氧菌构成的是

141. 被认为是牙周炎“进展前沿”的是

（142～145 题共用备选答案）

A. 膝状神经节

B. 鼓索与镫骨肌神经节之间

C. 脑桥与膝状神经节之间

D. 镫骨肌与膝状神经节之间

E. 茎乳孔

142. 口出现口角下垂，上、下睑不能闭合等面瘫症状，面神经的损伤部位位于

143. 出现面瘫、舌前 2/3 味觉减退、唾液腺分泌障碍，面神经的损伤部位位于

144. 出现面瘫、舌前 2/3 味觉减退、唾液腺分泌障碍、听觉障碍，面神经的损伤部位位于

145. 出现面瘫，舌前 2/3 味觉减退，唾液腺、泪腺分泌障碍，听觉障碍，面神经的损伤部位位于

（146～150 题共用备选答案）

A. 牙冠向舌侧倾斜，髓室偏向颊侧

B. 近远中径在𬌗面宽而近颈部窄

C. 唇舌径在牙颈部最大

D. 髓室顶与髓室底相距较近

E. 根管较小，根管侧壁薄，仅厚 1mm

146. 下颌磨牙开髓部位应在𬌗面偏向颊尖，因为

147. 上颌前牙开髓时应从舌面窝中央向牙颈方向钻入，因为

148. 上颌前磨牙开髓时要防止从近中面或远中面穿孔，因为

149. 下颌切牙根管治疗时应防止侧穿根管壁，因为

150. 下颌第一磨牙开髓时应防止穿通髓室底，因为

# 参考答案与解析

## 第一单元

1. C【解析】牙的演化特点：①由同形牙到异形牙。②牙数由多到少。③替换次数由多到少。④牙根从无到有。⑤牙的分布从广泛到集中。

2. C【解析】上颌第一磨牙的特点：①四个尖，近中舌尖最大，近中颊尖稍大于远中颊尖，远中舌尖最小；在近中舌尖的舌侧有时有第五尖。②每一牙尖顶有三角嵴，远中颊尖三角嵴与近中舌尖三角嵴形成斜嵴，斜嵴将面分成近中窝及远中窝两部分。③面上的发育沟有颊沟、近中沟及远中舌沟。④根在根柱以上分叉为三个根，即近中颊根、远中颊根、舌根，均呈扁形，舌根最大。

3. A【解析】牙本质小管贯通整个牙本质，至牙髓表面向釉质牙本质界呈放射状排列，在牙尖部及根尖部小管较直，而在牙颈部则弯曲呈“~”形，近牙髓的一端凸向根尖方向，小管近牙髓端较粗，越向表面越细；近表面处较细，且排列稀疏。

4. D【解析】葡萄糖氧化分解产生的乙酰辅酶A羧化成丙二酸单酰辅酶A，进而合成脂肪酸及脂肪。

5. E【解析】下颌第一前磨牙冠部，颊尖长大、尖而突，舌尖短小、低而圆，即颊尖偏向牙长轴的舌侧。下颌第一前磨牙面观，颊尖占4/5，舌尖不发达，整个面自然接触区向舌侧收缩明显，尤其近中侧，颊尖远大于舌尖。

6. B【解析】在糖、脂肪、蛋白质代谢的相互转换中，糖和氨基酸的代谢过程中有多种中间转换物质，而脂肪的中间转换物质以乙酰辅酶A为主，在代谢通路上的位置过低，很难转变成氨基酸。

7. E【解析】囊性淋巴管瘤好发于儿童及青少年，主要发生在颈部、锁骨上，表面皮肤正常、柔软有波动感，穿刺可吸出透明淡黄色水样液体，镜检有淋巴细胞。有可压缩性、体位移动试验阳性是血管畸形的临床特征，也是与囊性淋巴管瘤的重要鉴别点之一。

8. E【解析】上下颌后牙相对而发生咀嚼作用的面称之为殆面。发育沟是指牙生长发育时，两生长叶相连所形成的明显而有规则的浅沟。点隙为3条或3条以上发育沟的汇合处所成的点状凹陷。

9. E【解析】重建咀嚼功能属于牙周疾病三级预防。

10. B【解析】亚硝酸盐为强氧化剂，发生中毒时，亚硝酸盐将机体中的亚铁血红蛋白氧化为高铁血红蛋白，使机体失去携带氧气的能力而缺氧。

11. D【解析】慢性闭锁性牙髓炎表现为慢性的炎症过程，血管扩张充血，有淋巴细胞、浆细胞、巨噬细胞浸润，或有毛细血管增生，成纤维细胞增生活跃，肉芽组织形成，渗出不明显。若机体抵抗力弱而刺激较强时，可形成慢性脓肿。

12. A【解析】牙冠的凹陷部分包括窝、沟、发育沟、副沟、裂、点隙。其中点隙是3条或3条以上的发育沟相交所成的点状凹陷。窝为牙面不规则的，略似一四周环山的盆地；外展隙指接触区向周围展开的空隙；楔状隙是两牙之间的间隙，又称为邻间隙。

13. A【解析】肿瘤坏死因子（TNF）是一种能使肿瘤发生出血、坏死的细胞因子。

14. C【解析】放射性颌骨骨髓炎的主要病理变化是骨的变性和坏死。

15. B【解析】合理化，又称文饰作用，是个体无意识地用似乎合理的解释来为难以接受的情感、行为、动机辩护，以使其可以接受。这个理论有很著名的2个案例，一个是酸葡萄心理（丑化失败的动机），一个是甜柠檬心理（美化被满足的动机）。

16. D【解析】C型行为人表现为面对不愉快的、压力大的事情，比较压抑自己的情绪，过分的忍让、谦虚，过分依从社会、回避矛盾。C型行为（C，Cancer）人患癌症的概率较高。

17. C【解析】外形高点是指牙体各轴面最突出的部分。

18. B【解析】系统脱敏疗法通常是以“刺激-放松”反射为适应行为，来取代求助者已经形成的“刺激-异常行为反应”反射，继而强化适应行为，因泛化而使适应行为得到巩固，克服异常行为。系统脱敏疗法的适应证是各种恐惧症和有焦虑表现的各种神经症、身心疾病。

19. D【解析】鳞状细胞癌可发生于口腔黏膜或皮肤的鳞状上皮，在显微镜下观察，多是由鳞状上皮增殖而成。增殖的上皮侵入结缔组织内，形成许多互相连接的细胞巢（癌巢）；在癌巢中进行着类似表皮的角化过程，形成轮层状小体者，称为癌珠。相当于基底层的细胞排列的癌巢外围和结缔组织的间质相接。口腔鳞状细胞癌不呈角化时，则其细胞巢是形态相同的鳞状上皮细胞所组成，间有稍呈多形性的细胞，称为无角化性鳞状细胞癌，其恶性程度较高。

20. B【解析】临床牙髓感染的主要途径是经暴露的牙本质小管、牙髓感染、牙周袋途径感染和血源感染；牙釉质钙化不全不会造成牙髓感染。

21. D【解析】牙骨质的组织学结构与骨密质相似，由细胞（牙骨质细胞）和矿化的细胞间质组成。不同于骨的是牙骨质无骨单位，也无血管和神经。牙骨质细胞间质内的纤维主要由成牙骨质细胞和牙周膜成纤维细胞产生的胶原纤维构成，后者又称为穿通纤维。

22. E【解析】ELISPOT试验多被用于检测分泌性抗体和细胞因子。

23. D【解析】上颌第一磨牙有四颗牙尖，分别为近中颊尖、近中舌尖、远中颊尖、远中舌尖。

24. B【解析】知情同意原则指医务人员在选择和确定疾病的诊疗方案时，须使患者知情和自由选择与决定，对于一些特殊检查、特殊治疗和手术，以患者或患者家属（无家属者由监护人）签字为据。

25. D【解析】成釉细胞瘤的病理学表现特点具体如下。①肉眼病理表现：成釉细胞瘤的肿瘤大小不等，分为囊性、实性或囊实性共存，而囊性变成分内可有褐色或淡黄色液体，是成釉细胞分泌的囊液。②显微镜下表现：肿瘤细胞大小不一，排列成团块或呈条索样分布，可分散在结缔组织间质中。团块边缘为高柱状单层细胞，细胞核位居中央，而团块中央的细胞呈星型或网状分裂，与成釉器细胞的结构和特点相类似。对于成釉细胞瘤，细胞团块中央可能有细胞变性，产生液化，形成大小不一的囊腔，此时肉眼观可见成釉细胞瘤呈囊性变。由于成釉细胞瘤是成釉器或牙板上皮在颌骨内残留后不断受刺激，发育形成肿瘤性改变，其本质病理特点与成釉器组织类似，但肿瘤特点为细胞大量增殖、分化，产生囊性变也与生物学行为有一定关系，易发生恶变，易向周围呈浸润性生长，所以在治疗时要扩大切除，以保证安全边界。

26. B【解析】舌面隆突系前牙舌面近颈缘部的半月形突起。

27. D【解析】牙的功能包括咀嚼、发音和言语、保持面部的协调美观。

28. D【解析】参见《突发公共卫生事件应急条例》第五十一条。属于一般违法情形的予以D项处理。尚有触犯《中华人民共和国治安管理处罚条例》或构成犯罪的则应由公安机关予以治安处罚或由司法机关追究刑事责任。本题的干扰项为A项、C项，警告、降级、撤职也都为行政处分形式之一，但不能涵盖其他行政处分形式。

29. D【解析】远中颊尖三角嵴与近中舌尖三角嵴相连成嵴，成为斜嵴，为上颌第一磨牙的解剖标志。

30. C【解析】畸形中央尖多见于下颌前磨牙，尤以第二前磨牙最多见，而不是上颌第二前磨牙最多见。

31. B【解析】骨化纤维瘤镜下由富含成纤维细胞的结缔组织构成，其细胞丰富程度可有较大差异。肿瘤中的钙化结构很多样，小梁状编织骨较常见，其周围绕成排的成骨细胞，这些骨小梁可相互连接成网；有时可见宽大的板层骨结构和营养不良性钙化；肿瘤中常可见无细胞的嗜碱性类牙骨质沉积物，呈圆形或卵圆形，周界光滑，类似于牙骨质小体。骨化纤维瘤由含丰富细胞的纤维组织构成，其中可见含细胞的带状类骨质，另外可见纤细幼稚的骨小梁，内有骨陷窝和骨细胞，骨小梁外周密集围绕一排较大的成骨细胞。这些骨小梁相互吻合成骨样矿化物状，细胞丰富区域可见核分裂。骨化纤维瘤的特征是在成纤维性间质内含有丰富的沙瘤样骨小体，这些卵圆形或弯曲的骨小体中可无细胞，也可见散在细胞，与牙骨质小体不同，骨小体边缘没有放射状的胶原纤维，骨小体本身可相互融合形成具有反转线的小梁结构。

32. E【解析】同情感是最基本的医德情感，表现为对患者的深切同情，是促使医务人员为患者服务的原始动力，是发自内心的情感。理性成分较大的责任感可弥补同情感的不足，使医务人员的行为具有稳定性。所以责任感比同情感更具有稳定性。

33. D【解析】下颌第一磨牙为双根。

34. C【解析】作为承受涉及人的生物医学研究的人，受试者处于极其特殊的地位。选择受试者时，现在国际上通行的伦理准则是公平分配负担与收益，即公平准则。

35. B【解析】根据病理组织结构不同，牙龈瘤可分为巨细胞性、纤维性及血管性三类。巨细胞性牙龈瘤镜下可见富于血管和细胞的间质内含有多核破骨细胞样细胞，呈灶性聚集。巨细胞灶之间有纤维组织间隔。病变区与覆盖的鳞状上皮之间也有纤维组织间隔。巨细胞数量多，大小和形态不一。巨细胞周界清楚或与邻近巨细胞、周围的单核间质细胞混合。毛细血管丰富，常见出血灶及含铁血黄素沉着。单核间质细胞呈卵圆形或梭形，在超微结构上与成纤维细胞、巨噬细胞和未分化间充质细胞相似，病变内偶见少许骨小梁或骨样组织。纤维性牙龈瘤由富于细胞的肉芽组织和成熟的胶原纤维束组成，含有多少不等的炎症细胞，以浆细胞为主。炎症细胞多在血管周围呈灶性分布于纤维束之间。约1/3的病例中，可见无定型的钙盐沉着和/或在成纤维组织出现化生性骨小梁，溃疡区下方的骨化生多见。伴有钙化或骨化的牙龈瘤不必另作一型，因为它没有特殊的临床意义。血管性牙龈瘤可以是化脓性肉芽肿和妊娠性牙龈瘤，特点是血管内皮细胞增生呈实性片块或条索，也可是小血管或大的薄壁血管增多，间质常水肿。炎症细胞浸润不等，但溃疡下区炎症明显。

36. C【解析】自由联想就是让患者处于身心放松状态，鼓励其说出脑海里涌现的任何思想观点或感情经验。

37. D【解析】下颌第一前磨牙牙冠舌倾明显。

38. C【解析】遇到交叉配血不合的情况时必须按《全国临床检验操作规程》有关规定做抗体筛选试验。

39. C【解析】DNA 转录合成 RNA 的原料是 ATP、GTP、CTP、UTP。

40. D【解析】参与3条补体激活途径终末过程的组分及活化过程相同，其主要机制：C5 转化酶（C3bBb3b 或 C4b2a3b）将 C5 裂解为 C5a、C5b；C5b 可与 C6、C7 结合成 C5b～C7，暴露膜结合位点，与附近的细胞膜非特异性结合；结合于膜上的 C5b～C7 可与 C8 结合形成 C5b～C8，可促进 C9 聚合，形成 C5b6789（C5b～C9）复合物，即膜攻击复合物（MAC）。因此答案是 D。

41. A【解析】弥漫性大 B 细胞淋巴瘤在淋巴结内结外均可发生。

42. D【解析】下颌第一乳磨牙的颊面近中缘长且直，远中缘特短且突，类似一个以近中缘为底的三角形；形态不似任何恒磨牙；近中舌尖长而尖，远中舌尖短小而圆；有近中根、远中根两根。

43. B【解析】研究成果一般情况下会以论文形式发表或交付委托方。

44. E【解析】发育沟利于食物的排溢是𬌗面形态的生理意义。

45. D【解析】知觉的理解性是主动用已有的知识经验对知觉对象作出某种解释，使其具有一定的意义。

46. E【解析】骨肉瘤、纤维肉瘤、肌肉瘤（胚胎性横纹肌肉瘤除外）、恶性黑色素瘤、神经系统的肿瘤一般对放射不敏感，以手术治疗为主。

47. C【解析】下颌切牙舌侧为牙结石的好发部位。

48. B【解析】羟脯氨酸是由蛋白质中脯氨酸残基经羟化修饰而成的。

49. E【解析】成釉器的蕾状期在胚胎第 8 周，牙板的 20 个定点上牙板末端膨大，上皮细胞增生突入外胚间充质中，形成圆形或卵圆形的上皮芽，形状如花蕾，这是乳牙早期的成釉器。

50. E【解析】涉及人的生物医学研究必须合理保护受试者利益，保护受试者的利益是指在涉及人的生物医学研究中要保障受试者的身心安全。这一准则是涉及人的生物医学研究的核心性伦理准则，其具体要求包括：首先，必须以动物实验为基础，在获得了充分的科学根据并且确认对动物无明显毒害作用以后，才可以在人体上进行实验；其次，在涉及人的生物医学研究的全过程中要有充分的安全防护措施，一旦在实验中出现严重危害受试者利益的情况，无论实验多么重要，都要立即停止，并采取有效措施使受试者身心受到的不良影响减少到最低限度；最后，涉及人的生物医学研究必须有医学研究的专家或临床经验丰富的专家共同参与或在其指导下进行，并且运用安全性最优的途径和方法。

51. B【解析】成釉器形成牙釉质；牙乳头形成牙髓、牙本质，牙囊形成牙骨质、牙周膜和固有牙槽骨。

52. B【解析】在钟状期的晚期，牙本质首先在邻近内釉上皮内凹面（切缘和牙尖部位）的牙乳头中形成，然后沿着牙尖的斜面向牙颈部扩展，直至整个牙冠部牙本质完全形成。牙釉质的形成是当牙本质形成后，内釉上皮分化成有分泌功能的成釉细胞，并开始分泌釉质基质，进而矿化。

53. C【解析】一级医疗事故：造成患者死亡、重度残疾的。二级医疗事故：造成患者中度残疾、器官组织损伤导致严重功能障碍的。三级医疗事故：造成患者轻度残疾、器官组织损伤导致一般功能障碍的。四级医疗事故：造成患者明显人身损害的其他后果的。

54. C【解析】医疗事故，是指医疗机构及其医务人员在医疗活动中，违反医疗卫生管理法律、行政法规、部门规章和诊疗护理规范、常规，过失造成患者人身损害的事故。

55. A【解析】腮腺导管口位于正对上颌第二磨牙的颊黏膜处。

56. B【解析】埋在牙骨质和牙槽骨中的纤维称穿通纤维。牙骨质龋时，细菌产生的酸及代谢产物沿穿通纤维向深层进展。

57. C【解析】心理评估的常用方法如下。①调查法：包括历史调查和现状调查两个方面。②观察法：通过对被评估者行为表现直接或间接（通过摄影录像设备）的观察或观测而进行心理评估的一种方法。③会谈法：也称“交谈法”“晤谈法”等。其基本形式是一种面对面的语言交流，也是心理评估中最常用的一种基本方法。④作品分析法：也称新产品分析法。所谓“作品”指被评估者所作的日记、书信、图画、工艺等文化性的创作，也包括了他（她）生活和劳动过程中所做的事和东西。⑤心理测验法：在心理评估中，心理测验占有十分重要的地位。

58. A【解析】胸腺为中枢免疫器官。

59. E【解析】口腔健康促进一般采取四种教育方法：个别交谈、组织小型讨论会、借助大众传播渠道进行口腔健康知识的传播、组织社区活动。

60. E【解析】牙本质小管矿化，呈串珠状是牙本质龋的病理变化。

61. E【解析】上腹痛是消化性溃疡的主要症状，但并非所有患者均有上腹痛，部分患者可无症状或症状较轻以至不被患者所注意，而以出血、穿孔等并发症为首发症状。胃溃疡（GU）多为进食后疼痛，十二指肠溃疡（DU）多表现为空腹痛即餐后2~4小时及午夜痛，腹痛多因进食或服用抗酸药所缓解，典型节律性表现在DU多见。十二指肠或胃后壁的溃疡深至浆膜层时已与邻近的组织或器官发生粘连，穿孔时胃肠内容物不流入腹腔，称为慢性穿孔，又称为穿透性溃疡。发生在球部远段十二指肠的溃疡称球后溃疡，多发生在十二指肠乳头的近端，对药物治疗反应较差，较易并发出血。

62. E【解析】上颌侧切牙的根长大于冠长。

63. D【解析】慢性龈炎是牙龈的慢性炎症，故炎症细胞浸润是其主要病理变化。

64. E【解析】钙化成分中含许多强嗜碱性间歇线的肿瘤是良性成牙骨质细胞瘤。

65. D【解析】乳牙在口内最多存留约10年。乳牙从婴儿出生后6~8个月开始萌出，2岁半左右全部萌齐。其萌出顺序为：1、2、4、3、5（即罗马数字Ⅰ、Ⅱ、Ⅳ、Ⅲ、Ⅴ），第一、二前磨牙萌出时间为9~11岁，根据患者年龄和发育状态不同而有所区别，最长存留时间约10年。

66. E【解析】活动期牙周炎时，牙槽骨吸收、破坏导致牙周膜间隙增宽。

67. B【解析】T细胞活化的第一信号来自TCR与MHC-抗原肽复合物的特异性结合，T细胞活化的第二信号来自共刺激分子，T细胞的充分活化还有赖于多种细胞因子（第三信号）的参与。

68. A【解析】牙冠呈方圆形；𬌗面发育沟呈“十”字形分布；一般为双根，分叉较小。

69. D【解析】口腔流行病学即用流行病学的原则、基本原理和方法，研究人群中口腔疾病发生、发展和分布的规律及其影响因素，同时研究口腔健康及其影响因素，为探讨口腔疾病的病因和流行因素、制订口腔保健计划、选择防治策略和评价服务效果打下良好基础。口腔流行病学与“为口腔健康促进的实施提供保障”无关。

70. E【解析】对牙周病患者，清除菌斑的重点为龈沟附近和邻间隙，以龈沟刷牙法较为适宜，着重清洁龈缘下区域，并且使用软毛牙刷，以避免损伤牙龈。

71. E【解析】根据题干，颊部涎腺来源的良性肿瘤可能性大。

72. E【解析】链霉素主要不良反应为耳毒性，肾毒性以及前庭功能损害等。若患者已出现耳毒性反应症状，应停用链霉素，采用异烟肼+乙胺丁醇+利福平联合治疗方案。

73. E【解析】任何类型的牙外伤都可能损伤牙髓，而牙髓坏死的明确诊断常在一段时间之后才可作出。病例中“牙冠暗灰色，叩痛（-），牙髓电活力测验无活力。X线片未见根折线。”表明患牙外伤后已经引起牙髓坏死，无其他疾病的临床表现。

74. C【解析】边缘嵴处不能预备支托窝时，可以放置在𬌗面不妨碍咬合的部位，如下颌磨牙的舌沟处。邻近缺隙侧基牙健康时应尽量放置𬌗支托。

75. B【解析】女性患者牙龈自动出血伴牙龈疼痛、腐败性口臭3天，无发热。检查：龈缘呈虫蚀状，表面覆盖坏死假膜。最符合急性坏死溃疡性龈炎的典型表现，疱疹性龈口炎一般有全身症状，且有疱疹的表现，没有典型的龈缘呈虫蚀状表现。

76. E【解析】右上牙未见任何牙体疾病，且温度测验正常，排除牙髓炎及根尖周炎。4|、5|、6|均叩痛，且右面颊部压痛，疼痛部位对应上颌窦区域，故诊断为急性上颌窦炎。

77. D【解析】结合本病例病史、体征、X线检查初步考虑咳嗽原因待查。引起干咳的原因有呼吸道疾病、胸膜疾病、心血管疾病和中枢性疾病等。通过病史资料首先可排除胸膜和中枢性疾病，然后考虑有无心血管疾病的可能，患者虽有高血压病史，但通过抗高血压药治疗血压一直稳定，且无左心衰竭的表现。在呼吸道疾病中，根据患者有迁新居的诱因，需再考虑咳嗽变异性哮喘的可能，但必须与其他疾病如肺结核、非典型病原体肺炎、肺肿瘤等鉴别。胸部X线检查是肺结核病的重要检查方法，本病例多次检查未发现肺实质病变，同时亦无明显结核中毒症状，可以基本排除。患者病史中有曾查血支原体阳性，虽然具体情况不是很详细，但病程中用阿奇霉素治疗过仍未见效。咳嗽变异性哮喘可仅以咳嗽为唯一的症状，且激发试验为唯一的诊断依据，故应首选肺功能+激发试验检查。

78. A【解析】40岁以上长期吸烟、吸烟量在20支/日以上，且有饮酒习惯者应定期进行口腔检查，最好每半年1次。

79. D【解析】颊棚区表面骨皮质厚、致密，且与咬合力方向垂直，能承受较大的殆力。

80. A【解析】稽留流产又称过期流产，指胚胎或胎儿已死亡滞留在宫腔尚未自然排出者。患者可有先兆流产症状，但随着妊娠周数增加，子宫不增大反而缩小，早孕反应消失。若已到中期妊娠，孕妇腹部不见增大，无胎动感或胎动消失。妇科检查：宫口未开，子宫较停经周数小，未闻及胎心音。若胎儿死于宫腔过久，可发生凝血功能障碍。根据题干，患者符合“稽留流产”的诊断，故应检查凝血功能。

81. A【解析】根据题干，考虑为慢性根尖周炎。对慢性根尖周炎需拍根尖X线片，了解根尖周骨质破坏状况。

82. D【解析】左颊部无痛性肿块30年余，查体见左颊肿块，质软，边界不清，表面皮肤呈淡蓝色，临床诊断为海绵状血管瘤。为确定其大小和范围，最佳的辅助检查方法是CT。

83. E【解析】溃疡性结肠炎具腹痛便后缓解的特征。

84. D【解析】甲状舌管囊肿应随吞咽上下移动，海绵状血管瘤有明确的压迫缩小表现。脂肪瘤一般不呈半球状，柔软、界限不清，只有皮样囊肿呈半球形，柔软面团感为其特征性表现。

85. B【解析】牙签的使用方法：将牙签以45°角进入牙间隙，牙签尖端指向殆面，侧面紧贴邻面牙颈部，向殆方剔起，或做颊舌向穿刺动作。消除邻面菌斑和嵌塞的食物，并抛光牙面，然后漱口。

86. B【解析】心尖冲动减弱或消失，心浊音界向两侧扩大并随体位变化，心音遥远并出现因心包积液引起的腔静脉升高和肝淤血的表现，患者符合心包积液特征。

87. E【解析】楔状缺损与用硬毛牙刷和刷牙方式错误高度相关。

88. C【解析】根据题干，该患者应作拔除患牙处理。拔除不能保留的患牙不属于一级预防范畴，因为一级预防的工作在疾病发生前进行。三级预防的内容为治愈病损、重建功能和康复，该患者的情况不属于这类治疗。拔除患牙也不属于二级预防的早期诊断，但能够控制疾病进一步发展。

89. D【解析】根管治疗的过程中，根管内不可能绝对无菌，因此该患者久治不愈应不考虑有没有细菌存在。

90. E【解析】中央性颌骨癌可以表现为牙齿松动和下唇麻木，X线检查有助于诊断。

91. A【解析】青年男性，临床表现为间断上腹痛，多于餐前发作，进食后缓解，十二指肠溃疡可能性大，结合患者钡餐透视结果示十二指肠球部变形，考虑拟诊十二指肠球部溃疡是合理的。

92. E【解析】影细胞实际上是细胞核消失致细胞核的位置空虚，而细胞质仍存在的细胞，是牙源性钙化囊性瘤的特点。

93. C【解析】如果牙龈出血情况在认真刷牙后仍不见好转，应到口腔科寻找专业医师诊治，尽早解决牙龈出血问题，保持口腔健康。

94. B【解析】应采取粗针粗线缝合。

95. B【解析】颌间牵引主要用于下颌骨骨折的牵引固定；颅颌固定主要用于上颌骨骨折；手法复位主要用于新鲜的并且移位不大的线性骨折，题干中提到粉碎性骨折，自然不能用此法；内固定需要考虑放置接骨板的位置及植入后的稳定性，而严重的粉碎性骨折没有可以支撑接骨板的足够大并足够厚的骨片。因此选上颌窦纱布填塞，将骨折片复位后，填塞腔窦给予支持力，防止骨折片的移位。

96. C【解析】对炎症程度进行分级，共分6级：0=牙龈健康，探诊无出血。1=探诊出血，龈乳头和边缘龈无水肿及颜色改变。2=探诊出血，龈乳头和边缘龈有颜色改变，无水肿。3=探诊出血，龈乳头和边缘龈颜色改变、轻度水肿。4=探诊后出血，龈乳头和边缘龈颜色改变、明显水肿。5=探诊出血，有自发出血和颜色改变及水肿。

97. E【解析】四环素牙为牙的发育矿化期，服用四环素类药物，药物结合到牙组织内，使牙着色，初呈黄色，以后逐渐由黄色变成棕褐色或深灰色。四环素对牙的影响主要是着色，有时也合并釉质发育不全。

98. B【解析】腹部压痛反跳痛（+），肠鸣音消失，全腹肌紧张，提示腹膜炎，所以诊断为感染性休克。

99. E【解析】运送患者时应注意保持呼吸道通畅。昏迷患者可采用俯卧位，额部垫高，使口鼻悬空，有利于唾液外流和防止舌后坠。一般患者可采取侧卧位或头侧向一侧，避免血凝块及分泌物堆积在口咽部。运送途中，应随时观察伤情变化，防止窒息和休克发生。搬运疑有颈椎损伤的患者时，应多人同时搬运，一人稳定头部并加以牵引，其他人则以协调的力量将患者平直整体移动，抬到担架上，颈部应放置小枕，头部两侧加以固定，防止头的摆动。

100. D【解析】氯已定漱口液不良反应：①葡萄糖酸氯已定可使口腔表面着色，早者在使用后1周左右发生。使用6个月后约50%的患者牙齿染色，约

10%的患者重度着色，较多牙斑块沉积者着色更显著。假牙因表面或边缘粗糙可发生永久性着色。②可发生味觉改变，继续治疗可恢复。③10~18岁小儿和青少年可发生口腔无痛性浅表脱屑。④少见局部刺激和变态反应。⑤甲硝唑常可引起味觉改变、口干、口腔金属味等。

101. D【解析】氟对牙齿的作用包括：①少量氟化物能够加速牙体硬组织中磷灰石的形成，增加其稳定性。②与钙磷代谢有密切关系。缺少氟后，会导致釉质发育不全或矿化不良。③氟可降低釉质的溶解性，促使釉质发生再矿化，使脱矿区形成沉积，促进龋损修复和重建，可维持牙齿的健康。④氟能抑制致龋性细菌的发酵生酸作用，并减少对牙体组织的腐蚀。⑤牙齿发育期间，摄入适量的氟，可使窝沟点隙变浅、牙尖变圆，能增强牙齿的自洁作用。

102. A【解析】牙齿松动脱落是牙周炎发展到晚期的结果，过去人们对牙周炎不够重视，所以牙周炎患者得不到治疗，不断发展，最终导致牙齿脱落，如果能够及早地发现和治疗牙周炎，牙齿是可以伴人终身的。

103. A【解析】牙齿有小毛病时，如龋齿和牙周炎的早期，患者确实没有疼痛的症状，但此时治疗效果较好，并且治疗时的痛苦也不大。而到了深龋，治疗时痛感很大，有时需使用麻醉药，更甚者发现龋坏侵犯到了牙髓，就要进行牙髓治疗。牙髓失活根管治疗后，牙齿变脆，容易壁裂，有时还需做牙冠来预防劈裂，既痛苦又增加了经济负担。牙周炎到了晚期，牙齿松动严重，牙根外露，治疗效果差，只能拔除。因此，最好的方法是保持口腔健康，每半年检查一次，发现问题及时治疗。

104. C【解析】结合患者慢性咳嗽、咳痰及喘息的病史，双肺干湿啰音的体征及胸部X线片示双下肺纹理增强，考虑诊断为慢性阻塞性肺疾病（COPD）。

105. E【解析】COPD早期胸部X线片可无变化，以后可出现肺纹理增粗、紊乱等非特异性改变，也可出现肺气肿改变。X线胸片改变对COPD诊断特异性不高，但对于与其他肺疾病的鉴别具有非常重要的价值，对于明确自发性气胸、肺炎等并发症也十分有用。

106. A【解析】根据题干，考虑患者目前处于慢性阻塞性肺疾病稳定期。在稳定期，支气管扩张药是现有控制症状的主要措施，药物有$\beta_2$受体激动药、抗胆碱药及茶碱类药物。

107. B【解析】前牙外伤无牙体缺损，仅有牙齿松动和叩痛且未见牙移位者，应该诊断为牙挫伤，但应拍摄X线片除外牙根折裂。

108. E【解析】对单个牙的挫伤，目前采用的简单有效治疗方法是使用釉质黏合剂将患牙与邻牙固定。

109. D【解析】题干提示患牙为牙脱位，应将患牙复位，再与邻牙固定。

110. E【解析】患者中年男性，发热、咽痛，抗生素无效。颈部浅表淋巴结肿大，下肢瘀斑。患者贫血、出血、感染，外周血白细胞及原始细胞明显增多，符合急性白血病的特征，考虑为急性白血病。

111. B【解析】此患者考虑为急性白血病，故体检中应注意有无胸骨压痛。

112. E【解析】此患者考虑为急性白血病，故明确诊断需要骨髓穿刺了解骨髓情况。

113. B【解析】牙周探诊是牙周炎诊断中最重要的检查方法。主要目的是了解有无牙周袋或附着丧失，并探测其深度和附着水平。

114. D【解析】探诊深度（PD）：指龈缘至袋底或龈沟底的距离。以mm为单位记录。健康牙龈的龈沟探诊深度不超过2~3mm，在健康状态下探针可进入结合上皮；有炎症时探针会超过结合上皮，进入炎症区达健康结缔组织冠方。经治疗后，结缔组织中炎症细胞浸润消失，胶原纤维新生，使结缔组织对探针的抵抗力增强，探针不再穿透进入结缔组织中，而是终止在结合上皮内。

115. C【解析】口腔健康调查方法主要为普查及抽样调查。普查是指在特定时间范围内，一般为1~2天或1~2周，对特定人群中的每一个成员进行的调查或检查，又称全面调查。最大优点是发现全部病例并给予及时治疗，或用作项目开发的依据同时普及医学知识。但应查率要求在95%以上，漏查率太高会使结果正确性差。最大缺点是工作量大，成本太高，只能在较小范围内使用。抽样调查前提条件是抽取的样本数量足够大，调查的数据可靠，这种调查方法的优点为省时间、省劳力和省经费，且所得资料同样具有代表性。

116. A【解析】口腔常见病及多发病有两种：一是龋齿，二是牙周疾病。针对学生而言，牙周疾病大多为牙龈炎。

117. B【解析】常用的龋病指数有龋失补牙（DMFT）、龋失补牙面（DMFS）等，牙周健康状况用社区牙周指数（CPI）。而调查对象为学生，缺失牙数目较少，所以调查指数和标准采用DMFS和CPI。

118. E【解析】饮水氟含量与龋齿的患病状况关系密切。

119. B【解析】该患者开口受限时间长，既往有关节弹响史，提示曾有关节结构紊乱，现应行X线摄片检查关节结构及骨质情况，目前临床常用双侧关节CBCT来检查关节结构和骨质。

120. E【解析】E选项为关节强直的典型X线表现，其他各项均为关节紊乱病的表现。

121. E【解析】平片及体层摄影发现关节前间隙增宽，提示关节盘前移位，进一步检查需行关节造影，通过关节上腔或下腔影像变化来检查关节盘移位、穿孔及关节盘各附着的改变等。

122~123 D、B【解析】咬颊最常见的原因是后牙覆盖过小，故应加大颊侧覆盖。下颌人工牙排列偏舌和上颌人工牙排列偏颊侧都会导致覆盖过大。覆𬌗大小不会影响咬颊。𬌗平面过低可导致咬舌。

124. B【解析】本病例下颌义齿的压痛位置在下颌舌侧第一磨牙至磨牙后垫区。这一部位常见的易出现压痛的解剖结构是内斜嵴。内斜嵴是下颌舌骨肌在下颌骨后牙区的附着处，表面黏膜较薄，所以义齿在受力时易出现压痛。磨牙后垫属于边缘封闭区，一般不会造成压痛。

125. A【解析】全口义齿松动的原因包括初戴不适应（偶尔松动）；固位力过小，小张口即脱落；边缘过长等妨碍周围组织活动或边缘封闭差，大张口、说话、打哈欠时即脱落；咬合不平衡导致咀嚼时松动等。因此在复诊之初，应首先询问患者义齿松动、脱落的时间和方式以大致判断原因。

126. B【解析】义齿在大张口时易脱落，说明基托边缘可能妨碍周围组织的功能活动，应检查基托的边缘伸展情况。

127. D【解析】义齿在咀嚼时松动，说明存在咬合问题，应检查咬合关系是否不平衡。

128. E【解析】氧化剂的氧化作用可以起到增白作用。

129. D【解析】三氯羟苯醚属于防腐剂，可以防止膏体变质、硬化，有抑菌作用，可增加牙膏稳定性。

130. E【解析】低渗性脱水的主要病因：①胃肠道消化液持续丢失，如反复呕吐、长期胃肠减压引流或慢性肠梗阻，以致大量钠随消化液而排出。②大创面的慢性渗液。③应用排钠利尿药时，未注意补给适量的钠盐，以致体内缺钠程度多于缺水。④等渗性脱水治疗时补充水分过多。

131. D【解析】代谢性酸中毒的主要病因：①碱性物质丢失过多，见于腹泻、肠瘘、胆瘘和胰瘘等，经粪便、消化液大量丢失 $HCO_3^-$。②酸性物质产生过多，失血性及感染性休克致急性循环衰竭、组织缺血缺氧，可使丙酮酸及乳酸大量产生，发生乳酸性酸中毒，这在外科很常见。③糖尿病或长期不能进食，体内脂肪分解过多，可形成大量酮体，引起酮症酸中毒。抽搐、心搏骤停等也能同样引起体内有机酸的过多形成。④因某些治疗的需要，应用氯化物或盐酸精氨酸过多，以致血中 $Cl^-$ 增多，也可引起酸中毒。⑤肾功能不全，由于肾小管功能障碍，内生性 $H^+$ 不能排出体外，或 $HCO_3^-$ 吸收减少，均可致酸中毒。其中，远曲小管性酸中毒系患泌 $H^+$ 功能障碍所致，近曲小管性酸中毒则是 $HCO_3^-$ 再吸收功能障碍所致。

132. C【解析】肠梗阻患者不能进食，引起钾摄入不足。加上因呕吐导致体温丢失等原因致低钾血症。

133. A【解析】慢性闭锁性牙髓炎的临床表现为冷热温度刺激患牙引起疼痛，疼痛较迟缓。

134. B【解析】可复性牙髓炎的临床表现是冷热温度刺激引起疼痛，去除刺激后疼痛立即消失，或疼痛持续时间较短。

135. C【解析】深龋的临床表现是对牙面进行冷刺激时无明显疼痛，但冷刺激进入龋洞可引起疼痛。

136. A【解析】青年女性，有低热、乏力的全身中毒症状，并有咳嗽、痰中带血丝的呼吸道症状，胸部X线片示双肺片状阴影，轮廓模糊，初步考虑为肺结核的可能性大，故应进行结核菌素试验协助诊断。

137. D【解析】对于突发畏寒、高热、咳嗽和咳大量脓痰等病史的患者，其血白细胞及中性粒细胞显著增多，X线胸片示浓密的炎性阴影中有空腔、气液平面，可以作出急性肺脓肿的诊断。根据题干描述的该患者的临床特点，考虑诊断为肺脓肿，应行痰培养及药物敏感检查以明确致病菌，协助治疗。

138. C【解析】支气管镜主要针对以下人群：不明原因的咯血患者，可以查明咯血的原因；胸部X线片显示有肿块的患者（可能是肺不张、阻塞性肺炎或肺癌）；胸部X线片检查有阴影但痰细胞学阳性的肺癌患者，性质不明的弥漫性病变，也可以通过支气管镜做检查；针对肺不张、胸腔积液肺癌的患者都可以通过支气管镜做进一步的检查。

139. C【解析】附着性龈下菌斑与龈下牙石的形成、根面龋、根面吸收及牙周炎有关。

140. B【解析】非附着性龈下菌斑生物膜的主要菌群为革兰阴性厌氧菌，还包括许多能动菌和螺旋体。

141. B【解析】在牙周炎快速进展时，非附着性龈下菌斑明显增多，毒力增强，与牙槽骨的快速破坏有关，与牙周炎的发展关系密切，被认为是牙周炎的“进展前沿”。

142. E【解析】面神经在茎乳孔处完全损伤时会导致全部面部表情肌瘫痪，表现为口角下垂、额纹消失、不能皱额、眼裂变大。眼睑不能闭合，闭眼时眼球向上外转动，露出白色巩膜（Bell征）。

143. B【解析】面神经的损伤部位位于鼓索与镫骨肌神经节之间时，出现面瘫+味觉丧失+唾液腺分泌功能障碍。

144. D【解析】面神经的损伤部位位于镫骨肌与膝状神经节之间时，会出现面瘫+味觉丧失+唾液腺分泌障碍+听觉改变。

145. A【解析】面神经的损伤部位位于膝状神经节时，会出现面瘫+味觉丧失+唾液腺分泌障碍、泪腺分泌障碍+听力改变。

146. A【解析】下颌磨牙牙冠向舌侧倾斜，髓室偏向颊侧，开髓部位应在𬌗面偏向颊尖。

147. C【解析】上颌前牙唇舌径在牙颈部最大，开髓时应从舌面窝中央向牙颈方向钻入。

148. B【解析】上颌前磨牙近远中径在𬌗面宽而近颈部窄，开髓时应防止侧穿。

149. E【解析】下颌切牙根管壁薄，根管细小，应防止侧穿根管壁。

150. D【解析】下颌第一磨牙髓室顶与髓室底相距较近，髓室呈扁立方体，开髓时应防止穿通髓室底。

# 第二单元

## 【$A_1$ 型题】

**答题说明**

每一道考题下面有 A、B、C、D、E 五个备选答案，请从中选择一个最佳答案。

1. 下颌侧切牙的形态特点不包括
A. 唇面较平
B. 边缘嵴不明显
C. 远中切角圆钝
D. 扁根
E. 舌窝深

2. 上颌尖牙唇面的外形高点位于
A. 中 1/3 处
B. 唇面轴嵴处
C. 颈 1/3 与中 1/3 交界处
D. 颈 1/3 处
E. 颈缘处

3. 牙周袋形成的机制主要是
A. 牙槽骨吸收
B. 牙周膜破坏
C. 牙骨质暴露
D. 结合上皮向根方增生
E. 胶原纤维增生

4. 下列关于急性化脓性颌骨骨髓炎病理表现的描述中，错误的是
A. 骨髓明显充血
B. 骨髓炎症性水肿
C. 骨髓大量淋巴细胞、浆细胞浸润
D. 骨髓腔形成脓肿
E. 死骨

5. 急性根尖周炎的病理变化不包括
A. 根尖牙周膜血管扩张充血
B. 根尖牙周膜形成脓肿
C. 根尖牙槽骨死骨形成
D. 根尖牙槽脓肿
E. 根尖牙周膜坏死

6. 慢性支气管炎急性发作期最常见的临床表现是
A. 嗜酸性粒细胞增多
B. 中性粒细胞增多
C. 咳嗽、咳痰、喘息突然加重
D. 大咯血
E. 高热不退

7.《医疗事故处理条例》规定，医疗机构发生下列重大医疗过失行为，应当在 12 小时内向所在地卫生行政部门报告，这些重大医疗过失行为不包括
A. 可能为二级医疗事故的
B. 因医疗过失导致患者死亡的
C. 可能为三级医疗事故的
D. 可能为一级医疗事故的
E. 因医疗过失导致 3 人以上人身损害后果的

8. 吗啡镇痛的作用机制是
A. 阻断脑室、导水管周围灰质的阿片受体
B. 激动脑室、导水管周围灰质的阿片受体
C. 抑制前列腺素合成，降低对致痛物质的敏感性
D. 阻断大脑边缘系统的阿片受体
E. 激动中脑盖前核的阿片受体

9. 下列哪项不属于传染病的特征
A. 病原体
B. 流行病学特征
C. 感染后免疫
D. 传染性
E. 遗传性

10. 慢性化脓性颌骨骨髓炎的主要病理特征是
A. 新骨形成
B. 骨吸收和死骨形成
C. 结核性肉芽组织
D. 骨小梁增粗致密
E. 以上都不是

11. 骨上袋的病理变化主要是
A. 假性牙周袋
B. 牙槽骨无吸收
C. 牙槽骨高度降低
D. 固有牙槽骨吸收

E. 牙周膜破坏明显

12. 唾液腺嗜酸性腺瘤的主要病理特征是
A. 胞质内含糖原颗粒
B. 胞质内含嗜伊红颗粒
C. 胞质内含伯贝克（Birbeck）颗粒
D. 胞质内含酶原颗粒
E. 胞质内含黏原颗粒

13. 机械性控制菌斑最常用的方法是
A. 早晚刷牙
B. 使用牙线
C. 药物含漱
D. 牙周洁治
E. 使用牙签

14. 经典的精神分析理论认为自责和过失感源于
A. 压抑感
B. 过强的原我
C. 过强的自我
D. 过强的超我
E. 潜意识

15. 第三磨牙的形态特点不包括
A. 牙的形态、大小、位置变异很多
B. 其标准形态一般与第一、二磨牙相似
C. 殆面副沟多
D. 多为三根，根分叉度大
E. 牙尖和边缘嵴不明显

16. 肺炎链球菌可引起
A. 支气管肺炎
B. 肺脓肿
C. 大叶性肺炎（典型肺炎）
D. 支气管哮喘
E. 胸膜炎

17. 以萎缩性损害为主的舌炎是
A. 菌状乳头炎
B. 丝状乳头炎
C. 轮廓乳头炎
D. 叶状乳头炎
E. 毛舌

18. 毛细血管瘤的病理变化是
A. 血管增多
B. 血管扩张
C. 内皮细胞肿胀
D. 内皮细胞增生
E. 以上都不是

19. 成釉细胞瘤X线片上的典型表现为
A. 呈单房型、圆形或卵圆形
B. 骨质膨胀，骨密质消失
C. 呈多房型，房差悬殊，牙根呈锯齿状吸收
D. 可含牙
E. 邻牙被推移位或脱落

20. 恶性黑色素瘤首选的治疗方法是
A. 手术治疗
B. 放射治疗
C. 免疫治疗
D. 化学治疗
E. 以手术为主的综合治疗

21. 关于金属成品冠修复法的适应证，以下除哪项外，其余的都是正确的
A. 牙体缺损范围广
B. 牙釉质发育不全牙
C. 一个牙有多个牙面龋者
D. 牙颈部龋蚀，可制备龈壁者
E. 间隙保持器中作固位体

22. 关于腭大孔的说法错误的是
A. 腭大孔是腭前神经麻醉的注射点
B. 距离硬腭后缘0.5cm
C. 是上颌骨牙槽突与腭骨水平部共同围成的孔
D. 是翼腭管的表面标志
E. 有鼻腭神经和血管通过

23. 对于初次就诊的患者，评估者与被评估者以面对面的谈话方式进行评估的方法是
A. 观察法
B. 作品分析法
C. 心理测验法
D. 会谈法
E. 调查法

24. 抵抗力最强的细胞特殊结构是
A. 鞭毛
B. 荚膜
C. 芽孢
D. 普通菌毛
E. 性菌毛

25. 下述哪种情况应考虑消化性溃疡发生后壁慢性穿孔
A. 患者处于休克状态
B. 腹痛顽固而持续
C. 突然剧烈腹痛
D. 膈下游离气体
E. 全腹肌紧张呈板状

26. 唾液腺结核最常发生于哪个腺体
A. 腮腺
B. 下颌下腺
C. 唇腺

D. 舌下腺
E. 腭腺
27. 关于干燥综合征（舍格伦综合征）临床特点的叙述不正确的是
A. 是一种全身免疫性疾病
B. 是一种主要破坏外分泌腺的慢性炎症性疾病
C. 女性发病明显高于男性
D. 大多发生于单侧腮腺
E. 唇腺活检有助于明确诊断
28. 牙龈增生的主要病理变化是
A. 牙龈上皮增生
B. 牙龈纤维结缔组织增生
C. 牙龈血管增生
D. 牙龈纤维水肿
E. 牙龈纤维瘢痕化
29. 不属于畸形中央尖临床表现的是
A. 尖呈圆锥形或钝圆状突起
B. 其基底直径为 2mm 左右
C. X 线片见尖内纤细髓角突入
D. 中央尖折断可致牙髓感染
E. 位于前磨牙舌尖三角嵴上
30. 关于下颌第一乳磨牙，下列说法正确的是
A. 𬌗面似以近中缘为底的三角形
B. 近中颊颈嵴特别突出
C. 颊面远中缘长于近中缘
D. 颊面似以远中缘为底的三角形
E. 牙根细长，分叉度小
31. 关于提高社区服务水平不正确的是
A. 努力实现发展社区卫生服务，应对老龄化、城市化的战略举措
B. 加强城市社区卫生人才队伍建设
C. 改善社区的医疗卫生条件，为老、弱、病、残、少儿、妇女的保健尽职尽责
D. 改革城市卫生服务体系，积极发展高端医疗卫生服务决策
E. 承担医疗任务，负责预防保健工作
32. 氨基糖苷类抗生素的不良反应是
A. 再生障碍性贫血
B. 听神经损伤
C. 肝毒性
D. 心脏毒性
E. 消化道反应
33. 对于控制菌斑的效果常用菌斑百分率表示，菌斑百分率的计算单位是
A. 点隙数
B. 牙面数
C. 牙颗数
D. 人员数
E. 班级数
34. 慢性根尖周脓肿中的脓细胞为
A. 变性坏死的嗜酸性粒细胞
B. 变性坏死的中性粒细胞
C. 变性坏死的淋巴细胞
D. 变性坏死的巨噬细胞
E. 变性坏死的浆细胞
35. 下列因素中，属于牙周炎局部促进因素的是
A. 食物嵌塞
B. 吸烟
C. 糖尿病
D. 遗传因素
E. 性激素
36. 关于上颌中切牙牙根特点，下列描述错误的是
A. 颈部横切面呈圆三角形
B. 牙根粗壮较直
C. 根尖略偏远中
D. 冠根长度相近
E. 根尖向唇侧弯曲
37. 在医师资格考试中有违反考试纪律等行为，情节严重的，几年内禁止参加医师资格考试
A. 一年至三年
B. 一年至五年
C. 五年
D. 十年
E. 两年
38. 牙髓根尖周病对牙周组织的常见影响不包括
A. 根面龋洞形制备时造成的牙周病变
B. 牙髓治疗过程中或治疗后造成的牙周病变
C. 牙槽脓肿经牙周引流，引起牙周组织的一过性急性炎症
D. 牙槽脓肿反复发作且多次从牙周排脓，最终导致牙周病变形成
E. 根管治疗后的牙齿，有的可发生牙根纵裂，进一步导致牙周病变
39. 急性疱疹性龈口炎的临床特征为
A. 口腔黏膜散在的溃疡
B. 口腔黏膜上白色凝乳状的绒膜
C. 口腔黏膜出现簇集的小水疱
D. 疱疹沿神经排列，不超过中线
E. 口腔黏膜、手掌、足底出现水疱、丘疹等病损
40. 关于上颌第一前磨牙形态特点，描述错误

的是
A. 可见近中面沟
B. 颊面五边形
C. 颊尖偏近中舌侧
D. 颊侧宽于舌侧
E. 咬合面六边形
41. 酸蚀牙面步骤中，应注意不要将酸蚀剂
A. 接触牙面
B. 溢出到软组织
C. 放在乳牙上
D. 放在恒牙上
E. 蘸在细毛刷上
42. 下列关于思维形式障碍常见症状的描述中，不正确的是
A. 思维散漫
B. 被洞悉感
C. 思维化声
D. 思维中断
E. 病理性赘述
43. 糖皮质激素的不良反应不包括
A. 向心性肥胖、高血压
B. 加重感染、血糖下降
C. 骨质疏松、青光眼
D. 消化性溃疡、肌萎缩
E. 伤口愈合延缓、高血脂
44. 结合经验并用概念的形式反映事物的特征为
A. 知觉的整体性
B. 知觉的多维性
C. 知觉的恒常性
D. 知觉的理解性
E. 知觉的选择性
45. 引起严重急性呼吸综合征（SARS）的病原体是
A. 肺炎衣原体
B. 军团菌
C. 肺炎支原体
D. 副黏病毒
E. 新型冠状病毒
46. 邻切嵌体牙体预备
A. 切缘台阶长度不超过其 1/2
B. 针道与唇面颈 1/3 平行
C. 针道与唇面切 1/3 平行
D. 邻面舌壁做洞斜面
E. 制备倒凹以增加固位力
47. 卡氏尖最多见于
A. 下颌第一前磨牙
B. 上颌第二磨牙
C. 上颌第一磨牙
D. 上颌第二前磨牙
E. 上颌第一磨牙
48. 1～3 岁儿童每人氟的适宜和安全摄入量（mg/d）是
A. 0.1～0.4
B. 0.5～1.5
C. 1.6～2.6
D. 2.7～3.7
E. 3.8～4.8
49. 两牙接触区周围向四周展开的空隙是
A. 窝
B. 沟
C. 点隙
D. 楔状隙
E. 裂
50. 下列哪一项是乳、恒牙的重要鉴别点
A. 乳牙钙化程度高
B. 上颌乳中切牙牙体窄长
C. 乳磨牙牙根分叉度较小
D. 乳牙结构清晰，尖窝明显
E. 乳牙冠根分明，颈嵴突出
51. “长正中”是指
A. 后退位与牙尖交错位之间的距离
B. 下颌姿势位与牙尖交错位之间的距离
C. 下颌姿势位至牙尖交错位 1～3mm，双侧后牙均匀对称接触，无偏斜
D. 后退接触位至牙尖交错位的距离，双侧后牙均匀对称接触，基本无偏斜
E. 正中关系和牙尖交错位之间的距离
52. 对心理实质的、正确全面的理解是
A. 心理是人脑对客观现实的主观能动反映
B. 心理是客观现实的反映
C. 心理是客观现实的主观反映
D. 心理是主观想象的反映
E. 心理是想什么就反映什么
53. 形成缩余釉上皮的细胞是
A. 外釉上皮细胞
B. 成釉细胞
C. 星网状层细胞
D. 中间层细胞
E. 以上都包括
54. 医疗机构配制的制剂，其使用必须符合的要求，不包括
A. 本单位需要

B. 经国务院或省、自治区、直辖市人民政府药品监督管理部门批准
C，市场上没有供应
D. 在指定的医疗机构调剂使用
E. 在一定的市场范围销售
55. 胆固醇不能转化成
A. 胆汁酸
B. 维生素 $D_3$
C. 睾酮
D. 雌二醇
E. 胆红素
56. 下列对牙釉质发育不全的处理中，错误的是
A. 充填缺损
B. 桩冠修复
C. 口服钙片
D. 贴面修复
E. 全冠修复
57. 下列哪一项不属于下颌尖牙外形特点
A. 近远中斜缘交角大于 90°
B. 近远中斜缘长度之比约为 2∶1
C. 舌轴嵴不如上尖牙明显
D. 牙体窄长
E. 牙根为扁圆细长的单根
58. 下列关于小儿生长发育的一般规律，叙述正确的是
A. 由下到上
B. 由远到近
C. 由粗到细
D. 由高级到低级
E. 由复杂到简单
59. 关于生理性根尖孔说法错误的是
A. 根管最狭窄的地方
B. 根管距离解剖性根尖孔 0.5~1.0mm
C. 可为根尖止点
D. 是牙髓和根尖牙周膜组织的分界
E. 也可称为解剖性根尖孔
60. 畸形舌侧窝的治疗主要依据是
A. 并发症
B. 患者年龄
C. 患牙牙位
D. 窝的形状
E. 窝底探诊
61. 下列哪项不是乳牙牙髓腔的特点
A. 髓室大
B. 根管细
C. 髓角高
D. 根尖孔大
E. 髓壁薄
62. 如需要对聋哑儿童进行智力测验可以选用
A. 韦氏儿童智力量表
B. 韦氏学龄前及小学生儿童智力量表
C. 韦氏成人智力量表
D. 斯坦福-比奈量表
E. 专为残疾人设计的测验
63. 龋病二级预防的内容包括
A. 早期诊断、定期口腔检查、X 线辅助检查、早期充填
B. 早期诊断、定期口腔检查、X 线辅助检查、窝沟封闭
C. 早期诊断、X 线辅助检查、早期充填、氟防龋
D. 口腔健康教育、定期口腔检查、X 线辅助检查、窝沟封闭
E. 早期诊断、口腔健康教育、早期充填、氟防龋
64. 髓室与根管的交界处是
A. 根尖孔
B. 根管口
C. 根尖分歧
D. 侧支根管
E. 根尖分叉
65. 临床少见的腭裂类型不包括
A. 腭隐裂
B. 腭垂裂
C. 混合型双侧腭裂
D. 腭垂缺失
E. 硬腭裂孔
66. 应激的生理反应主要涉及
A. 消化与泌尿系统
B. 神经与循环系统
C. 内分泌系统
D. 神经、内分泌与免疫系统
E. 呼吸与循环系统
67. 属于上颌中切牙特点的是
A. 近中切角为直角，远中切角为锐角
B. 舌窝浅，不明显
C. 切嵴位于牙体长轴的唇侧
D. 牙冠由 3 个生长叶组成
E. 近中面稍短，较圆突
68. 对乳牙龋进行药物治疗时，不适合使用的药物是
A. 75%氟化钠甘油糊剂

B. 8%氟化亚锡溶液

C. 10%酸性氟磷酸

D. 1.5%APF 凝胶

E. 10%硝酸银

69. 下列措施有利于增加人造冠摩擦力的是

A. 备牙时聚合角度越大越好

B. 接触面越粗糙越好

C. 人造冠与患牙紧密结合

D. 增大人造冠与患牙牙合面接触面积

E. 减少人造冠与患牙轴面接触面积

70. 鉴别牙龈瘤和牙龈癌时，最关键的依据是

A. 组织病理学确诊

B. 多见于唇、颊侧的牙龈乳头

C. 牙龈表面溃疡，易出血

D. 伴有牙槽骨吸收及牙周膜间隙增宽

E. 累及的牙齿可能松动或移位

## 【$A_2$ 型题】

### 答题说明

每一道考题是以一个小案例出现的，其下面都有 A、B、C、D、E 五个备选答案，请从中选择一个最佳答案。

71. 患者，男性，50 岁。1 小时前突发性心前区疼痛。既往有高脂血症和吸烟史，无高血压和出血性疾病史。检查：血压 150/90mmHg。双肺呼吸音清，心率 89 次/分，律齐。心电图示Ⅱ、Ⅲ和 aVF 导联 ST 段下斜型压低 0.2mV，$V_1$~$V_6$ 导联 ST 段弓背向上抬高 0.3~0.5mV。患者下一步应给予何种治疗

A. 吸氧

B. 口服硝苯地平控释片

C. 再灌注治疗

D. 口服速效救心丸

E. 口服血管紧张素转换酶抑制药

72. 患者，男性，22 岁。因重度四环素牙，自觉牙齿颜色难看，欲行切牙贴面修复。检查：除牙齿颜色呈深褐色外，无明显牙体缺损。在制作树脂贴面形成中切牙唇面外形时，下列说法正确的是

A. 近中边缘嵴和远中边缘嵴平行

B. 切缘与近远中边缘嵴都成直角

C. 颈缘呈直线形

D. 切缘与远中边缘嵴所成的角度比与近中边缘嵴所成的角度要圆钝

E. 切缘与近中边缘嵴成钝角

73. 患者，男性，40 岁。感冒后，下唇及唇周皮肤出现成簇的针头大小的小水疱，破溃后结痂，局部灼痒、疼痛。该患者可诊断为

A. 口角炎

B. 固定性药疹

C. 复发性口疮

D. 唇疱疹

E. 天疱疮

74. 患者，女性，50 岁。间歇性上腹痛 2 年。近日出现呕吐，吐后自觉舒适，吐物有酸臭味。检查：上腹饱满，有振水音。诊断可能为

A. 胃癌合并腹水

B. 急性胃炎

C. 消化性溃疡并幽门梗阻

D. 神经性呕吐

E. 十二指肠淤滞症

75. 在学校口腔健康检查时，发现 1 名 7 岁男生的第一恒磨牙已经萌出达到𬌗平面，有深的窝沟但无龋，乳磨牙均有𬌗面龋且已经充填。应建议该生

A. 重新充填乳磨牙

B. 预防错𬌗畸形

C. 尽早拔除乳磨牙

D. 第一恒磨牙窝沟封闭

E. 拍摄 X 线片

76. 患者，男性，46 岁。口底多间隙感染，肿胀明显，可及捻发音及波动感，主诉呼吸困难。下列处理正确的是

A. 加大抗生素剂量

B. 局部冷敷

C. 穿刺抽脓

D. 广泛切开引流

E. 气管切开

77. 患者，男性，30 岁，吸烟 10 余年。牙龈自动出血伴牙龈疼痛、口腔奇臭、不敢刷牙 3 天，无发热。检查：牙石（+++），龈缘呈虫蚀状，表面覆盖坏死假膜，易于擦去。最可能的诊断是

A. 急性龈乳头炎

B. 急性坏死溃疡性龈炎
C. 增生性龈炎
D. 疱疹性龈口炎
E. 急性牙龈脓肿

78. 患者，男性，48 岁。左舌缘溃烂 3 个月，活检证实为鳞癌Ⅱ级。左下颌下淋巴结肿大，质硬，活动差。患者一般情况可。正确的治疗方法是

A. 舌-颌-颈联合根治术+术后化疗
B. 放射治疗+舌-颌-颈联合根治术
C. 放射治疗+化学治疗
D. 同期化学治疗、放射治疗
E. 放射治疗+免疫治疗

79. 患者，女性，30 岁。2 周前右上前牙遇冷刺激敏感，无自发痛。检查：$\underline{1|}$远中舌面龋洞，冷测一过性敏感。叩痛（-），牙龈无异常。去腐后，龈壁宽度止于牙本质中层，髓角处的轴壁较薄，未露髓。应做的临床处理是

A. 充填治疗
B. 塑化治疗
C. 根管治疗
D. 脱敏治疗
E. 盖髓治疗

80. 患者，男性，25 岁。表现为白色、非均质口腔黏膜病变。镜下见上皮层内的全部细胞呈非典型性（即细胞恶变），基底膜尚完整。该病例为

A. 原位癌
B. 浸润性癌
C. 上皮中度异常增生
D. 角化不良
E. 红斑

81. 患者，男性，60 岁。因牙龈癌术后放疗造成左下颌骨放射性骨坏死并继发感染，伴剧烈疼痛，局部反复肿胀。对此患者的治疗，下列方法错误的是

A. 局部冲洗，保持引流通畅
B. 全身抗生素治疗
C. 理疗
D. 高压氧治疗
E. 可在死骨外正常骨内切除死骨

82. 患者，女性，14 岁。1 天来右下后牙吃糖时疼痛。检查：$\overline{6|}$殆面窝沟墨浸状，卡住探针，不松动，叩痛（-），去净腐质达牙本质浅层。充填材料最好选择

A. 后牙复合树脂
B. 窝沟封闭材料
C. 氧化锌丁香油黏固粉
D. 玻璃离子黏固粉
E. 磷酸锌黏固粉

83. 患者，女性，31 岁。停经 16 周，1 月来有少量阴道出血，检查：腹部无明显压痛、反跳痛，子宫颈口未开，子宫增大如妊娠 8 周。下列诊断最可能的是

A. 先兆流产
B. 不全流产
C. 难免流产
D. 完全流产
E. 稽留流产

84. 患者，女性，19 岁。右下颌后牙出现肿痛和轻微张口困难 3 天。检查：右下第三磨牙萌出不全，龈瓣红肿覆盖大半牙冠，龈袋内有脓液溢出。右下第一、二磨牙颊侧牙龈缘红肿。拟诊断为

A. 右下第三磨牙急性冠周炎
B. 右下第二磨牙急性牙周炎
C. 右下第二磨牙急性根尖周炎
D. 右下第一磨牙急性牙周炎
E. 右下第一磨牙急性根尖周炎

85. 患者，男性，40 岁。3 年前行右下磨牙干髓治疗。近 2 周以来出现咬物不适，喝热水有时疼痛，睡前出现自发性钝痛。该患牙最可能的诊断为

A. 残髓炎
B. 急性根尖周炎
C. 急性牙髓炎
D. 慢性牙周炎
E. 慢性根尖周炎

86. 患者，男性，75 岁。口腔中有多颗因重度牙周炎而造成的Ⅲ度松动牙，此时首先对该患者要做的治疗属于牙周病

A. 一级预防的促进健康
B. 二级预防的早期诊断
C. 二级预防的控制病损发展
D. 三级预防的重建功能
E. 三级预防的康复

87. 患者，男性，28 岁。右颈上部淋巴结结核。下列药物对此患者治疗无效的是

A. 青霉素
B. 链霉素
C. 异烟肼
D. 利福平
E. 乙胺丁醇

88. 患者，男性，35 岁。前牙唇侧龈乳头增大，表面呈颗粒结节样改变。患者有癫痫病史，长期服用苯妥英钠。显微镜下观：纤维结缔组织增生，粗大的胶原束类似瘢痕组织结构，炎症不明显。该患者可诊

断为

A. 慢性牙周炎

B. 慢性龈炎

C. 浆细胞龈炎

D. 药物性牙龈增生

E. 急性坏死溃疡性龈炎

89. 患者，男性，46岁。左侧颜面部起疱，左侧口腔溃疡2天。检查：左颊部皮肤发红可见成簇小水疱，呈带状排列。左侧下唇内侧黏膜和颊黏膜广泛糜烂，右颊部皮肤黏膜未见病损。本病的致病微生物是

A. 单纯疱疹病毒

B. 柯萨奇病毒

C. 人乳头瘤病毒

D. 水痘-带状疱疹病毒

E. 巨细胞病毒

90. 患者，女性，50岁。1个月来双侧上后牙咬物酸痛。检查：6|6 磨损中度，探诊数个敏感点，冷测同对照牙。5|5 缺失，已有固定桥修复。最佳的治疗方法为

A. 牙髓治疗

B. 修复治疗

C. 药物脱敏

D. 充填治疗

E. 药物离子导入

91. 患者，男性，30岁。右面部肿胀伴开口受限1周，既往有右下后牙反复肿痛史。X线表现为右下颌第三磨牙阻生，下颌升支弥散性密度增高，其中可见局限性骨质破坏，升支外侧骨密质无明显破坏，但骨密质外有成堆的骨质增生。应诊断为

A. 牙源性中央性颌骨骨髓炎

B. 牙源性边缘性颌骨骨髓炎

C. 骨肉瘤

D. 骨纤维异常增殖症

E. 下颌骨结核

92. 患者，女性，30岁。胃区常隐痛3年，间有黑便。检查：血红蛋白70g/L，红细胞$3.1\times10^{12}$/L，白细胞$5.9\times10^{9}$/L，血小板$130\times10^{9}$/L。该患者应首先考虑的诊断是

A. 溶血性贫血

B. 缺铁性贫血

C. 慢性肝病贫血

D. 巨幼细胞贫血

E. 营养不良性贫血

93. 患者，男性，75岁。全口无牙，戴全口义齿近10年，因黏膜不适就诊。检查可见黏膜呈红亮色、水肿、有黄白色假膜，直接镜检见菌丝和孢子。该患者治疗中不应选用的药物为

A. 制霉菌素

B. 酮康唑

C. 青霉素

D. 氟康唑

E. 克霉唑

94. 对乳磨牙实施窝沟封闭的最适宜年龄为

A. 2~3岁

B. 5~6岁

C. 3~4岁

D. 7~8岁

E. 9~10岁

95. 患者，男性，38岁。右下后牙区有反复疼痛肿胀史，瘘管流脓，有轻度开口受限。X线可见病变区虫蚀状骨吸收，并有局灶性阻射影。病理表现为明显骨吸收和死骨形成的化脓性病灶，死骨周围有炎性肉芽组织使之与周围组织分开。根据上述描述，该病理诊断为

A. 慢性局灶性硬化性骨髓炎

B. 根尖周脓肿

C. 放射性骨髓炎

D. 急性化脓性骨髓炎

E. 慢性化脓性骨髓炎

96. 患者，男性，24岁。全口牙龈自发性出血、牙龈疼痛2天。如果诊断为急性坏死溃疡性龈炎。以下体征中，患者不会出现的是

A. 腐败性口臭

B. 末梢血出现原幼细胞

C. 身体抵抗力下降

D. 下颌下淋巴结肿大

E. 低热

97. 患儿，女，13岁。1个月前出现食量明显增加，不到就餐时间便出现饥饿，近来经常与同学争吵，检查发现右侧甲状腺部有一直径1cm结节，SPE-CT检查报告为热结节，另一有诊断意义的检查是

A. 血脂检查

B. 血糖测定

C. 心电图检查

D. TGA、MCA测定

E. 游离三碘甲腺原氨酸（$FT_3$）、游离甲状腺素（$FT_4$）、促甲状腺素（TSH）测定

98. 患者，女性，16岁。偶然发现右下后牙颊侧牙龈有小脓包前来就诊。检查：右下第二前磨牙畸形中央尖折断，Ⅰ度松动，颊侧牙龈有窦道口，X线片显示根长为9mm，根尖呈燕尾状敞开，根尖周X线透射区4mm×5mm，边界模糊不清。该主诉牙的治疗

应选用

A. 拔除

B. 干髓治疗

C. 塑化治疗

D. 根尖诱导形成术

E. 根管治疗

99. 患者，男性，30 岁。左上后牙近 1 个月来进食时偶有疼痛感，诊断为⌊6 牙隐裂。该患者最佳的修复治疗方案是

A. 不做任何处理

B. 铸造金属全冠诊断性暂时修复

C. 塑料全冠诊断性暂时修复

D. 烤瓷全冠诊断性暂时修复

E. 全瓷冠诊断性暂时修复

100. 患儿，女，6 岁。6⌉萌出 1/3，Ⅴ⌉早失，Ⅳ⌉ MOD 银汞充填体完好，做过完善根管治疗。应选择的保持器是

A. 活动功能式保持器

B. 带环丝圈保持器

C. 全冠丝圈保持器

D. 带环远中导板保持器

E. 全冠远中导板保持器

## 【$A_3$/$A_4$ 型题】

### 答题说明

以下提供若干个病例，每个病例下设若干道考题。请根据答案所提供的信息，在每一道考题下面的 A、B、C、D、E 五个备选答案中选择一个最佳答案。

（101~103 题共用题干）

患者，女性，67 岁。高血压病史，爬山时突发头痛、呕吐、右侧偏瘫，头颅 CT 检查示左基底节区高密度影。

101. 最可能的诊断是

A. 脑肿瘤

B. 蛛网膜下腔出血

C. 脑出血

D. 短暂性脑缺血发作

E. 脑血栓形成

102. 在急诊室检查时患者昏迷，左侧瞳孔散大，对光反射消失，诊断最可能为

A. 枕骨大孔疝

B. 右颞叶钩回疝

C. 小脑幕裂孔上疝

D. 左颞叶钩回疝

E. 小脑扁桃体疝

103. 此时应迅速给予

A. 降颅内压治疗

B. 降血压治疗

C. 防治血管痉挛

D. 维持生命体征

E. 止血治疗

（104~106 题共用题干）

患者，女性，50 岁。左下后牙冷热刺激痛一周。检查：⌈6 近中邻接区龋，探诊困难，温度测验同对照牙，叩痛（-）。

104. 为明确诊断，还应做的检查是

A. 探诊

B. 实验室检查

C. 牙髓电活力测验

D. 局部麻醉检查

E. X 线检查

105. 患牙应制备的洞形是

A. 𬌗面洞

B. 近中邻面洞

C. 近中邻𬌗面洞

D. 近中邻舌面洞

E. 近中邻颊面洞

106. 治疗方法为

A. 盖髓术

B. 药物消炎

C. 充填治疗

D. 活髓切断术

E. 根管治疗

（107~109 题共用题干）

患者，男性，40 岁。⌈8 近中阻生，⌈7 远中龋坏。施行⌈8 拔除术后 4 天，拔牙窝出现持续性疼痛并向耳颞部放射，检查见拔牙窝内空虚，有异味。

107. 最可能的诊断为

A. 术后反应

B. 术后疼痛

C. 牙槽突骨折
D. ⌈7 急性根尖周炎
E. ⌈8 干槽症
108. 要了解⌈7 的龋坏程度，最佳的检查方法为
A. 探诊
B. 温度测验
C. 牙髓电活力测验
D. 拍 X 线片
E. 叩诊
109. 对主诉牙的治疗为
A. 保持口腔卫生
B. 根管治疗
C. 用生理盐水冲洗拔牙窝即可
D. 拔牙窝彻底清创，碘仿纱条填塞
E. 口服抗生素
(110~112 题共用题干)
口腔预防保健人员拟对社区居民进行口腔健康检查。
110. 检查时，某人的社区牙周指数（CPI）值记为 3，是指
A. 少于两颗功能牙存在
B. 牙石，探诊可及牙石
C. 牙龈炎，探诊出血
D. 早期牙周病，龈袋深度在 4~5mm
E. 晚期牙周病，牙周袋深度>6mm
111. 关于牙周健康指数，以下描述错误的是
A. 检查 CI-S 时根据牙颈部牙石的量记分
B. 当牙颈部有散在龈下牙石时，CI-S 记分为 2
C. OHI-S 只检查 16、11、26、31 的唇（颊）面，36、46 的舌面
D. 菌斑指数是根据菌斑覆盖面积而不是菌斑的厚度记分
E. 检查 GI 时使用钝头牙周探针，结合视诊和探诊
112. 检查者之间的标准一致性试验中，Kappa 值的范围为多少时可靠度为优
A. 0~0.40
B. 0.41~0.50
C. 0.51~0.60
D. 0.61~0.80
E. 0.81~1.00
(113~116 题共用题干)
患者，男性，37 岁。左下颌无痛性肿胀逐渐加重 9 个月，疼痛及麻木感。检查：面部不对称，表面皮肤色、温正常。开口度、开口型未见明显异常，⌈3~6 颊侧膨隆，龈颊沟丰满，触诊有乒乓球样感，穿刺可抽出褐色液体，显微镜下未见胆固醇晶体。
113. 最可能的诊断是
A. 颌骨中心性癌
B. 成釉细胞瘤
C. 颌骨骨肉瘤
D. 颌骨骨髓炎
E. 牙源性角化囊性瘤
114. 牙源性角化囊性瘤的好发部位在
A. 上颌骨前部
B. 上颌结节及上颌尖牙区
C. 下颌骨颏孔区
D. 下颌骨前牙区
E. 下颌第三磨牙区及升支部
115. 下一步要做的最有意义的检查是
A. 活检
B. 曲面断层
C. CT 检查
D. 核素扫描
E. B 超检查
116. 最不符合成釉细胞瘤的 X 线特征是
A. 骨质膨胀，以向唇颊侧为甚
B. 多房且分房大小相差悬殊
C. 肿瘤内可见钙化影
D. 牙根可锯齿状或截状吸收
E. 肿瘤可含牙或不含牙，邻牙可被肿瘤推压而移位
(117~118 题共用题干)
患者，女性，45 岁，双侧腮腺区反复肿大，伴双眼异物感、无泪、口干，饮水量增加。检查发现双侧腮腺肿大，质软，无压痛，开口度正常，口腔黏膜干燥、发红；腮腺导管口无红肿，分泌液清，但量少。
117. 对鉴别诊断帮助不大的是
A. 服药史
B. 婚育史
C. 糖尿病史
D. 结缔组织病史
E. 头颈部放疗史
118. 为明确诊断，需进一步做一系列检查，其中对诊断帮助不大的是
A. 希尔默试验
B. 腮腺平片
C. 唇腺活检
D. 腮腺造影
E. 空腹血糖
(119~120 题共用题干)
患者，男性，50 岁。4 年前行义齿修复，现咀嚼

不烂食物，且疼痛。检查：$\underline{7654|4567}$；$\overline{321|123}$ 缺失，可摘局部义齿修复，基托与黏膜贴合，边缘伸展稍长。义齿殆面磨损。右上颌颊侧黏膜返折处有一溃疡。

119. 必须进行的重要检查项目是
A. 卡环与基牙是否贴合
B. 垂直距离是否降低
C. 基牙有无龋坏
D. 牙槽嵴健康状况
E. 牙周探诊

120. 对该患者的最佳治疗方案是
A. 加深义齿殆面窝沟
B. 压痛处缓冲
C. 上下义齿重衬
D. 重新制作义齿，排列硬质牙
E. 用自凝塑料恢复磨损的殆面

（121～124 题共用题干）

患者，男性，46 岁。2 年前右上后牙疼痛，经治疗痊愈。但充填物反复脱落。要求做相对永久的修复。检查：叩痛（－），稳固。远中邻大面积龋坏，银汞充填，充填体完整。

121. 除上述检查外，最需要做的检查是
A. 血常规
B. 取研究模型
C. X 线牙片检查
D. 咀嚼功能检查
E. 牙髓电活力测验

122. 若经检查证实根尖有感染，首先应进行的最佳治疗是
A. 口服抗菌药物
B. 拔除患牙
C. 根管充填
D. 牙髓干尸治疗
E. 调殆降低咬合

123. 为长期保存该患牙，最佳的修复方法是
A. 全冠
B. 嵌体
C. 固定义齿
D. 成品桩+树脂充填
E. 直接树脂充填

124. 若患者要求做全冠修复，应推荐的生物学性能最佳的修复材料是
A. 树脂
B. 镍铬合金
C. 钴铬合金
D. 镍钛合金
E. 金合金

（125～127 题共用题干）

患者，男性，26 岁。发现右上颌黑色斑块 2 个月余，生长加快 2 周。检查：右上磨牙区颊侧牙龈不规则蓝黑色斑块，大小约 1.8cm×1.0cm，扁平状，周围可见散在点状蓝黑色斑块，右上颌牙齿无松动，右侧下颌下可触及肿大淋巴结。

125. 最可能的诊断是
A. 色素痣
B. 静脉畸形
C. 黏膜黑斑
D. 恶性淋巴瘤
E. 恶性黑色素瘤

126. 为明确诊断，不宜采用的检查方法是
A. CT 检查
B. 曲面断层
C. 冷冻活检
D. 活检
E. MRI 检查

127. 确诊后最佳治疗方案为
A. 放疗
B. 化疗
C. 冷冻治疗
D. 手术治疗
E. 免疫治疗

## 【B 型题】

### 答 题 说 明

以下提供若干组考题，每组考题共用在考题前列出的 A、B、C、D、E 五个备选答案，请从中选择一个与问题关系最密切的答案。某个备选答案可能被选择一次、多次或不被选择。

（128～130 题共用备选答案）
A. 清创及一期缝合
B. 清创及延期缝合
C. 清创后不予缝合

D. 清创及植皮
E. 按感染伤口处理
128. 大面积皮肤剥脱伤需
129. 受伤6~8小时内的战地伤口应
130. 污染严重的面、颈部伤口需

（131~133题共用备选答案）
A. 部分性牙脱位
B. 完全性牙脱位
C. 冠折
D. 根折
E. 冠根折
下述方法可用于治疗
131. 牙再植
132. 复位固定
133. 拔除

（134~136题共用备选答案）
A. 上颌磨牙
B. 下颌前磨牙
C. 上颌前牙
D. 上下颌单尖牙和前磨牙
E. 同一时期萌出的牙
下述疾病最常发生的一组牙是
134. 牙隐裂
135. 楔状缺损
136. 牙釉质发育不全

（137~139题共用备选答案）
A. 简化口腔卫生指数
B. 龈沟出血指数
C. 菌斑指数
D. 牙龈指数
E. 改良社区牙周指数
137. 评价牙龈炎活动状况的是
138. 检查内容为牙龈出血和牙周袋深度的是
139. 将每个受检牙面的软垢或牙石记分相加，评价人群口腔卫生状况的是

（140~142题共用备选答案）
A. 烦躁不安
B. 面色苍白、胸闷
C. 突然惊厥、昏迷
D. 注射区出现红、肿、热、痛
E. 黏膜下或皮下出现紫斑
140. 局部麻醉并发症晕厥表现为
141. 局部麻醉并发症中毒表现为
142. 局部麻醉并发症变态反应表现为

（143~150题共用备选答案）
A. 0.1mm
B. 0.2mm
C. 0.3mm
D. 0.5mm
E. 1.0mm
143. 铸造金属全冠𬌗面磨除的厚度最少为
144. 金瓷冠的基底冠厚度至少为
145. 金瓷冠不透明瓷厚度一般为
146. 3/4冠邻轴沟的深度一般为
147. 钉洞固位形的直径一般为
148. 瓷全冠的肩台宽度为
149. 铸造金属全冠凹形边缘的宽度为
150. 金瓷冠金属舌侧龈边缘的宽度一般为

# 参考答案与解析

## 第二单元

1. E【解析】下颌侧切牙的舌窝浅。

2. C【解析】上颌尖牙唇面的外形高点位于中1/3与颈1/3交界处的唇轴嵴上。

3. D【解析】结合上皮向根方增生形成牙周袋。

4. C【解析】急性化脓性颌骨骨髓炎骨髓中为大量中性粒细胞浸润。

5. C【解析】急性根尖周炎的病理变化为根尖周组织血管扩张充血、组织水肿、中性粒细胞浸润、脓肿形成进而坏死。

6. C【解析】慢性支气管炎的特点是缓慢起病，病程长，反复急性发作而使病情加重。主要症状为咳嗽、咳痰或伴有喘息。急性加重的主要原因是呼吸道感染，病原体可以是细菌、病毒、衣原体等。急性发作期主要表现为咳嗽、咳痰、喘息等症状突然加重。

7. C【解析】发生下列重大医疗过失行为的，医疗机构应当在12小时内向所在地卫生行政部门报告：导致患者死亡或者可能为二级以上的医疗事故；导致3人以上人身损害后果。

8. B【解析】吗啡镇痛的作用机制是激动脑室、导水管周围灰质的阿片受体。

9. E【解析】传染病的特征为有病原体、有传染性、有流行病学特征和有感染后免疫。

10. B【解析】慢性化脓性颌骨骨髓炎的主要病理表现是骨吸收和死骨形成。

11. C【解析】牙周炎的主要病理变化是牙周袋形成和牙槽骨吸收。骨上袋是牙周炎的一种表现，即牙周袋的底部位于牙槽嵴顶的上方，同时伴有牙槽骨的水平吸收，牙槽骨的高度降低。A、B、E未涉及牙槽骨吸收。D代表牙周炎时牙槽骨水平吸收导致的骨下袋。

12. B【解析】唾液腺嗜酸性腺瘤中的大嗜酸性粒细胞胞质中含有嗜伊红颗粒。

13. A【解析】早晚有效刷牙是机械性控制菌斑最常用的方法。

14. D【解析】弗洛伊德将人从精神功能上分为原我、自我及超我。超我是在后天教育中形成的，具有自我控制与道德监察的功能。超我也具有良心的含义，过强的超我易导致自责或过失感。

15. D【解析】第三磨牙牙根多合并成一锥形根。

16. C【解析】肺炎链球菌一般不引起支气管肺炎和其他呼吸系统疾病，主要引起大叶性肺炎、脑膜炎及支气管炎。

17. B【解析】以萎缩性损害为主的舌炎是丝状乳头炎。

18. D【解析】生长期可见增生的毛细血管，内皮细胞增生明显，胞体较大，呈不规则圆形或椭圆形，胞质染淡伊红色，胞核呈不规则椭圆形。其内皮细胞大而多层，在某些明显增生区域内，呈实性索状或团块状，管腔很小而不清楚。分化成熟时，部分毛细血管扩张明显，退变期毛细血管变性，以后发生纤维化。

19. C【解析】成釉细胞瘤在X线片上可表现出单房型、圆形或卵圆形，骨质膨胀，骨密质消失，邻牙被推移位或脱落。但最典型的表现是呈多房型，房差悬殊，边缘呈切迹状，牙根呈锯齿状吸收。

20. A【解析】恶性黑色素瘤首选的治疗方法是手术治疗。恶性黑色素瘤对放射治疗不敏感。

21. D【解析】金属成品冠修复法适用于牙体缺损范围广、难以获得抗力形和固位形者；牙颈部龋蚀致窝洞已无法制备龈壁者；一个牙有多个牙面龋者；牙釉质发育不全牙或部分冠折牙；龋病活跃性强，易发生继发龋者；以及在间隙保持器中作固位体。

22. E【解析】腭大孔内有腭前神经通过，鼻腭神经内有鼻腭神经和血管通过。

23. D【解析】调查法是指借助于各种问卷、调查表和晤谈等方式了解被评估者的心理特征的一种研究方法；观察法是心理学研究中最基本的方法，也是心理评估的基本方法之一；会谈法是评估者与被评估者以面对面的谈话方式而进行的评估；作品分析法中所谓"作品"是指被评估者在日常生活中创作的日记、书信、图画、手工艺品等，也包括生活和劳动中所做的事情和生产的其他物品；心理测验法是在实验心理学的基础上形成和发展起来的一种测量工具，在心理评估领域，心理测验占据着重要的地位。

24. C【解析】芽孢是抵抗力最强的细胞特殊结构。

25. B【解析】溃疡病灶向深部发展穿透浆膜层则并发穿孔。溃疡穿孔临床上可分为急性、亚急性和慢性三种类型，以第一种常见。急性穿孔的溃疡常位于十二指肠前壁或胃前壁，发生穿孔后胃肠的内容物漏入腹腔而引起急性腹膜炎。十二指肠或胃后壁的溃疡深至浆膜层时已与邻近的组织或器官发生粘连，穿孔时胃肠内容物不流入腹腔，称为慢性穿孔，又称为穿透性溃疡。这种穿透性溃疡改变了腹痛规律，变得顽固而持续，疼痛常放射至背部。邻近后壁的穿孔或游离穿孔较小，只引起局限性腹膜炎时称亚急性穿孔，症状较急性穿孔轻而体征较局限，且易漏诊。

26. A【解析】主要好发于腮腺，多见于腮腺淋巴结核，也有原发于腺实质者，由于结核临床及造影表现既可为良性，也可为恶性，临床诊断比较困难。

27. D【解析】舍格伦综合征多累及双侧腮腺。

28. B【解析】牙龈增生是指由多种原因引发的以纤维结缔组织增生为主要病理改变的疾病。

29. E【解析】畸形中央尖位于前磨牙颊尖三角嵴上，而非舌尖三角嵴上。

30. B【解析】下颌第一乳磨牙特点是殆面为不规则的四边形，颊面四边形，近中边缘嵴平直，远中边缘嵴却极短且突，远中边缘嵴大于近中边缘嵴；近中颊颈嵴突出；牙根有近中、远中两个根，扁宽，分叉大。

31. D【解析】社区卫生服务是以解决社区主要卫生问题、满足基本卫生服务需求为目的，融预防、医疗、保健、康复、健康教育、计划生育技术服务功能等为一体的，有效、经济、方便、综合、连续的基层卫生服务，故不应积极发展高端医疗卫生服务决策。

32. B【解析】氨基糖苷类抗生素的不良反应包括耳毒性、肾毒性、神经肌肉阻断及变态反应等。

33. B【解析】菌斑百分率是检出的菌斑牙面总数除以受检牙面总数而计算出的。不管检出菌斑的牙面还是受检牙面都以牙面为计算单位，这与患龋率、发病率等以人数为计算单位明显不同。

34. B【解析】肉眼观察拔下的患牙根尖区有污秽的脓性分泌物沉积，根尖粗糙不平。镜下观察可见肉芽肿中央的细胞坏死、液化，形成脓液，周围主要是中性粒细胞、巨噬细胞，外有密集的淋巴细胞和浆细胞浸润。若由急性牙槽脓肿转变而来，根尖部贮存的脓液被周围的纤维结缔组织包绕，和肉芽肿中心液化所形成的脓肿相同。根尖部骨组织和牙骨质可有吸收破坏。在邻近的牙周膜和骨髓腔内也可见血管扩张，炎细胞浸润。有瘘型的慢性根尖周炎瘘管壁有上皮组织相衬，为复层扁平上皮。上皮可来源于肉芽肿内的上皮团，也可由口腔黏膜上皮经瘘管口长入。上皮下层结缔组织中有大量炎症细胞浸润和血管充血。

35. A【解析】牙周炎局部促进因素的是食物嵌塞。吸烟、糖尿病、遗传因素、性激素属于全身因素。

36. E【解析】牙根为粗壮、较直的单根。唇侧宽于舌侧，牙根向根尖逐渐缩小，近颈部的横断面呈圆三角形，根尖较直或略偏远中。根长较冠长稍长，也有稍短者。

37. A【解析】在医师资格考试中有违反考试纪律等行为，情节严重的，一年至三年内禁止参加医师资格考试。

38. A【解析】牙髓根尖周病对牙周组织的常见影响：①牙槽脓肿脓液向牙周引流，急性炎症所致的一过性表现。②牙槽脓肿反复发作且长期从牙周排脓而未得到彻底治疗者，终使牙周病变成立。③牙髓治疗过程中或治疗后造成的牙周病变也不少见。④根管治疗后的牙齿，有的可发生牙根纵裂，也可伴发局限的深牙周袋和牙槽骨吸收。

39. C【解析】急性疱疹性龈口炎的临床特征为口腔黏膜出现簇集的小水疱。

40. C【解析】上颌第一前磨牙的颊尖偏远中。

41. B【解析】酸蚀牙面步骤中应控制酸蚀剂的量，注意不要将其溢出到软组织上造成损伤。

42. B【解析】思维形式障碍主要为思维过程的联想和逻辑障碍。常见的症状有思维奔逸、思维迟缓、思维贫乏、思维散漫、思维破裂、语词杂拌、思维不连贯、思维中断、思维被夺、思维插入、强制性思维和病理性赘述、思维化声、语词新作、象征性思维。

43. B【解析】糖皮质激素的不良反应有诸多方面，大致包括类肾上腺皮质功能亢进综合征、诱发或加重感染、心血管系统并发症、消化系统并发症、肌萎缩、骨质疏松、伤口愈合延缓和青光眼等。不包括血糖下降，实际上其不良反应是血糖升高。

44. D【解析】知觉有四种特性，整体性、选择性、理解性、恒常性。整体性是指在知觉过程中将知觉的对象倾向于以整体的形式来知觉。恒常性是指在知觉过程中知觉的条件虽然发生了变化，但仍旧能知觉到原来的对象。选择性是指在知觉过程中，在纷乱复杂的背景中能够选择出所要知觉的对象。理解性是指在知觉过程中根据以往的经验对知觉的对象知觉，是更高水平的知觉。

45. E【解析】严重急性呼吸综合征（SARS）较非典型病原体肺炎严重，患者表现为弥漫性肺炎、呼吸衰竭和末梢血中 $CD8^+$ 及 $CD4^+$T 细胞急剧减少等，病死率高。据报道，SARS 由新型冠状病毒引起，与其他已知冠状病毒基因组的核苷酸序列同源性仅为 56%~63%。

46. C【解析】邻切嵌体牙体预备针道与唇面切 1/3 平行，邻面各壁无倒凹，洞缘做短斜面。轴壁可适当向外扩展 2°~5°。

47. E【解析】卡氏尖最多见于上颌第一磨牙的近中舌尖的部位。

48. B【解析】氟的适宜摄入量和安全摄入量的标准难以统一，因此只提供一个范围，即每千克体重每天的摄氟量在 0.05~0.07mg 为适宜，一般不应超过上限。氟的适宜和安全摄入量（mg/d）：①出生至6个月 0.1~0.5。②6~12 个月 0.2~1.0。③1~3 岁 0.5~1.5。④4~6 岁 1.0~2.5。⑤7~10 岁 1.5~2.5。⑥11 岁以上 1.5~2.5。

49. D【解析】两牙接触区周围向四周展开的空隙是楔状隙。

50. E【解析】乳牙冠根分明，颈嵴突出是乳、恒牙的重要鉴别点。

51. D【解析】后退接触位能自如地向前滑动到牙尖交错位称为“长正中”。

52. A【解析】心理活动是脑的高级功能的表现。同时，心理也是人脑对客观现实的主观能动反映，主观性是指同一事物对不同人来说，由于经历不同，信念、认识不同，反映也不同。能动性指对事物不是全都反映，而是有选择地进行反映。

53. E【解析】牙釉质发育完成后，成釉细胞、中间层细胞和星网状层细胞与外釉上皮细胞结合，形成一层鳞状上皮覆盖在釉小皮上，称为缩余釉上皮。

54. E【解析】医疗机构配制的制剂，应当是本单位临床需要而市场上没有供应的品种，并须经所在地省、自治区、直辖市人民政府药品监督管理部门批准后方可配制。配制的制剂必须按照规定进行质量检验，质检合格的凭医师处方在本医疗机构使用。特殊情况下，经国务院或省、自治区、直辖市人民政府的药品监督管理部门批准，医疗机构配制的制剂可以在指定的医疗机构之间调剂使用。医疗机构配制的制剂，不得在市场销售。

55. E【解析】胆红素是由卟啉化合物转化的，不能由胆固醇转化。胆固醇的去路：①转变为胆汁酸，胆固醇在体内的主要去路是在肝内转化成胆汁酸。②转化为类固醇激素，胆固醇是肾上腺、睾丸和卵巢等内分泌合成及分泌类固醇激素的原料。③转化为 7-脱氢胆固醇，胆固醇可被氧化为 7-脱氢胆固醇，后者经紫外线照射转变成维生素 $D_3$。

56. C【解析】牙釉质发育不全病损发生在牙釉质发育时期，口服钙片已无任何作用。

57. B【解析】下颌尖牙近远中斜缘长度之比约为 1∶2。

58. C【解析】小儿生长发育遵循由上到下、由近到远、由粗到细、由低级到高级、由简单到复杂的规律。

59. E【解析】解剖性根尖孔不是生理性根尖孔，是根管在牙根表面的开口。

60. A【解析】畸形舌侧窝的治疗应根据患牙牙髓及牙周的波及情况，采取相应的措施。

61. B【解析】乳牙牙髓腔的特点：髓室大、髓壁薄、髓角高、根管粗、根管方向斜度较大、根尖孔亦大。

62. E【解析】对聋哑儿童进行智力测验应选用非语言的智力测验，韦氏智力量表、斯坦福-比奈量表等都不适用于聋哑儿童。

63. A【解析】二级预防为“三早”预防，对龋病的早期诊断、定期口腔检查、X 线辅助检查、早期充填属于二级预防。

64. B【解析】髓室与根管的交界处是根管口。

65. B【解析】根据硬腭和软腭部的骨质、黏膜、肌层的裂开程度和部位，对腭裂进行临床分类。腭垂裂临床上较多见，而其他的腭隐裂、混合型双侧腭裂、腭垂缺失和硬腭裂孔临床上均较少见。

66. D【解析】心理应激对神经、内分泌、免疫系统的调节是一种整体反应。

67. C【解析】上颌中切牙近中切角近似直角；远中切角略为圆钝；舌面中央凹陷成为舌窝；近中面似三角形；从侧面观察，切嵴位于牙体长轴的唇侧；上颌中切牙牙冠由 4 个生长叶发育而成。

68. E【解析】10%硝酸银对乳牙龋进行药物治疗时，具有腐蚀性。

69. C【解析】备牙时聚合角度增大会使摩擦力减小；接触面应适当粗糙，规范的牙体预备能产生适当的粗糙表面，没必要刻意粗糙，否则给精确的印模和蜡型的制作带来困难。

70. A【解析】牙龈瘤来源于牙周膜及颌骨牙槽突的结缔组织，没有肿瘤特有的结构，故非真性肿瘤；但牙龈瘤有肿瘤的外形及生物学行为。牙龈瘤是机械刺激及慢性炎症刺激形成的增生物，还与内分泌有关，如妇女妊娠期间容易发生牙龈瘤，分娩后则牙龈瘤缩小或停止生长。根据病理组织结构不同，牙龈瘤可分为肉芽肿型、纤维型及血管型三类。肉芽肿型牙龈瘤主要由肉芽组织构成，表面呈红色或粉红色，易出血；纤维型牙龈瘤含有较多的纤维组织和成纤维细胞，表面光滑，颜色与正常牙龈颜色无大差别，不易出血；血管型牙龈瘤含血管特别多，极易出血，如妊娠性龈瘤。牙龈癌多为高分化的鳞状细胞癌，以溃疡型为最多见。下牙龈较上牙龈多发，肿瘤生长缓慢，男性多于女性，临床可表现为溃疡或乳头状突起。早期肿瘤侵犯牙槽突及颌骨，出现牙齿松动、移位，甚至脱落，局部伴有疼痛。活组织检查可以确定肿瘤性质。两者组织学差异较大。

71. C【解析】本例心电图Ⅱ、Ⅲ和aVF导联ST段下斜型压低0.2mV，提示心脏下壁心肌缺血；$V_1 \sim V_6$导联ST段弓背向上抬高0.3~0.5mV提示急性广泛前壁心肌梗死。目前最关键的治疗是采取心肌再灌注疗法，可有效解除疼痛。

72. D【解析】中切牙唇面较平坦，近似梯形。切颈径大于近远中径，近中缘和切缘较直，远中缘略突。切缘与近中缘相交形成的近中切角近似直角，与远中缘相交形成的远中切角略圆钝，借此可区分左右。

73. D【解析】疱性病损为单纯疱疹病毒感染的典型表现，结合发病部位及临床表现，可明确患者唇疱疹的诊断。

74. C【解析】中年女性，间歇性上腹痛3年，常见病因为消化性溃疡。患者近来出现呕吐，吐后自觉症状缓解，呕吐物有酸臭味。腹部有振水音，需考虑消化性溃疡并发幽门梗阻可能。溃疡急性发作时可因炎症水肿和幽门部痉挛而引起暂时性梗阻，可随炎症的好转而缓解；慢性梗阻主要由于瘢痕收缩而呈持久性。幽门梗阻临床表现为餐后上腹饱胀、上腹疼痛加重，伴有恶心、呕吐，大量呕吐后症状可以改善，呕吐物含发酵酸性宿食。体检可见胃型和胃蠕动波，清晨空腹时检查胃内有振水声。该患者症状、体征符合其特点，考虑该诊断。

75. D【解析】根据题干，应建议该生第一恒磨牙窝沟封闭。

76. D【解析】为保证呼吸道通畅，口底蜂窝织炎宜积极早期行切开减压及引流术。如肿胀范围广泛，或已有呼吸困难现象时，则应做广泛性切开。

77. B【解析】急性坏死溃疡性龈炎好发于青壮年，男性吸烟者多见；起病急，病程较短，常为数天至2周；以龈乳头和边缘龈的坏死为其特征性损害。开始时在个别龈乳头的顶端形成火山口样坏死性溃疡，表面有灰白色污秽的坏死物。病变迅速沿牙龈边缘向邻牙扩展，使龈缘呈虫蚀状。龈乳头破坏后，和龈缘成一直线，如刀切状。坏死区下方有充血带，病损一般不累及附着龈。还可伴有疼痛、出血、口臭和全身症状。因此，根据题目所给条件和症状，最可能的诊断为急性坏死溃疡性龈炎。

78. A【解析】舌癌已经出现颈部转移，应该进行以手术为主的综合治疗。

79. E【解析】该患者为“深龋”，应予间接盖髓术治疗。

80. E【解析】根据题干描述，该病例符合原位癌。

81. C【解析】放射性颌骨坏死治疗应考虑全身及局部两个方面。全身治疗包括抗菌药物、输血、高压氧等，局部治疗包括低浓度过氧化氢冲洗，手术将已分离的死骨摘除，但必须将健康侧骨端残留病灶彻底清除干净。

82. A【解析】后牙复合树脂充填美观性、黏结性能佳。

83. E【解析】患者停经16周，阴道少量流血量1个月余。妇科检查子宫大小明显小于停经周数。符合“稽留流产”的诊断。

84. A【解析】单纯根尖周炎不会导致张口困难，患者右下第三磨牙萌出不全，龈瓣红肿溢脓，考虑诊断为右下第三磨牙急性冠周炎。

85. A【解析】根据患者牙髓治疗史，有热刺激痛、自发钝痛，咬合不适，首先考虑为残髓炎。

86. C【解析】根据题干，该患者应做拔牙处理。拔除不能保留的患牙不属于一级预防范畴，因为一级预防的工作在疾病发生前进行。三级预防的内容为治愈病损、重建功能和康复，该患者的情况不属于这类治疗。拔除患牙也不属于二级预防的早期诊断，但能够控制疾病进一步发展。

87. A【解析】患者右颈上部淋巴结结核，应选择抗结核药物治疗。目前临床上常用的抗结核一线药物包括异烟肼、利福平、乙胺丁醇和链霉素。青霉素不属于抗结核药物，故对此患者治疗无效。

88. D【解析】患者长期服用苯妥英钠，且炎症不明显，牙龈增生情况符合药物性牙龈增生。

89. D【解析】根据题干，本病的致病微生物应是水痘-带状疱疹病毒。

90. C【解析】由磨耗引起的牙本质敏感可考虑脱敏治疗。

91. B【解析】边缘性颌骨骨髓炎慢性期X线所见系皮质骨疏松脱钙或骨质增生硬化，或有小死骨块，与周围骨质无明显分界。

92. B【解析】此患者长期胃痛伴间断黑便，考虑为消化性溃疡并出血，存在慢性失血，血常规示白细胞和血小板正常，血红蛋白明显减少，贫血考虑为缺铁性贫血的可能性大。

93. C【解析】戴全口义齿患者的黏膜充血发红，并有黄白色假膜，镜检菌丝阳性，可诊断为义齿性口炎。应采取抗真菌的治疗措施。选项C是抗细菌药物，不能采用。其他选项都是抗真菌或抑制真菌的药物。

94. C【解析】窝沟封闭术是窝沟龋的有效预防方法，对年龄的要求：乳磨牙，3~4岁时适宜做窝沟封闭；第一恒磨牙，6~7岁时适宜做窝沟封闭。

95. E【解析】慢性化脓性颌骨骨髓炎的临床特

点主要是口腔内及颌面部皮肤形成多个瘘孔，大量炎性肉芽组织增生，触之易出血，长期排脓；有时从瘘孔排出死骨片。如有大块死骨或多数死骨形成，在下颌骨可发生病理性骨折，出现咬合错乱与面部畸形。

96. B【解析】急性坏死溃疡性龈炎临床表现参见77题解析。急性期如未能及时治疗，坏死可扩延至组织形成坏死性龈口炎。在全身抵抗力极度低下者还可合并感染产生荚膜杆菌，使面颊部组织迅速坏死穿孔，称为走马疳（noma），患者有全身中毒症状甚至死亡。现走马疳在我国几乎已绝迹。

97. E【解析】患者检查发现右侧甲状腺结节，且有食量增加、易怒等表现，考虑甲状腺结节合并甲亢可能性大，$FT_3$、$FT_4$ 和 TSH 对甲亢有诊断意义。

98. D【解析】对根尖孔尚未闭合的患有慢性根尖周炎的恒牙，可行根尖诱导形成术，以消除根尖周感染，促进牙根继续发育。

99. C【解析】由于患者被诊断为隐裂牙，说明此牙的预后可能无任何症状，也可能发展成牙髓炎，甚至根尖炎等。若不对牙做任何处理，可能出现牙裂，甚至牙齿劈裂，所以必须做暂时保护性修复，并且是判断修复是否可行的诊断性暂时修复。从塑料全冠的适应证可知，塑料全冠常用于暂时保护性修复或用于判断修复是否可行的诊断性暂时修复。

100. E【解析】单颗牙早失、第一恒磨牙萌出不全者应选远中导板保持器。由于基牙大面积充填体，应选用全冠增加固位。

101. C【解析】CT示高密度影提示脑出血。

102. D【解析】患者左侧瞳孔散大，对光反射消失，可考虑左颞叶钩回疝。

103. A【解析】脑出血的急性期治疗原则是制止继续出血和防止再出血，减轻和控制脑水肿，预防和治疗各种并发症，维持生命体征。治疗的主要目的是挽救患者生命，降低残废率，防止复发。应迅速控制脑水肿，降低颅内压。还须控制高血压，降低增高的血压是防止进一步出血的重要措施，但不宜将血压降得过低，以防供血不足。

104. E【解析】邻面龋坏探诊困难，拍摄殆翼片易于观察病变情况；患牙多日来有冷热痛但温度测验同对照牙，应为深龋。

105. C【解析】患牙应制备的洞形是近中邻殆面洞。

106. A【解析】可间接盖髓垫底后直接充填。

107. E【解析】题干所述符合干槽症的诊断。

108. D【解析】此患者应除外左下颌第二磨牙牙髓炎或根尖周炎所致的疼痛。了解其龋坏程度最好的方法为拍摄X线片。

109. D【解析】临床对干槽症的正确处理原则为拔牙窝彻底清创，碘仿纱条填塞，清除腐败坏死物质，隔离外界刺激。

110. D【解析】社区牙周指数（CPI）：0=牙龈健康；1=牙龈炎，探诊后出血；2=牙石，探诊可发现牙石，但探针黑色部分全部露在龈袋外；3=早期牙周病，龈缘覆盖部分探针黑色部分，龈袋深度在4~5mm；4=晚期牙周病，探针黑色部分被龈缘完全覆盖，牙周袋深度在6mm或以上；x=除外区段（少于两颗功能牙存在）；9=无法检查（不记录）。

111. D【解析】菌斑指数（PLI）根据牙面菌斑的厚度记分而不根据菌斑覆盖面积记分。用于评价口腔卫生状况和衡量牙周病防治效果。每颗牙检查4个牙面，即近中颊面、正中颊面、远中颊面以及舌面。

112. D【解析】标准一致性试验中，Kappa值的大小与可靠度的关系为：0.40以下，可靠度不合格；0.41~0.60，可靠度中等；0.61~0.80，可靠度优；0.81~1.00，完全可靠。

113. B【解析】根据临床表现及穿刺抽出褐色液体，未见胆固醇结晶，初步考虑为成釉细胞瘤。

114. E【解析】牙源性角化囊性瘤的好发部位为下颌第三磨牙区及下颌升支。

115. B【解析】下一步应进行曲面断层检查。

116. C【解析】典型成釉细胞瘤的X线表现：早期呈蜂房状，以后形成多房性囊肿样阴影，单房比较少。成釉细胞瘤因为多房性及有一定程度的局部浸润性，故囊壁边缘常不整齐、呈半月形切迹。在囊内的牙根尖可有不同吸收现象。

117. B【解析】根据患者临床表现，初步考虑为舍格伦综合征，婚育史对鉴别诊断意义不大。

118. E【解析】希尔默试验、腮腺平片、腮腺造影及唇腺活检均有助于舍格伦综合征的诊断，空腹血糖意义不大。

119. B【解析】首先应解决患者主诉问题。义齿修复时间长，人工牙磨耗重，以咀嚼食物不烂为主诉，因此应该着重检查垂直距离是否降低。

120. D【解析】义齿修复已4年，殆面磨耗重，应重新修复。考虑对颌牙为天然牙，人工牙可排列硬质树脂牙。

121. C【解析】患者之前进行过充填治疗，所以最需要做的检查是拍X线片判断龋坏的深度和根尖周的状况，其他检查对患牙的诊断没有意义。

122. C【解析】根尖周疾病首选根管治疗，牙髓干髓治疗、塑化治疗的效果不如根管治疗，而且容易引起牙髓钙化影响下一步的桩冠修复。口服抗生素对治疗根尖周炎无效。

123. A【解析】患者大面积龋坏，因此应选择全冠修复以保护剩余牙体组织。嵌体的固位力不足，全冠修复是最佳方法。

124. E【解析】树脂材料强度不足；金合金作为贵金属较其他金属的强度稍差，但是生物性能好，不会引起边缘渗漏和牙龈着色。

125. E【解析】根据临床表现：黑色斑块、生长快、周围可见散在点状蓝黑色斑块，触及肿大淋巴结，可初步考虑为恶性黑色素瘤。

126. D【解析】恶性黑色素瘤不宜行活组织检查，因活检可加速其生长，并使肿瘤播散，发生远处转移。

127. D【解析】确诊后最佳的治疗方案为手术切除。

128. D【解析】撕裂的组织如与正常组织相连，应及时清创，将组织复位缝合。与正常组织相连或基本脱落的组织，如果位于鼻、眼睑及耳垂等重要部位，仍不能放弃游离移植的可能。撕脱伤有血管可行吻合者，应立即做血管吻合组织再植术；如无血管可供吻合，在伤后6小时内，可将撕脱的皮肤在清创后，切削成全厚或中厚层皮片做再植术。如撕脱的组织瓣损伤过重，伤后已超过6小时，组织已不能利用时，则在清创后，切取健康皮片游离移植消灭创面。

129. C【解析】开放性创伤早期为污染伤口可行清创术，直接缝合或者延期缝合。感染伤口则先要引流，然后再做其他处理。开放性伤口在手术中必须仔细探查和修复。伤口或组织内存有异物，应尽量取出以利于组织修复。但如果异物数量多，或者摘取可能造成严重的再次损伤，处理时必须权衡利弊。

130. A【解析】由于口腔颌面部血运丰富，组织再生能力强，在伤后48小时以内，均可在清创后严密缝合。甚至可超过48小时，只要创口没有明显化脓感染或组织坏死，在充分清创后仍可做严密缝合。

131. B【解析】完全性牙脱位在30分钟内做牙再植，90%患牙可以不发生外吸收。

132. A【解析】部分性牙脱位需复位后做结扎固定4周。

133. E【解析】冠根折时，折断面在龈下，多需拔除。

134. A【解析】上颌磨牙的牙体结构可存在薄弱环节，在过大或异常咬合力作用下，可产生隐裂。

135. B【解析】前磨牙位于牙列转角处，易发生楔状缺损。

136. E【解析】同一时期釉质形成障碍时，可表现为同一时期萌出的牙齿釉质发育障碍。

137. B【解析】龈沟出血指数能够反映当下牙龈炎活动情况。

138. E【解析】改良社区牙周指数（CPI）检查以探诊为主，结合视诊。共检查6个区段，即右上后牙区、上前牙区、左上后牙区、右下后牙区、下前牙区、左下后牙区。检查时以执笔式握持CPI探针，环指为支点，将探针轻缓地插入龈沟或牙周袋内，探针与牙长轴平行，紧贴牙根。沿牙齿颊（唇）、舌（腭）面龈沟从远中向近中移动，作上下短距离的提插式移动，以感觉龈下结石。同时查看牙龈出血状况，并根据探针上的刻度观察牙周袋深度，CPI探针使用时所用的力不超过20g。

139. A【解析】检查软垢时，以视诊为主，根据软垢面积按标准记分，当视诊困难时，可用镰形探针自牙切缘1/3处向牙颈部轻刮，再根据软垢的面积按标准记分。检查牙石时，将探针插入牙远中面龈沟内，然后沿龈沟向近中移动，根据牙颈部牙石的量记分。将每个牙面软垢或牙石记分相加，即为个人简化口腔卫生指数。将个人简化口腔卫生指数相加，除以受检人数，即为人群简化口腔卫生指数。

140. B【解析】局部麻醉并发症晕厥表现为面色苍白、胸闷。

141. A【解析】烦躁不安是局部麻醉中毒的表现。

142. C【解析】局部麻醉并发症变态反应表现分为延迟反应和即刻反应，即刻是指立即发生的类似中毒的突然惊厥、昏迷。

143. D【解析】铸造金属全冠殆面磨除的厚度最少为0.5mm。

144. C【解析】金瓷冠的基底冠厚度至少为0.3mm。

145. B【解析】金瓷冠不透明瓷厚度一般为0.2mm。

146. E【解析】3/4冠邻轴沟的深度一般为1.0mm。

147. E【解析】钉洞固位形的直径一般为1.0mm。

148. E【解析】瓷全冠的肩台宽度为1.0mm。

149. D【解析】铸造金属全冠凹形边缘的宽度为0.5mm。

150. D【解析】金瓷冠金属舌侧龈边缘的宽度一般为0.5mm。

# 第三单元

## 【$A_1$ 型题】

**答题说明**

每一道考题下面有 A、B、C、D、E 五个备选答案，请从中选择一个最佳答案。

1. 不属于四环素牙的临床表现的是
A. 前牙着色比后牙明显
B. 乳牙着色比恒牙明显
C. 牙釉质着色比牙本质深
D. 在牙着色的同时，还有骨组织的着色
E. 四环素的疗程数与着色程度成正比

2. 关于牙隐裂的临床表现，说法正确的是
A. 裂与窝沟重叠
B. 裂不越过边嵴
C. 多见于上前牙
D. 隐裂明显可见
E. 温度测验正常

3. 认为人格结构由本我、自我和超我三部分组成的心理学理论是
A. 精神分析理论
B. 行为主义理论
C. 人本主义理论
D. 认知心理学理论
E. 心理生理学理论

4. 临床检查牙本质过敏症的主要方法是
A. 叩诊
B. 冷刺激
C. 热刺激
D. 酸、甜刺激
E. 尖锐探针探查

5. 为了解某地区 50 岁中年人患牙周炎的情况，要求抽样误差为 10%，从该地区中心医院病历中随机抽取 1000 份病历进行调查，患病率为 80%，最后发现检查结果与实际情况不符。这种误差属于
A. 随机误差
B. 信息偏倚
C. 选择性偏倚
D. 检查者偏倚
E. 无应答偏倚

6. 乳牙拔除的指征是
A. 根分叉部 X 线透射区，牙根吸收 1/3
B. 外伤根尖 1/3 折断
C. 牙髓活力测验无反应
D. 根分叉病变，恒牙胚骨硬板破坏
E. 根尖周脓肿，松动Ⅲ度

7. 根据我国《医疗机构管理条例》的规定，医疗机构的门诊病历和住院病历保存的最低年限分别为
A. 10 年，40 年
B. 10 年，15 年
C. 15 年，20 年
D. 15 年，30 年
E. 10 年，20 年

8. 4~6 岁𬌗的特点是
A. 切缘及𬌗面无明显磨耗
B. 上下第二乳磨牙远中面彼此相齐
C. 牙列排列紧密无间隙
D. 上颌第二乳磨牙移至下颌第二乳磨牙的稍前方
E. 牙列排列不紧密，𬌗面有明显磨耗

9. 学校饮水氟化时，饮水氟浓度可以为饮水氟适宜浓度的
A. 相同浓度
B. 2.5 倍
C. 4.5 倍
D. 5.5 倍
E. 6.5 倍

10. 关于Ⅱ度根分叉病变，描述错误的是
A. 牙周支持组织在垂直方向上有 1mm 以上、3mm 以下的少量丧失
B. X 线片显示牙周有相当的骨量，牙周膜结构保持完整
C. 在根分叉水平上可横向探测到 1mm 以上
D. 通过牙周洁治和保持良好的口腔卫生，能有效地控制病变
E. 正确处理后，预后良好

11. 对疑似甲类传染病患者在明确诊断前，应在指定的场所进行
A. 留验
B. 医学观察
C. 隔离
D. 访视
E. 就地诊验
12. 一位头部大面积烧伤患者在获知自己的面容没法完全恢复从前的模样后，对在场的医师和护士进行殴打，这属于
A. 角色行为强化
B. 角色行为减退
C. 角色行为异常
D. 角色行为缺如
E. 角色行为冲突
13. 在我国，从事器官移植的医务人员的下列行为中，错误的是
A. 不参与捐献尸体器官的捐献人的死亡判定
B. 不摘取未满18周岁公民的活体器官
C. 不与活体器官捐献人签署知情同意书
D. 不泄露人体器官捐献人、接受人的个人资料
E. 不收取接受移植人体器官的患者的红包
14. 关于绷带包扎的注意事项，哪一项是不正确的
A. 包扎颌下区及颈部时，应注意保持呼吸道畅通
B. 所施压力适度，防止组织受压发生坏死
C. 腮腺区创口包扎应施以一定的压力，以免发生涎瘘
D. 脓肿切开引流后的包扎不应有任何压力
E. 骨折复位后，包扎时应注意防止错位
15. 下列哪项不是急性牙髓炎的临床特点
A. 夜间痛
B. 自发性疼痛
C. 温度刺激加剧疼痛
D. 冷刺激去除后，疼痛立即消失
E. 疼痛不能自行定位
16. 功能性活动保持器的适应证为
A. 因龋齿或乳牙早失使间隙变小或消失
B. 第二乳磨牙早失、第一恒磨牙萌出不足
C. 第一乳磨牙早失
D. 乳磨牙缺失2颗以上或两侧乳磨牙缺失或伴有乳前牙缺失
E. 两侧都存在第二乳磨牙或第一恒磨牙，近期内继承恒牙即将萌出
17. 高效消毒剂戊二醛-酚溶液的稀释度是
A. 1∶30
B. 1∶16
C. 1∶8
D. 1∶4
E. 1∶1
18. 为了保证研究结果能够回答研究目的中提出的问题，使用的人、财、物、时间较少，结果可靠，应该做好的首要工作是
A. 资料搜集
B. 科研设计
C. 资料整理
D. 资料分析
E. 结果的表达
19. 下列属于高嵌体适应证的是
A. 能用充填法修复的牙体缺损
B. 𬌗面洞形较大，有牙尖需恢复
C. 剩余牙体能耐受功能状态下的𬌗力
D. 剩余牙体能提供足够的支持固位
E. 剩余牙体组织能提供足够的抗力形
20. 口腔颌面部创伤活动性出血时，最可靠的止血方法是
A. 指压止血
B. 包扎止血
C. 填塞止血
D. 药物止血
E. 缝扎止血
21. 简单随机抽样是
A. 间隔抽样
B. 分层抽样
C. 整群抽样
D. 同等频率抽样
E. 机械抽样
22. “食之无味，弃之可惜”属于动机冲突中的
A. 双趋冲突
B. 双避冲突
C. 趋避冲突
D. 多重趋避冲突
E. 双重趋避冲突
23. 半固定桥是指
A. 双端固定桥
B. 单端固定桥
C. 应力中断式固定桥
D. 复合固定桥
E. 半固定桥
24. 单颌全口义齿的修复特点中，下面说法错误的是

A. 单颌全口义齿和对颌天然牙列的关系不利于全口义齿的固位
B. 天然牙列的曲线很少符合全口义齿平衡的要求
C. 患者保留对颌牙列容易保持原有咀嚼习惯，给单颌全口义齿的固位和支持组织的负荷造成不利影响
D. 天然牙和无牙颌的负荷能力相差较大，为单颌全口义齿修复带来困难
E. 无牙颌的颌弓变化与对颌牙弓通常是协调的

25. 急性牙髓炎开髓引流术的基本要求是
A. 穿髓孔大且出血
B. 避免磨及髓室底
C. 可在局部麻醉下进行
D. 需用锐利的裂钻
E. 龋深处穿通髓腔

26. 患者因原发性醛固酮增多症住院治疗，科室医护人员在其床头卡上的姓名标注为“原醛症”。医护人员的做法违背的医学伦理学基本原则是
A. 尊重原则
B. 不伤害原则
C. 公益原则
D. 公正原则
E. 有利原则

27. 口腔颌面外科手术全身麻醉的特点是
A. 麻醉恢复期较长
B. 麻醉深度较浅
C. 麻醉与手术互相干扰
D. 容易维持气道畅通
E. 手术失血较少

28. 颞下颌关节的检查项目不包括
A. 外形与关节动度检查
B. 咀嚼肌检查
C. 下颌运动检查
D. 𬌗关系检查
E. 胸锁乳突肌检查

29. 人构成医疗事故的要件之一是
A. 行为主体主观上是故意
B. 行为主体主观上是过失
C. 客观上实施了违反法律法规的行为
D. 行为主体的行为造成了患者的损害
E. 客观上实施了医疗行为

30. 为缩小腭咽腔、增进腭咽闭合之目的而施行的咽成形术中最常用的术式为
A. 传统兰式手术
B. 两瓣后推术
C. 岛状瓣手术
D. 腭帆提肌重建术
E. 咽后壁组织瓣转移术

31. 口腔结核性溃疡的临床特征为
A. 溃疡形态与创伤因子契合
B. 表面凹陷，覆盖黄色假膜，边缘整齐
C. 基底菜花状，浸润广且有硬结
D. 溃疡表面覆盖棕黄色薄痂，溃疡底部触诊如硬币或软骨
E. 基底桑葚样肉芽肿，边缘鼠啮状、潜掘状

32. 关于可摘局部义齿固位体，描述不正确的是
A. 有固位作用
B. 摘戴义齿时对基牙有侧方加压作用
C. 对基牙不产生矫治力
D. 不损伤口内的软硬组织
E. 固位体的颊、舌臂有交互对抗作用

33. 下列除哪项外，都是修复前准备与处理的内容
A. 修复前口腔的一般处理
B. 余留牙的保留与拔除
C. 口腔软组织及牙槽骨的处理
D. 咀嚼功能检查
E. 修复前的正畸治疗

34. 对偶三角瓣主要适用于
A. 整复邻近组织缺损
B. 松解条索状瘢痕挛缩
C. 覆盖感染创面
D. 毛发移植
E. 器官再造

35. 全冠粘固后可能出现的问题
A. 疼痛
B. 食物嵌塞
C. 修复体松动、脱落
D. 冠边缘过短
E. 龈缘炎

36. 具有高等学校相关医学专业本科学历，参加执业医师资格考试的条件是
A. 在执业医师的指导下，在医疗卫生机构中工作满 2 年
B. 在执业医师的指导下，在医疗卫生机构中参加医学专业工作实践满 1 年
C. 在医疗卫生机构中试用期满 2 年
D. 在执业医师的指导下，在医疗机构中工作满 5 年
E. 在医疗机构中工作满 2 年

37. 关于轴型皮瓣的说法错误的是

A. 轴型皮瓣的长宽比例为无限制
B. 又称为动脉皮瓣
C. 轴型皮瓣的长宽比例最高可为4∶1
D. 岛状皮瓣也属于轴型皮瓣
E. 有一对知名血管供血

38. 固定桥戴用后出现基牙松动，正确的处理方法是
A. 先保守治疗，调𬌗以减轻基牙负担
B. 牙周洁治
C. 在固位体上钻孔，对松动基牙行根管治疗
D. 拆除固定桥
E. 调磨天然牙以减轻咬合接触

39. 双端固定桥的一端基牙受到垂直向外的力时，固定桥将会旋转移动，其旋转中心位于
A. 基牙根上1/3
B. 基牙根尖1/3
C. 基牙根上1/3和中1/3交界处
D. 基牙根中1/3和尖1/3交界处
E. 两基牙之间的缺牙区牙槽骨内

40. 有关刃厚皮片的下列描述，错误的是
A. 包括表皮层和乳突层
B. 适用于有感染的肉芽创面
C. 生活能力强，抗感染能力强
D. 有感染的肉芽伤面，只能采用全厚皮片移植
E. 一般不形成瘢痕

41. 关于高嵌体牙体预备，下列说法中错误的是
A. 功能尖磨除1.5mm
B. 非功能尖磨除约1.0mm
C. 牙体制备倒凹增加固位力
D. 洞缘斜面0.5~0.7mm
E. 轴壁下肩台约1.0mm

42. 预防医学在制定卫生政策、筹资、资源分配等方面，要坚持
A. 个体化原则
B. 自主原则
C. 保密原则
D. 公正原则
E. 知情同意原则

43. 颞下颌关节前脱位，口内法复位的用力方向是
A. 先向下，再向后、上
B. 先向前，再向上、后
C. 先向下，再向后
D. 先向上，再向后
E. 先向下，再向前

44. 下列与总义齿稳定无关的因素是
A. 咬合关系
B. 磨光面外形
C. 基托厚度
D. 𬌗平面
E. 人工牙排列

45. 舍格伦综合征的病理表现不包括
A. 淋巴细胞浸润
B. 形成上皮岛
C. 小叶轮廓仍保留
D. 病变常从小叶周边开始
E. 导管增生扩张

46. 临床上对余留牙的选磨有
A. 诊断性调𬌗
B. 临床调𬌗
C. 𬌗垫的应用
D. 重度伸长牙的处理
E. 以上都对

47. 以下除哪项外都属于系统病史
A. 与修复相关的系统疾病史
B. 疾病发生原因
C. 系统疾病对口腔疾病的影响
D. 药物对口腔疾病的影响
E. 正在接受的全身性系统疾病治疗

48. 可导致戴上颌义齿后恶心、唾液增多的原因是
A. 后牙排列过于偏颊侧
B. 义齿基托后缘伸展适宜
C. 义齿基托后缘密合
D. 义齿基托后缘过厚
E. 以上均正确

49. 面部皮肤癌较多见的是
A. 鳞状细胞癌
B. 腺上皮癌
C. 基底细胞癌
D. 未分化瘤
E. 淋巴上皮癌

50. 下列情况不宜做桩冠修复的是
A. 牙冠缺损至颈缘
B. 牙槽骨内残根，经冠延长术后可暴露出断面
C. 前牙斜折至牙槽嵴下，牙根尚有足够长度
D. 畸形牙直接预备，固位形不良
E. 牙槽骨以下的斜形根折，伴牙根松动

51. 对于一位就诊的精神病患者，我们可以使用评估其人格特点的测验为
A. SAS
B. SCL-90
C. MMPI

D. WAIS

E. Halstead-Reitan 成套测验

52. 腭裂术后发生创口穿孔（腭瘘）的最主要原因是

A. 饮食

B. 张力过大

C. 出血

D. 感染

E. 患儿哭闹

53. 以下关于邻殆嵌体邻面片切洞形的描述，错误的是

A. 用于邻面缺损大而浅时

B. 可在片切面内制备箱状固位

C. 可在片切面内制备小肩台

D. 片切面颊舌边缘应达到自洁区以上

E. 用于邻面突度较小时

54. 关于逆行性牙髓炎的描述，正确的是

A. 牙周途径引起的牙髓感染

B. 较深楔状缺损引起的牙髓感染

C. 牙齿发育畸形导致的牙髓感染

D. 牙冠折断，牙髓暴露引起的牙髓感染

E. 机体内部的引菌作用引起的牙髓感染

55. 下列缺牙形式属于肯尼迪（Kennedy）分类法第二类第三亚类的是

A. 8731 | 12678

B. 87621 | 1237

C. 6532 | 3478

D. 87654 | 2367

E. 4321 | 45678

56. 由正中关系殆滑向牙尖交错殆的长正中距离约为

A. 0.3mm

B. 1.2mm

C. 1.0mm

D. 1.1mm

E. 2.0mm

57. 腭裂术后穿孔或部分裂开，术后多长时间可行二期手术

A. 1~2 个月

B. 2~4 个月

C. 4~5 个月

D. 6~12 个月

E. 以上都不对

58. 未经下列哪项同意，任何机构或个人不得公开艾滋病病毒感染者的姓名、肖像

A. 艾滋病病毒感染者本人或其监护人

B. 疾病预防控制机构

C. 省级及以上政府卫生行政部门

D. 县级及以上政府卫生行政部门

E. 乡级及以上政府卫生行政部门

59. 腭裂整复术中凿断翼钩是为了松弛哪块肌肉的张力

A. 舌腭肌

B. 腭帆张肌

C. 腭帆提肌

D. 咽上缩肌

E. 咽腭肌

60. 与普通桩冠相比，桩核冠的最大优点为

A. 固位好

B. 强度好

C. 固定桥损坏后易修改

D. 做固定桥固位体时易形成共同就位道

E. 可用于咬合紧时

61. 以下关于三叉神经痛的叙述，哪项是正确的

A. 角膜反射的改变常提示为原发性三叉神经痛

B. 疼痛不能自发，只能由刺激“扳机点”引起

C. 继发性三叉神经痛患者无论病程长短，神经系统检查极少有阳性体征

D. 目前治疗三叉神经痛的首选药物是苯妥英钠

E. 三叉神经痛分为原发性和继发性两种

62. 生命伦理学诞生于

A. 19 世纪五六十年代的美国

B. 19 世纪五六十年代的日本

C. 20 世纪五六十年代的美国

D. 20 世纪五六十年代的日本

E. 20 世纪八九十年代的中国

63. 关于原发性三叉神经痛，下列哪项是错误的

A. 疼痛分布于三叉神经分布区域内

B. 可有“扳机点”存在

C. 疼痛呈阵发性、刀割样剧痛

D. 神经系统检查往往有阳性体征

E. 多为单侧发病

64. 关节盘后区损伤的临床特征不包括

A. 关节区咀嚼痛

B. 可有自发痛

C. 开口中度受限

D. 开口型偏向患侧

E. 髁突后方明显压痛

65. 牙周疾病的三级预防包括

A. 健康教育

B. 牙周洁治

C. 有效刷牙

D. 合理饮食

E. 重建功能

66. 全口义齿要求制作过程准确，恢复适当的垂直距离，其作用不包括

A. 避免下颌前伸

B. 使肌张力正常

C. 使面部比例和谐

D. 有益于颞下颌关节健康

E. 发挥最大咀嚼效能

67. 关于颞下颌关节强直造成的咬合错乱，不正确的是

A. 面下 1/3 垂直距离变短

B. 下颌牙弓变宽

C. 下颌磨牙舌向倾斜

D. 下颌切牙唇侧倾斜

E. 发生于成年者，咬合错乱不明显

68. 全口义齿戴入后，引起全口义齿基托折断的原因不包括

A. 基托较薄

B. 殆力不平衡

C. 基托与黏膜不贴合

D. 牙槽骨继续吸收

E. 垂直距离恢复得不够

69. 下列关于掌跖角化-牙周破坏综合征的描述正确的是

A. 男性患病概率更高

B. 属于常染色体显性遗传

C. 组织蛋白酶 C（CTSC）基因的突变是致病基础

D. 中性粒细胞趋化功能升高

E. 以上均正确

70. 在牙体缺损的修复治疗中，下列对牙龈组织保健的叙述，正确的是

A. 修复体不用高度磨光

B. 正确恢复牙冠外形高点

C. 人造冠龈边缘与患牙不用十分密合

D. 修复体龈边缘必须位于龈嵴顶以下

E. 修复体轴面形态不利于于龈组织接受功能性刺激

## 【$A_2$ 型题】

**答题说明**

每一道考题是以一个小案例出现的，其下面都有 A、B、C、D、E 五个备选答案，请从中选择一个最佳答案。

71. 患者，男性，38 岁。⌈8 重度伸长，无对颌牙，上颌对应位置牙龈红肿、可见咬合印迹。合理的处理方式是

A. ⌈8 根管治疗后冠修复

B. ⌈8 殆面调磨

C. 拔除⌈8

D. ⌈8 截冠后，上颌活动义齿修复⌊8

E. ⌈8 全冠修复

72. 患者，男性，45 岁。遇冷刺激牙酸痛。检查：前磨牙颊侧颈部楔状缺损，无龋，牙龈萎缩严重，牙唇面清洁。经过治疗后，医师最应给予的建议是

A. 不咬很硬的东西

B. 多进软食、进弱碱性食品

C. 正确选用刷牙方法、牙刷与牙膏

D. 减少刷牙次数

E. 增加刷牙次数

73. 检查某班 15 岁学生 50 人，其中患龋 10 人。龋失补牙数：D=55，M=5，F=10。龋失补牙面数：D=220，M=15，F=20。该班学生龋面均为

A. 0.8

B. 1.7

C. 3.3

D. 4.7

E. 5.1

74. 患者，男性，65 岁。左舌缘溃疡 2 个月余不愈合。为明确诊断须先进行活检，此时切取活检组织的部位最好是溃疡

A. 表面渗出物

B. 边缘与正常组织交界处

C. 边缘处

D. 深层组织

E. 表面组织

75. 患儿，男，2 岁半。$\underline{DBA|ABD}$，$\overline{A|A}$ 唇

颊面龋洞，腐质黄软，$\overline{\text{CB}|\text{BC}}$ 唇面牙颈部白垩色脱矿斑。患儿夜里吃2次母乳，不刷牙。诊断是

A. 多发龋
B. 奶瓶龋
C. 猖獗龋
D. 忽视性龋
E. 急性龋

76. 患者，女性，18岁。2年以来自觉前牙咬合无力，牙齿松动移位。检查：前牙区仅见少量龈下牙石，牙龈轻度充血，上、下前牙松动Ⅱ~Ⅲ度，牙周袋深6~7mm，X线片切牙区水平骨吸收达根长1/2~2/3。本病最突出的特征为

A. 女性多于男性
B. 好发部位为上下切牙
C. 牙周组织破坏程度与局部刺激物的量不成正比
D. 切牙区多为水平型骨吸收
E. 病程进展快

77. 1岁小儿体重10kg，头围46cm，身高75cm。其胸围最可能是

A. 32cm
B. 34cm
C. 46cm
D. 48cm
E. 50cm

78. 患儿，男，2岁。行唇裂修复术时，须加用眶下神经阻滞麻醉，进针点是

A. 眶下缘中点下1.5cm，鼻翼至耳屏连线的中点
B. 眶下缘中点下0.5cm，鼻尖至耳屏连线的中点
C. 眶下缘中点下1.5cm，鼻翼至睑外侧连线的中点
D. 眶下缘中点下0.5cm，鼻尖至睑外侧连线的中点
E. 眶下缘中点下0.5cm，鼻翼至睑外侧连线的中点

79. 患者，女性，22岁。右上颌骨长肿物1年。手术切除标本为囊性，剖开见囊壁附着于牙颈部的牙冠，发育不完整的牙根位于囊壁外。囊壁上皮薄，含2~3层细胞。病理诊断是

A. 腺牙源性囊肿
B. 含牙囊肿
C. 成人龈囊肿
D. 牙源性角化囊肿
E. 根尖周囊肿

80. 患者，女性，26岁。妊娠8个月，前来口腔诊所进行产前咨询教育时，牙医给她提供的建议不包括

A. 清洁婴儿口腔的方法
B. 婴儿出生后半年内，拍摄X线片检查牙胚的情况
C. 婴儿第一颗牙齿萌出到萌出后半年之内，进行口腔检查
D. 清洁婴儿牙齿的方法
E. 不要让婴儿含着甜饮料入睡

81. 某患者患下颌骨恶性肿瘤，渐出现进行性张口困难，下唇麻木。出现这些症状的可能原因为

A. 颊长神经及颞下颌关节受累
B. 下颌缘支及升颌肌群受累
C. 下牙槽神经及升颌肌群受累
D. 颊长神经及升颌肌群受累
E. 下颌缘支及颞下颌关节受累

82. 患者，女性，57岁。行左上叶肺癌切除术后24小时，肺癌的全身症状即逐渐消失。上述症状不包括

A. 骨关节痛
B. 乳腺增大
C. 重症肌无力
D. 库欣（Cushing）综合征
E. 霍纳（Horner）综合征

83. 专科毕业生林某，在乡卫生院工作，2000年取得执业助理医师执业证书。他要参加执业医师资格考试，根据《中华人民共和国医师法》规定，需取得执业助理医师执业证书后，在医疗机构中工作满

A. 6年
B. 2年
C. 4年
D. 3年
E. 1年

84. 一中年男性患者因外伤右侧上颌中切牙和侧切牙冠折断。经完善根管治疗及桩核修复后，开始进行烤瓷冠修复。临床检查发现上颌牙弓排列整齐，外形正常，前牙呈浅覆殆、浅覆盖关系。在形成中切牙及侧切牙冠时，下列说法错误的是

A. 上颌侧切牙外形与中切牙外形相似，但体积稍小，形态窄而长
B. 上颌侧切牙的唇面比中切牙窄小而圆突，发育沟不如中切牙明显
C. 侧切牙切嵴向远中舌侧的倾斜度较中切牙大
D. 中切牙和侧切牙舌面的边缘嵴都很明显，而且两者的舌面窝的窄深程度基本一样

E. 上颌侧切牙邻面三角形的唇缘较中切牙圆突

85. 患者，女性，26岁。舌尖溃疡疼痛3天。口腔溃疡反复发作5年，每月发作1次。发作部位不固定，1次1~2处，7天左右可自行愈合。外阴部未发生过类似溃疡。检查发现左舌尖黏膜有一直径为2~3mm的溃疡，周边有红晕，表面覆有浅黄色假膜。可能的诊断是

A. 疱疹性龈口炎
B. 轻型口疮
C. 口炎型口疮
D. 贝赫切特综合征
E. 腺周口疮

86. 患者，男性，70岁。既往冠心病病史，稍事活动后即可有心悸、气短。目前可给予的诊断为

A. 心功能Ⅰ级
B. 心功能Ⅱ级
C. 心功能Ⅲ级
D. 心功能Ⅳ级
E. 心功能0级伴老年性肺气肿

87. 患者，男性，64岁。654321|12367；8765|45678缺失，可摘局部义齿修复后一周，诉义齿咬下唇。其原因是

A. 义齿松动
B. 前牙覆盖过小
C. 前牙开𬌗
D. 垂直距离过短
E. 垂直距离过长

88. 患者，男性，41岁。患肠癌，对其进行手术治疗，手术中因医师误伤其动脉，患者需要输血。此时错误的说法是

A. 使用医院储备血液，如无储备，则需从血站取血
B. 因情况紧急，医院也可临时采血，但要符合相关规定和要求
C. 使用血站提供的无偿献血血液，患者无须缴纳任何费用
D. 如果医院在输血过程中尽到了注意义务，没有出现任何差错。患者仍因输血而感染某种疾病，则此事件不属于医疗事故
E. 从血站取来的无偿献血血液，手术使用剩余部分医院不得出售给血液制品生产单位

89. 患儿，女，14岁。上颌尖牙区肿物。肉眼标本检查见完整包膜，切面囊实性，内含牙1枚。最可能的诊断是

A. 成釉细胞瘤
B. 牙源性鳞状细胞瘤
C. 牙源性腺样瘤
D. 牙源性钙化上皮瘤
E. 牙源性钙化囊性瘤

90. 患者，女性，70岁。初次佩戴全口义齿，一周后复诊主诉上颌左侧压痛，不敢咬合。检查：全口义齿固位好，基托边缘伸展合适，咬合接触基本均匀、稳定，相对于⌊6处黏膜上有一小出血点，余未见异常。造成该患者义齿佩戴后疼痛的原因是

A. ⌊6处基托组织面缓冲不足
B. ⌊6人工牙有𬌗干扰
C. 印模不够准确
D. 模型不够准确
E. 咬合不稳

91. 患者，女性，23岁。左颈部冬枣大小包块，触质软，似有囊性感。穿刺病变时可穿刺吸出不凝固血性液体。最有可能的诊断是

A. 海绵状血管淋巴管瘤
B. 神经鞘瘤
C. 淋巴管瘤
D. 血管瘤
E. 血管肉瘤

92. 患者，男性，35岁。3个月来饥饿时感上腹痛，进食缓解，有时反酸。检查：剑突下偏右压痛。可能的疾病是

A. 十二指肠球炎
B. 浅表性胃炎
C. 胃溃疡
D. 复合性溃疡
E. 十二指肠溃疡

93. 患者，女性。牙齿松动半年。无全身疾病，未接受过牙科治疗。如诊断为广泛型侵袭性牙周炎，年龄一般在

A. 20岁以下
B. 20岁左右
C. 20岁以上
D. 30岁以下
E. 35岁以下

94. 某医学院曾收治三例分别在院外接受过试验性肝穿刺引起急性腹膜炎的患者。术中医师在抽出脓液5~10ml后，即拔除穿刺针，术后未作常规处理，2小时后患者呈急腹症症状。结果二例治愈，一例死亡。对试验性肝穿刺的下列说法中错误的是

A. 肝穿刺应该由有训练的医师进行，一定要避免盲目性和危险性
B. 不论穿刺动机如何，只要造成事故，它的价值就是负价值

C. 只要动机是好的，虽然是事故，它也有一定的正价值
D. 试验前必须经有关专家审定是符合科学的
E. 医学研究的试验设计必须严密

95. 患者，男性，22岁。右下颌骨膨隆近半年，无自觉症状，临床初诊为成釉细胞瘤。拍摄曲面断层片，其X线片表现应为
A. 分房大小一致，牙根水平吸收
B. 房隔不清，边缘无切迹，牙根移位
C. 分房不清，房隔粗大，有骨化现象
D. 分房不清，有骨质破坏和骨膜反应
E. 分房大小不均，边缘有切迹，牙根吸收，房隔清楚

96. 某牙周疾病的镜下表现为：牙周袋壁上皮周围的炎症明显减少，在牙周袋与牙槽骨之间可见大量新生的纤维结缔组织伴少量慢性炎细胞浸润，根面被吸收的牙骨质出现新生现象。可能为
A. 活动期牙周炎
B. 静止期牙周炎
C. 牙周变性
D. 牙周萎缩
E. 牙周创伤

97. 患者，女性，46岁。慢性尿路感染反复发作10年，现血尿素氮10mmol/L，血肌酐178μmol/L，尿中红细胞8个/高倍视野。目前患者属于
A. 肾功能正常期
B. 肾功能不全代偿期
C. 肾功能不全失代偿期
D. 肾衰竭加重期
E. 肾衰竭期

98. 患者，女性，54岁。口眼干燥多年，双侧腮腺弥漫性肿大；希尔默试验<5mm。不宜采用的治疗方法是
A. 0.5%甲基纤维素滴眼
B. 经常用液体湿润口腔
C. 积极防治龋病
D. 中医药治疗
E. 切除腮腺，解除自身抗原

99. 患者，女性，22岁。上切牙远中移位，间隙增宽，影响美观，遂来就诊。检查：上前牙牙周袋深5mm，上颌第一磨牙松动Ⅰ度，牙周袋深7mm。X线片显示：上前牙区牙槽骨水平吸收，上颌第一磨牙牙槽骨弧形吸收。诊断为
A. 青少年后期牙周炎
B. 慢性牙周炎
C. 侵袭性牙周炎
D. 快速进展型牙周炎
E. 成人牙周炎

100. 患者，男性，60岁。发现左侧腮腺区无痛性肿物3个月。检查：肿物2cm×3cm×2cm，质中等，活动度可，无波动感，无压痛，面部表情活动正常。为明确诊断，以下哪项检查不宜进行
A. CT或MRI
B. 细针吸取细胞学检查
C. 唾液腺造影
D. 切取活检术
E. B超

## 【$A_3/A_4$ 型题】

### 答题说明

以下提供若干个病例，每个病例下设若干道考题。请根据答案所提供的信息，在每一道考题下面的A、B、C、D、E五个备选答案中选择一个最佳答案。

（101～103题共用题干）

某地级市位于沿海低氟区，有人口25万，20年来龋齿患病水平呈上升趋势，市卫生行政部门计划开展社区口腔预防保健工作，要求市牙防所专家作出口腔保健规划和具体工作计划。为此，项目技术指导组提出了切实可行的方案。

101. 首先为摸清口腔患病状况要
A. 起草口腔保健计划
B. 进行口腔流行病学调查
C. 选择口腔预防项目
D. 研讨质量监控指标
E. 开设口腔保健培训班

102. 经过资料分析提出的针对学龄儿童的龋齿预防措施是
A. 保健牙刷刷牙
B. 牙周洁治和充填

C. 窝沟封闭和洁治

D. 窝沟封闭和含氟牙膏

E. 含氟牙膏和氟水漱口

103. 经过资料分析提出的针对学龄前儿童的口腔预防措施是

A. 健康教育和刷牙

B. 氟泡沫和洁治

C. 控制食糖和修复

D. 氟离子导入和洁治

E. 龋齿充填和洁治

（104~106 题共用题干）

患者，男性，40 岁。3 个月来左下后牙遇冷刺激疼痛，咬物不适。近日夜间痛影响睡眠，并引起同半侧头、面、耳后部痛。检查时见左侧上、下磨牙均有𬌗面和邻面深龋洞，左下第三磨牙近中倾斜阻生。

104. 根据疼痛的性质，最可能的诊断是

A. 深龋

B. 急性中耳炎

C. 急性牙髓炎

D. 智齿冠周炎

E. 可复性牙髓炎

105. 检查结果发现主诉牙为左下第二磨牙时，患者自觉为左上后牙痛。为确定患牙应进行的检查是

A. 温度测验

B. X 线检查

C. 探诊

D. 叩诊

E. 松动度检查

106. 经检查，左上第一磨牙𬌗面深龋洞，探诊敏感，叩痛（-），无松动，冷测引起一过性尖锐痛。为了让患者接受治疗意见，医师当日应采用的方法是

A. 说服解释

B. X 线检查

C. 治疗右上后牙

D. 局部麻醉试验

E. 再做温度测验

（107~109 题共用题干）

患儿，女，2 岁半。高热 3 天，口腔溃疡 2 天，啼哭，流涎，拒食。体检发现患儿全口牙龈红肿，上腭黏膜可见密集成簇的针头大小透明水疱，部分已破溃为浅表溃疡，周围黏膜充血、水肿广泛。

107. 本病例最可能的诊断为

A. 鹅口疮

B. 口蹄疫

C. 疱疹性龈口炎

D. 贝氏溃疡

E. 口炎型口疮

108. 据本病例的临床表现，首选的辅助检查措施为

A. 尿常规检查

B. 活检

C. T 细胞亚群测定

D. 血常规及分类检查

E. 肝功能、肾功能检查

109. 不适宜本病例治疗的措施是

A. 注意休息，加强营养

B. 全身应用抗病毒药物

C. 补充大量维生素

D. 中医中药治疗

E. 局部用皮质激素雾化吸入

（110~112 题共用题干）

患者，男性，47 岁。$\overline{6|}$冠部严重缺损，仅余留颊侧及近中壁，远中壁位于龈上，舌侧壁位于龈下 1mm。X 线片显示已行完善的根管治疗。

110. 如果该患者冠根比例大，以下的冠边缘哪项最合适

A. 平齐龈缘

B. 龈缘以上

C. 龈缘以下 1mm

D. 龈缘以下 2mm

E. 到龈沟底

111. 如果$\overline{6|}$原来存在水平性食物嵌塞，在设计时应

A. 考虑食物流向的控制

B. 选择合适的修复材料

C. 预备合适的肩台

D. 选择合适的修复方向

E. 选择合适的就位方向

112. 如果$\overline{6|}$向舌侧倾斜，如何选择就位道

A. 根据牙体预备的方向确定就位道

B. 根据邻牙的方向确定就位道

C. 根据患牙的方向确定就位道

D. 根据桩核的方向确定就位道

E. 根据患牙的方向及邻牙的情况确定就位道

（113~115 题共用题干）

患者，男性，70 岁。上颌义齿使用 2 年，近 2 个月感觉义齿松动，基托内常有食物滞留，咀嚼时痛。昨日义齿折断。检查：$\underline{7654|4567}$ 缺失，胶连式可摘局部义齿（$\underline{8|8}$ 缺失），基托正中折断，其中有一块基托丢失，腭隆突较大，$\underline{3|3}$ 过长。

113. 患者需要进行的口腔检查项目除外

A. 咬合状况

B. 基托的厚薄
C. 发音是否正常
D. 基托与黏膜是否贴合
E. 应力集中区有无加强处理
114. 引起该患者义齿折断最可能的原因是
A. 未达到平衡殆
B. 咀嚼过硬食物
C. 清洗义齿时过度用力
D. 基托与黏膜不贴合
E. 应力集中于腭隆突处
115. 根据患者的主诉，义齿修理完毕后，不必要的处理是
A. 腭隆突处基托组织面缓冲
B. 修整基托外形
C. 修改压痛处
D. 基托重衬
E. 调殆
（116~118 题共用题干）
患者，男性，50 岁。右下颌膨隆 4 个月、下唇麻木 3 周入院。1 年前，患者由于右下后牙松动、疼痛，于当地医院拔除患牙，疼痛缓解；3 个月前出现右下颌膨隆，2 周前出现右下唇麻木。入院查体：一般情况良好。专科检查：右下颌角及下颌骨体部稍膨隆，表面皮肤色泽正常。开口度、开口型未见明显异常。口内黏膜未见明显改变，未见溃疡、瘘管、糜烂及新生物。右下第一、二磨牙缺失，右下第一、二前磨牙Ⅰ度松动，咬合关系正常。舌运动良好，无疼痛及麻木感，口底、颊黏膜正常，右下唇麻木。曲面体层片示右下颌自下颌角至右下尖牙可见一大小约 7.0cm×2.0cm 不规则溶骨性破坏区，边界虫蚀状，波及牙槽骨，自髓质向皮质扩展，密度不均。
116. 该病例的诊断可除外下列哪种疾病
A. 骨肉瘤
B. 牙龈癌
C. 浆细胞肉瘤
D. 纤维肉瘤
E. 中央性颌骨癌
117. 为明确诊断，最有意义的检查是
A. 细针吸取细胞学检查
B. MRI
C. 核素扫描
D. CT
E. 活体组织检查
118. 下列哪项最不符合中央性颌骨癌的 X 线特征
A. 溶骨性破坏
B. 边缘虫蚀状
C. 骨膜反应
D. 可伴病理性骨折
E. 可兼有囊肿及成釉细胞瘤的 X 线表现
（119~121 题共用题干）
患者，男性，20 岁。全身皮肤出血点伴牙龈出血 1 个月。实验室检查：血小板 $25\times10^9$/L。临床诊断为慢性特发性血小板减少性紫癜（ITP）。
119. 下列表现中，支持 ITP 诊断的是
A. 皮肤有略高出皮面的紫癜
B. 面部蝶形红斑
C. 下肢肌肉血肿
D. 口腔溃疡
E. 脾不大
120. 明确 ITP 诊断的实验室检查是
A. 凝血时间延长
B. 抗核抗体阳性
C. 血块收缩良好
D. 骨髓巨核细胞增多，产板型增多
E. 骨髓巨核细胞增多，幼稚型增多
121. 对此患者主要的治疗应是
A. 应用糖皮质激素
B. 血小板输注
C. 脾切除
D. 应用长春新碱
E. 应用达那唑
（122~124 题共用题干）
患者，男性，65 岁。牙龈出血、牙齿松动半年余。检查：CI-S 为 3，多个牙松动度在Ⅰ~Ⅱ度，牙龈红肿，探易出血，牙周袋深 4~6mm。
122. 如该患者口腔内有种植体修复，则种植牙定期洁治的间隔时间最好为
A. 6 个月
B. 9 个月
C. 12 个月
D. 15 个月
E. 24 个月
123. 该患者若为人工心脏瓣膜，则应
A. 直接做牙周基础治疗
B. 在牙周治疗的当天应服用抗生素
C. 在牙周治疗后的第 2 天应服用抗生素
D. 可只服用抗生素即可
E. 可只使用氯己定含漱
124. 若患者曾经发生心肌梗死，应在几个月内不进行牙周治疗
A. 3 个月

B. 6个月
C. 9个月
D. 12个月
E. 24个月

（125~127题共用题干）

患者，男性，48岁。左耳下无痛性包块3年半。检查：肿物4cm×3cm，界清，质中，无压痛，可活动。腮腺导管口无红肿，分泌液清亮。

125. 不应考虑的诊断方法是
A. 穿刺细胞学检查
B. 腮腺造影
C. 术中冷冻活检
D. CT检查
E. 活检

126. 该患者经$^{99m}$Tc核素扫描，肿块有核素浓聚，应考虑的诊断是
A. 淋巴结炎
B. 沃辛瘤
C. 多形性腺瘤
D. 神经鞘瘤
E. 囊肿

127. 最合理的治疗方法应是
A. 放疗
B. 化疗
C. 肿瘤切除术
D. 肿瘤及全腮腺切除术
E. 肿瘤及区域性腮腺切除术

## 【B型题】

### 答题说明

以下提供若干组考题，每组考题共用在考题前列出的A、B、C、D、E五个备选答案，请从中选择一个与问题关系最密切的答案。某个备选答案可能被选择一次、多次或不被选择。

（128~129题共用备选答案）
A. 基本急诊保健
B. 牙周病一级预防
C. 牙周病二级预防
D. 牙周病三级预防
E. 社区牙周保健

128. 修复缺失患牙属于
129. 采取专业性洁治，去除菌斑和牙石属于

（130~131题共用备选答案）
A. 低钙血症
B. 高钙血症
C. 高镁血症
D. 低钾血症
E. 高钾血症

130. 急性肾衰竭少尿期或无尿期应注意防治
131. 幽门梗阻严重呕吐患者应注意防治

（132~134题共用备选答案）
A. 牙周探针
B. 尖探针
C. 洁治器
D. 骨挫
E. 刮治器

132. 探测牙周袋深度时应使用
133. 探测牙石位置时应使用
134. 清除龈上牙石时应使用

（135~136题共用备选答案）
A. 支持尖相对的中央窝
B. 支持尖上的𬌗干扰点
C. 非支持尖上的𬌗干扰点
D. 上尖牙的舌斜面
E. 以调磨下尖牙的唇斜面为主

135. 全口义齿选磨侧方𬌗的干扰点时，应选磨
136. 在调磨尖牙侧𬌗干扰时，通常选磨

（137~139题共用备选答案）
A. 上颌骨
B. 下颌骨
C. 上唇
D. 下唇
E. 鼻

137. 成釉细胞瘤多见于
138. 痈好发于
139. 唇癌多发生于

（140~141题共用备选答案）
A. 糖尿病型牙周炎
B. 青少年牙周炎
C. 成人牙周炎

D. 唐氏综合征

E. 掌跖角化-牙周破坏综合征

140. 组织愈合缓慢并经常出现牙周脓肿的疾病是

141. 伴有发育迟缓和智力低下，几乎均有重度牙周炎的疾病是

(142~145 题共用备选答案)

A. 牙周翻瓣术

B. 牙龈切除术

C. 牙冠延长术

D. 引导组织再生术

E. 结缔组织移植术

142. 下颌磨牙Ⅱ度根分叉病变应采取的术式是

143. 露龈笑应采取的术式是

144. 牙周基础治疗后仍有深袋者，应该采取的术式为

145. 前牙牙龈退缩、影响美观应采取的术式是

(146~150 题共用备选答案)

A. 0.9%氢氧化钠+3%过氧化氢

B. 3%过氧化氢+0.50%~5.25%次氯酸钠

C. 乙二胺四乙酸（EDTA）

D. 氢氧化钙制剂

E. 三氧化物聚合体（MTA）

下列各种情况首选的药物是

146. 根管消毒首选

147. 用于根管上段侧穿孔的修补材料首选

148. 预防根管预备时器械分离首选

149. 根管冲洗剂首选

150. 用于牙周袋的冲洗首选

# 参考答案与解析

## 第三单元

1. C【解析】四环素在牙本质中的沉积比牙釉质中高4倍，故牙本质比牙釉质着色深。

2. A【解析】牙隐裂多起自深而宽的窝沟底，因而其临床表现之一是裂与窝沟重叠。

3. A【解析】精神分析理论是弗洛伊德从对精神病患者的治疗工作中发展出来的，后来成为一种强调无意识过程的心理学理论，有时称为“心理动力学”。弗洛伊德认为人格结构由三部分组成：本我、自我和超我。

4. E【解析】用探针探诊牙面，发生特殊的酸胀痛感是检查牙本质过敏症的主要方法。

5. C【解析】根据题干，这种误差属于选择性偏倚。选择性偏倚指样本数据的形成不是来源于真正的随机抽样，而是具有选择性的。这种选择性或者是来源于数据采集者自觉或非自觉的选择，或者是源于数据生成主体的自我决策（也即自选择问题），同时也可能源于制度性约束。

6. D【解析】乳牙病变若累及下方继承恒牙胚发育，往往是拔除指征。

7. D【解析】参见《医疗机构管理条例实施细则》第五十三条：医疗机构的门诊病历的保存期不得少于15年；住院病历的保存期不得少于30年。

8. E【解析】2.5~4.0岁殆的特征：牙排列紧密而无明显间隙；切缘及殆面尚无显著磨耗；乳牙位置较正；覆殆较深，覆盖较小，殆曲线不明显；上、下颌第二乳磨牙的远中面彼此相齐，成一垂直平面称为齐平末端。4~6岁殆的特征：随着颌骨的长大，牙排列不紧密，前牙间隙逐渐形成；牙的切缘及殆面产生显著磨耗；下颌第二乳磨牙移至上颌第二乳磨牙的稍前方（近中）；随下颌升支发育，暂时性深覆殆减小。

9. C【解析】由于学生在学校饮用加氟饮水仅为部分时间，且此时恒牙冠已发育完成，造成氟牙症的可能性降低，因此，可以适当提高水氟浓度4.5倍。

10. A【解析】Ⅱ度根分叉病变，其牙周支持组织在垂直方向上丧失超过3mm，根分叉水平方向上可以探入1mm以上，但尚不能穿通。

11. C【解析】医疗机构发现甲类传染病时，应当及时采取下列措施：①对患者、病原携带者，予以隔离治疗，隔离期限根据医学检查结果确定。②对疑似患者，确诊前在指定场所单独隔离治疗。③对医疗机构内的患者、病原携带者、疑似患者的密切接触者，在指定场所进行医学观察和采取其他必要的预防措施。对于拒绝隔离治疗或隔离期未满擅自脱离隔离治疗的，可以由公安机关协助医疗机构采取强制隔离治疗措施。

12. C【解析】角色行为异常是指患者受病痛折磨感到悲观、失望等不良心境的影响导致行为异常，如对医务人员的攻击性言行，病态固执、抑郁、厌世、自杀等；角色行为缺如是指患者未能进入角色；角色行为减退是指已进入角色的患者，不顾病情而从事力所不及的活动，表现出对病、伤的考虑不充分或不够重视，而影响到疾病的治疗；角色行为强化是指患者对自己的能力表示怀疑，安心于已适应的患者角色现状，或自觉病情严重程度超过实际情况，小病大养；角色行为冲突是指同一个体常承担着多种社会角色。

13. C【解析】从事器官移植的医务人员在进行活体器官移植前必须与活体捐献人签署知情同意书，以体现对捐献人的尊重，否则不能摘取活体器官。

14. D【解析】对于切开引流的创口，第一次包扎应加以适当的压力，以利于止血。

15. D【解析】冷刺激去除后，疼痛立即消失是牙髓充血的临床表现。

16. D【解析】功能性活动保持器适用于儿童2颗牙以上的牙列缺损修复。除E选项不需要间隙保持外，其余选项均适用于半固定式间隙保持器。

17. B【解析】戊二醛-酚溶液属醛类消毒剂，它是碱性戊二醛与苯酚缓冲到pH 7.4形成的戊二醛与酚的复合物，用作高效消毒剂，使用1∶16稀释度。

18. B【解析】为了保证研究结果能够回答研究目的中提出的问题，使用的人、财、物、时间较少，结果可靠，应该做好的首要工作是科研设计。科研设计是研究工作的先导和依据，是研究结果准确、可靠的保证，包括专业设计和统计设计，两者紧密结合。

19. B【解析】高嵌体一般适用于以下情况：后牙的多面嵌体；殆面洞形较大时；殆面有较大范围缺损，但牙尖需恢复且有完整的颊舌壁可保留时。

20. E【解析】指压止血是用手指压迫血管阻断出血区供血动脉的近心端，起到暂时止血的应急手段。包扎止血主要用于面颈部大面积创面的出血和面侧深区静脉渗血，辅助结扎活动性出血血管后的渗血，故不选B。填塞止血多用于颌面部窦腔的止血，所以不选C。药物止血用于减少出血不能完全解决的活动性出血，所以不选 D。对于难以用止血钳夹住的出血点，可以连带周围组织进行缝扎，止血效果确切可靠，所以 E 正确。

21. D【解析】简单随机抽样中随机的含义是在抽取样本以前要使总体中每个单位有同等的被抽取的机会。

22. C【解析】趋避冲突是指一个人对同一目标采取矛盾的态度，既向往（喜欢），又拒绝（厌恶）时发生的心理冲突。由于人生中遭遇的许多目标，往往既有吸引力，又要求付出一定的代价，或接受目标时具有一定的危险性，因此，趋避冲突是最常见的心理冲突。

23. C【解析】半固定桥又称应力中断式固定桥，桥体两端都有固位体，其一段桥体与固位体之间为固定连接体，另一端为非固定相连。多用于牙间隔缺失做复合桥时中间基牙的远中部分。

24. E【解析】单颌全口义齿是指修复单侧（上颌或下颌）牙列缺失的全口义齿，其对颌可能为完整的天然牙列，也可能为采用固定义齿或可摘局部义齿修复的牙列缺损。单颌全口义齿修复的难度要大于上下全口义齿。其修复要点如下。①天然牙调殆：调磨过高、过锐的牙尖和边缘嵴，改善殆曲线和殆面形态。需要调磨较多的过长、下垂牙，必要时需先做牙髓失活。低位牙需采取牙体缺损修复方法恢复殆曲线。对颌缺牙较多，而余留牙健康情况较差时，可考虑采用覆盖义齿修复，有利于义齿达到平衡殆。②人工牙排列与咬合关系：为了使单颌全口义齿尽可能达到平衡殆，在排牙时应注意减小前牙覆殆，以利用获得前伸平衡。后牙尽量排在牙槽嵴顶上，必要时可排反颌。可修改后牙殆面形态，增大正中自由的范围，获得近似于舌向集中殆的效果，以减小侧向殆力。③控制咬合力：为了减轻对颌天然牙对无牙颌的咬合负担，可通过以下措施来减小咬合力，同时增强无牙颌组织的支持能力。比如人工牙减径或减数，降低牙尖斜度，义齿基托充分伸展以分散殆力，单颌全口义齿基托组织面加软衬等。④增加义齿基托强度：由于单颌全口义齿受殆力较大，人工牙排列可能偏离牙槽嵴顶，义齿不易稳定等问题，或颌间距离短时，导致义齿基托容易折裂，常见义齿中线纵裂。义齿制作时应在树脂基托中增加金属网来增加基托的抗折强度。

25. A【解析】开髓引流术必须穿通髓腔，穿髓孔足够大而且出血，牙髓炎症才能得到引流，这是牙髓炎开髓引流的基本要求。

26. A【解析】尊重原则要求医务人员平等尊重患者及其家属的人格与尊严。不伤害原则强调医务人员不应当有故意伤害患者的行为。有利原则要求医务人员的行为对患者确有助益，而且在利害共存的情况下要进行权衡。公正原则是指以形式公正与内容公正的有机统一为依据分配和实现医疗和健康利益的伦理原则。

27. C【解析】口腔颌面外科手术全身麻醉的特点：①麻醉插管通道与手术部位互相干扰。②保持气道通畅比较困难。③患儿与老年患者比例高。④手术失血较多。⑤麻醉的深度和麻醉恢复期的要求。深度相当于乙醚吸入麻醉三期一级。故要求麻醉患者尽早苏醒，便于拔管后患者能自主呼吸。

28. E【解析】胸锁乳突肌检查不属于颞下颌关节检查。

29. B【解析】医疗事故构成要件之一就是行为主体主观上是因为过失才造成了患者人身损害的后果，而行为主体实施的违法行为是违反医疗卫生管理法律、行政法规、部门规章和诊疗护理规范、常规的行为。

30. E【解析】咽成形术是指对腭咽闭合不全进行的以缩小腭咽腔、增进腭咽闭合为目的的各类手术的总称。咽后壁组织瓣转移术现已成为最常用的咽成形术之一。此法是利用咽后壁黏膜肌瓣翻转移植在软腭部，达到延长软腭长度，缩小腭咽腔，从而有效增进腭咽闭合功能，改善发音条件的目的。

31. E【解析】口腔结核性溃疡表现为边界清楚、中央凹陷、边缘微隆，呈鼠噬状向中央卷曲，表面覆盖脓性渗出物，擦去后基底可见暗红色桑葚样肉芽肿。

32. B【解析】固位体应不对基牙产生矫治力；义齿摘戴时不对基牙产生侧方压力。

33. D【解析】修复前准备包括口腔的一般处理、余留牙的保留与拔除、口腔软组织处理、牙槽骨的处理、修复前的正畸治疗。其中 D 选项咀嚼功能检查属于口腔检查。

34. B【解析】对偶三角瓣的主要作用是两瓣交叉缝合后能延长组织，是一个以延长为主要目的的皮瓣，因此可用于纠正挛缩的瘢痕、移位的组织。

35. D【解析】冠边缘过短是全冠试戴出现翘动的原因。

36. B【解析】具有下列条件之一的，可以参加执业医师资格考试：（一）具有高等学校相关医学专业本科以上学历，在执业医师指导下，在医疗卫生机构中参加医学专业工作实践满一年；（二）具有高等学校相关医学专业专科学历，取得执业助理医师执业证书后，在医疗卫生机构中执业满二年。

37. C【解析】轴型皮瓣因有一对知名血管供血和回流，故其长宽比例不受限制。

38. A【解析】松动的基牙首先采用保守治疗，调𬌗减轻基牙的负担。如果牙周组织损伤严重，且常因炎症引起疼痛，一般应拆除固定桥，治疗患牙后重新进行修复。

39. E【解析】固定连接的双端固定桥与基牙形成整体的咀嚼单位，基牙失去各自原有的生理运动，当一端受到垂直向外的力时，固定桥作为一个整体产生旋转运动，其旋转中心位于两基牙之间的缺牙区牙槽骨内，相对于根端1/3和中1/3交界处，受力端基牙向根方下沉移动，另一端基牙则向𬌗方上升移动。

40. D【解析】在有感染的肉芽创面上植皮，宜选用刃厚皮片。

41. C【解析】倒凹嵌体所覆盖的范围内无倒凹存在，各轴面与针道彼此平行，以便顺利取戴。

42. D【解析】预防医学在制定卫生政策、筹资、资源分配等方面要体现对人群、对社会负责，即要坚持公正原则，并公开透明。

43. A【解析】颞下颌关节前脱位，口内法复位的用力方向是先向下，使髁突绕过关节结节，再向后、上，使髁突复位到关节窝中。

44. C【解析】与全口义齿稳定无关的因素是基托厚度。磨光面外形应形成凹斜面，使软组织的作用能对义齿形成夹持力，而磨光面为突面则软组织会对义齿形成脱位力；咬合关系不平衡导致咀嚼时义齿翘动，破坏边缘封闭，而使义齿脱位；人工牙排列应该位于中性区，如果偏离，肌肉力量不平衡，会破坏义齿稳定；𬌗平面过高或者过低会在功能运动的时候受舌的影响而导致不稳定。

45. D【解析】舍格伦综合征的病理表现：①腺体内大量淋巴细胞及组织细胞增生。②病变从小叶中心开始，向周边扩展。③病变严重时腺泡消失，形成滤泡，但腺小叶轮廓清楚。④腺小叶内缺乏纤维结缔组织修复。⑤小叶内导管上皮增生，形成上皮肌上皮岛。

46. E【解析】咬合调整的目的是通过对牙的选磨消除早接触及干扰，从而达到上、下颌牙咬合时咬力分布均匀，关系协调。对咬合异常并有症状、体征的患者，修复前应纠正。

47. B【解析】疾病发生的原因属于现病史。

48. D【解析】戴上上颌义齿后，基托后缘伸展过多、过厚，或基托后缘与黏膜不贴合，两者之间有唾液刺激而引起恶心。

49. C【解析】颜面部皮肤癌以基底细胞癌多见，鳞状细胞癌次之。

50. E【解析】牙槽骨以下的斜形根折伴牙根松动，说明根折处还处于炎症期，若剩余牙根满足桩核冠的固位形与抗力形的要求，应待完善根管治疗，牙根无松动后再行桩核冠修复。

51. C【解析】明尼苏达多相人格调查表（MMPI）是用于评价异常人格特征的量表。WAIS（韦氏成人智力量表）属于智力测验，SCL-90（症状自评量表）和SAS（焦虑自评量表）都属于常用的自评量表，Halstead-Reitan成套测验属于神经心理学测验。

52. B【解析】腭裂手术可视裂隙大小、需要松弛的程度决定切断或者不切断鼻腔黏膜。这样可使两侧软腭鼻黏膜得到充分游离，并能在中央无张力下缝合，这一点至关重要，切勿在张力过大时缝合，以免发生腭裂或手术复裂。

53. D【解析】片切洞形，用于邻面缺损范围大而浅，或邻面突度小，邻接不良的患牙，在片切面的中心，可根据患牙邻面龋损状况及嵌体的固位需要制作箱状洞形、沟固位形等增加固位效果。

54. A【解析】牙周途径引起的牙髓感染属于逆行性牙髓炎。

55. C【解析】Kennedy（1925）根据牙列缺损者缺牙间隙所在部位，结合可摘局部义齿鞍基与余留天然牙的关系，将牙列缺损分为四类。第一类：双侧缺隙位于余留牙的远中，即双侧远中游离缺失。第二类：单侧缺隙位于一侧余留牙的远中，即单侧远中游离缺失。第三类：缺隙位于牙弓一侧，缺隙前后均有余留牙，即单侧非游离缺失。第四类：单个越过中线的缺隙，位于所有余留牙的近中。应用Kennedy分类法的Applegate法则：分类应该在拔牙后进行，以免因拔牙改变分类；如果第三磨牙缺失而不修复，则分类时不考虑；如果第三磨牙存在并作为基牙，则分类时应考虑；如果第二磨牙缺失而不修复（如对颌第二磨牙同时缺失），则分类时不考虑；以最后部缺隙作为主要缺隙决定分类；决定分类的主要缺隙以外的其他缺隙以其数目命名为亚类；只计数亚类缺隙的数目，不考虑缺隙的长度；第四类无亚类。

56. C【解析】牙尖交错位是指上下牙𬌗面接触最广，牙尖相互交错咬合时下颌骨的位置。正中关系是指当结构正常的盘突复合体位于关节窝最上位时，下颌骨对上颌骨的位置关系。在正中关系范围内有上下牙接触，称为正中关系𬌗。当牙尖交错𬌗与正中关系𬌗位置不同时，由正中关系𬌗能自如地滑动到牙尖交错𬌗，该滑动距离称为长正中，为0.5~1.0mm。

57. D【解析】一旦发生腭裂术后穿孔或复裂，不论范围大小，都不应急于立即再次手术缝合，因局部组织脆弱和血供不良，缝合后常会再次裂开，因此，建议术后6~12个月行二期手术。

58. A【解析】据《艾滋病防治条例》规定，未经艾滋病患者本人或其监护人的同意，任何单位或个人不得公开艾滋病患者艾滋病病毒感染者及其家属的姓名、住址、工作单位、肖像、病史资料及其他可能推断出其具体身份的信息。

59. B【解析】腭帆张肌起源于翼内板和咽鼓管软骨，其肌纤维与翼突钩纤维性粘连。腭裂整复术中凿断翼钩可使腭帆张肌失去张力。

60. D【解析】桩核冠是先制作桩核，再制作全冠，如果作为固定桥的基牙，即使牙长轴方向与其他基牙方向不一致也可通过桩核进行牙长轴方向调整，使其与其他基牙长轴方向一致，再按照常规固定桥方法预备，易形成共同就位道。

61. E【解析】角膜反射的改变常提示为症状性或器质性三叉神经痛；疼痛可自发，也可由刺激“扳机点”引起；原发性三叉神经痛患者无论病程长短，神经系统检查极少有阳性体征；目前治疗三叉神经痛的首选药物是卡马西平。

62. C【解析】生命伦理学是20世纪五六十年代首先在美国随后在欧洲产生发展起来的一门新学科，也是迄今为止世界上发展最为迅速、最有生命力的交叉学科。生命伦理学的生命主要指人类生命，但有时也涉及动物生命和植物生命以至生态，而伦理学是对人类行为的规范性研究。

63. D【解析】原发性三叉神经痛患者无论病程长短，神经系统检查无阳性体征发现，仍保持分支区域内的痛觉、触觉和温度觉的感觉功能和运动支的咀嚼肌功能。

64. B【解析】关节盘后区损伤一般没有自发痛。

65. E【解析】牙周疾病的三级预防是指牙周疾病发展到严重和晚期阶段所采取的措施以及修复缺失牙及重建功能。

66. A【解析】在全口义齿修复过程中，很重要的是要恢复正确的垂直距离，垂直距离正常者，面部外形自然协调，颌面部各器官、组织都处于和谐自然的状态，咀嚼系统能发挥最大的咀嚼效能。若垂直距离过短，可导致咀嚼效率的下降而使其功能代偿加重咀嚼肌负担，由于长期处于紧张状态而出现肌肉紧张、肌疲劳，表现为面部肌肉酸痛不适，咀嚼无力。垂直距离过短还能造成面下1/3过短，口腔过度闭合，颏部突出，唇失去丰满度，鼻底沟，颏度沟加深，呈衰老状态，严重影响患者的面部美观。此外，垂直距离过短还可导致髁突向上后移位，使关节腔受压变小、关节内压增高、负荷加重，关节韧带、盘组织易受损伤，产生关节弹响，且因髁突后上移位，压迫神经末梢、咽鼓管，可引起疼痛和耳鸣，是颞下颌关节紊乱综合征的发病原因之一。

67. B【解析】生长发育高峰之前发生的颞下颌关节强直导致颌骨发育障碍，造成面下部垂直距离变短，牙弓变小而狭窄。下颌磨牙常倾向舌侧。下颌切牙向唇侧倾斜呈扇形分离。如果关节强直发病在成年或青春发育期以后，因下颌骨已发育正常或基本正常，则面部和关系无明显畸形，仅有开口受限。

68. E【解析】全口义齿基托折断与𬌗力不平衡、基托较薄、牙槽骨继续吸收、基托与黏膜不贴合均有关，而与义齿恢复的垂直距离过短无直接关系。

69. C【解析】掌跖角化-牙周破坏综合征属于常染色体隐性遗传，男女患病概率均等。最近的研究显示，组织蛋白酶C（CTSC）基因的突变可能是掌跖角化-牙周破坏综合征（PLS）的致病基础。有报道称，本病患者的中性粒细胞趋化功能降低。

70. B【解析】在牙体缺损的修复治疗中修复体要高度磨光；正确恢复牙冠外形高点；人造冠龈边缘应与患牙十分密合；龈上边缘最利于牙龈保健；龈下边缘最不利于保健，越接近龈沟底越易引起牙龈炎症，即使龈下边缘也要考虑生物学宽度，离龈沟底至少0.5mm。修复体轴面形态有助于龈组织接受功能性刺激。

71. C【解析】对于重度伸长且没有对颌牙的第一磨牙，可以考虑拔除。

72. C【解析】楔状缺损与使用硬毛牙刷和刷牙方式高度相关。

73. E【解析】D为龋齿数，M为因龋失牙数，F为因龋补牙数。龋面均=龋、失、补牙面数之和/受检人数=（220+15+20）/50=5.1。

74. B【解析】为明确诊断，最好在溃疡边缘与正常组织交界处切除一块楔形组织送病理检查。

75. C【解析】由于不好发龋齿的下前牙也受累及，符合猖獗龋的定义。奶瓶龋好发于上颌前牙。急性龋、多发龋都不确切。

76. C【解析】本病根据所给条件，发现牙周组织破坏程度远远大于牙周检查情况，故牙周破坏程度与局部刺激物的量不成正比。

77. C【解析】婴儿出生时头围相对大，为33~34cm，1岁时头围约为46cm；出生时胸围32cm，略小于头围1~2cm。1岁左右胸围约等于头围，为46cm。

78. D【解析】眶下神经的体表投影为D选项所述。

79. B【解析】含牙囊肿的病理特点是囊肿内含牙，囊壁附着于牙颈部。镜下的特点是上皮较薄，有2~3层细胞，类似于缩余釉上皮。其余选项中个别囊肿内也可含牙，但不附着于牙颈部。

80. B【解析】妊娠8个月，前来口腔诊所进行产前咨询教育时，牙医给她提供的建议不包括婴儿出生后半年内拍摄X线片检查牙胚的情况。其余均为婴幼儿口腔保健内容。

81. C【解析】该患者出现下唇麻木最可能的原因是肿瘤压迫了支配下唇的感觉神经。根据三叉神经的分布，颊长神经支配下颌后牙颊侧牙龈及颊部黏膜，支配下唇的感觉神经是下牙槽神经。而下颌缘支为面神经分支，属于运动神经，支配降口角肌群等。开口受限可能的原因是肌肉受累或关节受累。

82. E【解析】肺癌非转移性胸外表现称之为副肿瘤综合征，主要有以下几方面表现。①肥大性肺性骨关节病。②异位促性腺激素：主要为男性轻度乳房发育和增生性骨关节病。③分泌促肾上腺皮质激素样物：小细胞肺癌或支气管类癌是引起库欣综合征的最常见细胞类型。④分泌抗利尿激素。⑤神经肌肉综合征：包括小脑皮质变性、脊髓小脑变性、周围神经病变、重症肌无力和肌病等。⑥高钙血症。⑦类癌综合征。Horner综合征属于肺癌肺外胸腔内扩展引起的症状。

83. B【解析】依据《中华人民共和国医师法》的相关规定：具有高等学校医学专科学历，取得执业助理医师执业证书后，在医疗卫生机构中工作满两年，可以参加执业医师资格考试。

84. D【解析】上颌侧切牙为切牙中唇面最突、舌窝最深、远中切角最为圆钝者，其边缘嵴较中切牙显著，舌窝窄而深。

85. B【解析】本题的5个选项都可出现口腔溃疡病损，但从题干可得知本病反复发作，可以首先排除A。根据1次1~2处溃疡，7天左右可自行愈合，2~3mm大小，可以排除C和E。外阴部未发生过类似溃疡，排除D。

86. C【解析】心力衰竭的严重程度通常采用NYHA分级。Ⅰ级：心脏病患者日常活动量不受限，一般活动不引起乏力、呼吸困难等心力衰竭症状。Ⅱ级：心脏病患者体力活动轻度受限，休息时无自觉症状，一般活动下可出现心力衰竭症状。Ⅲ级：心脏病患者体力活动明显受限，低于平时一般活动即引起心力衰竭的症状。Ⅳ级：心脏病患者不能从事任何体力活动，休息状态下也出现心力衰竭的症状，活动后加重。根据题干描述该患者的心功能属于Ⅲ级。

87. B【解析】咬唇的最常见原因是人工上前牙与下前牙的覆盖过小，其他几个选项的情况均不会导致咬下唇。

88. C【解析】《中华人民共和国献血法》第十一条：无偿献血的血液必须用于临床，不得买卖。血站、医疗机构不得将无偿献血的血液出售给采血浆站或血液制品生产单位。第十三条：医疗机构对临床用血必须进行核查，不得将不符合国家规定标准的血液用于临床。第十四条：公民临床用血时只交付用于血液的采集、储存、分离、检验等费用；具体收费标准由国务院卫生行政部门会同国务院价格主管部门制定。第十五条：为保证应急用血，医疗机构可以临时采集血液，但应当依照本法规定，确保采血用血安全。《医疗事故处理条例》规定：无过错输血感染造成不良后果的，不属于医疗事故。

89. C【解析】牙源性腺样瘤在临床和病理学表现上是牙源性肿瘤中较有特点的肿瘤。一般发生在上颌前牙区，年龄多在15岁以下。肿瘤多有完整包膜。

90. A【解析】由于黏膜压痛点明确，且固位、咬合都没有异常，考虑疼痛原因为基托组织面缓冲不足。

91. B【解析】口腔颌面部有些囊性肿物可穿刺吸出囊液，根据囊液的不同判断可能为何种病变。具有特殊性的是神经鞘瘤，它生长到一定程度发生液性病变时，可穿刺吸出血性液体，这些血性液体不能凝固是其特异性。

92. E【解析】青年男性患者，病史3个月，症状表现为饥饿时上腹痛，进食缓解，有时反酸，为十二指肠溃疡（DU）的典型节律性腹痛特点。本病发作时上腹痛呈节律性，表现为空腹痛即餐后2~4小时和/或午夜痛，腹痛多在进食或服用抗酸药后缓解。溃疡活动时上腹部可有局限性轻压痛。结合患者病史，需考虑十二指肠溃疡可能。

93. D【解析】广泛型侵袭性牙周炎一般发生在30岁以下人群，没有性别差异。临床表现主要是有大量牙结石，牙周炎症也比较明显，有明显骨破坏。

94. C【解析】涉及人的生物医学研究的目的是研究人体的生理机制、疾病的发生和发展机制，以及采取的干预措施的安全性和有效性，以改进和提高疾病的防治水平，达到促进医学科学发展和维护、增进人类的健康。那些以研究为名，纯粹追求个人的经济利益、名誉声望、权势地位的做法，是完全违背上述目的的，也是不符合医学科研伦理甚至是违法的。

95. E【解析】分房大小不均，边缘有切迹，牙根吸收，房隔清楚为成釉细胞瘤的特征性X线片表现。

96. B【解析】牙周炎活动期病理变化：周袋内大量炎性渗出物，沟内上皮出现糜烂或溃疡，部分上皮增殖。结合上皮向根方增殖、延伸，形成深牙周袋。胶原纤维水肿、变性、消失，牙槽嵴顶骨吸收明显，牙槽骨出现活跃的破骨细胞性骨陷窝，牙周膜变形、降解，间隙增宽。牙石与牙骨质牢固地附着。牙周炎静止期（修复期）的病理变化：牙周袋袋壁上皮及结合上皮周围的炎症明显减少，大量新生的纤维结缔组织，或见粗大的胶原纤维增生，少量的慢性炎症细胞浸润，毛细血管新生。牙槽骨停止吸收，牙槽嵴见新骨形成，被吸收的牙骨质也出现新生。

97. C【解析】肾功能不全代偿期，血肌酐达到133～177μmol/L；肾功能不全失代偿期，血肌酐177～443μmol/L；肾功能衰竭期，血肌酐是443～707μmol/L；尿毒症期或肾功能不全终末期，血肌酐达到707μmol/L，肾小球损伤超过95%。

98. E【解析】患者可诊断为舍格伦综合征，属于自身免疫病，不宜手术切除腮腺。

99. C【解析】根据题目所给内容，符合局限型侵袭性牙周炎症状。青少年多见，好发于15岁到25岁，女性多于男性，因此，也叫青少年牙周炎。发病比较早，一般是青少年青春期刚过开始，与特异性的细菌增多和宿主的防御性差有关系。患者可变成广泛型侵袭性牙周炎，累及全口多数牙。局限型侵袭性牙周炎的特征是局限于第一磨牙或切牙的邻面有附着丧失，至少波及两个恒牙，其中一个为第一磨牙。其他患牙（非第一磨牙和切牙）不超过两个。

100. D【解析】为避免肿瘤扩散，腮腺区肿物不能活检。

101. B【解析】任何地方开展口腔预防保健工作都要通过口腔健康调查（流行病学调查）摸清人群口腔健康状况才能有针对性地制订计划和采取措施。

102. D【解析】通过窝沟封闭和含氟牙膏的预防措施，可以最大限度地预防学生恒牙窝沟龋和光滑面龋。

103. A【解析】健康教育和刷牙是预防措施，其他几项都是治疗措施而不是预防措施。

104. C【解析】由于患者左上后牙夜痛不能眠，出现了自发痛、夜间痛，并有放射痛，患牙最可能的诊断是由深龋引起的急性牙髓炎。

105. A【解析】温度测验是区别龋、其他炎症和牙髓炎最好的方法。

106. D【解析】当检查分不清主诉牙是位于上颌还是下颌时，只能采用麻醉法，可以明确诊断主诉牙位，进而让患者接受医师的诊治意见。

107. C【解析】本病为单纯疱疹病毒感染引起的原发性疱疹性龈口炎，疱性病损为其特征性表现。

108. D【解析】本病诊断为原发性疱疹性龈口炎，患病期间，抗病毒抗体在血液中出现，发病的14～21天最高，因此可进行血常规及分类检查。

109. E【解析】应用皮质激素可能会导致病毒感染扩散。

110. B【解析】临床冠根比例以1：2至2：3较为理想。1：1的临床冠根比例是选择基牙的最低限度。理想的冠根比例可根据患者的需要设置，龈上龈下都可。如果前牙，考虑美观，应设置为龈下边缘。如果患者是老年患者，牙周情况不好的话则考虑龈上边缘为佳，因为龈上边缘对牙周刺激小。根据题目要求，选择龈缘以上最合适。

111. A【解析】如果两牙之间的牙龈乳头退缩等原因造成两牙之间下方出现空隙，食物易在唇、颊及舌部的力量下水平进入此间隙，造成水平性食物嵌塞。因此在设计时考虑食物流向的控制，可改善食物嵌塞情况。

112. E【解析】是否能够顺利戴冠，除牙冠本身的问题外，还与就位道的选择与基牙的方向及邻牙的情况相关。

113. C【解析】义齿折断可能是咬合压力大，基托强度不足导致。折断位置在基托正中，且患者腭隆突较大，所以应检查应力集中区有无加强处理。游离端缺失的义齿折断与发音无关。

114. E【解析】义齿折断有很多原因。①因外力作用不慎将义齿折断。②㓊力不平衡：a. 两侧后牙排列在牙槽嵴的外侧，咬合时以牙槽嵴为支点或上颌硬区为支点，义齿翘动而造成义齿的纵裂；b. 由于牙槽嵴的吸收，基托组织面与组织面之间不密合，义齿翘动而造成义齿的纵裂。从本题来看，患者腭隆突较大，应力集中，易发生义齿折断。

115. B【解析】根据题干，义齿修理完毕后，应重衬骨吸收部位，对过长部分进行调㓊，修改和缓冲压痛处，无须修改基托外形。

116. B【解析】根据临床表现，口内黏膜未见明显变化，右下颌角及下颌骨体部稍膨隆，可排除牙龈癌的可能。

117. E【解析】为了明确诊断可行活检。

118. C【解析】中央性颌骨癌X线早期表现：病损局限于根尖区骨松质内，呈不规则虫蚀状破坏，慢性炎症除骨质破坏外尚有增生修复的表现，如骨膜增生等。

119. E【解析】ITP诊断要点：①至少2次化验血小板计数减少，血细胞形态无异常。②体检脾一般不大。③骨髓检查巨核细胞数正常或增多，有成熟障碍。④排除其他继发性血小板减少症。

120. E【解析】ITP的实验室检查如下。①血小板：血小板计数减少，血小板平均体积偏大，出血时间延长，血小板的功能一般正常。②骨髓检查：骨髓巨核细胞数量正常或增多，巨核细胞发育成熟障碍，幼稚巨核细胞增多，有血小板形成的巨核细胞显著减少，红系、粒系、单核系正常。③血小板动力学：超过2/3的患者动力学无明显加速。④血浆血小板生成素水平：与正常人无统计学差异。⑤其他：可有程度不等的正常细胞或小细胞低色素性贫血，少数可发现自身免疫性溶血的证据。

121. A【解析】此患者诊断为特发性血小板减少性紫癜，应用糖皮质激素一般情况下为首选治疗，近期有效率约为80%。

122. A【解析】建议6个月左右对种植牙进行定期洁治。

123. B【解析】有人工心脏瓣膜者术前应预防性使用抗生素，以预防感染性心内膜炎，在接受牙周检查或治疗的当天应服用抗生素，对牙周手术患者，抗生素的应用应延长至拆线后。

124. B【解析】对于曾在过去6个月内发生心肌梗死、脑血管意外或不稳定型心绞痛的患者，不做常规的牙周治疗，或只做应急处理。

125. E【解析】腮腺肿物禁忌活检，否则可能引起肿瘤的种植。此病例是左腮腺肿物，术前最好的诊断方法是针吸细胞学检查，明确肿物性质。此肿物据描述部位位于腮腺浅叶。如位置深可做CT检查，了解病变位置及范围，也可以手术中将腮腺与肿瘤完整摘除后，术中冷冻活检明确性质。腮腺造影可用于腮腺肿瘤诊断，但诊断价值不如B超与CT检查，多用于腮腺慢性炎症、舍格伦综合征、涎瘘等。

126. B【解析】腮腺沃辛瘤的特征性表现之一，是$^{99m}$Tc核素扫描肿块有核素浓聚现象。

127. E【解析】目前临床对腮腺沃辛瘤最有效的治疗方法是肿瘤及区域性腮腺切除术。

128~129 D、C【解析】牙周病的三级预防：一级预防是要建立良好的口腔卫生习惯，通过正确的刷牙方法，去除牙面上沉积的食物软垢、牙菌斑等，可以配合使用牙线、冲牙器、牙间隙刷等辅助工具，并应用氯己定等漱口液。二级预防是要定期进行超声波洁治和龈下洁刮治，去除菌斑和牙石，控制牙周病的进展。三级预防是采用药物和牙周手术等方法，尽可能地恢复牙周健康，及时修复缺失牙，恢复咀嚼功能。

130. E【解析】急性肾衰竭少尿期或无尿期应注意预防高钾血症。

131. D【解析】当幽门梗阻剧烈呕吐时，钾从胃液中呕出，可能会出现低钾血症。

132. A【解析】牙周探诊时应使用钝头带刻度的牙周探针来探查牙周袋深度。用有刻度的牙周探针检查牙龈与牙齿的附着关系，了解牙周袋深度、附着水平。

133. B【解析】牙石的检测使用的是尖探针。用光滑的尖探针检查根面有无牙石，并了解其多少、分布、位置、根面有无龋坏和釉珠，以及根分歧处是否受累等。探查时，应松持探针，力量轻微。

134. C【解析】应使用洁治器清除龈上结石，使用刮治器清除龈下结石。

135. C【解析】全口义齿调侧方䪼时，一般不选磨支持尖，应对非支持尖的䪼干扰点进行选磨。

136. D【解析】侧方䪼干扰的调磨要选磨非支持尖。

137. B【解析】成釉细胞瘤好发于下颌磨牙区及下颌升支部。

138. C【解析】痈好发于唇部，上唇多于下唇。

139. D【解析】唇癌好发于下唇。

140. A【解析】糖尿病与慢性牙周炎存在双向作用关系，糖尿病患者组织愈合功能下降，容易患牙周炎及牙周脓肿。

141. D【解析】唐氏综合征患者有发育迟缓和智力低下，且牙周组织均伴有严重的破坏。

142. D【解析】引导组织再生术适应证：①垂直性骨吸收形成的骨下袋，其中三壁袋和二壁袋效果最好，残留骨壁越少，效果越差。②根分叉病变（以Ⅱ度效果最好）。③牙槽骨缺损涉及不同牙面。

143. C【解析】冠延长可增加临床牙冠的长度，减小露龈笑牙龈的露出。

144. A【解析】牙周翻瓣术适应证：①深牙周袋或复杂性牙周袋，经基础治疗后牙周袋仍在5mm以上，且探诊后出血者。②牙周袋底超过膜龈联合界，不宜做牙周袋切除者。③有骨下袋形成，需做骨修整或需进行植骨者。④根分叉病变伴深牙周袋或牙周-牙髓联合病变患者，需直视下平整根面，并暴露根分叉，或需截除某一患根者。

145. E【解析】结缔组织移植术的适应证为单个牙或者多个牙的Miller Ⅰ类和Ⅱ类牙龈退缩，尤其是上颌牙。

146. D【解析】根管消毒首选氢氧化钙制剂。

147. E【解析】用于根管上段侧穿孔的修补材料首选三氧化物聚合体（MTA）。

148. C【解析】预防根管预备时器械分离首选乙二胺四乙酸（EDTA），因其能软化牙本质，并有润滑作用。

149. B【解析】根管冲洗剂首选3%过氧化氢+0.50%~5.25%次氯酸钠。

150. A【解析】用于牙周袋的冲洗首选0.9%氯化钠+3%过氧化氢。

# 第四单元

## 【$A_1$ 型题】

**答题说明**

每一道考题下面有A、B、C、D、E五个备选答案，请从中选择一个最佳答案。

1. 临床上急性化脓性根尖周炎发展经历的三个阶段是
A. 浆液期、化脓期、引流期
B. 急性根尖周炎、慢性根尖周炎、慢性牙槽脓肿
C. 根尖周脓肿、骨膜下脓肿、面部间隙感染
D. 根尖周脓肿、骨膜下脓肿、黏膜下脓肿
E. 根尖周脓肿、根尖周肉芽肿、根尖周囊肿

2. 急性化脓性根尖周炎最差的引流途径是
A. 根尖部→牙周间隙→龈袋/牙周袋
B. 根尖孔→根管→冠部缺损
C. 根尖部→牙槽骨→皮肤下
D. 根尖部→牙周间隙→龈袋
E. 根尖部→上颌窦壁

3. 根管充填时主牙胶尖的长度应参考
A. 根管长度
B. 髓腔长度
C. 工作长度
D. 牙根长度
E. X线片牙齿长度

4. 下列属于根管消毒药物性能要求的是
A. 对根尖周组织无明显刺激
B. 渗透性能弱
C. 消毒作用短暂
D. 易溶于水
E. 弱的杀菌作用

5. 共同参与型的医患关系模式最适用于
A. 急性病患者
B. 绝症患者
C. 慢性病患者
D. 精神病患者
E. 重症患者

6. 原发性疱疹性龈口炎病程为
A. 2~5天
B. 7~10天
C. 4~6天
D. 4~10天
E. 9~13天

7. 乳牙龋病充填治疗中不能用的垫底材料是
A. 聚羧酸锌黏固剂
B. 玻璃离子黏固剂
C. 磷酸锌黏固剂
D. 丁香油黏固剂
E. 硬性氢氧化钙

8. 艾滋病感染的口腔表现中最为常见的是
A. 口腔念珠菌病
B. 口腔毛状白斑
C. 坏死性口炎
D. 牙龈线性红斑
E. 带状疱疹

9. 在口腔内存在时间最短的乳牙为
A. 上颌中切牙
B. 下颌侧切牙
C. 下颌中切牙
D. 上颌第一乳磨牙
E. 下颌侧切牙

10. 每日含漱1次的氟化钠溶液浓度是
A. 0.5%
B. 0.2%
C. 0.1%
D. 0.02%
E. 0.05%

11. 4~6岁期间殆的特点是
A. 切缘及殆面无明显磨耗
B. 上下第二乳磨牙远中面彼此相齐
C. 牙列排列紧密无间隙
D. 上颌第二乳磨牙移至下颌第二乳磨牙的稍前方
E. 牙列排列不紧密，殆面有明显磨耗

12. 贝赫切特综合征的诊断标准是以复发性口腔

溃疡为基础，加上复发性生殖器溃疡、眼病（前后葡萄膜炎、视网膜炎）、针刺反应阳性及下列哪项中任意两项即可确诊

A. 虹膜状红斑
B. 结节性红斑
C. 科氏斑（Koplik 斑）
D. 蝶形红斑
E. 尼科利斯基征阳性

13. 关于根尖1/3根折，不正确的描述是
A. 复诊牙髓坏死时做根管治疗
B. 是最常见的根折类型
C. 6~8周后牙髓活力可能恢复
D. 活力尚存的患牙应定期复查
E. 须做预防性牙髓治疗

14. 最能反映龋病流行的严重程度的是
A. 发病率
B. 患病率
C. 龋均
D. 龋失补指数
E. 以上均正确

15. 用于盖髓的氢氧化钙制剂的pH是
A. 12~13
B. 9~12
C. 7~9
D. 6~8
E. 5~6

16. 下列疾病中可通过X线片来诊断的是
A. 急性牙髓炎
B. 牙本质过敏症
C. 牙隐裂
D. 慢性根尖周炎
E. 急性根尖周炎

17. 腭裂术后的饮食要求为
A. 术后半流食
B. 术后1周可进普食
C. 术后流食，1周后改半流食
D. 术后流食1~2周，半流食1周，2~3周后可进普食
E. 术后1周禁食，静脉补给能量

18. 复发性口腔溃疡很少见于
A. 唇
B. 颊
C. 舌腹、舌缘
D. 软腭、腭垂
E. 硬腭

19. 关于唇腭裂序列治疗的矫形修复治疗，不包括
A. 腭托
B. 赝复体
C. 双重牙列
D. 舌刺与舌挡
E. 语音阻塞器

20. 抗菌斑效果最确切的含漱剂是
A. 0.1%硼酸
B. 0.05%氯己定
C. 0.2%氯己定
C. 0.1%依沙吖啶
C. 0.2%依沙吖啶

21. 为了研究某电动牙刷对菌斑控制的效果，抽取30人使用该电动牙刷，1个月后进行临床评估。该研究方法是
A. 现场试验
B. 准试验
C. 社区干预试验
D. 随机对照临床试验
E. 群组研究

22. 根尖片分角线投照技术，要求X线中心线
A. 与地面平行
B. 平行于咬合平面与听口线的分角线
C. 垂直于牙体长轴与胶片的分角线
D. 与听眶线平行
E. 与咬合平面垂直

23. 关于临床医学研究中的知情同意原则的说法，错误的是
A. 应包括“知情”和“同意”两个方面
B. 知情同意的主体是医学研究中的受试者
C. 是临床医学研究中的重要伦理原则之一
D. 为保证受试者的合法权益，任何受试者都有知情同意的权利
E. 只要研究目的正确，不必征得所有受试同意

24. 牙科X线片中，阻射X线最强的组织是
A. 牙槽骨
B. 牙髓
C. 牙骨质
D. 牙本质
E. 牙釉质

25. 关于牙釉质发育不全的病因，错误的是
A. 甲状旁腺功能减退
B. 小儿猩红热
C. 孕妇患风疹
D. 乳牙根尖周严重感染
E. 重度磨耗

26. 不必用X线检查做辅助诊断的疾病是
A. 牙内、外吸收
B. 急性根尖周炎
C. 慢性根尖周炎
D. 邻面龋和继发龋
E. 髓石和弥漫钙变
27. 临床创口分类正确的是
A. 感染创口、污染创口、无菌创口
B. 感染创口、污染创口、可疑创口
C. 污染创口、清洁创口、无菌创口
D. 污染创口、可疑创口、清洁创口
E. 感染创口、清洁创口、无菌创口
28. 必须通过X线片诊断的疾病是
A. 咬合面龋
B. 急性牙髓炎
C. 慢性根尖周炎
D. 慢性牙髓炎
E. 急性根尖周炎
29. 氟牙症指数为0.8时的公共卫生含义是
A. 阴性
B. 边缘性
C. 轻度流行
D. 中度流行
E. 重度流行
30. 牙源性黏液瘤在X线片上表现为
A. 以下均可
B. 多房低密度影
C. 房隔细而不规则
D. 分房形态各异，以网格状多见，有时呈“火焰状”
E. 边缘欠光滑
31. 头皮冠状切口复位固定法最适用于
A. 下颌骨多发陈旧骨折
B. 鼻眶颧区多发陈旧骨折
C. 单纯颧弓骨折
D. 颧额缝骨折
E. 眶下缘骨折
32. 氯己定是一种
A. 一价的阳离子表面活性剂
B. 二价的阳离子表面活性剂
C. 一价的阴离子表面活性剂
D. 二价的阴离子表面活性剂
E. 中性离子表面活性剂
33. 深龋和可复性牙髓炎的鉴别要点
A. 冷刺激入洞时可有一过性敏感
B. 存在自发痛史
C. 对化学刺激敏感
D. 对机械刺激敏感
E. 以上均正确
34. 艾滋病患者在口腔可出现以下表现，除外
A. 毛状白斑
B. 坏死性龈炎
C. 卡波西（Kapposi）肉瘤
D. 非霍奇金淋巴瘤
E. 舌白斑
35. 医师在执业活动中应当享有的权利是
A. 努力钻研业务，更新知识，提高专业技术水平
B. 关心、爱护、尊重患者，保护患者的隐私
C. 遵守法律、法规，遵守技术操作规范
D. 依法获得劳动报酬
E. 宣传卫生保健知识，对患者进行健康教育
36. 经过对饮水加氟50多年的实践检验，其防龋效果和安全性已得到充分肯定，下面关于饮水加氟防龋效果正确的论述是
A. 防龋效果和饮用时间的早晚无关
B. 防龋效果和饮用时间的长短无关
C. 恒牙防龋效果好于乳牙
D. 窝沟面的防龋效果好于光滑面
E. 对老年人根面龋的作用不明显
37. 上唇部分裂开，鼻底完整，属于
A. Ⅰ度唇裂
B. Ⅱ度唇裂
C. Ⅲ度唇裂
D. 单侧完全性唇裂
E. 隐性唇裂
38. 最可能影响双侧唇腭裂患者上颌骨发育的是
A. 鼻畸形整复术
B. 腭裂整复术
C. 牙槽突植骨术
D. 正畸矫治器
E. 唇裂整复术
39. 牙支持式可摘局部义齿
A. 主要由天然牙承担𬌗力
B. 多用于缺牙数目多、基牙不健康者
C. 尤其适用于游离缺失的牙列缺损
D. 应尽量增大基托面积以分散𬌗力
E. 以上都不对
40. 心理治疗应遵循的伦理要求是
A. 掌握和运用心理治疗的知识、技巧去开导患者
B. 要用焦虑、热切的心态去影响患者

C. 医疗情况下患者的秘密和隐私权无须保护
D. 医务人员必须把自己的情感加在解决患者问题中
E. 无须回答患者问题

41. 关于不可复性关节盘前移位临床特征的描述，正确的是
A. 关节弹响史继而出现间断性关节绞锁史
B. 开闭口弹响，开口不受限
C. 开口时下颌偏向健侧
D. 检查被动张口度时开口度增大
E. 开口度过大伴开口末弹响

42. 选择全口义齿人工后牙殆面形态时，优先考虑的是
A. 患者的要求
B. 人工牙的质地
C. 支持组织的条件
D. 价格
E. 旧义齿情况

43. 以下不符合球菌性口炎的临床表现是
A. 可发生于上腭、颊、舌等口腔黏膜的任何部位
B. 黏膜充血水肿
C. 可有糜烂或浅表溃疡
D. 假膜易擦去，呈现出血性创面
E. 被覆白色凝乳状斑点或斑片

44. 我们日常所说的“疾病监测”属于
A. 描述性研究
B. 实验性分析
C. 分析性研究
D. 群组研究
E. 病例对照研究

45. 关于原发性三叉神经痛的诊断性封闭部位，下列哪项是错误的
A. 眶上孔
B. 眶下孔
C. 上颌结节
D. 腭大孔
E. 茎乳孔

46. 下列除哪项外都是牙体缺损修复后引起牙龈炎的原因
A. 修复体边缘过长
B. 修复体边缘不密合
C. 食物嵌塞
D. 咬合不平衡，有早接触点
E. 修复体光洁度差，边缘粗糙

47. 窝沟封闭的适应证是
A. 患有较多邻面龋
B. 已充填完好的牙
C. 对侧同名牙有龋
D. 牙萌出4年无龋
E. 恒切牙和尖牙

48. 不属于病例对照研究特点的是
A. 费时、费力、费钱
B. 设立对照
C. 观察方向由果至因
D. 难以证实因果关系
E. 属于观察性研究

49. 可导致双端固定桥固位不良的是
A. 基牙轴面聚合度小
B. 桥体强度不足
C. 两端的基牙数目不等
D. 一端基牙过短
E. 两端固位体固位力不完全相等

50. 下列关于面神经麻痹的叙述，哪项是错误的
A. 分为原发性和继发性两种
B. 特发性面神经麻痹指临床上不能肯定病因的、不伴有其他症状或体征的单纯性面神经麻痹
C. 面神经损害如发生在茎乳孔外，一般不发生味觉、泪液、唾液等方面的变化
D. 特发性面神经麻痹急性期不宜应用强的刺激疗法
E. 预后主要取决于病情严重程度和治疗是否及时

51. 牙龈线性红斑常与下列哪一疾病有关
A. 白细胞功能异常
B. 唐氏综合征
C. 掌跖角化-牙周破坏综合征
D. 艾滋病
E. 坏死性溃疡性牙周炎

52. 关于家族史，下列说法错误的是
A. 对于某些与遗传因素有关的口腔疾病，应仔细询问
B. 尚需对患者家庭成员有关类似疾病做相应调查
C. 能为诊断和治疗提供必要参考
D. 是病史中的重要部分
E. 与诊断无关

53. 关于固定桥连接体的说法，以下正确的是
A. 连接体的设计应考虑功能、强度、美观
B. 应适当增加连接体磨牙殆龈方向的高度以提高强度
C. 前牙桥的连接体应适当向舌侧加厚以增进唇

侧的立体感
D. 后牙固定桥的邻间隙应适当加大以利于清洁
E. 以上都正确
54. 检查目的在于了解镫骨肌神经是否受损的是
A. 味觉检查
B. 听觉检查
C. 唾液分泌功能
D. 有无面瘫
E. 泪液检查
55. 国家对医疗卫生机构实行的管理是
A. 分级
B. 分类
C. 分级分类
D. 严格
E. 监督
56. 下列疾病中与牙周炎发病关系密切的是
A. 唐氏综合征
B. 心脏病
C. 胃溃疡
D. 肾盂肾炎
E. 高血压
57. 临床预防服务的对象是
A. 患者
B. 健康人
C. 无症状的“患者”
D. 患者和无症状的“患者”
E. 健康人和无症状的“患者”
58. 下列关于舌咽神经痛的叙述中，不正确的是
A. 有反复发作史，复发无规律
B. 疼痛可分布在舌根
C. 疼痛可分布在咽部
D. 疼痛可分布在扁桃体
E. 睡眠时不会出现疼痛
59. 人体试验的道德原则不包括
A. 医学目的的原则
B. 随机对照的原则
C. 维护受试者利益的原则
D. 保障受试者绝对安全的原则
E. 知情同意的原则
60. 关于治疗三叉神经痛的药物封闭疗法，错误的是
A. 适用于疼痛重的患者
B. 适用于口服药物无效者
C. 是短期治疗方法
D. 封闭药物的浓度要高于阻滞麻醉
E. 注射时应注意无菌操作
61. 下列关于 CPI 社区牙周指数的说法中，不正确的是
A. 是牙周病流行病学调查指数
B. 20 岁以上者需检查 10 颗指数牙
C. 15 岁以下者需检查 6 颗指数牙的牙龈出血、牙石、牙周袋深度
D. 检查内容为牙龈出血、牙石、牙周袋深度
E. 每个区段内必须有 2 颗或 2 颗以上功能牙
62. 关于牙龈炎的临床表现，说法恰当的是
A. 在炎症明显的部位，牙周探诊的深度常小于组织学上的龈沟深度
B. 探诊后出血多出现于牙龈颜色改变之后
C. 若炎症局限于龈沟（袋）壁内侧时，牙龈表面仍可保持相当致密
D. 点彩的有无用来判断牙龈有无炎症
E. 重症龈炎可能存在附着丧失
63. 下列为牙周炎组织破坏特点的是
A. 长时间静止、短时间破坏
B. 长时间破坏、短时间静止
C. 持续性破坏
D. 进行性破坏
E. 渐进性破坏
64. 尖牙保护𬌗与组牙功能𬌗两种𬌗型的主要区别在于
A. 正中𬌗时的𬌗接触状态
B. 正中关系𬌗时的𬌗接触状态
C. 侧方𬌗运动时工作侧𬌗接触状态
D. 前伸𬌗运动时的𬌗接触状态
E. 侧方𬌗运动时非工作侧的𬌗接触状态
65. 正常人的一个咀嚼周期为
A. 0.2 秒
B. 0.4 秒
C. 0.6 秒
D. 0.875 秒
E. 1.0 秒
66. 医学道德评价的方式包括
A. 医德原则、医德规范、内心信念
B. 医德原则、医德规范、医德范畴
C. 社会舆论、传统习俗、医德范畴
D. 社会舆论、传统习俗、内心信念
E. 社会舆论、医德原则、内心信念
67. 属于氟牙症临床表现特点的是
A. 患牙耐酸不耐磨
B. 多见于恒牙
C. 水氟含量高是本病的病因
D. 发病具有明显的地域特点

E. 以上均正确

68. 关于活髓切断术的叙述中，哪一项是不必要的

A. 局部麻醉，橡皮障隔湿

B. 去净髓室顶，切除冠髓

C. 去净腐质，消毒窝洞

D. 止血、放盖髓剂、氧化锌丁香油暂封窝洞

E. 术前口服抗生素

69. 化学性根尖周炎的主要病因是

A. 免疫因素

B. 感染因素

C. 创伤因素

D. 温度因素

E. 医源因素

70. 关于牙震荡的处理，以下不正确的是

A. 患牙松动行固定术

B. 必要时调𬌗

C. 患牙休息

D. 立即行牙髓摘除术

E. 定期复查，必要时做根管治疗

## 【$A_2$ 型题】

**答题说明**

每一道考题是以一个小案例出现的，其下面都有 A、B、C、D、E 五个备选答案，请从中选择一个最佳答案。

71. 患者，男性，24 岁。53 滞留但不松动，X 线片显示 13 横位阻生于 12、14 根间之间，53 牙根完好无吸收。最佳的处理方法为

A. 拔除 53，种植义齿修复

C. 拔除 53 及 13，将 13 移植于拔牙窝内

D. 拔除 53，开窗牵引助萌

E. 保留 53，正畸科会诊

72. 患者，男性，35 岁。取其唾液进行实验室检测，MSBB 法计数菌落数为 115 个，Cariostat 试验结果为黄绿色。可初步诊断为

A. 口腔卫生良好

B. 低度龋活性

C. 中度龋活性

D. 显著龋活性

E. 唾液缓冲能力异常

73. 患儿，女，6 岁。家长带其到医院做 16、46 窝沟封闭，经口腔检查后医师认为可以不做窝沟封闭，因为

A. 对侧同名牙已患龋

B. 16、46 有深的点隙裂沟

C. 16、46 窝沟不深，自洁作用好

D. 16、46 萌出

E. 16、46 有可疑龋

74. 患儿，男，4 岁。主诉牙龈出血，牙松动 2 年。检查：全口牙多数松动，左上第一乳磨牙、双侧下颌第二乳磨牙缺失，牙龈充血红肿，手掌、足底、膝部及肘部可见局限性过角化、鳞屑。可初步诊断为

A. 掌跖角化-牙周破坏综合征

B. 唐氏综合征

C. 急性肾小球肾炎

D. 艾滋病

E. 糖尿病

75. 某中年人，童年生活受挫折，个性克制，情绪压抑，经常焦虑、抑郁，又不善于宣泄，过分谨慎，强求合作调和。他的行为模式最容易患的躯体疾病是

A. 冠心病

B. 慢性结肠炎

C. 脑出血

D. 甲状腺功能亢进症

E. 癌症

76. 某地区准备从口腔鳞癌患者的病历资料中分析该地区人群口腔鳞癌发病率的性别分布，该口腔流行病学研究的方法是

A. 横断面研究

B. 纵向研究

C. 常规资料分析

D. 病例对照研究

E. 群组研究

77. 患儿，男，1 岁。出生时发现双侧唇裂伴右侧完全性腭裂，为该患儿制订的序列治疗方案应包括

A. 唇腭裂隙的关闭

B. 重建良好的腭咽闭合功能

C. 纠正牙、颌畸形，以改善其容貌及咬合
D. 语音训练及精神心理治疗
E. 以上全对

78. 检查某班 15 岁学生 50 名，其中龋病者 10 名，龋失补牙数：D=70，M=2，F=8；龋失补牙面数：D=210，M=10，F=15。该班学生的龋面均为
A. 0.8
B. 1.4
C. 1.6
D. 4.2
E. 4.7

79. 患者，男性，37 岁。临床检查发现下前牙龈乳头消失，龈乳头处的牙龈高度低于龈缘高度，牙齿明显松动。X 线片示下前牙牙槽骨吸收达根长 1/2，应警惕下列哪一类疾病的发生
A. 掌跖角化-牙周破坏综合征
B. 唐氏综合征
C. 艾滋病
D. 糖尿病
E. 急性肾小球肾炎

80. 患者，男性，81 岁。654|4567 缺失。戴用可摘局部义齿后，自觉咀嚼无力。可能的原因是
B. 基托面积过小
A. 基托面积过大
D. 牙尖斜度过小
C. 牙尖斜度过大
E. 垂直距离过高

81. 患者，女性，45 岁。|6 颊侧根分叉病变Ⅱ度，仅在该牙颊侧中央有一窄而深达 8mm 的牙周袋，牙髓活力测验无反应。以下治疗方案错误的是
A. 同时牙髓治疗
B. 牙周基础治疗
C. 局部用药
D. 牙髓治疗后立即行牙周手术
E. 调𬌗

82. 患者，女性，16 岁。上颌尖牙区长肿物 1 年。肉眼标本检查见包膜完整，切面呈囊实性，内含牙齿 1 枚。最可能的诊断是
A. 成釉细胞瘤
B. 牙源性鳞状细胞瘤
C. 牙源性腺样瘤
D. 牙源性钙化上皮瘤
E. 牙源性钙化囊性瘤

83. 患儿，男，8 岁。第一恒磨牙窝沟着色且能卡住探针，疑有龋坏。该儿童应选用的预防治疗措施是
A. 窝沟封闭
B. 现场试验
C. 局部用氟
D. 口腔健康教育
E. 充填治疗

84. 患者，男性，35 岁。7| 牙髓健康，𬌗龈距离短，近中𬌗远中银汞合金充填，远中食物嵌塞。最佳的治疗设计是
A. 直接全冠修复
B. 嵌体修复
C. 铸造金属全冠修复
D. 直接 3/4 冠修复
E. 金属冠修复

85. 冯医师最近被任命为医务科的科长，其工作中的一个重要方面是处理医疗事故，对于处理医疗事故他有自己的理解。下列他的理解中哪项是正确的
A. 患者要求复印病历的时候，医疗机构自行将相关内容复印之后交给患者即可
B. 因为要求病历书写要及时，所以如遇抢救危急患者未能及时书写病历时，不能根据回忆补记，仅写一份抢救患者未能记载病历的报告上交医院管理部门即可
C. 医院为患者复印病历不能向患者收取任何费用
D. 医院方可以单独委托相关医学会对医疗事故进行鉴定
E. 医院发生了有患者死亡的医疗事故应该在 12 小时之内上报所在地卫生行政部门

86. 患者，女性，65 岁。戴全口义齿 2 周，复诊时主诉在休息状态时义齿容易脱落。旧义齿无此现象。检查：面部软组织丰满度自然，全口义齿咬合关系可，基托边缘伸展至黏膜转折，无过伸展及系带处缓冲不足现象，义齿对黏膜的吸附力较差。引起义齿容易脱落的原因可能是
A. 基托组织面与黏膜不贴合
B. 基托边缘伸展不够
C. 对新义齿不习惯
D. 系带位置缓冲不够
E. 人工牙排列偏舌侧

87. 患儿，女，12 岁。左面部肿大、畸形，随年龄增长而加重。检查：左鼻及唇颊增大、下坠、质软，面部及躯干皮肤有多处棕色斑。最可能的临床诊断是
A. 嗜酸性粒细胞增生性淋巴肉芽肿
B. 囊性淋巴管瘤
C. 神经纤维瘤病

D. 放线菌病

E. 海绵状血管瘤

88. 患者，男性，30 岁。1| 牙列拥挤、严重扭转并伴有轻度唇侧倾斜，牙体组织及牙周健康。患者要求快速解决前牙美观问题，最佳的治疗方案为

A. 拔除后固定桥修复

B. 拔除后可摘局部义齿修复

C. 拔除后种植义齿修复

D. 根管治疗后桩冠修复

E. 正畸治疗

89. 患者，女性，56 岁。主诉右下后牙咬合无力半年，无自发性疼痛。检查：左下 6 牙周袋深 5mm，根尖区的牙槽骨全部吸收，呈贯通性病变，周围被牙周袋软组织覆盖而未直接暴露于口腔。X 线摄片：根分叉区呈完全透射区域。以下最可能的诊断是

A. 根尖周炎

B. Ⅰ度根分叉病变

C. Ⅱ度根分叉病变

D. Ⅲ度根分叉病变

E. Ⅳ度根分叉病变

90. 患者，男性，41 岁。右面下部膨隆 2 年余。X 线片示右下颌体部呈肥皂泡沫状囊性阴影。最有可能的诊断是

A. 颌骨成釉细胞瘤

B. 颌骨角化囊肿

C. 颌骨巨细胞瘤

D. 颌骨中心性癌

E. 颌骨中心性血管瘤

91. 一位女医师声调柔和，目光亲切，讲话面带微笑。她在下列哪方面做得好

A. 言语沟通

B. 非言语沟通

C. 目光沟通

D. 言语沟通和非言语沟通

E. 行为沟通

92. 患者，男性，50 岁。因颈部楔状缺损较深，导致右侧上颌尖牙牙冠折断。现已行完善根充及桩核修复，即将开始用冠修复尖牙外形。临床检查发现，尖牙在牙弓中的位置及咬合关系基本正常，对侧尖牙外形正常。在形成冠外形时，下列说法正确的是

A. 在邻面与侧切牙相邻面比与前磨牙相比邻面更为突出且短小

B. 从唇面观，近中牙尖嵴比远中牙尖嵴更长

C. 与侧切牙的接触区距牙尖嵴近，与前磨牙的接触区距牙尖嵴远中而且偏舌侧

D. 在舌窝中央，没有明显的纵嵴出现

E. 唇面为一光滑单一平面，与牙长轴平行

93. 患者，男性，30 岁。左鼻翼下方肿物 3 年。检查见病变位于软组织内。切除肿物为囊性，囊壁内衬上皮为假复层柱状上皮，局部见复层鳞状上皮。囊壁结缔组织无明显炎症细胞。最可能的病理诊断是

A. 鼻腭囊肿

B. 鼻唇囊肿

C. 鳃裂囊肿

D. 鼻腭管囊肿

E. 球状上颌囊肿

94. 技师在进行全口义齿排牙，在𬌗架上做前伸运动时发现仅有前牙接触，后牙无接触，此时应该

A. 降低髁导斜度

B. 增加切导斜度

C. 降低定位平面斜度

D. 减小横𬌗曲线曲度

E. 增大补偿曲线曲度

95. 某历史人物曾遇到一个场景：前有大河，后有追兵。此时该人物面临的动机冲突类型是

A. 双趋冲突

B. 趋避冲突

C. 双避冲突

D. 双重趋避

E. 双重趋避

96. 患者，女性，16 岁。右上颌肿物发现 2 年，逐渐增大，无明显症状。切除肿物的镜下组织学表现为肿瘤细胞排列成团，外层细胞柱状，细胞核远离基底膜，团中间细胞呈星网状。肿瘤细胞团之间的细胞为成纤维细胞样，也为肿瘤细胞成分。病理诊断应为

A. 成釉细胞瘤

B. 成釉细胞纤维瘤

C. 牙源性鳞状细胞瘤

D. 牙源性黏液瘤

E. 牙源性钙化上皮瘤

97. 患者，男性，54 岁。|23456 缺失，前后均有基牙。按 Kennedy 分类法属于

A. 第一类

B. 第二类

C. 第三类

D. 第三类第一亚类

E. 第四类

98. 舌根部肿瘤行放射治疗的患者，放疗后可能发生的口腔改变是

A. 牙齿龋坏

B. 口干

C. 口腔黏膜炎症

D. 皮肤发红、变黑

E. 以上全是

99. 一患者⌊5 缺失，间隙约 4mm，⌊6 银汞充填体，已做牙髓治疗，⌊4 位置正常，与下颌对颌牙的覆殆覆盖关系正常。以下修复设计中最合理的是

A. ⌊6 双端固定桥

B. ⌊46 双端固定桥

C. 直接做可摘局部义齿

D. 半固定桥

E. ⌊6 全冠修复后制作可摘局部义齿修复

100. 患者，女性，39 岁，右侧舌背小圆形血管瘤，边界清，约 1.0cm×1.0cm 大小，拟行手术切除，手术时应注意下列哪项

A. 采用细针、细线，以减小瘢痕

B. 进针点距创缘近些，缝得浅些

C. 最好不用褥式缝合

D. 尽量保持舌的长度

E. 尽量保持舌的宽度

## 【$A_3$/$A_4$ 型题】

**答题说明**

以下提供若干个病例，每个病例下设若干道考题。请根据答案所提供的信息，在每一道考题下面的 A、B、C、D、E 五个备选答案中选择一个最佳答案。

（101～104 题共用题干）

一女工不慎将头发卷入机器，造成大面积头皮撕脱。

101. 关于其创面的描述，不正确的是

A. 出血较多，疼痛剧烈，易发生休克

B. 创面整齐，有明显的出血点

C. 皮下组织及肌肉有明显的出血点

D. 颅骨暴露

E. 部分耳郭、眉毛连同眼睑同时撕裂

102. 患者出现休克症状时，以下处理方法不正确的是

A. 安静

B. 镇痛

C. 止血

D. 出现呼吸障碍时，使用吗啡镇静

E. 补充血容量

103. 患者生命体征稳定，采用的救治步骤中，以下最恰当的是

A. 及时清创，复位缝合

B. 补液，抗感染

C. 服用镇痛药

D. 用敷料覆盖创口，加压包扎

E. 密切观察生命体征变化

104. 进行清创缝合时，若血管条件允许，应进行

A. 松解创缘，减小张力尽量拉拢缝合

B. 撕脱的皮肤清创后，切削成全厚或中厚皮片再植

C. 采用局部皮瓣关闭创口

D. 立即行血管吻合再植

E. 切取健康组织皮片游离移植消灭创面

（105～107 题共用题干）

患者，男性，45 岁。患有慢性牙周炎。经有经验的医师治疗后，右下第一磨牙的根分叉区探诊仍出血。

105. 需了解以下情况，不包括

A. 是否使用牙线

B. 有无釉突

C. 咬合关系

D. 是否存在龈下牙石

E. 口腔卫生情况

106. 从牙体解剖的特点分析根分叉病变治疗难度大的原因，不包括

A. 根分叉入口过小

B. 釉突

C. 根面有凹槽

D. 深刮器械工作刃过短

E. 多数磨牙根分叉距釉质牙骨质界较近

107. 适用于下颌磨牙Ⅱ度根分叉病变的治疗方法不包括

A. 保守治疗

B. 引导组织再生术

C. 植骨术

D. 冠向复位瓣术

E. 截根术

（108～109 题共用题干）

患者，女性，43 岁。5⌉缺失，固定义齿修复 2 个月多时常有咬合接触时瞬间疼痛，否认自发痛，否认

冷热敏感。检查：6~4|固定桥，4|烤瓷冠、6|金属全冠固位体，边缘密合，不松动，叩痛（-）。X线片示4|根管治疗完善，6|牙周和根尖周均未见异常。65|牙合面银汞合金充填体完整，叩痛（-）。

108. 疼痛的原因最可能为
A. 急性牙髓炎
B. 急性根尖周炎
C. 咬合创伤
D. 牙本质过敏
E. 微电流刺激

109. 最佳治疗方案为
A. 6|牙髓治疗
B. 更换材料，重新固定桥修复
C. 65|改为树脂充填
D. 调牙合
E. 脱敏治疗

（110~113题共用题干）

患儿，男，14岁。进行性开口困难7年，面部明显不对称。临床检查已完全不能张口。5岁时曾发生颏部对冲性损伤。

110. 该病最可能的诊断是
A. 咀嚼肌痉挛
B. 颞下颌关节紊乱综合征
C. 破伤风后遗症
D. 癔症性开口困难
E. 颞下颌关节强直

111. 面部不对称可具体表现为
A. 健侧面部丰满
B. 患侧面部狭长
C. 前牙反牙合
D. 颏点偏向患侧
E. 颏点偏向健侧

112. 如果病变发生在两侧，则可表现为
A. 下颌前突畸形
B. 小下颌畸形
C. 咬合关系正常
D. 下牙弓宽大
E. 上颌发育不足

113. 治疗方法宜采用
A. 外科手术
B. 局部理疗
C. 张口训练
D. 针灸治疗
E. 药物治疗

（114~116题共用题干）

患儿，女，13岁。因外伤引起|1冠部折断，髓室暴露，叩痛（±），前牙区咬合关系正常，X线检查显示根尖未完全形成。

114. 该患儿应立即采用的最佳处理方法是
A. 根管充填后，做暂时性桩核冠修复
B. 根管充填后，做永久性桩核冠修复
C. 拔除患牙后，做固定桥修复
D. 拔除患牙后，做活动义齿修复
E. 拔除患牙后，做种植义齿修复

115. 如果患儿需做桩冠修复，在根管充填后，选择桩冠修复的时间是
A. 立即
B. 3天后
C. 1周后
D. 3周后
E. 3个月后

116. 如果患儿做桩核冠修复，选择最佳桩核的类型为
A. 成品不锈钢冠桩，加树脂桩核
B. 不锈钢丝冠桩，加树脂桩核
C. 成品不锈钢冠桩，加银汞桩核
D. 个别铸造冠桩，加树脂桩核
E. 个别铸造桩核

（117~118题共用题干）

患者，男性，45岁。烤瓷冠修复2年，经常刷牙出血，牙龈红肿，无其他不适。检查：|5烤瓷冠修复体，颊侧牙周溢脓，牙周袋深6~7mm，Ⅰ度松动。X线片示根充物影像距根尖1mm，根尖周未见异常，牙槽骨高度降低1/2。

117. 对于该烤瓷冠修复体，最应注意检查的是
A. 咬合接触
B. 边缘密合性
C. 邻接关系
D. 继发龋
E. 牙周状况

118. 对该患者的治疗，首选
A. 调牙合
B. 根管再治疗
C. 牙周上药
D. 拆除修复体
E. 拔牙

（119~120题共用题干）

患儿，男，8岁。右上第二乳磨牙深龋洞，探诊敏感，去龋后未露髓。

119. 首选治疗方案是
A. 根尖诱导形成术
B. 再矿化术

C. 盖髓术
D. 根管治疗术
E. 拔除术

120. 若窝洞去龋时发现近髓腔处有一个透红点，探痛，首选治疗方案为
A. 根尖诱导形成术
B. 再矿化术
C. 盖髓术
D. 根管治疗
E. 拔除术

（121～123 题共用题干）

患者，男性，31 岁。上唇部肿胀疼痛 4 天伴发热 1 天。检查见左侧上唇明显肿胀，触痛范围波及左眶下。上唇表面皮肤充血，并有多个脓点。下颌下淋巴结肿大，触痛。体温 39.1℃。

121. 此患者最可能的诊断
A. 唇癌伴感染
B. 唇痈伴蜂窝织炎
C. 下颌下淋巴结炎
D. 左眶下间隙感染
E. 上唇基底细胞癌

122. 此部位感染的最常见致病菌为
A. 大肠埃希菌
B. 铜绿假单胞菌
C. 肺炎链球菌
D. 金黄色葡萄球菌
F. 变形链球菌

123. 此疾病最易引发的并发症为
A. 脑脓肿
B. 肝脓肿
C. 海绵窦化脓性血栓静脉炎
D. 败血症
E. 脓毒血症

（124～127 题共用题干）

患者，男性，65 岁。初戴全口义齿，医师检查及现在正中𬌗接触时，发现咬合接触点少。

124. 此现象诊断为
A. 长正中不协调
B. 正中𬌗干扰
C. 侧方𬌗干扰
D. 前伸𬌗干扰
E. 正中关系错误

125. 解决上述问题后，应实现
A. 所有后牙颊舌尖均有接触
B. 前后牙均有接触
C. 最大面积的广泛均匀接触
D. 功能尖、非功能尖均有接触
E. 前牙后牙至少三点接触

126. 若检查发现前伸𬌗时仅有前牙接触，后牙不接触，应调磨的位置是
A. 上切牙切缘
B. 下切牙切缘
C. 下切牙切缘和上切牙切缘舌斜面
D. 下切牙切缘唇斜面和上切牙切缘舌斜面
E. 下切牙舌斜面和上切牙舌斜面

127. 若检查时发现侧方𬌗时平衡侧有接触，工作侧不接触，应调磨的位置是
A. 平衡侧上后牙颊尖颊斜面或下后牙颊尖舌斜面
B. 平衡侧上后牙颊尖舌斜面或下后牙颊尖颊斜面
C. 平衡侧上后牙舌尖舌斜面或下后牙舌尖颊斜面
D. 平衡侧上后牙舌尖颊斜面或下后牙颊尖舌斜面
E. 非平衡侧上后牙舌尖舌斜面或下后牙舌尖颊斜面

## 【B 型题】

### 答 题 说 明

以下提供若干组考题，每组考题共用在考题前列出的 A、B、C、D、E 五个备选答案，请从中选择一个与问题关系最密切的答案。某个备选答案可能被选择一次、多次或不被选择。

（128～132 题共用备选答案）
A. 成釉细胞瘤
B. 组合性牙瘤
C. 牙源性腺样瘤
D. 牙源性钙化上皮瘤
E. 良性成牙骨质细胞瘤

128. 由许多牙样结构组成的疾病是
129. 病理见玫瑰花样结构的疾病是
130. 含有淀粉样物质的疾病是
131. 与受累牙牙根融合的疾病是
132. 易复发，易恶变，属“临界瘤”，具有高度局部侵袭性的是

（133~136题共用备选答案）

A. 红褐色血样液体，经久不凝
B. 微混浊的黄色黏稠性液体
C. 淡黄色清亮液体，含淋巴细胞
D. 黄色或棕色清亮液体，含胆固醇结晶
E. 乳白色豆渣样物

133. 神经鞘瘤穿刺液多为
134. 囊性水瘤穿刺液多为
135. 鳃裂囊肿穿刺液多为
136. 甲状舌管囊肿穿刺液可为

（137~141题共用备选答案）

A. RPI卡环组
B. 回力卡环
C. 联合卡环
D. 对半卡环
E. 杆形卡环

137. 具有应力中断作用的是
138. 可减少远中游离端义齿基牙的卡抱力的是
139. 有效防止食物嵌塞的是
140. 用于前后有缺隙孤立的前磨牙或磨牙的是
141. 美观，致龋率低的是

（142~145题共用备选答案）

A. $\overline{8763|78}$ 缺失
B. $\overline{63|78}$ 缺失
C. 下颌 $\overline{21|12}$ 缺失
D. 上颌 $\overline{651|456}$ 缺失

142. 属于Kennedy分类法第一类第一亚类牙列缺损的是
143. 属于Kennedy分类法第二类第二亚类牙列缺损的是
144. 属于Kennedy分类法第三类第二亚类牙列缺损的是
145. 属于Kennedy分类法第四类牙列缺损的是

（146~147题共用备选答案）

A. 抗生素+激素
B. 聚羧酸水门汀
C. 氢氧化钙
D. 磷酸锌水门汀
E. 玻璃离子水门汀

146. 年轻恒牙外伤冠折露髓，其直接盖髓剂最好选用
147. 可复性牙髓炎采用间接盖髓治疗时，间接盖髓剂最好选用

（148~150题共用备选答案）

A. 意外露髓
B. 充填体过高
C. 继发龋
D. 乳牙内吸收
E. 充填体脱落

148. 充填后产生咀嚼时疼痛的最常见原因是
149. 直接盖髓术的适应证是
150. 树脂充填修复失败的最主要原因是

# 参考答案与解析

## 第四单元

1. D【解析】急性化脓性根尖周炎根据脓液所在部位不同，可分为三个阶段：急性根尖周脓肿、骨膜下脓肿、黏膜下脓肿。

2. A【解析】急性化脓性根尖周炎最差的引流途径：根尖部→牙周间隙→龈袋/牙周袋；最佳的引流途径是根尖孔→根管→冠部缺损。

3. C【解析】根管充填时主牙胶尖的长度应该是工作长度。工作长度指示的根管是根管充填材料必须填满和严密封闭的空间，不等于牙齿长度、根管长度、髓腔长度和X线片上的牙长度。

4. A【解析】根管消毒药物性能要求有广谱杀菌、渗透力强、效果持续、对根尖周组织无明显的刺激和损害等特点。

5. C【解析】共同参与型是一种以平等关系为基础的医患关系模式，双方有近似的同等权利，从事于双方都满意的活动，在临床实践中强调医师和患者都处于平等的地位，医师帮助患者自助，是一种同志或朋友式的相互依存、相互需要和相互作用的民主的关系，都具有治好疾病的共同愿望和要求，在大多数慢性疾病中可以见到这种关系。

6. B【解析】原发性疱疹性龈口炎病程为7~10天。

7. C【解析】磷酸锌水门汀调和时会释放游离磷酸，呈较强的酸性，pH为1~2，调和3分钟后pH为3.5，1小时后pH为4，24小时后pH可升到6~7，48小时接近中性。水门汀早期的游离酸渗透入牙本质小管内可刺激牙髓。因此当剩余牙本质较薄时，磷酸锌水门汀可能引发牙髓炎。如果牙髓组织已经受损，则该反应不可逆，会造成牙髓的坏死。粉液比越低，刺激性越大。

8. A【解析】口腔念珠菌病在人类免疫缺陷病毒（HIV）感染者的口腔损害中最为常见，且在疾病早期就表现出来，是免疫抑制的早期征象。

9. C【解析】在口腔内存在的时间最短的乳牙为下颌中切牙。

10. E【解析】含氟漱口液一般推荐使用中性或酸性氟化钠配方，0.02%氟化钠溶液每周使用1次，0.05%氟化钠溶液每天使用1次。

11. E【解析】①2.5~4.0岁的特征：牙排列紧密而无明显间隙；切缘及𬌗面尚无显著磨耗；乳牙位置较正；覆𬌗较深，覆盖较小，𬌗曲线不明显；上、下颌第二乳磨牙的远中面彼此相齐，成一垂直平面称为齐平末端。②4~6岁的特征：随着颌骨的长大，牙排列不紧密，前牙间隙逐渐形成；牙的切缘及𬌗面产生显著磨耗；下颌第二乳磨牙移至上颌第二乳磨牙的稍前方（近中）；随下颌升支发育，暂时性深覆𬌗减小。

12. B【解析】贝赫切特综合征的诊断标准是以复发性口腔溃疡为基础，加上复发性生殖器溃疡、眼病、皮肤结节性红斑及针刺反应阳性中的任意两项即可确诊。虹膜状红斑为多形性红斑典型的皮肤损害，好发于颜面、头颈、手掌、足背及四肢伸侧。Koplik斑即麻疹黏膜斑，约90%的麻疹患者在病程的第2~3天，与双侧第二磨牙相对应的颊黏膜上出现0.5~1.0mm针头大小的灰白色小点，周围有红晕环绕。蝶形红斑是系统性红斑狼疮或盘状红斑狼疮典型的皮肤损害，常发生在鼻梁、鼻侧以及双侧颧部皮肤所构成的状似蝴蝶的区域。尼科利斯基征阳性常出现于急性期的寻常型和落叶型天疱疮，表现为用手指侧向推压外表正常的皮肤或黏膜，即可迅速形成水疱，推赶水疱能使其在皮肤上移动，在口腔内，用舌舔及黏膜，可使外观正常的黏膜表层脱落或撕去。

13. E【解析】若日后发生牙髓坏死，再做根管治疗。根尖1/3处根折的患牙，如牙髓状况良好，可调𬌗后观察。

14. C【解析】最能反映龋病流行的严重程度的龋均。

15. B【解析】用于盖髓的氢氧化钙制剂应为碱性，pH范围为9~12。

16. D【解析】可通过X线片来诊断的是慢性根尖周炎；急性根尖周炎是慢性根尖周炎的早期，多无异常表现；急性牙髓炎主要通过牙髓活力温度测验来诊断，牙本质过敏症通过探诊来诊断，牙隐裂通过碘酊或龙胆紫等浸染手段来诊断。

17. D【解析】腭裂术后患儿清醒2~4小时后可喂食少量糖水；观察半小时，没有呕吐可进流质软食，但每次进流食量不宜过多。流质饮食应维持至术后1~2周，半流食1周，2~3周后可进普食。

18. E【解析】复发性口腔溃疡好发于缺乏角化层和角化较差区域，很少见于硬腭。

19. D【解析】舌刺与舌挡用来纠正不良舌习惯。

20. D【解析】醋酸氯己定溶液是目前效果最确

切的抗菌斑制剂，常用浓度为0.12%和0.2%。

21. B【解析】这个研究属于前瞻性研究中的试验流行病学。但试验流行病学方法要求设立严格的对照组，本题没有设立对照组，所以不是严格意义上的试验流行病学，只能将其归入“类试验”或“准试验”一类中。

22. C【解析】根尖片分角线投射技术要求X线中心线垂直于牙体长轴与胶片的分角线。

23. E【解析】知情同意是医学伦理的一条基本原则，它规定医疗机构及其医务人员应当将患者的病情、医疗措施、医疗风险等如实告知患者，做特殊检查、特殊治疗、手术、实验性临床医疗等，必须由患者本人签署同意书。

24. E【解析】牙釉质是机体中钙化最高和最坚硬的组织，X线片显示的影像密度最高。牙本质围绕牙髓构成牙的主体，X线影像密度较牙釉质稍低。牙骨质被覆于牙根表面，是一层很薄的组织，在X线片上所显示的密度与牙本质不易区别。牙髓腔内含牙髓软组织，X线片上显示为密度低的影像。牙槽骨是上、下颌骨包绕牙根的突起部分，在X线片上显示密度较牙低。

25. E【解析】重度磨耗不属于牙釉质发育不全的病因。

26. B【解析】口腔单纯的急性根尖周炎时，根尖周骨质尚未被吸收破坏，因此X线检查不能辅助诊断。

27. A【解析】临床创口分为感染创口、污染创口、无菌创口。感染创口指凡细胞已经侵入、繁殖并引起急性炎症、化脓、坏死并在此情况下进行手术的创口。污染创口指在非无菌条件下发生的创口，如在与口腔、鼻腔相通或在口腔、鼻腔内进行手术的创口。无菌创口指未经细菌侵入的创口。

28. C【解析】慢性根尖周炎诊断时，必须伴有根尖周骨质吸收形成，即X线片上表现为根尖周低密度透射影。

29. C【解析】氟牙症指数范围在0~0.4，表示阴性，没有氟牙症流行；0.4~0.6表示边缘性，为许可范围；0.6~1.0表示轻度流行；1.0~2.0表示中度流行；2.0~3.0表示重度流行；3.0~4.0表示极重度流行。

30. A【解析】牙源性黏液瘤在X线片上表现为多房低密度影，房隔细而不规则，分房形态各异，以网格状多见，有时呈“火焰状”改变，边缘欠光滑整齐，可伴有牙移位和牙根侵蚀吸收。

31. B【解析】头皮冠状切口复位固定法是在帽状腱膜下层翻瓣，在距眶上缘2cm处切开骨膜，暴露骨折断端，采用小型接骨板方法进行骨折内固定。该方法显露充分，便于在直视下复位及固定，且避免了面部切口和术后瘢痕，主要用于面中部诸骨骨折的显露；尤其适合于颞、鼻、眶、额区多发性、复杂性骨折和陈旧性骨折。颧额缝、眶下缘和颧弓骨折可采用局部小切口显露骨折线。

32. B【解析】氯己定属于二价的阳离子表面活性剂。

33. A【解析】深龋在冷热刺激入洞时可有一过性敏感，症状不持续；可复性牙髓炎具有自发痛史；牙本质敏感对机械、化学刺激敏感，尤其是机械刺激。

34. E【解析】舌白斑是三期梅毒的口腔表现。

35. D【解析】医师在执业活动中享有下列权利：（一）在注册的执业范围内，按照有关规范进行医学诊查、疾病调查、医学处置、出具相应的医学证明文件，选择合理的医疗、预防、保健方案；（二）获取劳动报酬，享受国家规定的福利待遇，按照规定参加社会保险并享受相应待遇；（三）获得符合国家规定标准的执业基本条件和职业防护装备；（四）从事医学教育、研究、学术交流；（五）参加专业培训，接受继续医学教育；（六）对所在医疗卫生机构和卫生健康主管部门的工作提出意见和建议，依法参与所在机构的民主管理；（七）法律、法规规定的其他权利。

36. C【解析】①饮用氟化水时间越早效果越好，饮用氟化水时间越长效果越好。②饮用氟化水对恒牙的防龋效果优于乳牙。③从儿童开始一直饮用氟化水，效果可持续到中年和老年人。④氟对光滑面龋的预防效果优于点隙窝沟龋。⑤错位牙和牙间接触不良减少。⑥饮用氟化水可使牙矿化程度更好，牙釉质更有光泽，釉质矿化不全和非氟斑减少。

37. B【解析】单侧完全性唇裂指整个上唇至鼻底完全裂开。Ⅰ度唇裂：仅限于红唇部分的裂开。Ⅱ度唇裂：上唇部分裂开，但鼻底尚完整。Ⅲ度唇裂：整个上唇至鼻底完全裂开。隐性唇裂，即皮肤和黏膜无裂开，但其下方的肌层未能联合或错位联合，致裂侧出现浅沟状凹陷及唇峰分离等畸形。

38. B【解析】腭裂手术可对上颌骨发育产生影响，手术年龄越小，手术损伤对上颌骨发育影响越大。

39. A【解析】牙支持式适用于缺牙数目少、基牙健康者；混合支持式尤其适用于游离缺失的牙列缺损。

40. A【解析】在心理治疗中，医务人员应遵循以下伦理要求：①要掌握和运用心理治疗的知识、技巧去开导患者。②要有同情、帮助患者的诚意。③要以健康、稳定的心理状态去影响和感染患者。④要保守患者的秘密、隐私。

41. E【解析】不可复性关节盘前移位临床表现主要是有关节弹响史，继而有间断性关节绞锁史，进一步发展弹响消失而开口受限；开口时下颌偏向患侧；被动开口检查时，开口度不能增大。开口度过大伴开口末弹响是翼外肌功能亢进的临床特点。

42. C【解析】后牙主要用于完成咀嚼功能，还要重视义齿承托组织的保健，重要的是选择与牙槽嵴状况相适应的后牙𬌗面形态，因此应优先考虑口腔支持组织条件。

43. E【解析】球菌性口炎主要表现为口腔颊、舌、腭等口腔任何部位黏膜充血、发红，可有糜烂或浅表溃疡，并覆盖有灰黄色假膜，假膜易于擦去，呈现出血性创面。而白色凝乳状斑点或斑片为急性假膜型念珠菌性口炎的临床表现。

44. A【解析】疾病监测是指长期、连续、系统地收集疾病的动态分布及其影响因素的资料，经过分析将信息上报和反馈，传达给所有应当知道的人，以便及时采取干预措施并评价其效果。疾病监测本身是客观地收集资料，不建立假设和检验假设，不属于分析性研究，属于描述性研究。

45. E【解析】原发性三叉神经痛行诊断性封闭时，第一支痛时，应封闭眶上孔及其周围；第二支痛时，可根据疼痛部位将局部麻醉药选择性地注入眶下孔、切牙孔、腭大孔、上颌结节或圆孔；第三支痛时，则应作颏孔、下牙槽神经孔或卵圆孔的阻滞麻醉。茎乳孔是面神经出颅的位置。

46. D【解析】咬合不平衡有早接触点会导致𬌗创伤，出现咬合痛，不是引起牙龈炎的原因。修复体边缘过长，边缘不密合，光洁度差和食物嵌塞均可能导致牙龈炎症的发生。

47. C【解析】有龋或有患龋倾向预示该牙很有可能即将患龋，应及时做窝沟封闭预防龋的发生。

48. A【解析】病例对照研究研究时间短，节省人力、物力、财力。其余选项均为病例对照研究的特点。

49. D【解析】基牙轴面聚合度越小，固位力越大。桥体的强度与固位力无关。固定桥两端基牙数目不等不说明两端固位力不均衡，有些情况下，为了保持固位力的均衡，还需要在固位薄弱的一端增加基牙。当一端基牙过短时，会造成此基牙上的固位体固位力过小，而且两端固位力不均衡，容易导致固定桥在此端松动。固定桥的固位主要取决于固位体的固位力大小、两端固位力是否均衡，以及脱位力的大小和方向。而固位力均衡并不是，也不可能要求两端固位力绝对相等。

50. A【解析】面神经麻痹根据引起面神经损害的部位不同，分为中枢性面神经麻痹和周围性面神经麻痹两种。

51. D【解析】牙龈线形红斑常表现为牙龈缘呈明显的火红色线状充血，界限清楚，可有自发性牙龈出血或刷牙后出血。这种表现可能是艾滋病感染者及艾滋病患者出现的牙周组织疾病，需进一步诊治。

52. E【解析】家族史，指某一种病的患者的家族成员（较大范围的家族成员，不仅限于祖孙等直系亲属）中发病情况。一个家族中多个成员患有同一种疾病，医学上称之为疾病家族史。家族性疾病可以是阴性（即没有发现同样病的患者），也可以是阳性（指发现有同样病的患者）。在遗传病中，显性遗传病往往表现出明显的家族性倾向，如多指（趾）、多发性结肠息肉、多囊肾、血友病等。但是，家族性疾病也不一定都是遗传病。这是因为在同一家族中，由于饮食、居住等环境因素相同，可能导致多个成员患有相同的疾病。例如，一家中多个成员都可以由于饮食中缺少维生素A而患夜盲症；因缺碘而引起甲状腺功能减退。

53. E【解析】连接体是固定桥的薄弱环节，连接体的设计应考虑强度、功能、美观、自洁、可清洁性。在不影响美观的前提下应适当增加厚度，特别是磨牙𬌗龈方向的高度。在不影响咬合的前提下可向舌侧增厚，以增进唇侧的立体感，增进美观。在后牙固定桥可以适当加大邻间隙，以利于清洁。

54. B【解析】听觉检查：检查镫骨肌神经是否受损；泪液检查：检查膝状神经节是否受损。

55. B【解析】国家对医疗机构实行分类管理。医疗卫生服务体系以非营利性医疗卫生机构为主体。营利性医疗卫生机构为补充。

56. A【解析】牙周病与许多全身疾病有关，如血液疾病、遗传性疾病、糖尿病及艾滋病等。掌跖角化-牙周破坏综合征和唐氏综合征的患者，常表现为牙龈红肿，深牙周袋，牙齿松动，这与遗传缺陷有关；糖尿病可通过多种途径造成身体多个器官的病变，也是牙周病的一个重要危险因素。

57. E【解析】临床预防服务是在临床环境下一级预防和二级预防的结合，其服务所针对的主要是健康人和无症状的“患者”。

58. E【解析】舌咽神经痛为舌咽神经分布区域的阵发性剧痛。疼痛部位在咽后壁、舌根、软腭、扁桃体、咽部及外耳道等处。疼痛常因吞咽、讲话而引起，睡眠时也可发作。

59. D【解析】人体试验虽以实验室研究和动物实验作为基础，但由于实验室研究和动物实验与真正的人体试验是有差别的，例如，人的体外研究和动物实验产生的副作用很小，但用到人身上可能较大。因此，人体试验强调维护受试者的利益，但并不能保障其绝对安全。

60. D【解析】封闭疗法：用1%～2%利多卡因行疼痛神经支的阻滞麻醉，也可加入维生素 $B_{12}$ 做神经干或穴位封闭，1次/天，10次为1个疗程。

61. C【解析】CPI适合于大规模的口腔流行病学调查。检查内容包括牙龈出血情况、牙石、牙龈沟或牙周袋深度。WHO规定每个区段内必须有2颗或2颗以上功能牙，并且无拔牙指征，该区段才做检查，并检查每个区段的指数牙。20岁以上者需检查10颗指数牙的牙龈出血、牙石、牙周袋深度。15岁以下者，只检查6颗指数牙的牙龈出血和牙石情况，不检查牙周袋深度。

62. C【解析】若炎症局限于龈沟（袋）壁内侧时，牙龈表面可表现为质地较韧。

63. A【解析】牙周炎疾病呈静止期和加重期交替出现。静止期：炎症反应轻，没有或很少有骨和结缔组织的附着丧失。加重期/活动期：骨和结缔组织的附着丧失，牙周袋加深。加重期可持续数天、数月、数年，此后常可自动进入静止期。可见静止期时间较长，而加重期时间较短。

64. C【解析】两种类型主要的区别在侧方运动，前者工作侧仅尖牙接触，后者是后牙均匀接触。

65. D【解析】咀嚼食物时，下颌运动有其一定的程序和重复性，此种程序和重复性称为咀嚼周期。根据咀嚼时下颌运动的轨迹图形，咀嚼周期具有形态和时间的变化。轨迹图形似滴泪水形。时间变化为快（开口）→慢（最大开口）→快（闭口）→慢（咬合接触）。正常人的一个咀嚼周期所需时间平均为0.875秒，其中，殆接触的时间为0.2秒，两者的时间之比约为4∶1。咀嚼周期中，每一程序所持续的时间和咀嚼运动的特性，可随食块的大小、硬度、滋味、特点及某些疾病的性质而异。

66. D【解析】医德评价的方式多种多样，主要有3种，即社会舆论、传统习俗和内心信念。

67. E【解析】氟牙症的临床表现：①同一时期萌出牙的牙釉质上有白垩色到褐色的斑块，严重者还并发实质缺损。临床上按其程度分为白垩型、着色型、缺损型。②多见于恒牙，乳牙较少且程度较轻。③耐酸不耐磨。④严重的慢性氟中毒患者可有骨骼增殖性变化。

68. E【解析】术前服用抗生素对于预防局部感染效果不大。术中无菌操作很关键。

69. E【解析】 化学性根尖周炎（也叫药物性根尖周炎）的常见病因：①封亚砷酸时间过长，或者亚砷酸用于年轻恒牙，砷扩散至根尖孔以外引起。②根管内放置腐蚀性药物如酚类和醛类制剂过多，特别是在根尖孔比较大的患牙，药物容易溢出根尖孔，引起化学性根尖周炎。一般来说，封药引起化学性根尖周炎时，出现症状的时间是比较早的。

70. D【解析】牙震荡处理：应使患牙休息1～2周。必要时降低咬合以减轻患牙的殆力负担。松动的患牙应进行固定，应在第1、3、6、12个月进行。观察1年后，若牙冠不变色，牙髓活力测验正常，可不进行处理；若有牙髓坏死迹象，应进一步做根管治疗。需牢记，在年轻恒牙，其活力可在受伤1年后才丧失。

71. E【解析】埋伏牙和阻生齿可引起邻牙牙根吸收、冠周炎、牙列不齐、邻牙龋坏，均应拔除。对于青少年患者发现阻生的恒牙，有条件的可以采取正畸治疗。对于滞留乳牙，若对应恒牙先天缺失或无法就位，可暂予保留。

72. D【解析】MSBB计数>100个和Cariostat试验为黄绿色，均提示个体处于龋活性显著状态。

73. C【解析】窝沟不是深窝沟，且无龋、自洁作用良好时，可不进行窝沟封闭。

74. A【解析】根据患儿症状，病变发生在口腔、手掌、足底、膝部及肘部，符合掌跖角化-牙周破坏综合征症状。

75. E【解析】C型行为是一种容易发生癌症的行为模式。C型行为的特征是在气质上好压抑自己的情绪，特别是压抑怒气，怒而不发，也不善于发泄自己的情绪；在性格上好克服自己，忍让，过分谦虚，过分依从社会，回避矛盾，好调和矛盾。研究发现，C型行为的人癌症发生率比一般人高3倍以上，并可促进癌的转移，使癌症进一步恶化。

76. C【解析】某地区准备从口腔鳞癌患者的病历资料中分析该地区人群口腔鳞癌发病率的性别分布，该口腔流行病学研究的方法是常规资料分析。它属于口腔描述性流行病学范畴，是指对已有的资料或疾病监测记录进行分析和总结。

77. E【解析】唇腭裂的治疗是一个多学科参与的、有计划、有目的的治疗程序，方案内容包括唇腭裂隙的关闭，重建良好的腭咽封闭，纠正牙颌畸形，改善容貌及咬合，在以上的基础上同时进行语音训练和精神心理治疗。

78. E【解析】龋面均即一个人口腔中发生龋病的牙面数、因龋病失去的牙面数与因龋病做填充治疗的牙面数的和，用来表示个体患龋的情况。即人群龋、失、补牙面数之和/受检人数。

79. C【解析】本病例龈乳头严重破坏，甚至消失，龈乳头处的龈高度甚至低于龈缘高度，呈反波浪状，牙齿松动，牙槽骨吸收，呈坏死溃疡性牙周炎的表现。因此务必提高警惕，排除患有艾滋病的可能性。

80. D【解析】局部义齿戴牙后咀嚼功能差的原因有人工牙𬌗面过小、𬌗低、关系不良、牙尖斜度小、垂直距离过低。

81. D【解析】应先进行牙周基础治疗2~3个月之后，再进行口腔状况全面的检查，包括一些牙周袋X线来进行全面的评估，如果仍不能达到非常好的愈合状况，那么就可以考虑牙周手术。

82. C【解析】牙源性腺样瘤在临床和病理学表现上是牙源性肿瘤中较有特点的肿瘤。一般发生在上颌前牙区，年龄多在15岁以下，肿瘤多有完整包膜。

83. A【解析】对于患儿患牙情况，窝沟封闭是最好的预防治疗措施。

84. B【解析】根据患牙条件，适合嵌体修复。嵌体修复适用于各种牙体缺损已涉及牙尖、切角、边缘嵴以及牙面，而不能使用一般材料充填修复者；因牙体缺损邻接不良或食物嵌塞严重，需恢复邻面接触点者；牙体虽有缺损，但仍存在较大体积的健康牙体组织，可以为嵌体提供足够抗力者。

85. E【解析】参见《医疗事故处理条例》的相关规定：因抢救急危患者，未能及时书写病历的，有关医务人员应当在抢救结束后6小时内据实补记，并加以注明。患者依照规定要求复印或者复制病历资料的，医疗机构应当提供复印或者复制服务并在复印或者复制的病历资料上加盖证明印记。复印或者复制病历资料时，应当有患者方在场。医疗机构应患者的要求为其复印或者复制病历资料. 可以按照规定收取工本费。

86. A【解析】静止状态下义齿松动一般是因为边缘封闭差，基托和组织不贴合。检查见基托伸展达到黏膜转折，边缘封闭良好，所以应是不贴合。

87. C【解析】面部肿大、畸形最常见于海绵状血管瘤、囊性淋巴管瘤、神经纤维瘤病，其次是嗜酸性粒细胞增生性淋巴肉芽肿、放线菌病。前三者为面部肿大、弥漫无边界、质软；后两者肿胀较硬，特别是放线菌病呈板状硬，嗜酸性粒细胞增生性淋巴肉芽肿肿胀因皮肤瘙痒搔抓增厚，因此这两种病可排除。据患者表现为面部广泛肿胀甚至下垂、软，加上面部及躯干部皮肤有多处棕色斑（咖啡斑），这些都是神经纤维瘤病的主要特征性表现。

88. D【解析】患者要求快速解决前牙美观问题，除A选项以外其余都需要一定的时间，因此选择拔除后固定桥修复。

89. D【解析】根分叉病变的分度如下。Ⅰ度：属于病变早期，牙周袋深度达根分叉，可探及根分叉处，但牙槽骨骨质吸收轻微，X线检查显示无骨质吸收，医师拿探针可以探到根分叉，但是无法水平探入。Ⅱ度：是在多根牙的一个或一个以上的分叉区，已经有骨吸收但彼此尚未相通，因此根分叉区内尚有部分牙槽骨和牙周膜的存在。Ⅲ度：根分叉，牙槽骨全部吸收，探针可以通过根分叉，周围被软组织覆盖，只暴露在牙周袋内。Ⅳ度：根间骨隔完全破坏，且牙龈退缩而使病变的根分叉区完全暴露于口腔。

90. C【解析】肥皂泡沫状囊性阴影是颌骨巨细胞瘤的特征性表现。

91. B【解析】医患交往的两种形式：言语形式的交往和非言语形式的交往。前者顾名思义，是用语言传递信息，后者包括语调、表情等。依题意，这位女医师在非言语形式的交往方面做得比较好。

92. C【解析】上颌尖牙唇面观，近中牙尖嵴短，远中牙尖嵴长；舌面观，由牙尖至舌面隆突有一纵嵴将舌窝分为近中舌窝和远中舌窝；邻面观，远中面比近中面更为突出且短小。

93. B【解析】鼻唇囊肿位于软组织内，病变部位对于其诊断显得比病理变化更重要，因为颌面部许多囊肿的内衬上皮无特殊表现。选项中另一个位于软组织的囊肿为鳃裂囊肿，但其囊壁内有大量淋巴组织。其他囊肿均位于颌骨内。

94. E【解析】平衡𬌗=髁导斜度×切导斜度/（牙尖斜度×补偿曲线曲度×定位平面斜度），其中髁导斜度是一定的。前牙接触、后牙无接触说明切导斜度过大，所以可以通过加大牙尖斜度、加大补偿曲线曲度或者加大定位平面斜度来实现。

95. C【解析】双避冲突又称负负冲突，是动机冲突的一种，指同时有两个可能对个体具有威胁性、不利的事发生，两种都想躲避，但受条件限制，只能避开一种，接受一种，在做抉择时内心产生矛盾和痛苦。如前有狼后有虎的两难境地。

96. B【解析】成釉细胞纤维瘤属牙源性间充质和上皮混合来源的肿瘤，即上皮成分和间充质成分均为肿瘤成分。上皮成分与成釉细胞瘤的上皮成分表现相同，间充质成分为类似于牙乳头的肿瘤细胞增生。

97. D【解析】Kennedy（1925）根据牙列缺损者缺牙间隙所在部位，结合可摘局部义齿鞍基与余留天然牙的关系，将牙列缺损分为四类。第一类：双侧缺隙位于余留牙的远中，即双侧远中游离缺失。第二类：单侧缺隙位于一侧余留牙的远中，即单侧远中游离缺失。第三类：缺隙位于牙弓一侧，缺隙前后均有余留牙，即单侧非游离缺失。第四类：单个越过中线的缺隙，位于所有余留牙的近中。应用Kennedy分类法的Applegate法则：分类应该在拔牙后进行，以免因拔牙改变分类；如果第三磨牙缺失而不修复，则分类时不考虑；如果第三磨牙存在并作为基牙，则分类时应考虑；如果第二磨牙缺失而不修复（如对颌第二磨牙同时缺失），则分类时不考虑；以最后部缺隙作为主要缺隙决定分类；决定分类的主要缺隙以外的其他缺隙以其数目命名为亚类；只计数亚类缺隙的数目，不考虑缺隙的长度；第四类无亚类。

98. E【解析】放疗后可能发生的口腔改变有口干、龋坏、黏膜炎症及皮肤色泽变化等。

99. B【解析】在固定桥的设计中，双端固定桥是一种最理想的结构形式，也是临床应用最广泛的设计形式。题干中表明缺失牙前后都有基牙，$\lfloor 6$ 银汞充填体，已做牙髓治疗。故可做双端固定桥。

100. D【解析】舌体组织脆，活动度大，故应采用粗针粗线进行缝合，进针距创缘要大，深度要深，最好加用褥式缝合，缝合时尽量保持舌的长度。

101. B【解析】此患者是典型的撕脱伤病例，创缘较不整齐，伤情重，疼痛剧烈，出血多，易发生休克。

102. D【解析】创伤性休克处理原则是安静、镇痛、止血和补液；失血性休克处理的根本措施为补充血容量。吗啡副作用是呼吸抑制，出现呼吸障碍的时候更不可以使用吗啡。

103. A【解析】在患者生命体征稳定的前提下，及时清创，尽量将组织复位缝合。

104. D【解析】如果撕裂组织与正常组织相连，则行复位缝合；如果已完全撕脱，可以行血管吻合、组织再植。

105. A【解析】根分叉区病变需检查口腔卫生情况、出血、咬合、釉突和釉珠、牙石、根分叉病变程度。

106. D【解析】磨牙根分叉距釉质牙骨质界较近、根面有凹槽、釉突釉珠的存在、根分叉入口过小都是影响牙周深刮治疗效果的重要因素，导致根分叉病变治疗难度大。

107. E【解析】截根术适用于当多根牙的某一个根患有难以治愈的深牙周袋和骨吸收，或重度根分叉病变时，可将该患根切除，保留其余可保存的牙根及牙冠，以延长该牙的寿命。

108. E【解析】该病例固定桥修复体的对颌牙有银汞合金充填体，咬合接触时异种金属接触会产生微电流，刺激牙髓引起疼痛。咬合接触瞬间痛的特点符合微电流刺激痛的特点。

109. C【解析】将上颌银汞充填体改为树脂充填即可避免异种金属接触的微电流刺激，是简单有效的治疗方案。

110. E【解析】根据患者5岁时发生外伤病史及目前临床症状，可判断最可能诊断为颞下颌关节强直。

111. D【解析】颞下颌关节强直颏点偏向患侧。

112. B【解析】双侧颞下颌关节强直可表现为双侧下颌发育不良，小下颌畸形。

113. A【解析】颞下颌关节强直的最有效治疗方法为外科手术治疗。

114. A【解析】本题未提示患牙有根折或根纵裂等情况，对于这样的年轻恒牙必须保留，不能拔除。但患儿年龄小，不适合永久修复，根管充填后做暂时性桩核冠修复是正确选择。

115. C【解析】经过成功的根管治疗后，应观察1~2周，确定无临床症状时，才可以开始做桩冠修复。如患儿有瘘管，须等到瘘管完全闭合后，而且无临床根尖周症状时才开始做桩冠修复。

116. E【解析】桩冠的固位力主要取决于冠桩与根管壁之间的摩擦力和黏固剂产生的黏结力。理想的冠桩外形应是与牙根外形一致的一个近似圆锥体，各部横径都不超过根径的1/3，而且与根管壁密合，所以只有个别铸造桩核可达到桩与根管壁密合的要求。最佳桩核类型只能从选项D和E中选择。但由于树脂核与金属核相比，其耐磨损性、抗折裂性能等均不如金属，所以最佳桩核应选个别铸造桩核。

117. B【解析】根据临床症状与检查结果，首先可排除咬合问题、继发龋和崩瓷的可能。因无食物嵌塞症状，也可排除邻接关系不良对患牙牙周的影响。最可能的原因应是全冠边缘问题导致的牙周炎，所以应注意检查全冠边缘的密合性。

118. D【解析】对于该病例的治疗，首先应做的不是牙周治疗，而是要去除病因，所以要先拆除修复体。因不存在咬合问题，调𬌗是错误的。患牙的情况不属于拔牙适应证，应经过治疗后予以保存。

119. C【解析】乳磨牙深龋洞，探诊敏感，去龋后未露髓，应盖髓术保留牙髓活力。

120. D【解析】去龋时发现近髓腔处有一个透红点，探痛，为开髓时露髓，应行根管治疗。

121. B【解析】唇痈伴蜂窝织炎可见唇部红肿热痛及脓点，全身症状明显，表现为淋巴结肿大和高热。

122. D【解析】疖痈最常见的致病菌为金黄色葡

葡球菌。

123. C【解析】唇部位于“危险三角区”，该区域静脉无静脉瓣，易发生逆行性感染，导致海绵窦化脓性血栓静脉炎。

124. B【解析】正中𬌗接触时，咬合接触点少为正中𬌗干扰的咬合检查结果。

125. C【解析】最大面积的广泛均匀接触是全口义齿咬合接触的要求。

126. D【解析】前伸𬌗时仅有前牙接触，后牙不接触，应调磨下切牙切缘唇斜面和上切牙切缘舌斜面，使前伸𬌗时仅有前牙不接触，后牙广泛大面积均匀接触。

127. D【解析】侧方𬌗时平衡侧有接触，工作侧不接触，应调磨平衡侧上后牙舌尖颊斜面或下后牙颊尖舌斜面。

128. B【解析】组合性牙瘤患者年龄较小，好发于上颌切牙、尖牙区。X线片显示形态及数目不一的牙样物堆积在一起。镜下见肿物由许多牙样结构所组成，这些牙样结构虽然不同于正常牙，但牙釉质、牙本质、牙骨质和牙髓的排列如同正常牙的排列方式。

129. C【解析】牙源性腺样瘤镜下见肿瘤上皮可形成不同结构，如玫瑰花样结构、腺管样结构、梁状或筛状结构、牙源性钙化上皮瘤样区。

130. D【解析】牙源性钙化上皮瘤又称 Pindborg 瘤。患者的年龄分布较广，下颌发病部位以前磨牙和磨牙区多见。患者无特殊症状，仅见颌骨逐渐膨胀。X线片表现为不规则透射区内含大小不等的阻射性团块，常与未萌牙的牙冠部相邻近。肉眼见病变区颌骨膨大，切面呈灰白或灰黄色，实性。可见埋伏牙，镜下见肿瘤由多边形上皮细胞组成，并常见清晰的细胞间桥。纤维性间质常见退变。上皮细胞排列呈片状或岛状。瘤细胞边界较清晰，胞质微嗜酸性。胞核圆形或卵圆形，核仁清楚。有的胞核较大，有时见双核或多核。核多形性明显，但核分裂罕见，这一点可与恶性肿瘤相鉴别。有时瘤细胞胞质透明，呈灶性聚集。肿瘤组织内常见一种特征性圆形嗜酸性均质物质，分布于细胞之间，特殊染色（如硫代黄色T、刚果红等）证实这种物质为淀粉样物质。淀粉样物质内常发生钙化，钙化物呈同心圆沉积。

131. E【解析】成牙骨质细胞瘤由致密的无细胞牙骨质样物质及纤维间质构成。牙骨质样物质呈片状、圆形或卵圆形排列，可见嗜碱性反转线，呈 Paget 病样结构。纤维间质有时可以血管非常丰富，并含有多核细胞。成牙骨质细胞有时大小不一，细胞核浓染，与成骨细胞或非典型骨肉瘤中所见相似。肿瘤与受累牙的牙根混合在一起，同时造成根吸收。在肿瘤边缘可见一层未矿化的组织，常呈放射状排列。

132. A【解析】成釉细胞瘤为颌骨中心性上皮肿瘤，在牙源性肿瘤中较为常见。多发生于成年人。男女发病无明显差别。下颌骨比上颌骨多。成釉细胞瘤除发生于颌骨外，极少数可发生在胫骨或脑垂体内。成釉细胞瘤一直被视为易复发，易恶变，应属“临界瘤”，具有高度局部侵袭性。

133. A【解析】神经鞘瘤的穿刺液为褐色血样液体，不凝结是其特点。

134. C【解析】囊性水瘤的穿刺液为淡黄色水样液体，内含淋巴细胞。

135. D【解析】鳃裂囊肿穿刺液为黄色或棕色、清亮的、含或不含胆固醇结晶。

136. B【解析】甲状舌管囊肿的穿刺液为透明、微混浊的黄色稀薄或黏稠的液体。

137. B【解析】回力卡环常用于后牙游离缺失，可减轻基牙承受的𬌗力，起到应力中断作用。

138. A【解析】RPI 卡环组常用于后牙游离缺失，可减轻基牙承受的𬌗力，义齿受力后，I 杆离开牙面，邻面板也移向倒凹区，可以减小对基牙的扭力。

139. C【解析】联合卡环由位于相邻两基牙上的2个卡环通过共同的卡环体相连而成。卡环体位于相邻两基牙的𬌗外展隙，可以防止食物嵌塞。

140. D【解析】对半卡环由颊舌侧两个相对的卡环臂和近远中两个𬌗支托组成，主要适用于前后都有缺隙、孤立的前磨牙或者磨牙。

141. E【解析】杆形卡环臂与牙的接触面小，美观，产生龋病和牙周病的机会少。

142～145 A、B、D、C【解析】参见第 97 题解析。

146. C【解析】直接盖髓剂一般最好使用氢氧化钙。

147. C【解析】可复性牙髓炎采用间接盖髓治疗时，间接盖髓剂一般最好使用氢氧化钙。

148. B【解析】充填体过高常导致充填后咬合痛，需调磨高点。

149. A【解析】直接露髓应采用直接盖髓术治疗。

150. E【解析】树脂充填修复失败的最主要原因是充填体脱落。

# 预测试卷二

## 第 一 单 元

### 【$A_1$ 型题】

**答 题 说 明**

每一道考题下面有 A、B、C、D、E 五个备选答案，请从中选择一个最佳答案。

1. 下列哪项不是浅龋的临床表现

A. 呈白垩色或斑

B. 一般无主观症状

C. 探诊时损害局部硬而光亮

D. 探诊时卡住探针尖端

E. 龋损部位透出墨浸状

2. 上颌第一恒磨牙髓室颊舌径、近远中径和髓室高度大小顺序正确的是

A. 近远中径>髓室高度>颊舌径

B. 近远中径>颊舌径>髓室高度

C. 髓室高度>颊舌径>近远中径

D. 颊舌径>髓室高度>近远中径

E. 颊舌径>近远中径>髓室高度

3. 牙周炎与牙龈炎最根本的区别是

A. 牙龈炎症程度

B. 有无牙槽骨吸收

C. 患者的发病年龄

D. X 线片示牙周膜增宽

E. 探诊深度是否>3mm

4. 氨由肌肉组织通过血液向肝进行转运的机制是

A. 三羧酸循环

B. 鸟氨酸循环

C. 丙氨酸-葡萄糖循环

D. 甲硫氨酸循环

E. ATP 循环

5. 下颌第一磨牙髓室顶最凹处约平齐于

A. 殆 1/3、中 1/3 交界处

B. 颈缘

C. 颈缘上 2mm

D. 颈缘下 2mm

E. 根分叉处

6. DNA 和 RNA 彻底水解后的产物的对比特点是

A. 戊糖相同，碱基不完全相同

B. 戊糖不完全相同，碱基相同

C. 戊糖相同，碱基也相同

D. 戊糖不同，部分碱基不同

E. 部分戊糖、部分碱基不同

7. 口腔黏膜的基本组织结构是

A. 黏膜上皮

B. 上皮和固有层

C. 上皮、固有层和黏膜下层

D. 上皮和基底膜

E. 上皮和黏膜下层

8. 外形高点位于中 1/3 处的是

A. 切牙唇侧

B. 磨牙舌侧

C. 尖牙舌侧

D. 切牙舌侧

E. 尖牙颊侧

9. 下列能够表达广谱角蛋白的细胞是

A. 血管内皮细胞

B. 黑色素细胞

C. 朗格汉斯细胞

D. 肌上皮细胞

E. 淋巴细胞

10. 在糖酵解和糖异生中均起作用的酶是

A. 丙酮酸羧化酶

B. 磷酸甘油酸激酶
C. 果糖二磷酸酶
D. 丙酮酸激酶
E. 葡糖激酶
11. 在组织中的主要抗原提呈细胞是
A. 树突状细胞
B. 朗格汉斯细胞
C. B 淋巴细胞
D. 并指状树突细胞
E. 巨噬细胞
12. 上颌第一磨牙𬌗面发育沟包括
A. 颊沟、远中舌沟、近中沟
B. 颊沟、舌沟、近中舌沟、远中沟
C. 近中舌沟、远中舌沟、近中颊沟、中央沟
D. 远中舌沟、近中舌沟、中央沟、远中沟
E. 颊沟、舌沟、远中舌沟、中央沟
13. 有关干扰素的叙述错误的是
A. 干扰素有广谱抗病毒作用
B. 干扰素的抗病毒作用具有相对的种属特异性
C. 干扰素对正常细胞几乎无作用
D. 干扰素有抗肿瘤细胞分裂作用
E. 使用干扰素无副作用
14. 上皮层中胞质内含嗜碱性透明角质颗粒的细胞是
A. 角化层
B. 颗粒层
C. 棘层
D. 基底层
E. 黑色素细胞
15. 医德修养的主要内容是指
A. 患者提出的要求
B. 医院院长提出的要求
C. 卫健委提出的要求
D. 新闻媒体提出的要求
E. 医德原则、规范提出的要求
16. 以下不予医师执业注册的情形是
A. 受过刑事处罚
B. 受刑事处罚，刑罚执行完毕不满 3 年或被依法禁止从事医师职业的期限未满
C. 无民事行为能力或者限制民事行为能力
D. 被吊销医师执业证书不满 3 年
E. 因医师定期考核不合格被注销注册不满 2 年
17. 上颌磨牙的主要功能尖
A. 近中颊尖
B. 近中舌尖
C. 远中颊尖
D. 远中舌尖
E. 第五牙尖
18. 刚入学的小学生看到别的孩子打扫卫生得到老师的表扬，也主动打扫卫生，在受到老师的表扬后，他经常自动打扫卫生。对其行为过程结果最全面合理的理论理解是
A. 经典条件反射和操作性条件反射
B. 操作性条件反射和强化
C. 经典条件反射和强化
D. 非条件反射和条件反射
E. 社会学习和操作性条件反射
19. 上皮层中层次最多、呈多边形的细胞是
A. 角化层
B. 颗粒层
C. 棘层
D. 基底层
E. 黑色素细胞
20. 属于口腔黏膜固有层的细胞是
A. 角质形成细胞
B. 成纤维细胞
C. 黑色素细胞
D. 梅克尔细胞
E. 朗格汉斯细胞
21. 含较多味蕾的结构是
A. 丝状乳头
B. 菌状乳头
C. 轮廓乳头
D. 叶状乳头
E. 结缔组织乳头
22. 有特异性抗原受体的细胞是
A. B 淋巴细胞
B. 浆细胞
C. 巨噬细胞
D. 自然杀伤细胞（NK 细胞）
E. 单核细胞
23. 根据牙齿演化的规律，哺乳动物的牙属于
A. 单锥体牙
B. 同形牙
C. 多牙列
D. 异形牙
E. 端生牙
24. 医疗机构未按规定填写、保管病历资料，或者未按规定补记抢救病历，可由县级以上人民政府卫生主管部门给予的处罚是
A. 通报批评
B. 责令整改

C. 追究刑事责任
D. 纪律处分
E. 自我批评
25. 结合上皮是
A. 无角化鳞状上皮
B. 正角化鳞状上皮
C. 不全角化鳞状上皮
D. 不全角化、正角化并存的鳞状上皮
E. 无角化、正角化并存的鳞状上皮
26. 上前牙的牙体长轴向近中倾斜角度由小到大排列
A. 中切牙、侧切牙、尖牙
B. 侧切牙、中切牙、尖牙
C. 中切牙、尖牙、侧切牙
D. 尖牙、侧切牙、中切牙
E. 尖牙、中切牙、侧切牙
27. 存在C形根管的牙是
A. 上颌第一前磨牙
B. 上颌第一磨牙
C. 上颌第二磨牙
D. 下颌第二磨牙
E. 下颌第一磨牙
28. 一位心理学专家为了对一名2岁幼儿做心理评估，去孩子所在的幼儿园观看该幼儿在游戏中的表现，这种心理评估的方法是
A. 现状调查法
B. 自由式会谈法
C. 控制观察法
D. 自然观察法
E. 心理测验法
29. 冠部浅龋的龋坏程度仅限于
A. 牙釉质内
B. 牙骨质内
C. 牙本质内
D. 牙釉质或牙骨质内
E. 牙骨质或牙本质内
30. 龈上牙石易沉积于
A. 上磨牙颊面和下前牙舌面
B. 全口牙邻面
C. 全口牙颊舌面
D. 后牙邻面和前牙唇面
E. 下磨牙颊面和上前牙舌面
31. 与固有层相邻具有增殖能力的细胞是
A. 角化层
B. 颗粒层
C. 棘层
D. 基底层
E. 黑色素细胞
32. 一位来访者单位的同事，要求了解当事人心理治疗的情况，心理治疗师婉言谢绝，这是因为
A. 保持客观中立的立场
B. 出于对来访者的尊重
C. 不认识来访者的同事
D. 心理治疗的关系限定原则
E. 心理治疗的保密原则
33. 行面部吸脂术时，在抽吸颧弓下方脂肪时发生出血，分析其可能的原因是
A. 颊动脉损伤
B. 面动脉损伤
C. 颞浅动脉损伤
D. 面横动脉损伤
E. 颞深动脉损伤
34. 对发生医疗事故的医务人员，尚不够刑事处罚的，依法给予行政处分或者纪律处分；卫生行政部门并可以责令暂停执业活动
A. 3个月以上6个月以下
B. 3个月以上9个月以下
C. 3个月以上1年以下
D. 4个月以上1年以下
E. 6个月以上1年以下
35. 固有层的基本细胞成分不包括
A. 成纤维细胞
B. 基底细胞
C. 巨噬细胞
D. 肥大细胞
E. 炎症细胞
36. 人的心理实质是
A. 内分泌系统功能
B. 脑的功能
C. 思维的结果
D. 心脏的功能
E. 个性的反映
37. 儿童建成完整乳牙殆的年龄为
A. 2岁
B. 2岁半
C. 3岁
D. 3岁半
E. 4岁
38. 下列属于医疗机构开展诊疗活动条件的是
A. 遵守有关法律法规和医疗技术规范
B. 对危重患者应当立即抢救
C. 按照核准登记或者备案的诊疗科目开展诊疗

活动
D. 承担相应的预防保健工作
E. 按照有关药品管理的法律、法规加强药品管理

39. 可识别并切割 DNA 分子内特异序列的酶称为
A. 限制性外切核酸酶
B. 限制性内切核酸酶
C. 非限制性外切核酸酶
D. 非限制性内切核酸酶
E. DNA 酶

40. 再次体液免疫应答的特点是
A. 潜伏期长
B. 大约需要 15 天才可检测到抗体产生
C. 用大量抗原刺激才可诱导
D. 比第一次体液免疫应答弱
E. 主要产生 IgG 抗体

41. 下列部位的口腔黏膜上皮无角化的是
A. 唇红
B. 硬腭
C. 牙龈
D. 舌腹
E. 舌背

42. 关于替牙期间𬌗特点，描述错误的是
A. 上颌侧切牙牙根向远中倾斜
B. 前牙轻度深覆𬌗关系
C. 可能显示前牙拥挤
D. 磨牙轻度远中关系
E. 中切牙间有间隙

43. 因抢救急危患者，未能及时书写病历的，有关医务人员应当在抢救结束后据实补记，并加以注明。其时限是
A. 1 小时内
B. 3 小时内
C. 6 小时内
D. 8 小时内
E. 12 小时内

44. 下列关于牙的倾斜方向描述有误的是
A. 上颌侧切牙在上前牙中近中倾斜度最大
B. 上下前磨牙近远中倾斜度较小
C. 第一磨牙近中倾斜角度最大，第二磨牙次之
D. 上下切牙均向唇侧倾斜
E. 下颌磨牙略向舌倾

45. 造成或者可能造成社会公众健康损害的突发公共卫生事件是指
A. 甲类或乙类传染病流行
B. 重大传染病疫情、群体性不明原因疾病、重大食物和职业中毒以及其他严重影响公众健康的事件
C. 寄生虫病疫情
D. 环境污染
E. 水灾、地震等严重危害公众生命财产安全的自然灾害

46. 能调节唾液的量及渗透压的结构是
A. 浆液性腺泡
B. 黏液性腺泡
C. 闰管
D. 分泌管
E. 排泄管

47. 关于施佩（Spee）曲线特点，下列描述有误的是
A. 自尖牙起向后逐渐降低，到第二磨牙近中颊尖处最低
B. 形成一条凹向上的曲线
C. 为下颌牙列的纵𬌗曲线
D. 在切牙段较平
E. 连接下颌切牙切缘、尖牙牙尖及前磨牙、磨牙的颊尖

48. 逆向转运胆固醇的是
A. 血清清蛋白
B. 乳糜微粒
C. 高密度脂蛋白
D. 低密度脂蛋白
E. 极低密度脂蛋白

49. 一对唾液腺中，下颌下腺分泌量约占总量的
A. 45%
B. 55%
C. 65%
D. 75%
E. 85%

50. 医疗卫生机构违反《医疗废物管理条例》规定，导致传染病传播，给他人造成损害的，应当依法承担
A. 行政责任
B. 行政赔偿责任
C. 刑事赔偿责任
D. 刑事责任
E. 民事赔偿责任

51. 舌体起源于
A. 第二鳃弓
B. 第三鳃弓
C. 第四鳃弓

D. 第一鳃弓
E. 第二、三鳃弓
52. 与头颈部的正常发育密切相关的细胞是
A. 纤维细胞
B. 上皮细胞
C. 软骨细胞
D. 神经嵴细胞
E. 肌细胞
53. 医学伦理学是
A. 研究人与社会之间关系的科学
B. 研究人与人之间关系的科学
C. 研究医务人员的医德意识和医德活动的科学
D. 研究科学道德或科学哲学的学科
E. 研究医疗人际关系的学科
54. 医疗机构的执业医师收受药品生产经营企业给予的财物或者其他利益，情节严重的，由卫生行政部门对其执业证书予以
A. 注销
B. 撤销
C. 吊销
D. 收回
E. 没收
55. 关于覆殆、覆盖的生理意义，下列描述有误的是
A. 扩大咀嚼面积
B. 有利于提高咀嚼效率
C. 减少侧方运动时的咬合干扰
D. 保护唇颊侧软组织
E. 保护舌的功能
56. 因致畸因子影响，面部突起联合失败而导致面部畸形的时间是胚胎
A. 第6周和第7周
B. 第8周和第9周
C. 第10周和第11周
D. 第12周和第13周
E. 第14周和第15周
57. 以下我国卫生法的表现形式，错误的是
A. 宪法
B. 卫生法律、法规、规章
C. 卫生国际条约
D. 政府红头文件
E. 卫生标准
58. 佐剂是
A. 超抗原的一种
B. 免疫球蛋白的一种
C. 非特异性免疫增强物质
D. 特异性免疫增强物质
E. 非特异性免疫抑制物质
59. 以下青春期龈炎的临床表现，错误的是
A. 治疗后不易复发
B. 临床表现与药物性牙龈增生无明显区别
C. 发病年龄在青春期
D. 好发于前牙唇侧
E. 青春期过后，病情会逐渐缓解
60. 形成面部的突起不包括
A. 上颌突
B. 下颌突
C. 侧鼻突
D. 联合突
E. 中鼻突（包括球状突）
61. 感觉障碍最常见于
A. 顶叶肿瘤
B. 颞叶肿瘤
C. 额叶肿瘤
D. 枕叶肿瘤
E. 小脑肿瘤
62. 下列没有咬合关系的是
A. 正中殆位
B. 下颌姿势位
C. 正中关系位
D. 肌位
E. 下颌后退接触位
63. 牙本质形成早期，在牙髓边缘聚集成的粗大的纤维束称
A. 穿通纤维
B. 沙比纤维（Sharpey's fiber）
C. 科尔夫纤维（Korff's fiber）
D. 耐酸纤维（Oxytalan fiber）
E. 主纤维
64. 下列关于肿瘤治疗原则的叙述，正确的是
A. 应根据肿瘤的组织来源、生长部位、分化程度、临床分期、患者机体状况等全面研究后再选择适当的治疗方法
B. 良性肿瘤可不予以处理
C. 瘤的分化程度与治疗无直接关系
D. 手术适用于所有肿瘤的治疗
E. 以上说法都不对
65. 用尖牙判断上下颌牙列的近远中相对关系的标志是
A. 上颌尖牙的远中牙尖嵴、下颌尖牙的近中牙尖嵴
B. 上颌尖牙的近中牙尖嵴、下颌尖牙的近中牙

尖嵴

C. 上颌尖牙的近中牙尖嵴、下颌尖牙的远中牙尖嵴

D. 上颌尖牙的远中牙尖嵴、下颌尖牙的远中牙尖嵴

E. 上、下颌尖牙牙尖顶之间的关系

66. 面横裂是由于

A. 一侧上颌突未能与内侧鼻突融合

B. 上颌突与外侧鼻突未融合

C. 上颌突与下颌突未融合

D. 原发腭突未能在一侧与继发腭突融合

E. 原发腭突未能在两侧与继发腭突融合

67. 人类免疫缺陷病毒（HIV）感染人体后，作用的靶细胞是

A. $CD4^+$T 淋巴细胞

B. $CD8^+$T 淋巴细胞

C. B 淋巴细胞

D. NK 细胞

E. 细胞毒性 T 细胞（CTL）

68. 在牙尖交错位时，只与一颗牙相对的牙是

A. 上颌中切牙和下颌第三磨牙

B. 上颌中切牙和下颌中切牙

C. 上颌第三磨牙和下颌中切牙

D. 上颌第三磨牙和下颌第三磨牙

E. 下颌中切牙和下颌第三磨牙

69. 关于氯己定的抗菌机制，下列说法正确的是

A. 系二价阳离子表面活性剂

B. 能与细菌细胞壁的阳离子作用，增加细胞壁的通透性

C. 能与唾液碱性糖蛋白的酸性基团结合

D. 能促进唾液细菌对牙面的吸附

E. 取代 $Ca^{2+}$ 与唾液中的碱性凝集因子作用

70. 关于氯己定的副作用，不正确的说法是

A. 使牙、修复体或舌背上发生染色

B. 不能用于口内手术后

C. 味苦

D. 需加入调味剂

E. 对口腔黏膜有刺激作用

## 【$A_2$ 型题】

### 答 题 说 明

每一道考题是以一个小案例出现的，其下面都有 A、B、C、D、E 五个备选答案，请从中选择一个最佳答案。

71. 患者，女性，42 岁。右上颈部发现包块 3 年，增长不明显。近 3 天发生上呼吸道感染，肿物突然增大，伴疼痛。体格检查：肿物位于胸锁乳突肌上 1/3 前缘，质软，有波动感，无搏动，体位试验阴性。最可能的诊断是

A. 海绵状血管瘤

B. 神经鞘瘤

C. 甲状舌管囊肿

D. 鳃裂囊肿

E. 囊性水瘤

72. 患者，女性，27 岁。近半年来注意力不集中，发呆发愣，对周围的人和事漠不关心，时有自语自笑，动作迟缓，吃一顿饭要 1 个多小时。5 天前开始终日卧床，不吃饭，不知上厕所。精神检查：意识清晰，卧床不动不语，针刺其身体无反应。肌张力增高。令患者张嘴，反把嘴闭得更紧，把患者肢体摆成不舒服的姿势，可以保持很久不变，躯体及神经系统检查未见其他异常体征。患者不具有的症状是

A. 情感淡漠

B. 蜡样屈曲

C. 情绪低落

D. 主动违拗

E. 木僵

73. 患者，女性，40 岁。左下后牙遇冷热敏感，有食物嵌塞痛，无自发痛。检查发现⌈6 近中𬌗面近髓深龋洞。去除腐质时，患者感到明显疼痛。首选的治疗方法为

A. 局部麻醉下开髓做牙髓治疗

B. 安抚治疗或间接盖髓

C. 磷酸锌黏固粉垫底，永久充填

D. 氢氧化钙直接盖髓，永久充填

E. 聚羧酸锌黏固粉垫底，永久充填

74. 患者，女性，60 岁。无牙颌 15 年，佩戴全口义齿。口外检查发现患者呈现衰老面容，口角下垂，口角黏膜有糜烂。口内检查发现旧义齿人工牙𬌗面磨耗严重。该患者还可能有的临床表现是

A. 鼻唇沟变浅
B. 面部表情僵硬
C. 颏唇沟加深
D. 息止𬌗间隙不足 2mm
E. 说话时可闻及义齿撞击音

75. 患儿，男，5岁。在玩耍时将一小跳棋子含在口中，由于误吸而卡于喉部，导致严重窒息。其父亲急速将其送到邻街张某开设的中医诊所就诊。张某见状，即刻用桌上的一把水果刀将患儿的气管切开，并用手伸入切口将棋子捅出。患儿的生命虽得救，但导致伤口感染。经抗感染治疗后，伤口愈合，瘢痕形成，气管狭窄。张某行为的性质为
A. 属于违规操作，构成医疗事故
B. 属于非法行医，不属于医疗事故
C. 属于超范围执业，构成医疗事故
D. 属于见义勇为，不构成医疗事故
E. 属于在紧急情况下抢救垂危患者的生命，采取紧急医疗措施，虽造成不良后果，但不属于医疗事故

76. 患者，男性，28岁。因全口牙自幼呈黄色，后加重为黄褐色，要求美白治疗。检查见全口牙均为黄褐色，表面光滑无缺损。应重点询问
A. 牙病治疗史
B. 幼时居住地
C. 幼时用药史
D. 幼时患病史
E. 母亲患病史

77. 一个健康儿前囟 2.0cm×2.0cm，体重 7kg，能独坐一会、用手摇玩具，能认识熟人和陌生人，其最可能的月龄为
A. 3个月
B. 6个月
C. 8个月
D. 10个月
E. 12个月

78. 患者，男性，36岁。近3个月来经常不明原因地感到紧张、害怕、思虑多，不能控制地胡思乱想，但想法是自己的。患者为此感到苦恼，主动就诊。患者存在的主要症状是
A. 焦虑症状
B. 强迫症状
C. 强制思维
D. 恐惧症状
E. 惊恐发作

79. 患者，男性，28岁。2|缺失，拟以3|为基牙行单端固定桥修复。该修复设计不适用于
A. 缺牙间隙宽
B. 缺牙间隙窄
C. 前牙浅覆𬌗
D. 前牙开𬌗
E. 3|有邻面浅龋

80. 患者，女性，28岁。刺激性咳嗽1个月，伴头痛10天。胸部X线片显示右肺门不规则块状阴影；头颅CT发现颅内占位性病变。考虑肺癌脑转移，肺内原发癌最优先考虑的病理类型是
A. 腺癌
B. 鳞状细胞癌
C. 小细胞癌
D. 大细胞癌
E. 细支气管肺泡癌

81. 患儿，男，9岁。3天前意外致上中切牙碰伤，现有咬合痛。检查：|1 牙牙冠完整，牙龈无红肿，无叩痛，牙髓电活力测验（-），松动度Ⅰ度，扪诊（-），X线片显示根折线在根尖1/3处。则患牙的处理应为
A. 调𬌗、固定、观察
B. 摘除牙髓
C. 拔除患牙
D. 活髓切断术
E. 立即行根管治疗

82. 患儿，男，5个月。出生时即被家属发现左颊部稍红斑片，哭闹时颜色加重，逐渐增大，大小约20cm×15cm，稍高于皮肤。治疗方法首选
A. 手术切除
B. 激光治疗
C. 冷冻治疗
D. 硬化剂治疗
E. 应先观察，如发展迅速，给予一定的干预治疗

83. 患者，男性，45岁。因急性心肌梗死入院，3天后突发呼吸困难，面色青紫，神志不清，四肢抽搐，听诊心音消失，颈动脉搏动消失。此时首选
A. 立即做心电图，了解是否心脏停搏或心室颤动
B. 安置心脏起搏器
C. 心内注射肾上腺素
D. 胸外心脏按压及人工呼吸
E. 静脉注射利多卡因

84. 患者，男性，66岁。左上牙龈发现菜花样肿物3个月，约 2.0cm×1.3cm×0.7cm 大小，活检报告“高分化鳞状细胞癌”。X线片示局部牙槽突骨质未见破坏，颌面颈部未触及肿大淋巴结。最佳治疗方案为

A. 病变区上颌骨区域性切除+根治性颈淋巴清扫
B. 病变区上颌骨区域性切除+功能性颈淋巴清扫
C. 病变区上颌骨区域性切除，定期复查，密切注意颈部淋巴结情况
D. 病变侧上颌骨次全切除+根治性颈淋巴清扫
E. 病变侧上颌骨次全切除+功能性颈淋巴清扫

85. 患者，女性，25 岁。近 1 个月来出现失眠，难以入睡。食欲缺乏，体重减轻 2kg。自觉无能、没用、孤独、没有人关心自己，对未来也不抱任何希望，偶尔出现生不如死的想法。目前患者存在的突出症状是

A. “三自”症状
B. 思维迟缓
C. 睡眠障碍
D. 消极观念
E. “三无”症状

86. 患者，男性，44 岁。间歇性上腹痛 2 年，受凉后加重，嗳气。近 2 天疼痛加重，突然呕血 500ml，继而排黑便 200ml，出血后腹痛缓解。其最可能的出血原因是

A. 急性胃黏膜病变
B. 食管静脉曲张破裂
C. 胃癌
D. 消化性溃疡
E. 慢性胃炎

87. 某生参加高考前数月产生严重焦虑，来到咨询室后，该生讲述了内心的恐惧与担心，治疗师只是认真地倾听，不做指令性指导。这种心理疗法的理论属于

A. 精神分析理论
B. 认知理论
C. 人本主义理论
D. 行为理论
E. 心理生理理论

88. 患者，男性，38 岁。患乙型病毒性肝炎 1 年，现正在服用药物治疗，全身症状好转。1 个月来刷牙及啃硬物时牙龈易出血，可自行止住，近 10 天该症状加重，自觉部分牙松动。检查：牙龈红肿，探易出血；牙石指数（CI-S）：2；部分牙松动 Ⅰ～Ⅱ 度；牙周袋 4～7mm。该患者做牙周治疗前，首先应做的辅助检查是

A. 血液检查
B. 微生物学检查
C. 龈沟液检查
D. 拍摄全口曲面断层片
E. 基因检测

89. 患者，女性，43 岁，进食时牙齿酸痛。检查：5|和|5 牙龈萎缩，无龋坏，牙颈部楔状缺损，口腔卫生状况尚可，自诉每日刷牙 2 次。以下关于造成患者楔状缺损的原因不应包括

A. 牙膏中摩擦剂过于粗糙
B. 刷牙时用力过大
C. 牙刷的刷毛太坚硬
D. 喜好咀嚼硬食
E. 刷牙方法不正确

90. 患者，女性，27 岁。妊娠 8 个月。下前牙舌侧牙龈发现肿物 5 个月，缓慢增大，影响进食。如果诊断为妊娠瘤，切除时应注意

A. 妊娠的时间
B. 孕妇结婚的年龄
C. 是否服过抗生素
D. 是否有过外伤史
E. 妊娠瘤形成的时间

91. 患者，男性，59 岁。因双下肢水肿加重就诊。经一系列检查，确诊为慢性肾衰竭。该患者最可能是由下列哪种疾病引起肾衰竭

A. 慢性肾小球肾炎
B. 急性肾小球肾炎
C. 急进性肾小球肾炎
D. 急性肾盂肾炎
E. 尿路结石

92. 患者，男性，64 岁。因舌部肿物一年入院。检查：肿物位于左舌中份 1/3 侧靠近舌侧缘，肿物大小约 2.5cm×2.5cm，突出舌表面，呈菜花状，左颈部扪及肿大淋巴结。为明确诊断，最有意义的检查是

A. 头颈部 CT
B. 活检
C. 颌骨 X 线片
D. 颈部 B 超
E. 头颈部 MRI

93. 患者，女性，45 岁。遇冷气、冷水牙酸痛，检查 5|5 楔状缺损，无龋，牙龈退缩明显，牙面清洁，每日刷牙 2～3 次。经过治疗后，医师最应宣教的是

A. 减少刷牙次数
B. 增加刷牙次数
C. 多进软食、弱碱性食品
D. 不咬很硬的东西
E. 选择合适的牙膏牙刷，改变不良刷牙方式

94. 患者，女性，57 岁。左下颌牙龈发现肿物 4 个月。检查：左侧下颌磨牙区波及颊舌侧牙龈物，2.0cm×1.5cm×0.8cm 大小，左下第一、第二磨牙松

动。左侧下颌下可触及肿大淋巴结。X线片示左下颌骨呈扇形骨质破坏，边缘虫蚀状，口大底小，左下第一、第二磨牙位于病变区内。该病最可能的诊断是

A. 中央性颌骨癌
B. 成釉细胞瘤
C. 牙龈瘤
D. 牙龈癌
E. 恶性淋巴瘤

95. 患者，男性，45岁。右耳垂下肿物5年，生长缓慢、无痛。检查肿物以耳垂为中心，界限清楚，活动，呈椭圆形，表面呈结节状，硬度中等。最可能的临床诊断是右侧腮腺

A. 多形性腺瘤
B. 淋巴瘤性乳头状囊腺瘤
C. 血管瘤
D. 黏液表皮样癌
E. 淋巴结炎

96. 患者，男性，29岁。左上后牙肿痛3天，口服抗生素治疗无效。检查：26颊侧牙周脓肿形成，波动感（+），水平叩痛（+），冷测（-），牙周袋深8mm。应急处理应是

A. 龈上洁治
B. 局部麻醉下开髓
C. 龈下刮治
D. 脓肿切排
E. 药物治疗

97. 患者，男性，40岁。在口腔检查时，被要求做以下动作：下颌自然闭合到与上颌牙齿接触，并紧咬牙。检查发现，此时患者口内的所有牙都保持接触，磨耗面对殆良好，此时患者下颌所处的位置是

A. 正中殆
B. 正中关系
C. 下颌后退位
D. 正中关系位
E. 尖牙保护殆位

98. 患者，女性，32岁。停经46天，下腹部隐痛半月余，阴道持续少量出血3天，右侧附件可触及鸡蛋大韧性包块，最可能的诊断是

A. 子宫内膜异位症
B. 子宫肌瘤
C. 卵巢囊肿
D. 陈旧性异位妊娠
E. 妊娠黄体

99. 患者，男性，39岁。右下颌下区肿大，无明显疼痛。检查：右下颌下区可及一2.0cm×1.5cm肿块，质中，边界清，活动度较好，疑为下颌下腺囊肿。术中发现囊肿深入舌下区，通过何处可进入舌下区

A. 舌骨舌肌与咽上缩肌之间
B. 舌骨舌肌与下颌舌骨肌之间
C. 下颌舌骨肌与颏舌骨肌之间
D. 舌骨舌肌与颏舌骨肌之间
E. 下颌舌骨肌与腺导管、舌神经之间

100. 患者，女性，32岁。牙龈易出血5个月。检查：全口牙龈色红、松软光亮，右下尖牙间的龈乳头肥大呈瘤样，颜色鲜红，有蒂。最可能的诊断是

A. 白血病的龈病损
B. 急性牙龈脓肿
C. 妊娠期龈炎
D. 边缘性龈炎
E. 牙周脓肿

## 【$A_3$/$A_4$型题】

**答题说明**

以下提供若干个病例，每个病例下设若干道考题。请根据答案所提供的信息，在每一道考题下面的A、B、C、D、E五个备选答案中选择一个最佳答案。

（101～103题共用题干）

口腔预防人员对一社区的居民进行口腔健康检查。

101. 若检查得到某人的CPI指数值为4，则表示

A. 牙龈炎，探诊后出血
B. 牙石，探诊可发现牙石
C. 少于两颗功能牙存在
D. 晚期牙周病，牙周袋深度>6mm
E. 早期牙周病，龈袋深度在4～5mm

102. 关于牙周健康指数，以下说法不正确的是

A. 检查CI-S时根据牙颈部牙石的量记分
B. 当牙颈部有散在龈下牙石时，CI-S记分为2

C. OHI-S 只检查 16、11、26、31 的唇（颊）面，36、46 的舌面

D. 菌斑指数是根据菌斑覆盖面积而不是菌斑的厚度记分

E. 检查 GI 时使用钝头牙周探针，结合视诊和探诊

103. 检查者之间进行标准一致性试验中，若可靠度优，则 Kappa 值的范围是

A. 0~0.40

B. 0.41~0.50

C. 0.51~0.60

D. 0.61~0.80

E. 0.81~1.00

（104~106 题共用题干）

患者，女性，35 岁。肥胖多年，口渴 3 个月，尿糖（+），空腹血糖 7.5mmol/L，餐后 2 小时血糖 12.6mmol/L。

104. 本患者可诊断为

A. 食后糖尿

B. 肾性糖尿

C. 1 型糖尿病

D. 2 型糖尿病

E. 类固醇性糖尿病

105. 最适合该患者的治疗是

A. 胰岛素

B. 运动疗法

C. 双胍类降糖药

D. 磺酰脲类降糖药

E. 饮食治疗+双胍类降糖药

106. 下述哪一组生化指标，达到糖尿病临床“满意”控制

A. 空腹血糖 < 5.6，餐后 2 小时血糖 < 7.2mmol/L，≤4%

B. 空腹血糖 < 6.1，餐后 2 小时血糖 < 7.8mmol/L，≤6.5%

C. 空腹血糖 < 7.2，餐后 2 小时血糖 < 8.0mmol/L，≤6.5%

D. 空腹血糖 < 7.8，餐后 2 小时血糖 < 8.3mmol/L，≤8%

E. 空腹血糖 < 8.3，餐后 2 小时血糖 < 10.0mmol/L，<10%

（107~109 题共用题干）

患者，男性，23 岁。曾有正畸治疗史。数月来自觉左下前牙变色，遂就诊。检查：⌈1 牙冠呈灰黄色，无光泽，无明显龋坏及缺损，叩诊不适，温度测验无反应。X 线片示根尖周影像无明显异常。

107. 为明确患牙诊断进行的一项检查是

A. 牙髓活力测验

B. 咬诊

C. 松动度检查

D. 牙周袋探诊

E. 扪诊

108. 主诉牙的诊断最可能是

A. 牙髓坏死

B. 急性牙髓炎

C. 慢性牙髓炎

D. 慢性根尖周炎

E. 牙髓牙周联合病变

109. 该患牙最佳治疗方式应为

A. 拔除患牙

B. 牙周系统治疗

C. 贴面修复

D. 全冠修复

E. 根管治疗

（110~112 题共用题干）

患儿，男，7 月龄，经常出现夜惊不宁，近 1 周加重，多汗，烦闹，该患儿生后一直母乳不足，混合喂养，尚未添加辅食。

110. 患儿至门诊体格检查时最易发现

A. 皮肤弹性差

B. 体检正常

C. 皮下脂肪明显减少

D. 双下肢瘀点、瘀斑

E. 方颅，前囟大，乳牙未萌出

111. 该患儿最可能的诊断为

A. 佝偻病

B. 正常儿

C. 营养不良

D. 消化不良

E. 上呼吸道感染

112. 关于本病发生的病因，下列哪项不正确

A. 日光照射不足

B. 维生素 D 摄入不足

C. 甲状旁腺功能不足

D. 维生素 D 需要量增加

E. 食物中钙磷含量过低或比例不当

（113~116 题共用题干）

拟对某社区的小学生开展牙周疾病的预防项目，需根据学生的不同情况采取不同的预防措施。

113. 对学生开展牙周健康状况的流行病学调查，应选择的指数为

A. 附着丧失、牙石指数、牙龈指数

B. 牙龈出血指数、龋失补指数、牙槽骨吸收指数
C. 口腔卫生指数、牙槽骨吸收指数、菌斑指数
D. 牙龈指数、龋面均、牙石指数
E. 口腔卫生指数、菌斑指数、牙龈指数

114. 对学生开展牙周保健的口腔健康教育活动，重点应为
A. 减少甜食摄入
B. 强化口腔卫生
C. 修正不良充填
D. 应用含氟制品
E. 平衡饮食结构

115. 对小学生实施牙周疾病预防，首选的措施是
A. 使用牙间隙刷
B. 正确刷牙
C. 使用牙线
D. 牙签剔牙
E. 牙龈按摩

116. 关于菌斑控制记录卡的正确叙述是
A. 后牙记录5个面
B. 无须使用菌斑显示剂
C. 菌斑百分率在20%下为良好
D. 能帮助患者记录菌斑控制的效果
E. 凡显示无菌斑的牙面格内用“-”表示

（117~118题共用题干）

患者，男性，57岁。诉口内牙齿咀嚼无力，口腔检查 $\underline{6321|1236}$ $\overline{6321|1236}$ 牙龈暗红、水肿，探诊易出血，$\overline{6|6}$ 近中颊侧牙周袋深度达4mm，牙齿松动Ⅰ度。

117. 该患者的龈沟出血指数（SBI）记为
A. 1
B. 2
C. 3
D. 4
E. 5

118. 该患者的牙周治疗需要指数（CPI）记为
A. 0
B. 1
C. 2
D. 3
E. 4

（119~122题共用题干）

患者，男性，63岁。颊癌术后7年。术后曾行颈部及下颌下区放疗，剂量不详。3个月前出现下颌牙龈溃疡，经久未愈且局部骨外露伴下颌区域针刺剧痛。

119. 此患者可能的诊断为
A. 下颌牙龈癌
B. 放射性颌骨坏死
C. 中央性颌骨骨髓炎
D. 边缘性颌骨骨髓炎
E. 原发性三叉神经痛

120. 对此患者疾病治疗有意义的方法是
A. 高压氧治疗
B. 局部放疗
C. 全身化疗
D. 射频治疗
E. 切开引流

121. 此患者如进行手术治疗应选择的术式为
A. 待死骨分离后摘除死骨
B. 行骨髓炎刮治术
C. 三叉神经撕脱术
D. 在死骨边缘的正常骨内行死骨切除
E. 局部方块切除

122. 口腔颌面部软组织对放射线的耐受量为6~8周给予
A. 20~40Gy
B. 40~60Gy
C. 60~80Gy
D. 80~100Gy
E. 100Gy以上

（123~127题共用题干）

患者，男性，30岁。左上中切牙扭转近90°，且伴有唇侧倾斜，牙髓正常，牙根长、粗大，牙槽骨轻度吸收，牙龈红肿，且探易出血。

123. 在患者不愿意正畸治疗的情况下，以下最佳的治疗方案是
A. 根管治疗后桩冠修复
B. 根管治疗后覆盖义齿修复
C. 拔除后可摘局部义齿修复
D. 拔除后固定桥修复
E. 拔除后种植义齿修复

124. 如果选择桩冠修复，则根管治疗后开始桩冠修复的最早时间是
A. 根充后即刻
B. 根充后2周
C. 根充后任何时间
D. 根充后3天
E. 根充后1周

125. 修复开始前要做的准备工作除外
A. 牙周洁治
B. 拍X线牙片

C. 根管治疗

D. 与患者讲明治疗方案

E. 拍髁状突经咽侧位片

126. 如果选择桩核和金瓷冠修复，以下对基牙的处理不正确的是

A. 按照金瓷冠牙体预备的要求磨除牙冠硬组织

B. 齐龈磨除牙冠

C. 去除薄壁

D. 去除无基釉

E. 去除腐质

127. 桩核切端应为金瓷冠留出的间隙为

A. 2.5mm

B. 1.5mm

C. 3.0mm

D. 2.0mm

E. 1.0mm

## 【B 型题】

### 答 题 说 明

以下提供若干组考题，每组考题共用在考题前列出的 A、B、C、D、E 五个备选答案，请从中选择一个与问题关系最密切的答案。某个备选答案可能被选择一次、多次或不被选择。

（128～129 题共用备选答案）

A. 摩擦剂

B. 洁净剂

C. 润湿剂

D. 胶黏剂

E. 药物

128. 牙膏中的十二烷基硫酸钠是

129. 牙膏中的柠檬酸锌是

（130～132 题共用备选答案）

A. 发绀

B. 休克

C. 意识障碍

D. 呼吸困难

E. 消化道出血

130. 急性呼吸衰竭最典型的表现是

131. 缺氧最典型的表现是

132. 缺氧最初的表现是

（133～135 题共用备选答案）

A. 叩诊

B. X 线检查

C. 温度测验

D. 探诊

E. 牙髓电活力测验

133. 检查牙本质敏感症临床常用

134. 用于急性牙髓炎患牙定位的是

135. 诊断牙髓坏死可用

（136～138 题共用备选答案）

A. 普萘洛尔

B. 呋塞米

C. 硝普钠

D. 地尔硫䓬

E. 利血平

136. 糖尿病患者不宜应用

137. 合并活动性肝病的患者不宜应用

138. 溃疡病患者不宜应用

（139～141 题共用备选答案）

A. 系统病史的收集

B. 口腔病史及牙周病史的收集

C. 咬合功能的检查

D. 牙周探诊

E. 牙齿松动度的检查

139. 为了解牙周病的全身易感因素，必须进行

140. 在进行牙周组织病变检查时，必须进行

141. 在牙周疾病的诊断中最重要的检查方法是

（142～145 题共用备选答案）

A. 大多对放疗不敏感

B. 最常见的口腔癌

C. 原发于口底黏膜的癌

D. 来自牙胚成釉上皮的剩余细胞

E. 以基底细胞癌多见

142. 舌癌

143. 口底癌

144. 皮肤癌

145. 中央性颌骨癌

（146～150 题共用备选答案）

A. 垂直距离过高

B. 垂直距离过低

C. 边缘伸展过长

D. 咬合不平衡

E. 覆盖过小

146. 张口说话时上颌义齿脱落的原因是

147. 进食常咬伤下唇的原因是

148. 平时义齿不掉，进食时义齿易脱位的原因是

149. 鼻唇沟变浅，颏部前突的原因是

150. 能用一侧牙吃饭，用对侧牙咀嚼则一侧翘起的原因是

# 参考答案与解析

## 第一单元

1. C【解析】病损探诊质地软硬是诊断龋齿的鉴别点。

2. E【解析】上颌第一磨牙髓腔形态髓室似矮立方形，髓室高度很小，约 2mm，颊舌径>近远中径>髓室高度。髓室顶形凹，最凹处约与颈缘平齐。

3. B【解析】牙龈炎病损只累及游离龈和龈乳头，但由于牙龈的炎症水肿，探诊深度也可>3mm，但无附着丧失；牙周炎的病损累及深层牙周组织，发生附着丧失，并发生牙槽骨吸收，故其根本区别为有无牙槽骨吸收。

4. C【解析】肌肉中的氨基酸经转氨基作用将氨基转给丙酮酸生成丙氨酸，再经血液运到肝释放出氨，用于合成尿素。在肝，丙氨酸转氨基后生成的丙酮酸又可经糖异生途径生成葡萄糖，再由血液输送到肌肉组织利用。这就是丙氨酸-葡萄糖循环，是氨由肌肉组织通过血液向肝进行转运的机制。三羧酸循环是糖、脂类物质和氨基酸等彻底氧化分解、互变和产生能量的机制。鸟氨酸循环是氨在肝生成尿素的机制。甲硫氨酸循环是甲硫氨酸的重要代谢途径，通过此循环，将甲硫氨酸与一碳单位代谢和维生素 $B_{12}$ 及叶酸功能联系起来。

5. B【解析】下颌磨牙髓室顶最凹处平齐颈缘，髓室底在颈缘下 2mm，髓室底距根分叉处 2mm。

6. D【解析】RNA 含核糖和尿嘧啶。DNA 含脱氧核糖和胸腺嘧啶。几个或十几个核苷酸通过磷酸二酯键连接而成的分子称寡核苷酸，由更多的核苷酸连接而成的聚合物就是多聚核苷酸。多聚核苷酸链是有方向的（$5'\rightarrow3'$）。DNA 分子中出现的碱基有 A、T、C 和 G，糖为脱氧核糖。RNA 分子中所含的碱基是 A、U、C 和 G，糖为核糖。DNA 分子由 2 条脱氧核糖核苷酸链组成，RNA 分子由 1 条核糖核苷酸链组成。

7. B【解析】口腔黏膜的一般结构与皮肤相似，由上皮和固有层组成。

8. B【解析】外形高点位于中 1/3 处的是磨牙舌侧。

9. D【解析】细胞角蛋白是一种常用的肿瘤免疫组织化学标志物，阳性表达见于上皮细胞、间皮细胞，肌上皮细胞属于这类细胞。

10. B【解析】在糖酵解反应中，磷酸甘油酸激酶催化 1, 3-二磷酸甘油酸与 3-磷酸甘油酸互变，反应可逆，因此其在糖酵解和糖异生中均起作用。丙酮酸激酶和葡糖激酶是糖酵解的关键酶，丙酮酸羧化酶和果糖二磷酸酶是糖异生的关键酶，这些酶催化的反应均不可逆，不可能同时在糖酵解和糖异生中起作用。

11. E【解析】抗原提呈细胞是指可以给抗原提供淋巴细胞的免疫细胞，其包括树突状细胞、B 淋巴细胞及巨噬细胞，树突状细胞可以起到参与抗原的转运及摄取等作用，还可以迁移到 T 细胞。巨噬细胞可以起到吞噬杀伤、杀死靶细胞、参与炎症反应及免疫调节等作用，其主要分布在全身组织及器官中。B 淋巴细胞可以起到协调刺激活化的辅助性 T 细胞，其主要分布在外周的血液及淋巴结中。在组织中的主要抗原提呈细胞是巨噬细胞。

12. A【解析】上颌第一磨牙𬌗面发育沟主要包括颊沟、远中舌沟、近中沟。

13. E【解析】干扰素属于非特异性免疫。干扰素具有广谱抗病毒、抗肿瘤细胞分裂及免疫调节作用，其抗病毒作用具有相对的种属特异性，且对正常细胞几乎无作用。使用干扰素的患者可出现多种副作用，如类感冒样反应、胃肠道反应、骨髓抑制现象、精神神经症状、肝功能异常及变态反应等。

14. B【解析】颗粒层位于角化层的深面，棘细胞层的浅面，一般由 2~3 层扁平细胞组成。胞质中含嗜碱性透明角质颗粒，主要成分是纤丝聚集蛋白原。此为此层细胞的特点。

15. E【解析】医德修养是指医务人员按照社会所倡导的医德理念及其规范，在医德实践中进行自我教育、自我评价、自我锻炼和自我陶冶的过程及其所达到的医德境界。

16. C【解析】参见《中华人民共和国医师法》第十六条：有下列情形之一的，不予注册：（一）无民事行为能力或者限制民事行为能力；（二）受刑事处罚，刑罚执行完毕不满二年或者被依法禁止从事医师职业的期限未满；（三）被吊销医师执业证书不满二年；（四）因医师定期考核不合格被注销注册不满一年；（五）法律、行政法规规定不得从事医疗卫生服务的其他情形。

17. B【解析】上颌磨牙的功能尖是舌尖，上颌第一磨牙有 5 个牙尖，其牙尖从大到小依次为近中舌尖、近中颊尖、远中颊尖、远中舌尖及第五牙尖。故上颌磨牙的主要功能是近中舌尖。

18. E【解析】“看到别的孩子打扫卫生得到老师

的表扬，也主动打扫卫生”属于社会学习，“受到老师的表扬后，他经常自动打扫卫生”属于操作性条件反射。

19. C【解析】上皮层中层次最多、呈多边形的细胞是棘层，其由4~8层不规则的多边形体积较大的细胞组成，细胞向四周伸出许多细短的突起，故称为“棘细胞”

20. B【解析】角质形成细胞、黑色素细胞、梅克尔细胞、朗格汉斯细胞均见于黏膜上皮中，成纤维细胞见于结缔组织性质的黏膜固有层，而且是固有层的主要细胞成分。

21. C【解析】味蕾主要分布于轮廓乳头靠近轮廓沟的侧壁上皮，其他如菌状乳头和软腭、会厌等上皮内也有味蕾分布。

22. A【解析】骨髓中未成熟的B淋巴细胞表达由sIgM和Igα/Igβ共同组成的BCR，具有抗原识别能力。

23. D【解析】牙的演化特点：①由同形牙到异形牙。②牙数由多到少。③替换次数由多到少。④牙根从无到有。⑤牙的分布从广泛到集中，由端生牙向侧生牙、槽生牙演化。哺乳动物的牙属于槽生牙、异形牙。

24. B【解析】根据《医疗纠纷预防和处理条例》第四十七条，医疗机构及其医务人员发生未按规定填写、保管病历资料，或者未按规定补记抢救病历时，由县级以上人民政府卫生主管部门责令改正，给予警告，并处1万元以上5万元以下罚款。

25. A【解析】结合上皮是牙龈上皮附着于牙体表面的部分，上皮的表面以半桥粒的形式与牙体表面连接，是一种特殊的复层鳞状上皮，也是牙周组织的薄弱之处。由于此上皮表面直接与牙面附着，因此不形成角化，故为无角化鳞状上皮。

26. C【解析】下前牙的牙体长轴向近中倾斜角度由小到大排列为尖牙、侧切牙、中切牙，而上前牙的牙体长轴向近中倾斜角度由小到大排列为中切牙、尖牙、侧切牙。

27. D【解析】存在C形根管的牙是下颌第二磨牙。

28. D【解析】自然观察法是指研究者在自然条件下对个体的言谈、举止行动和表情等进行有目的、有计划的观察，以了解其心理活动的方法。

29. A【解析】冠部浅龋为发生于牙釉质内的龋坏。

30. A【解析】龈上牙石一般体积较大，尤其是在与唾液腺导管开口相应处的牙面上沉积更多，如上颌第一磨牙颊面和下颌前牙的舌面。

31. D【解析】基底层位于上皮的最内层，借基底膜与固有层结缔组织相连。基底细胞和邻近的棘层细胞有增殖能力，称为生发层。

32. E【解析】心理治疗的保密原则：心理治疗往往涉及患者的各种隐私，为保证材料的真实，保证患者得到正确及时的指导，同时也为了维护心理治疗本身的声誉及权威性，必须在心理治疗工作中坚持保密原则。医师不得将患者的具体材料公布于众，即使在学术交流中不得不详细介绍患者的材料时，也应隐去其真实姓名。

33. D【解析】面动脉在咬肌附着处前缘，绕过下颌骨体的下缘上升至面部，主要分支有上、下唇动脉、内眦动脉、颏下动脉、腭升动脉。面横动脉在咬肌浅面，经颧弓与腮腺导管之间水平前行，面横动脉位置较为恒定，横行越过颊部与邻近动脉又有丰富的吻合，是面部皮瓣的营养血管。因患者是抽吸颧弓下方脂肪时发生出血，所以不难判断损伤的是面横动脉。

34. E【解析】根据《医疗事故处理条例》第五十五条：医疗机构发生医疗事故的，由卫生行政部门根据医疗事故等级和情节，给予警告；情节严重的，责令限期停业整顿直至由原发证部门吊销执业许可证，对负有责任的医务人员依照刑法关于医疗事故罪的规定，依法追究刑事责任；尚不够刑事处罚的，依法给予行政处分或者纪律处分。对发生医疗事故的有关医务人员，除依照前款处罚外，卫生行政部门并可以责令暂停6个月以上1年以下执业活动；情节严重的，吊销其执业证书。

35. B【解析】固有层的基本细胞成分有成纤维细胞、巨噬细胞、肥大细胞和炎症细胞。基底细胞属于上皮层。

36. B【解析】人的心理实质是脑的功能。

37. B【解析】完整的乳牙𬌗约在2岁半时建成，并形成稳定的乳牙关系。从2岁半至6岁第一颗恒牙萌出之前，都属于乳牙𬌗时期。

38. C【解析】医疗机构必须按照核准登记或者备案的诊疗科目开展诊疗活动。

39. B【解析】限制性内切核酸酶是指识别DNA的特异序列，并在识别位点或其周围切割双链DNA的一类内切酶。通常不用非限制性内切核酸酶或非限制性外切核酸酶一词。DNA酶是一种催化DNA水解的非特异性酶。

40. E【解析】B细胞再次应答抗体产生的特征：①潜伏期短，大约为初次应答潜伏期（10~15天）的一半。②抗体浓度增加快，快速到达平台期，平台高（有时可比初次应答高10倍以上）。③抗体维持时间长。④诱发再次应答所需抗原剂量小。⑤再次应答主要产生高亲和力的抗体 IgG，而初次应答中主要产生低亲和力的 IgM。

41. D【解析】口腔黏膜根据所在的部位和功能可分为三类：咀嚼黏膜、被覆黏膜、特殊黏膜。唇红部向外与唇部皮肤相延续，表皮有角化；硬腭、牙龈黏膜属于咀嚼黏膜，在咀嚼时承受压力和摩擦，上皮有角化；舌腹属于被覆黏膜，无角化；舌背属于特殊黏膜，上皮有角化。

42. A【解析】替牙期间𬌗特点有：恒牙萌出初期，上颌左右中切牙之间常有间隙，但上颌侧切牙牙根并不向远中倾斜；前牙可有暂时性深覆𬌗关系；乳恒牙混合期常出现牙列拥挤现象；建𬌗初期，上下颌第一恒磨牙的关系为远中𬌗。

43. C【解析】《医疗事故处理条例》第八条：因抢救急危患者，未能及时书写病历的，有关医务人员应当在抢救结束后 6 小时内据实补记，并加以注明。

44. C【解析】第一磨牙在近远中方向上的倾斜度相对较小，第二、第三磨牙近中倾斜程度依次增大。

45. B【解析】我国《突发公共卫生事件应急条例》规定：条例中所称突发公共卫生事件，是指突然发生，造成或者可能造成社会公众健康严重损害的重大传染病疫情、群体性不明原因疾病、重大食物和职业中毒以及其他严重影响公众健康的事件。

46. D【解析】电镜下，见近基板处的细胞膜反复向细胞内折返，形成平行排列的与基板垂直的皱褶，皱褶内胞质中含大量垂直排列的线粒体。此结构特点构成了光学显微镜下的纵纹。近腔面胞质中含滑面内质网、游离核糖体、溶酶体等；胞核周围见高尔基体和粗面内质网。腔面处胞质形成微绒毛。细胞间有桥粒连接。分泌管的结构特点说明其具有转运电解质和水的功能。

47. A【解析】该曲线切牙段较平直，从尖牙向后经前磨牙至第一磨牙的远颊尖逐渐降低，然后第二、第三磨牙的颊尖又逐渐升高。

48. C【解析】逆向转运胆固醇的是高密度脂蛋白（从外周组织运输胆固醇到肝）。

49. C【解析】下颌下腺静止时分泌量最大，占 60%~65%。

50. E【解析】《医疗卫生机构医疗废物管理办法》第四十六条：医疗卫生机构违反《医疗废物管理条例》及本办法规定，导致传染病传播，给他人造成损害的，依法承担民事赔偿责任。

51. D【解析】侧舌隆突生长迅速在中线联合，形成舌前 2/3（舌体），在第二、三、四鳃弓口咽侧，其结节后方间充质增生形成联合突，联合突向前生长并越过第二鳃弓与舌体联合形成舌根。

52. D【解析】胚胎第 4 周，位于神经嵴处的神经外胚层细胞未进入神经管壁，而是离开神经褶和外胚层进入中胚层，该部分细胞称神经嵴细胞，是特殊的多潜能干细胞。它们分化成头面部多种组织。

53. C【解析】医学伦理学是运用一般伦理学原则解决医疗卫生实践和医学发展过程中的医学道德问题和医学道德现象的学科，它是医学的一个重要组成部分，又是伦理学的一个分支。

54. C【解析】《中华人民共和国药品管理法》第一百四十二条规定，医疗机构的负责人、药品采购人员、医师、药师等有关人员收受药品上市许可持有人、药品生产企业、药品经营企业或者代理人给予的财物或者其他不正当利益的，由卫生健康主管部门或者本单位给予处分，没收违法所得；情节严重的，还应当吊销其执业证书。

55. C【解析】正常的覆𬌗、覆盖，可以提高咀嚼效率，同时可以保护唇、颊、舌组织。

56. A【解析】在胚胎的第 6 周，面部的突起一面继续生长，一面与相邻或对侧的突起联合，在胚胎第 6 周和第 7 周时，面部各突起如未能正常联合，则形成面部发育异常。

57. D【解析】我国卫生法的表现形式有宪法，卫生法律、法规、规章，卫生国际条约，卫生标准。

58. C【解析】佐剂是一类预先或与抗原同时注入体内，可增强机体对该抗原的免疫应答或改变免疫应答类型的非特异性免疫增强物质。通常在疫苗免疫机体时联合使用以增强疫苗的效果。佐剂不同于超抗原，也不是免疫球蛋白。

59. A【解析】青春期龈炎的发生与患者激素水平有一定关系，在这个时期内，如果不能很好地控制菌斑，很容易复发。其余选项均符合青春期龈炎的临床特征。

60. D【解析】面部是由下颌突、上颌突、侧鼻突和中鼻突（包括球状突）联合形成的。随着胚胎发育，约在第 6 周，已形成的突起与相邻的或对侧的突起联合。两个球状突中央部分联合，形成人中；球状突与同侧的上颌突联合形成上唇；侧鼻突与上颌突联合，形成鼻梁的侧面、鼻翼和部分面颊；上颌突与下颌突由后向前联合，形成面颊部，同时使口凹缩小至正常口裂的大小。至第 8 周面部各突起联合完毕。联合突与舌根的形成有关，不参与面部的形成。

61. A【解析】顶叶的中央前、后回肿瘤可发生一侧肢体运动和感觉障碍。

62. B【解析】正中𬌗位：上下颌牙处于牙尖交

错、最广泛、最紧密的接触关系。正中关系是指下颌不偏左、不偏右，适居正中，在适当的面部距离（垂直距离）时，髁突处于关节窝中的前、上位，关节盘-髁突复合体抵住关节结节后斜面时下颌的位置关系。正中关系是上下颌相对的位置关系，此时髁突对上颌的位置关系称为正中关系位，也称为铰链位。肌位：即肌接触位，下颌由姿势位轻轻闭合至上下颌牙最初接触时的位置（轻咬位）。下颌后退接触位：从牙尖交错位开始，下颌还可以后下移动少许（约1mm），此时，后牙牙尖斜面部分接触，前牙不接触，髁突位于其在下颌窝中的最后位置。以上4种牙位均有咬合关系。下颌姿势位即息止颌位，指人直立或端坐，两眼平视前方，不咀嚼、不吞咽、不说话时，下颌处于休息状态。

63. C【解析】成牙本质细胞分化之后，开始形成牙本质的有机基质，主要是Ⅰ型胶原和少量旧型胶原。最先分泌到胞外胶原纤维比较粗大（直径0.1~0.2μm），称为科尔夫纤维。科尔夫纤维主要是Ⅲ型胶原，起始时有纤维连接蛋白存在，从成牙本质细胞深处发出，向内釉上皮细胞扩展。

64. A【解析】良性肿瘤若发生在重要的脏器会引起危及生命的并发症时需要处理；不是所有的肿瘤都能手术。

65. C【解析】正常牙尖交错咬合，上颌尖牙的近中牙尖嵴对着下颌尖牙的远中牙尖嵴。

66. C【解析】上颌突与下颌突未能融合则形成面横裂。上颌突与外侧鼻突未能融合则形成面斜裂。

67. A【解析】CD4分子是HIV的主要受体，$CD4^+T$淋巴细胞是HIV感染后作用的靶细胞。$CD4^+T$淋巴细胞在人体免疫中起关键作用，HIV感染直接杀伤$CD4^+T$淋巴细胞，导致其数量急剧减少，并直接或间接地作用于巨噬细胞、CTL及$CD8^+T$淋巴细胞、NK细胞、B细胞等，使其功能丧失或降低，最终致使人体细胞免疫和体液免疫均崩溃。

68. C【解析】在牙尖交错位时，只与一颗牙相对的牙是上颌第三磨牙和下颌中切牙，下颌中切牙只与上颌中切牙相对，上颌第三磨牙只与下颌第三磨牙相对。

69. A【解析】氯己定抗菌机制：①减少唾液中能吸附到牙面上的细菌数。氯己定吸附到细菌表面，与细菌细胞壁的阴离子作用，增加了细胞壁的通透性，从而使氯己定容易进入细胞内，使细胞质沉淀而杀灭细菌，因此吸附到牙面上的细菌数减少。②氯己定与唾液酸性糖蛋白的酸性基团结合，从而封闭唾液糖蛋白的酸性基团，使唾液糖蛋白对牙面的吸附能力减弱，抑制获得性膜和菌斑的形成。③氯己定与牙面釉质结合，覆盖了牙面，因而阻碍了唾液细菌对牙面的吸附。④氯己定与$Ca^{2+}$竞争，取代$Ca^{2+}$与唾液中凝集细菌的酸性凝集因子作用，并使之沉淀，从而改变了菌斑细菌的内聚力，抑制了细菌的聚积和对牙面的吸附。

70. B【解析】氯己定副作用：①使牙、修复体或舌背上发生染色，特别是树脂类修复体的周围和牙面龈1/3处，易染成棕黄色；染色沉积在牙表面，不透入牙内，可通过打磨、刷牙或其他机械方法去除。②氯己定味苦，必须在其中加入调味剂。③对口腔黏膜有轻度的刺激作用。很多实验表明氯己定对人和动物毒性很低，用于口腔局部是安全的。除了抗菌斑与牙龈炎外，还可用于口内手术之后，预防根面龋及龈下冲洗。当与氟化亚锡一起用于预防龋齿时，应在用氯己定液含漱后半小时至1小时再用氟化物，以防止作用相互抵消。

71. D【解析】鳃裂囊肿常位于颈上部，大多在舌骨水平，胸锁乳突肌上1/3前缘附近，如若发生上呼吸道感染可骤然增大，有波动感而无搏动可与颈动脉体瘤相鉴别。

72. C【解析】情绪低落是负性情感活动的明显增强，表现为忧愁、苦闷、唉声叹气、暗自落泪等，有时感到前途灰暗，没有希望，严重时可因悲观绝望而出现自杀企图及行为。

73. B【解析】深龋或可复性牙髓炎去除软化牙本质敏感时，可行间接盖髓或安抚治疗。

74. C【解析】该患者义齿戴用时间长，磨耗严重，有口角下垂和口角炎的表现，说明其义齿垂直距离过低。垂直距离过低时，患者面部颏唇沟加深。其余选项均为垂直距离过高的表现。

75. E【解析】张某的行为属于在紧急情况下抢救垂危患者的生命，采取紧急医疗措施，虽造成不良后果，但不属于医疗事故。

76. C【解析】患者全口牙均为黄褐色，表面光滑无缺损，是四环素牙的临床表现，高度提示可能患四环素牙，而不是氟牙症或釉质发育不全，故应重点询问幼时患病用药史。

77. B【解析】正常小儿6月龄能独坐一会；用手摇玩具；能认识熟人和陌生人；自拉衣服；自握足玩。此小儿符合6月龄神经精神的发育规律。正常小儿前囟出生时1~2cm，以后随颅骨生长而增大，6月龄左右逐渐骨化而变小。此小儿符合6月龄小儿前囟的发育规律。故其最可能的月龄为6个月。

78. A【解析】患者对其存在的症状感到痛苦，主动求治，说明患者的自知力完整。大脑内出现的不能自控的想法是自己的，而非他人的，也不是别人强加于患者的，可以排除强制思维的可能。尽管患者的想法是不能控制的，但并没有明显的抵抗，也就是说患者没有表现出明显的控制这些想法的愿望和动机，同时其脑内的想法变化不定，并不符合强迫观念的特点。虽然患者表现出紧张、害怕的情绪，但其紧张、害怕的情绪并没有客观对象，患者也没有明显的回避行为，不是恐惧的表现。惊恐发作往往是突然出现的紧张、害怕，呈发作性病程，而非持续性，该病例也不符合这一病程特点，可以排除惊恐发作的可能。该患者是没有明确客观对象的担心、紧张、害怕，脑内思虑多、飘忽不定，控制愿望不强烈，病程呈持续性，体现了广泛性焦虑的临床特点。

79. A【解析】当2|缺牙间隙窄、前牙浅覆殆或前牙开殆时，固定桥修复后，桥体和基牙的受力小。3|有邻面浅龋者，可先充填或在基牙预备时将腐质直接磨除，但不影响固定桥的设计。当缺牙间隙大时，修复后桥体受力大，可能对3|单端基牙造成损伤，不宜选择单端固定桥修复。如果采用单端固定桥修复，必须尽量减小桥体的咬合负担，以避免基牙负担过重。

80. C【解析】肺癌胸腔外转移的症状、体征可见于3%～10%的患者，以小细胞肺癌居多，其次为未分化大细胞肺癌、腺癌、鳞状细胞癌。

81. A【解析】根折的治疗首先应是促进其自然愈合，即使牙似乎很稳固，也应尽早用夹板固定，以防活动。对根尖1/3折断，在许多情况下只上夹板固定，无须牙髓治疗，有可能出现修复并维持牙髓活力。

82. E【解析】根据临床表现考虑为血管瘤，其生物学行为可自发性消退，故应先观察，如发展迅速，可给予一定的干预治疗。

83. D【解析】根据患者的症状及体征考虑为心搏骤停，应立即予以心肺复苏。

84. C【解析】菜花样肿物，活检报告为“高分化鳞状细胞癌”，且局部牙槽突骨质未见破坏，颌面及颈部未触及肿大淋巴结，可行病变区上颌骨区域性切除，定期复查，密切注意颈部淋巴结情况。

85. E【解析】“三无”症状即无望、无助和无价值。无望是指患者对自己的现在和未来都感到没有信心、失望甚至是绝望；无助是指尽管周围的人都在给予关心和帮助，患者仍感到自己孤立无援；无价值是指患者感到自己的存在无论对自己、对家庭还是对社会都没有任何价值。“三自”症状即自责、自罪和自杀。自责是指患者过分地责备自己，夸大自己的错误和缺点；自罪是指患者毫无根据地认定自己有罪，甚至是罪大恶极，应该受到相应的惩罚；自杀是指患者主动采取以结束自己生命为目的的行动。该患者存在睡眠障碍、食欲缺乏、体重减轻、孤独无助、对未来不抱有希望、自觉无用和偶尔消极观念，其主要表现为“三无”症状。

86. D【解析】溃疡侵蚀周围血管可引起出血，出血是消化性溃疡最常见的并发症，而消化性溃疡也是上消化道大出血最常见的病因（约占所有病因的50%）。该患者为中年男性，间歇性上腹痛2年，近2天疼痛加重，突然呕血及黑便，考虑其上消化道出血的最可能病因为消化性溃疡。

87. C【解析】人本主义疗法中最重要的是倾听。考生需记住心理治疗的一些核心关键词，如倾听——人本主义理论；潜意识、梦——精神分析理论；厌恶刺激——行为主义理论；恐惧——系统脱敏。

88. A【解析】因高血压、心脑血管疾病、严重肝病或因其他原因长期服用抗凝药者，常有出血倾向，牙周治疗前应检查其出凝血时间和凝血酶原时间。治疗时操作应轻柔，减少创伤。

89. D【解析】楔状缺损的病因包括内、外两个方面。内因主要是因牙齿唇颊面牙颈部长期拉应力的应力集中，牙颈部釉质薄，甚至缺如，加之被龈沟包绕，龈沟内有酸性渗出物。外因主要与牙刷毛的硬度、牙膏中颗粒的直径、刷牙的力度呈正相关关系。

90. A【解析】妊娠瘤切除时应注意妊娠的时间。

91. A【解析】我国引起慢性肾衰竭最常见的病因是慢性肾小球肾炎。

92. B【解析】舌部肿物切取活检是目前比较准确可靠的，也是结论性的诊断方法。

93. E【解析】楔状缺损与用硬毛牙刷和刷牙方式高度相关。

94. D【解析】根据临床表现：菜花状、牙松动，淋巴结转移，X线片显示明显的骨质破坏，可初步诊断为恶性肿瘤，即牙龈癌。

95. A【解析】最可能的诊断是右侧腮腺多形性腺瘤，与淋巴瘤性乳头状囊腺瘤需注意鉴别。多形性腺瘤又称混合瘤，为无痛性肿块，生长缓慢，常无自觉症状，肿瘤呈球状或椭圆形，表面结节状，质中等硬度，边界清楚。淋巴瘤性乳头状囊腺瘤又称腺淋巴瘤、沃辛瘤，多见于男性，尤其是年龄40岁以上的中老年人。肿瘤位于腮腺后下极，肿块有时大时小消长史，肿瘤呈圆形或卵圆形，表面光滑，很少有结节，质地较软，有弹性感。

96. D【解析】急性牙周脓肿的治疗原则是镇痛、防止感染扩散以及使脓液引流。当脓液形成，出现波动时，可根据脓肿部位及表面黏膜的厚薄，选择从牙周袋内或牙龈表面引流。但如尚未出现波动感，过早地切开引流会造成伤口出血过多和疼痛。急性牙周脓肿只去除大块龈上牙石，不宜做彻底的龈上洁治，以免感染扩散。

97. D【解析】正中关系是下颌对上颌的一种关系，这个关系是关节决定的，和咬合无关。正中𬌗指的是牙列的关系，如果选项A改为牙尖交错位，是正确的。只有D是下颌的一种位置。考生应该明确三种基本位置的关系，并且注意概念的细微差别。

98. D【解析】陈旧性异位妊娠发生输卵管妊娠流产或破裂时，由于反复内出血形成盆腔血肿未吸收，时间长血肿可机化变硬，并与周围组织粘连形成包块。患者有停经史，下腹隐痛，现阴道少量流血。符合“陈旧性异位妊娠”的诊断。

99. B【解析】舌下区的底为下颌舌骨肌和舌骨舌肌，而下颌下三角的底为下颌舌骨肌、舌骨舌肌及咽上缩肌，两个区借下颌舌骨肌和舌骨舌肌的裂隙交通。

100. C【解析】牙龈易出血，全口牙龈色红、松软光亮，右下尖牙间的龈乳头肥大成瘤样、鲜红色、有蒂，最可能的诊断是妊娠期龈炎。

101. D【解析】CPI指数的解读：0=牙龈健康；1=龈炎，探诊后出血；2=牙石，探诊可发现牙石，但探针黑色部分全部露在龈袋外；3=早期牙周病，龈缘覆盖部分探针黑色部分，龈袋深度在4~5mm；4=晚期牙周病，探针黑色部分被龈缘完全覆盖，牙周袋深度在6mm或以上；X=除外区段（少于2颗功能牙存在）；9=无法检查（不记录）。

102. D【解析】菌斑指数每颗牙检查4个牙面，即近中颊面、正中颊面、远中颊面以及舌面。根据牙面菌斑的厚度而不根据菌斑覆盖面积记分。每颗牙的记分为4个牙面记分之和除以4，个人记分为每颗牙记分之和除以受检牙数。用于评价口腔卫生状况和衡量牙周病防治效果。

103. D【解析】Kappa值在0.40以下，为可靠度不合格；0.41~0.60，为可靠度中等；0.61~0.80，为可靠度优；0.81~1.00，为完全可靠。

104. D【解析】患者35岁，肥胖，近期出现口渴症状，尿糖阳性，空腹血糖7.5mmol/L，餐后2小时血糖12.6mmol/L，符合2型糖尿病的诊断。

105. E【解析】2型糖尿病的标准治疗为饮食治疗+双胍类降糖药。

106. B【解析】糖尿病临床较理想的控制标准为空腹血糖<6.1mmol/L，餐后2小时血糖<7.8mmol/L，糖化血红蛋白HbA1c≤6.5%。

107~108 A、A【解析】牙齿变色，叩诊不适，温度测验无反应，考虑为牙髓坏死，需牙髓活力测验确定诊断。

109. E【解析】牙髓坏死的患牙最佳治疗方案为根管治疗。

110~111 E、A【解析】患儿由于未添加辅食致营养摄入不足。佝偻病初期（早期）多为神经兴奋性增高的表现，如易激惹、烦闹、汗多刺激头皮而摇头等。早期维生素D缺乏的婴儿未经治疗，病情继续加重，可出现甲状旁腺激素功能亢进和钙、磷代谢失常的典型骨骼改变。6月龄以后，尽管病情仍在进展，但颅骨软化消失。正常婴儿的骨缝周围亦可有乒乓球样感觉。额骨和顶骨中心部分常常逐渐增厚，至7~8个月时，变成“方盒样”头型即方颅（从上向下看），头围也较正常增大。该患儿符合“佝偻病初期（早期）”的诊断。

112. C【解析】佝偻病病因：①围生期维生素D不足。②日照不足。③生长速度快，维生素D需要量增加。④食物中补充维生素D不足。⑤疾病影响：胃肠道或肝胆疾病影响维生素D吸收。

113. E【解析】附着丧失指数、牙槽骨吸收指数一般用于年龄较大的青年或成年人，小学生发生附着丧失和牙槽骨吸收的可能性很小，一般不用这两种指数。龋失补指数和龋面均用于龋病检查。

114. B【解析】控制甜食摄入和应用含氟制品主要针对儿童龋病预防。修正不良充填虽然可以预防牙龈炎，但并不是每个儿童都有不良充填体。平衡饮食结构也是保护儿童牙周健康的措施之一，但对于小学生来说很难做到，这两种方法可以作为健康教育内容但不应该是重点。只有加强口腔卫生是针对小学生切实可行的方法，应该作为健康教育的重点。

115. B【解析】正确刷牙比其他措施重要得多。

116. D【解析】后牙一般记录4个牙面（唇侧、舌侧、近中、远中）；菌斑控制记录卡需要菌斑显示剂；菌斑百分率在10%下为良好，20%以下可认为菌斑基本被控制；凡显示有菌斑存在的牙面，可在记录卡中相应部位的格内用“-”表示；凡未萌出或缺失的牙，用“×”表示。

117. C【解析】SBI指数分为6级，本例得分为3，即探诊出血、牙龈颜色改变、轻度水肿。

118. D【解析】本例牙周袋深度不超过6mm，其CPI值为3。

119. B【解析】由于该患者颊癌术后曾行放射治疗，且局部骨外露伴下颌区域针刺样剧痛，可诊断为放射性骨坏死。

120. A【解析】放射性颌骨坏死最有效的治疗方法为高压氧治疗。

121. D【解析】清除死骨时，需将死骨边缘的正常骨内残留病灶彻底清除干净，以防病变再发。

122. C【解析】口腔颌面部软组织对放射线耐受量为6~8周给予60~80Gy。

123. A【解析】中切牙扭转近90°需进行根管治疗后再桩冠修复扭转。

124. D【解析】根尖周无炎症的扭转牙，最早根充后3天即可桩冠修复。

125. E【解析】髁状突经咽侧位片不能准确评估上颌中切牙的情况，不属于修复前要做的准备工作。

126. B【解析】为保证美观，避免暴露金属边，金瓷冠唇侧牙体预备应将边缘预备到龈下，不侵犯生物学宽度。

127. D【解析】为保证修复体强度，金瓷冠切端需预留出2mm间隙。

128. B【解析】十二烷基硫酸钠是洁净剂。

129. E【解析】柠檬酸锌是牙膏中添加的药物。

130. D【解析】急性呼吸衰竭是由各种原因引起的肺通气和/或换气功能严重障碍，以致在静息状态下亦不能维持足够的气体交换，导致难治性低氧血症而引起一系列病理生理改变和相应临床表现的综合征。由于缺氧首先需要通过增加呼吸频率来代偿，因此首要症状为呼吸困难。

131. A【解析】因为口唇、指甲等部位血流量较大，当动脉血氧饱和度低于90%时就可出现该部位发绀的表现，此为缺氧最典型的表现。

132. D【解析】参见130题解析。

133. D【解析】牙本质敏感症对探、触等机械刺激更为敏感，可出现酸、软、痛等症状从而进行诊断。

134. C【解析】急性牙髓炎时患牙对温度非常敏感。

135. E【解析】牙髓坏死患牙的牙髓电活力测验数值远高于对照牙，是为神经坏死，丧失功能，对电刺激无反应导致。

136. A【解析】虽然糖尿病不是使用β受体阻断药的禁忌证，但它增加胰岛素抵抗，还可能掩盖和延长降糖治疗过程中的低血糖症，故不宜使用。普萘洛尔属于β受体阻断药。

137. D【解析】地尔硫䓬在肝内代谢，由肾和胆汁排泄。肝、肾功能受损的患者用本品应谨慎。

138. E【解析】利血平属于肾上腺能神经阻断药，用药后交感神经系统的功能受到遏制，副交感神经系统的功能相对占优势，结果出现利血平的副作用，如消化功能亢进而致大便次数增多；腹痛、腹泻、胃酸分泌增多、溃疡病恶变，引发消化道出血，甚至导致新的溃疡等。所以，伴有胃及十二指肠溃疡的高血压患者禁用利血平。

139. A【解析】牙周病的全身易感因素与系统病史密切相关，应详细全面记录。

140. B【解析】在进行牙周组织病变检查时，必须进行口腔病史和牙周病史的收集。

141. D【解析】在牙周疾病的诊断中最重要的检查方法是牙周探诊。

142. B【解析】口腔癌指发生在口腔的恶性肿瘤，有舌癌、牙龈癌、腭癌、口咽癌、唇癌等，最常见的是舌癌。

143. C【解析】口底癌是原发于口底黏膜的癌。

144. E【解析】皮肤癌病因尚未完全明了，其发生可能与过度的日光暴晒、放射线、砷剂、焦油衍化物等长期刺激有关。皮肤癌有鳞状细胞癌与基底细胞癌之分，两者的症状、发病部位、转移情况等都略有不同，以基底细胞癌多见。

145. D【解析】中央性颌骨癌来源于釉质器及牙胚残留上皮细胞，可为鳞癌，亦可为腺癌。

146. C【解析】张口说话时上颌义齿脱落是由基托边缘过长、过厚，唇、颊、舌系带区基托边缘缓冲不够，人工牙排列位置过于偏向牙槽嵴的唇颊侧或舌侧，义齿磨光面外形不好等，影响周围系带和肌肉的功能活动造成的。

147. E【解析】覆盖过小会引起咬颊咬舌。

148. D【解析】切咬食物使用前牙，下颌前伸，故前伸𬌗不平衡。

149. B【解析】鼻唇沟变浅，颏部前突，主要原因为垂直距离恢复过小。

150. D【解析】单侧咀嚼食物，对颌接触不平衡引起对侧翘起，故侧方𬌗不平衡。

# 第二单元

## 【$A_1$ 型题】

**答题说明**

每一道考题下面有A、B、C、D、E五个备选答案，请从中选择一个最佳答案。

1. 正中关系𬌗滑向牙尖交错𬌗的长正中距离约为
A. 0.4mm
B. 1.5mm
C. 1.2mm
D. 1.0mm
E. 1.8mm

2. 当长期侧方运动受限，临床上患者的牙磨耗情况会出现
A. 上颌颊尖和下颌舌尖磨耗过多
B. 一侧磨耗较重
C. 下前牙切缘较后牙牙尖磨耗过多
D. 上颌舌尖和下颌颊尖磨耗过多
E. 横𬌗曲线的曲度加大

3. 口腔颌面部发育完成的时间基本上是在
A. 受孕后1周
B. 受孕后2周
C. 受孕后10周
D. 受孕后3~8周
E. 受孕后9周

4. 四环素色素在牙体内沉着的方式是
A. 在牙本质内弥散分布
B. 沿牙本质生长线沉积于牙本质内
C. 在牙釉质内弥散分布
D. 沿牙釉质生长线沉积于牙釉质内
E. 沿釉柱沉积于牙釉质内

5. 乳牙氟斑牙少见的原因为
A. 所有乳牙发育矿化在胚胎期完成
B. 母体含氟量低
C. 乳牙抗氟能力强
D. 母乳中不含氟
E. 胎盘对氟有一定的屏障作用

6. 我国法定传染病中甲类传染病包括
A. 天花和鼠疫
B. 狂犬病和天花
C. 霍乱和副霍乱
D. 鼠疫和霍乱
E. 艾滋病与霍乱

7. 下列医疗机构开展医疗救治的管理性规定说法中，错误的是
A. 医疗机构应当对传染病患者或者疑似传染病患者提供医疗救护、现场救援和接诊治疗
B. 医疗机构应当对传染病患者或者疑似传染病患者书写病历记录以及其他有关资料，并妥善保管
C. 医疗机构不具备相应救治能力的，应当将患者及其原始病历记录一并转至具备相应救治能力的医疗机构
D. 医疗机构对传染病患者、疑似传染病患者，应当引导至相对隔离的分诊点进行初诊
E. 医疗机构应当实行传染病预检、分诊制度

8. 关于钙离子通道阻滞药的作用，下列说法错误的是
A. 减少心肌细胞内 $Ca^{2+}$
B. 抑制血小板聚集
C. 增加冠状动脉血流量
D. 增强红细胞变形能力
E. 加快房室结传导

9. 不能通过垂直传播的病原体为
A. 人类免疫缺陷病毒（HIV）
B. 乙型肝炎病毒（HBV）
C. 梅毒螺旋体
D. 流行性乙型脑炎病毒
E. 风疹病毒

10. 以下关于四环素牙的临床表现错误的是
A. 乳牙着色比恒牙明显
B. 四环素的疗程数与牙的着色程度成正比
C. 前牙着色比后牙明显
D. 牙釉质着色比牙本质深
E. 牙齿和骨组织均可着色

11. 四环素牙的发病机制中，下列错误的是

A. 四环素能与牙组织形成稳固的复合物
B. 着色与四环素族药物本身的颜色无关
C. 四环素牙可在紫外线下变色
D. 四环素可通过胎盘引起乳牙着色
E. 四环素牙着色主要在牙本质

12. 下列关于可引起牙釉质发育不全的因素中，错误的是
A. 基因突变
B. 缺乏维生素 A
C. 甲状旁腺功能减退
D. 严重的消化不良
E. 不恰当的刷牙方法

13. 以下在进行牙周病情况调查中，不属于信息偏倚的是
A. 所用的检查器械是镰形探针
B. 数名研究者对牙周病标准掌握不一致
C. 患者对以往糖尿病史回忆不准确
D. 调查前未做标准一致性试验
E. 用医院的牙周病病例说明人群患病情况

14. 以下关于传染病监测的说法错误的是
A. 国家、省级疾病预防控制机构负责对传染病发生、流行以及分布进行监测
B. 县级疾病预防控制机构负责传染病预防控制规划、方案的落实
C. 国家、省级疾病预防控制机构负责对重大传染病流行趋势进行预测
D. 市级疾病预防控制机构负责本地区疫情和突发公共卫生事件监测、报告
E. 省级疾病预防控制机构负责开展流行病学调查和常见病原微生物检测

15. “长正中”是指
A. 后退位与牙尖交错位之间的距离
B. 下颌姿势位与牙尖交错位之间的距离
C. 下颌姿势位至牙尖交错位 1~3mm，双侧后牙均匀对称接触，无偏斜
D. 后退接触位至牙尖交错位的距离，双侧后牙均匀对称接触，基本无偏斜
E. 正中关系和牙尖交错位之间的距离

16. 卡介苗（BCG）适宜的主要接种对象是
A. 结核性脑膜炎患者
B. 结核菌素试验阳性者
C. 严重的结核病患者
D. 新生儿以及结核菌素试验阴性的儿童
E. 细胞免疫功能低下者

17. 不属于甲型肝炎病毒特点的是
A. 属于无包膜、小 RNA 病毒
B. 主要经粪-口传播
C. 预后不良可诱发肝癌
D. 病后可获持久免疫
E. 可用灭活或减毒活疫苗预防

18. 先天性梅毒牙的特点是
A. 残冠
B. 残根
C. 弯曲牙
D. 桑葚牙
E. 牙中牙

19. 下颌第二乳磨牙和下颌第一恒磨牙形态近似，位置彼此相邻，容易混淆。下列关于第二乳磨牙特点，说法不正确的是
A. 牙冠短小，色白
B. 近中颊尖、远中颊尖大小相等，远中尖最小
C. 近中颊尖、远中颊尖及远中尖的大小约相等
D. 根干短，牙根向外张开
E. 牙冠颈部明显缩小，颈嵴较突，牙冠由颈部向根方缩小

20. 由乳磨牙根尖周组织严重感染导致的继承恒前磨牙釉质发育不全，又称为
A. 蕾状牙
B. 桑葚牙
C. 内陷牙
D. 特纳牙
E. 哈钦森牙

21. 关于颞下颌关节检查，不包括下列哪项
A. 下颌运动检查
B. 髁突检查
C. 耳廓检查
D. 开口型检查
E. 外耳道检查

22. 牙尖交错𬌗时，如果上颌第一磨牙的近中颊尖正对着下颌第一磨牙颊面沟的远中，这种咬合关系称作安氏
A. Ⅰ类错𬌗
B. Ⅱ类错𬌗
C. Ⅲ类错𬌗
D. Ⅱ类 1 分类错𬌗
E. 不能包括在安氏分类中

23. 以下属于乙类传染病的一组是
A. 鼠疫、霍乱
B. 麻疹、人感染高致病性禽流感
C. 人感染高致病性禽流感、黑热病
D. 艾滋病、风疹
E. 麻风、艾滋病

24. 下列检测病毒感染的方法中，不是检查病毒抗体的试验方法为
A. 直接免疫荧光
B. 酶联免疫吸附试验（ELISA）
C. 血凝试验
D. 中和试验
E. 血凝抑制试验
25. 噻嗪类利尿药初期的降压机制为
A. 降低血管壁细胞内 $Ca^{2+}$ 的含量
B. 降低血管壁细胞内 $Na^{+}$ 的含量
C. 降低血管壁对缩血管物质的反应性
D. 排 $Na^{+}$ 利尿、降低细胞外液和血容量
E. 诱导动脉壁产生扩张血管物质
26. 牙齿发育异常包括以下各类，除外
A. 数目异常
B. 形态异常
C. 颜色异常
D. 结构异常
E. 萌出异常
27. 下列不属于釉质结构异常的是
A. 特纳牙
B. 先天性梅毒牙
C. 四环素牙
D. 氟牙症
E. 釉质混浊症
28. 牙釉质平滑面龋的形态是
A. 烧瓶状
B. 潜行状
C. 浅碟状
D. 三角形，顶向釉质牙本质界
E. 三角形，顶向牙釉质表面
29. 引起牙髓感染的主要途径为
A. 深牙周袋
B. 发育异常的结构
C. 深龋
D. 外伤冠折
E. 楔状缺损
30. 以下哪个解剖结构位于下颌骨体部外侧面
A. 下颌舌骨线
B. 二腹肌窝
C. 下颌孔
D. 颏孔
E. 咬肌粗隆
31. 根据《中华人民共和国传染病防治法》的规定，以下哪项不属于医疗机构的职责
A. 传染病病例报告
B. 传染病医疗救治
C. 对拒绝隔离的患者采取强制隔离措施
D. 防止院内感染
E. 防止医源性感染
32. 不属于苯二氮䓬类药物作用特点的是
A. 具有抗焦虑作用
B. 具有外周性肌肉松弛作用
C. 具有镇静作用
D. 具有催眠作用
E. 用于癫痫持续状态
33. 药物牙膏的作用特点不包括
A. 与牙膏其他成分有很好的相容性
B. 有防止口腔疾病的能力
C. 安全有效、无毒副作用
D. 治疗龋病与牙周病
E. 不产生抗药性
34. 釉质龋中，生长线和横纹变得更清楚的改变主要见于
A. 色素沉着区
B. 透明层
C. 暗层
D. 病损体层
E. 表层
35. 以下修复体边缘类型中强度最差的是
A. 凹面
B. 90°肩台
C. 90°肩台+斜面
D. 135°肩台
E. 刃状
36. 上颌窦下壁距上颌哪颗牙的根尖最近
A. 上颌第一磨牙近中颊根
B. 上颌第一磨牙腭根
C. 上颌第一磨牙远中颊根
D. 上颌第二磨牙近中颊根
E. 上颌第二磨牙腭根
37. 关于噬菌体的叙述，下列哪项是错误的
A. 是侵袭微生物的病毒
B. 具有病毒的生物学性状
C. 大多数噬菌体呈蝌蚪形
D. 含有 DNA 和 RNA 两种核酸
E. 头部衣壳和尾部的化学组成是蛋白质
38. 龋病期间不形成或形成很少修复性牙本质的是
A. 中龋
B. 深龋
C. 急性龋

D. 慢性龋
E. 继发龋
39. 临床怀疑口腔念珠菌感染时，应首先选用的辅助诊断技术为
A. 唾液培养
B. 唾液及血清念珠菌抗体测定
C. 直接在病损区涂片镜检
D. 血清铁及维生素 $B_{12}$ 测定
E. 活体组织检查
40. 下列关于上颌骨支柱及支架结构的叙述中，正确的是
A. 上颌骨骨质较薄，不利于将咀嚼压力传导至颅底
B. 共三对，均下起上颌骨的牙槽突，上达颅底
C. 尖牙支柱主要传导尖牙区的咀嚼压力，由尖牙区牙槽突至蝶骨翼突至颅底
D. 颧突支柱主要传导前磨牙区的咀嚼压力
E. 翼突支柱又称鼻额支柱
41. 乳牙外伤的好发年龄是
A. 出生至 8 个月
B. 3~4 岁
C. 1~2 岁
D. 5~6 岁
E. 7~9 岁
42. 溃疡性结肠炎的治疗原则不包括下列哪项
A. 早期手术切除全结肠可根治本病
B. 防止并发症
C. 控制急性发作
D. 缓解病情
E. 减少复发
43. 胺碘酮延长心肌动作电位时程是由于
A. $Na^+$外流减少
B. $Ca^{2+}$外流减少
C. $K^+$外流减少
D. $Mg^{2+}$外流减少
E. $Cu^{2+}$外流减少
44. 传染病预警制度说法错误的是
A. 国务院卫生行政部门建立传染病预警制度
B. 国务院卫生行政部门根据传染病发生、流行趋势的预测，及时发出传染病预警，根据情况予以公布。
C. 传染病预警由国务院卫生行政部门根据情况予以公布
D. 省、自治区、直辖市人民政府根据传染病发生、流行趋势的预测，及时发出传染病预警
E. 传染病预警由省、自治区、直辖市人民政府根据情况予以公布
45. 下列病毒中，不通过呼吸道传播的是
A. 流行性感冒（流感）病毒
B. 禽流感病毒
C. 腮腺炎病毒
D. 艾滋病病毒
E. 风疹病毒
46. 关于余留牙的保留牙槽骨吸收的程度，下列哪项是错误的
A. 达到根 1/5
B. 达到根 1/4
C. 达到根 1/3
D. 达到根 1/2
E. 达到根 2/3
47. 下颌骨的薄弱部位不包括
A. 正中联合
B. 下颌角
C. 乙状切迹
D. 颏孔区
E. 髁突颈部
48. 推荐幼儿补氟的形式为
A. 氟滴剂
B. 氟水漱口
C. 氟片
D. 含氟涂料涂布
E. 含氟凝胶涂布
49. 构成硬腭的骨性支架是
A. 上颌骨牙槽突
B. 上颌骨腭突和腭骨垂直板
C. 腭骨水平板和垂直板
D. 上颌骨牙槽突和腭骨水平板
E. 上颌骨腭突和腭骨水平板
50. 关于下颌孔周围结构的叙述有误的是
A. 下颌孔的前方有下颌小舌
B. 下颌孔的后上方有下颌神经沟
C. 下颌孔的后下方有喙突
D. 下颌孔的下方有下颌舌骨沟
E. 下颌孔的前上方有下颌隆突
51. 下列对排列全口义齿人工牙的美观原则描述不当的是
A. 上前牙排列的位置要衬托出上唇丰满度
B. 牙弓弧度与颌弓型一致
C. 前牙排成浅覆殆、浅覆盖
D. 排上前牙时要参考患者的意见
E. 要体现患者的个性
52. 公共卫生是研究

A. 疾病发生发展转归过程和专门规律的科学
B. 预防疾病性质、任务、方法和规律的专门科学
C. 疾病发生和消除疾病直接或间接因素
D. 疾病在人群的流行和采取有效措施
E. 对已发生的疾病的治疗和控制的科学
53. 结合上皮的更新时间为
A. 5 天
B. 10 天
C. 15 天
D. 20 天
E. 25 天
54. 医德修养的根本途径和方法是坚持
A. 学习医德理论知识
B. 学习医德榜样人物
C. 医疗卫生保健实践
D. 有的放矢
E. 经常性批评与自我批评
55. 硝酸甘油的药理作用为
A. 升高血压
B. 减慢心率
C. 增加心肌收缩力
D. 降低心肌耗氧量
E. 抑制 NO 释放
56. 牙髓电活力测验可能出现假性反应，引起假阳性反应的原因不包括下列哪一项
A. 探头或电极接触大面积的金属修复体或牙龈，使电流流向牙周组织
B. 未充分隔湿或干燥受试牙，以致电流泄漏到牙周组织
C. 液化坏死的牙髓有可能传导电流至根尖周，当电流调节到最大刻度时，患者可能有轻微反应
D. 患者过度紧张和焦虑，以致在探头刚接触牙面或被问知感受时即示意有反应
E. 患者事先用过镇痛药、麻醉药或饮用过酒精饮料等，不能正常地感知电刺激
57. 关于腭大孔的叙述，哪项是正确的
A. 位于腭侧牙槽嵴顶至腭正中缝弓形连线的中点
B. 有鼻腭神经和血管通过
C. 距硬腭后缘约 1.5cm
D. 由上颌骨牙槽突与蝶骨体部共同构成
E. 是翼腭管的下口
58. 慢性肾衰竭患者发生纤维囊性骨炎的主要原因是
A. 尿磷排泄减少
B. 继发性甲状旁腺功能亢进
C. 尿钙排泄增多
D. 营养不良和低蛋白血症
E. 活性维生素
59. 关于蝶骨，正确的是
A. 分为一体和四突
B. 蝶骨前接额骨和筛骨，后接上颌骨和颧骨
C. 蝶骨小翼两根之间为视神经孔，有眼神经通过
D. 在蝶骨大翼颞下面可见圆孔、卵圆孔、棘孔
E. 蝶骨大翼分为大脑面、颞面、颞下面、眶面
60. 治疗感染根管时更强调
A. 根管充填的方法
B. 根管冲洗的频率
C. 根管清创的质量
D. 根管成形的形态
E. 根管封药的时间
61. 下列关于颞骨的表述有误的是
A. 乳突切迹位于颞骨岩部，为二腹肌后腹的起点
B. 分为颞鳞、乳突、岩部和鼓板四部分
C. 左右成对
D. 在岩部尖端有三叉神经压迹，其上有三叉神经节
E. 茎乳孔位于颞骨上，有面神经通过
62. 下列各项中，属于道德意识现象的是
A. 道德教育
B. 道德情感
C. 道德准则
D. 道德修养
E. 道德评价
63. 不能添加到含氟牙膏中的氟化物是
A. 氟化亚锡
B. 氟化铵
C. 氟化钠
D. 氟硅酸钠
E. 单氟磷酸钠
64. 关于腭骨的描述正确的是
A. 为一对 V 形骨板
B. 水平部构成鼻腔底的后部，硬腭的前 2/3
C. 垂直部上缘有蝶突和眶突
D. 两突之间的凹陷称为鼻腭切迹
E. 参与切牙管的构成
65. 面瘫的贝尔征是指
A. 用力紧闭眼睑，则眼球转向外上方

B. 下结膜囊内常有泪腺积滞
C. 不能鼓腮、吹气
D. 睑裂过大，闭合不全
E. 患侧口角下垂，健侧向上歪斜
66. 在下列各项中，属于患者道德权利的是
A. 患者的经济条件不具备，但要求同别的患者一样享受医学高技术检查
B. 患者有自杀的念头，但要求医师对他的家属保密
C. 患者的疾病不影响正常工作，但要求医师给开假条
D. 住院患者患有呼吸道传染病，但拒绝实施隔离
E. 患者患的疾病预后不良，但要求医师如实告知病情
67. 下列哪一项不是关于软腭的叙述
A. 黏膜下层中含黏液腺
B. 腭腱膜位于软腭前 1/3，构成软腭的支架
C. 腭肌位于软腭的后 2/3，肌肉细小
D. 腭腱膜近硬腭部分坚厚，向后则变薄弱
E. 腭裂者软腭部无肌肉
68. 对于乳牙严重挫入，且牙冠向唇侧，牙根向腭侧移位，X 线检查乳牙根与恒牙胚大量重叠者，应采取的措施是
A. 避免使用患牙咬合 2 周，不做其他处理
B. 牙髓摘除术
C. 手法复位并固定
D. 可观察其自动再萌出，并观察牙髓转归
E. 及时拔除乳牙
69. 残根的拔除或保留应根据
A. 牙根缺损破坏的范围
B. 根尖周组织的健康情况
C. 与修复的关系
D. 治疗效果
E. 以上都对
70. 急性多发性龈脓肿多发生于
A. 春秋季
B. 夏秋季
C. 秋冬季
D. 春季
E. 秋季

## 【$A_2$ 型题】

### 答题说明

每一道考题是以一个小案例出现的，其下面都有 A、B、C、D、E 五个备选答案，请从中选择一个最佳答案。

71. 患者，女性，35 岁。经产妇，妊娠 37 周，无痛性阴道出血，经卧床休息、镇静药等治疗未见明显好转，阴道仍有活动性出血，初步诊断为前置胎盘，拟确定前置胎盘类型以决定分娩方式，应进行的检查是
A. X 线软组织检查
B. 放射性核素扫描法
C. 超声胎盘定位检查
D. 输液配血行阴道检查
E. 输液配血行肛门检查
72. 对畸形中央尖描述错误的是
A. 畸形中央尖内无牙髓组织
B. 畸形中央尖高度为 1~3mm
C. 畸形中央尖常对称发生
D. 可以多次少量调磨中央尖
E. 对圆钝而无妨碍的中央尖可不予处理
73. 患者，男性，36 岁。以口内多处溃疡、疼痛、不能进食来诊。检查见双颊及舌背黏膜散在分布小米粒的溃疡 10 余个，周围黏膜广泛充血、红肿。以往曾有多次类似发作病史。该患者应诊断为
A. 疱疹样口疮
B. 疱疹性咽峡炎
C. 疱疹性龈口炎
D. 贝赫切特综合征
E. 带状疱疹
74. 患者，女性，30 岁。患急性粒细胞白血病 $M_3$，化疗时突发弥散性血管内凝血（DIC），并迅速发展到消耗性低凝期，下列检查结果中哪项是错误的
A. 血小板数明显减少
B. 凝血酶原时间缩短
C. 纤维蛋白原浓度降低
D. 抗凝血酶Ⅲ水平减低
E. 血小板因子Ⅳ水平升高

75. 患儿，女，4岁。因外伤左上乳中切牙内陷移位，牙龈无明显撕裂伤，牙槽突无折断。X线片显示恒牙胚未受波及。正确的处理是

A. 立即复位固定
B. 立即拔除
C. 牵引复位
D. 定期复诊观察
E. 不做处理

76. 患者，女性，45岁。左腮腺肿块多年，边界清楚，有包膜，切面实性。镜下见肿瘤细胞呈圆形或多边形，大小一致，细胞质含嗜碱性颗粒，瘤细胞排列成片块或腺泡状，具有分泌功能，导管系统不明显。最可能的诊断是

A. 大嗜酸性粒细胞癌
B. 乳头状囊腺癌
C. 黏液表皮样癌
D. 腺泡细胞癌
E. 多形性低度恶性腺癌

77. 患者，女性，30岁。发现右下后牙颊侧牙龈肿物5个月，肿物慢慢增大并影响进食。如果临床诊断为牙龈瘤，该患者的治疗中错误的是

A. 主要治疗方法为手术切除
B. 必须彻底手术，否则易复发
C. 当多次复发时，需拔除波及的患牙
D. 手术时需切除瘤体组织，并去除骨膜
E. 手术切口在瘤体边缘

78. 患者，女性，55岁。右腮腺区肿块，缓慢生长，有时较硬，有时较软。检查：肿块边界不清楚，表面皮肤较对侧粗糙。该患者在询问病史时，必须问到的是

A. 肿块是否疼痛
B. 服药是否有效
C. 皮肤是否瘙痒
D. 与感冒是否有关
E. 与进食是否有关

79. 患者，男性，40岁。发现左下前牙变色3年，未诉疼痛。检查：左下中切牙颜色暗黄，无光泽，牙体无实质缺损，无叩痛，牙髓电活力测验(-)，X线片显示根尖周存在低密度暗影。患者自诉患牙曾有外伤史。则该牙可能的诊断为

A. 氟斑牙
B. 急性牙髓炎
C. 牙髓坏死
D. 牙髓钙化
E. 慢性根尖周炎

80. 患者，男性，32岁。左肾区绞痛2天，自服山莨菪碱后疼痛减轻。尿路造影：双肾显示好，左肾轻度积水，左输尿管上段可见结石，大小约0.8cm×0.8cm。经非手术治疗2周，结石下移1cm。该患者现最佳治疗应是

A. 肾镜取石
B. 继续非手术治疗
C. 体外震波碎石
D. 输尿管镜取石
E. 输尿管切开取石

81. 患者，女性，55岁。因右腮腺肿物行左腮腺浅叶及肿物切除术加面神经解剖术，术后3天发现右眼不能闭合，皱眉力弱，额纹存在，眼睑以下无明显面瘫表现。该患者术中可能损伤了

A. 面神经主干
B. 面神经颞支
C. 面神经额支
D. 面神经颧支
E. 面神经上、下颊支

82. 患者，女性，40岁。因一年来左上后牙牙龈长脓包就诊。曾肿痛3次。诊断该疾病的必要检查是

A. 牙齿松动度检查
B. X线检查
C. 叩诊
D. 探诊
E. 扪诊

83. 患者，男性，20岁。十二指肠残端瘘20天。目前进食少，全身乏力，直立时晕倒。血清 $K^+$ 3mmol/L，$Na^+$ 125mmol/L。其电解质代谢失调应为

A. 低渗性脱水
B. 低钾血症，高渗性脱水
C. 低钾血症，等渗性脱水
D. 低钾血症，中度低渗性脱水
E. 高钾血症，重度低渗性脱水

84. 患者，女性，29岁。因患左舌下腺囊肿于门诊行左舌下腺及囊肿摘除术，术后第2天左下颌下区发生肿胀，且进食时明显。可能的原因是

A. 因左下颌下腺导管结石所致
B. 因左舌下腺囊肿为口外型，口外部分未处理所致
C. 因前日术中误扎左下颌下腺导管所致
D. 左下颌下淋巴结反应性肿胀
E. 因左下颌下腺急性炎症所致

85. 迪安（Dean）法分类依据中不包括

A. 釉质的光泽
B. 釉质的颜色
C. 釉质缺损的面积

D. 釉质的硬度

E. 釉质的透明度

86. 患者，男性，70岁。主诉持续性胸痛6小时，经检查后诊断为急性心肌梗死，查体可闻及患者双肺下叶少量湿啰音。该患者心功能分级为

A. NYHA分级Ⅰ级

B. NYHA分级Ⅱ级

C. NYHA分级Ⅳ级

D. Killip分级Ⅱ级

E. Killip分级Ⅲ级

87. 患者，男性，49岁。左腮腺区切割伤，创口已缝合4周，但仍未愈，有较大量清亮液体流出，进食时明显。该患者发生了

A. 感染

B. 腺瘘

C. 血清肿

D. 味觉出汗综合征

E. 腮腺囊肿破裂

88. 患者，女性，25岁。上前牙唇侧龈缘及龈乳头增生肥大覆盖牙冠1/3，质地坚韧。最可能的诊断是

A. 慢性龈炎

B. 急性坏死溃疡性龈炎

C. 慢性牙周炎

D. 青春期龈炎

E. 疱疹性龈口炎

89. 患儿，男，1岁。3天前发热38.5℃，热退后出现口腔溃疡、哭闹、拒食、流涎。检查可见牙龈充血、水肿，邻近乳磨牙处可见成簇小水疱，似针头大小，口腔黏膜充血，有数个小溃疡，有的互相融合形成糜烂面。最可能的诊断是

A. 手足口病

B. 球菌性口炎

C. 疱疹性口炎

D. 鹅口疮

E. 口炎型口疮

90. 患者，女性，20岁。2周前出现右下后牙遇冷水敏感。检查：5|无缺损，𬌗面中央窝处圆形深色环，中央有黑色小点，冷测敏感，叩痛（±），医师建议行根管治疗。该患牙的感染途径考虑为

A. 酸蚀症

B. 发育畸形

C. 龋齿

D. 磨损

E. 外伤

91. 患儿，男，10岁。双侧腮腺反复肿胀3年，每年肿胀4~5次，每次持续1周，无口干、眼干症状。腮腺造影有点球状扩张。合适的处理为

A. 理疗

B. 多饮水，按摩腺体，保持口腔卫生，必要时抗感染治疗

C. 应行双腮腺手术切除

D. 主导管结扎治疗

E. 腮腺内注入甲紫致腺体萎缩

92. 患者，男性，37岁。骑车下坡时因制动失灵致颌面部创伤，伤后昏迷20分钟清醒，呕吐一次，伴头痛、烦躁等，伤后60分钟后再度昏迷。检查：脉搏、呼吸缓慢，左侧瞳孔散大，左侧腱反射亢进。发生颅脑损伤的类型是

A. 颅内血肿

B. 颅底骨折

C. 脑挫裂伤

D. 脑震荡

E. 脑脊液漏

93. 患者，男性，46岁。近日自觉口腔干燥、味觉异常。检查：口腔黏膜充血糜烂及舌背乳头成团块状萎缩，周围舌苔增厚。半个月前刚结束肿瘤化疗。下列诊断正确的是

A. 药物过敏性口炎

B. 疱疹样口疮

C. 口腔单纯疱疹

D. 念珠菌性口炎

E. 天疱疮

94. 某研究者在5种不同的温度下分别独立地重复了10次试验，共测得某定量指标的50个数据。根据资料条件，可用单因素方差分析处理此资料，其组间的自由度是

A. 45

B. 9

C. 49

D. 4

E. 5

95. 患儿，女，2岁。DBA|ABD唇颊面浅凹状龋，探龋蚀较浅，疼痛（-）。患儿哭闹不合作。应选的处理方法为

A. 复合体充填

B. 玻璃离子充填

C. 氨硝酸银涂布

D. 氟化双氨银涂布

E. 氟化钠涂布

96. 患者，男性，21岁。自觉前牙牙龈增生2年余。检查：前牙牙周探诊深度为2~3mm。如果诊断

为增生性龈炎，与局限型轻度慢性牙周炎鉴别的最主要指标为

A. 牙齿松动
B. 现病史
C. 有无附着丧失
D. 牙龈炎症程度
E. 细菌学检查

97. 患儿，女，1岁。流涕、咳嗽3天，近半天高热，体温39.4℃，抽搐1次约3分钟自行缓解。查体：精神萎靡，前囟平，咽充血，双肺未闻及中、小水泡音，脑膜刺激征阴性，血常规示白细胞$5\times10^9$/L。推测该患儿最可能的诊断是

A. 脑炎
B. 手足搐搦症
C. 中毒性脑病
D. 上呼吸道感染，高热惊厥
E. 肺炎，高热惊厥

98. 患儿，男，1岁半。口内检查发现，上下颌乳中切牙和乳侧切牙萌出。按照一般乳牙萌出顺序，在其口内萌出的下一颗牙为

A. 下颌第二乳磨牙
B. 下颌乳尖牙
C. 上颌乳尖牙
D. 下颌第一乳磨牙
E. 上颌第一乳磨牙

99. 患者，男性，20岁。3天来右下后牙冷热饮痛，无自发痛。检查：$\overline{6|}$殆面深龋，未发现穿髓孔，无叩痛。治疗前最需要明确的是

A. 牙周状况
B. 牙髓状况
C. 龋的软硬度
D. 软龋颜色的深浅
E. 根尖周的状况

100. 患儿，女，6岁。下颌恒中切牙在下颌乳中切牙舌侧萌出2/3，下颌乳中切牙Ⅱ度松动。诊断为

A. 下颌乳中切牙滞留
B. 下颌中切牙异位萌出
C. 下颌前牙拥挤
D. 下颌乳中切牙替换期松动
E. 下颌中切牙早萌

## 【$A_3/A_4$ 型题】

**答题说明**

以下提供若干个病例，每个病例下设若干道考题。请根据答案所提供的信息，在每一道考题下面的A、B、C、D、E五个备选答案中选择一个最佳答案。

（101~103题共用题干）

患者，男性，29岁。饱食后突感右上腹部剧痛，迅速转移到右下腹和下腹部，伴恶心，呕吐不能减轻腹痛。发病6小时来院急诊。查体：痛苦貌，血压90/60mmHg，脉搏120次/分，全腹肌紧张、压痛、反跳痛，以上腹和右上腹部为著，肠鸣音消失，肝浊音界存在，白细胞$16\times10^9$/L，中性粒细胞0.9。

101. 最可能的诊断是

A. 急性胆囊炎伴穿孔
B. 阑尾炎穿孔致腹膜炎
C. 急性胰腺炎
D. 肠扭转
E. 十二指肠溃疡急性穿孔

102. 为明确诊断首先要进行

A. 腹腔穿刺
B. 腹部立位平片
C. 血清淀粉酶测定
D. 急诊钡餐造影
E. 急诊静脉胆道造影

103. 经检查决定剖腹手术，术前准备中最关键的措施是

A. 补液，输血
B. 应用抗生素
C. 禁食
D. 插胃管，胃肠减压
E. 半卧位

（104~106题共用题干）

患者，女性，15岁。右上后牙龋洞，无明显自发疼痛，食物嵌入痛。检查：$\underline{6|}$殆面龋坏，软化牙本质较多，叩诊（-），冷测敏感，牙髓电活力测验正常。去腐极敏感，不能全部去净。

104. 可能的诊断是

A. 慢性牙髓炎
B. 急性牙髓炎

C. 中龋
D. 深龋
E. 慢性龋
105. 该牙的首诊治疗是
A. 垫底充填
B. 双层垫底后充填
C. 间接盖髓后垫底充填
D. 安抚治疗
E. 活髓切断术
106. 充填时垫底材料选用
A. 氢氧化钙制剂
B. 磷酸锌水门汀单层
C. 聚羧酸锌水门汀单层
D. 玻璃离子水门汀单层
E. 氧化锌丁香油水门汀和磷酸锌水门汀

（107~109 题共用题干）

患儿，女，7 岁。因上前牙牙冠外伤半小时就诊。口腔检查见左上中切牙牙冠斜折，探及穿髓孔，叩诊（+），X 线片示患牙根尖孔未发育完成。

107. 对患牙进行牙髓电活力测验，其最可能的结果为
A. 正常
B. 敏感
C. 非常敏感
D. 迟钝
E. 无反应
108. 首选的治疗为
A. 根尖诱导形成术
B. 牙髓摘除术
C. 直接盖髓术
D. 根管治疗术
E. 活髓切断术
109. 进行这种治疗成功的关键是
A. 无菌操作
B. 正确的开髓
C. 局部麻醉方式的选择
D. 正确选择暂封剂
E. 盖髓剂的选择

（110~112 题共用题干）

患者，男性，48 岁。主诉刷牙时牙龈出血 3 年。检查见全口牙石（++），牙面色素多，牙龈中度红肿，探诊普遍有出血，探诊深度 4~7mm，附着丧失 2~5mm，无牙齿松动。否认全身疾病史。

110. 诊断最可能为
A. 慢性龈炎
B. 坏死性龈炎
C. 慢性牙周炎
D. 侵袭性牙周炎
E. 白血病的龈病损
111. 该患者的治疗内容不包括
A. 口腔卫生指导
B. 洁治术
C. 刮治及根面平整
D. 口服阿莫西林
E. 牙周维护治疗
112. 在基础治疗后，$\underline{6|}$ 近中探诊深度仍为 6mm，X 线片显示近中有垂直骨吸收达根长 1/2，最佳的手术方法为
A. 牙龈切除术
B. 袋壁搔刮术
C. 翻瓣术
D. 引导性组织再生术
E. 截根术

（113~115 题共用题干）

一颌面外伤患者，经检查发现外耳道流血性液体，渐转清亮液体。

113. 该液体很可能是
A. 脑脊液
B. 血液
C. 组织渗出液
D. 外耳道分泌物
E. 其他
114. 对下述脑损伤有诊断意义的是
A. 脑震荡
B. 硬脑膜外血肿
C. 颅中窝骨折
D. 颅前窝骨折
E. 脑挫裂伤
115. 对该患者的处理，错误的是
A. 用碘仿纱条填塞外耳道
B. 姿势引流
C. 抗感染治疗，预防感染
D. 保持外耳道通畅、干净
E. 先保守治疗

（116~118 题共用题干）

患儿，男，5 岁。进食时不慎跌倒，筷子戳破腭部 2 小时。急诊检查见软腭有一约 15mm 长创口，为贯穿伤。患儿清醒，检查合作。

116. 该患儿的处理应是
A. 无须特殊处理
B. 患儿合作时应予缝合
C. 局部麻醉下缝合

D. 表面麻醉下缝合

E. 全身麻醉下缝合

117. 如同时存在硬腭组织缺损，创口较大，此时的局部处理为

A. 应拉拢缝合，尽量缩小创面

B. 在硬腭两侧做松弛切口，然后缝合创面

C. 因患儿年龄小，组织再生能力强，可任其自行愈合

D. 由患儿家属决定是否手术缝合

E. 堵塞碘纱保护创面即可

118. 如进行缝合，应缝合

A. 鼻侧黏膜、肌层、口腔侧黏膜

B. 肌层、口腔侧黏膜

C. 口腔侧黏膜

D. 鼻侧黏膜、口腔侧黏膜

E. 全层贯穿缝合

（119~122 题共用题干）

患者，女性，45 岁。实习医师接诊后检查发现，$\overline{|6}$ 缺损，殆面可见银汞充填物。殆龈距离较短，深覆殆。

119. 该实习医师拟行全冠修复，但老师建议嵌体修复，主要原因是

A. 活髓牙

B. 操作简单

C. 深覆殆

D. 殆龈距离短

E. 实习医师接诊

120. 在行牙体预备后，进行取模时，最宜选用的材料是

A. 藻酸盐

B. 聚醚橡胶

C. 加成型硅橡胶

D. 琼脂

E. 自凝树脂

121. 带教老师建议备牙后行临时冠修复，原因是

A. 殆龈距离短

B. 防止继发龋坏

C. 防止充填物脱落

D. 护髓

E. MOD 缺损

122. 患者戴牙后 1 个月出现疼痛，可能的原因是

A. 冠周炎

B. 继发龋

C. 牙髓炎

D. 根尖周炎

E. 殆创伤

（123~124 题共用题干）

患者，女性，33 岁。$\overline{76|}$ 缺失 6 年余，2 周前做可摘局部义齿修复，诉进食稍硬食物即感疼痛。检查：修复体为单侧设计混合支持式义齿，$\overline{5|}$ 为 RPI 卡环组，基托组织面广泛红肿，有基托压痕，对颌牙伸长，殆龈间隙 3mm。

123. 导致疼痛的最主要原因是

A. 制作问题

B. 设计错误

C. 黏膜过薄

D. 缺牙时间过长

E. 咬合压力大

124. 解决该问题的有效办法是

A. 人工牙调殆

B. 减小人工牙颊舌径

C. 用软衬材料垫底

D. 对殆牙调殆

E. 重新制作义齿

（125~127 题共用题干）

患者，男性，32 岁。6 天前感冒后出现左下后牙区胀痛，进食、吞咽时加重。昨日起出现局部自发性跳痛，张口受限，低热，头痛。检查：左下颌角区颊部稍肿胀，无压痛，张口度两指；左下第三磨牙近中阻生，牙龈红肿充血，挤压可见远中盲袋内少量脓液溢出，颊侧前庭沟丰满、充血，压痛明显，叩诊（-），无松动；咽侧壁稍充血，无压痛。

125. 此患者的正确诊断为

A. 根尖周脓肿

B. 左咬肌间隙感染

C. 急性根尖周炎

D. 急性智齿冠周炎

E. 左咽旁间隙感染

126. 颊侧肿胀原因为

A. 根尖周脓肿

B. 牙周脓肿

C. 根尖周囊肿继发感染

D. 炎症流注引起

E. 颊间隙感染引起

127. 患者如出现明显张口受限，面部肿胀不明显，仅口外升支后缘稍红肿、压痛明显，此时应怀疑合并

A. 翼下颌间隙感染

B. 咬肌间隙感染

C. 咽旁间隙感染

D. 下颌下间隙感染

E. 颞间隙感染

## 【B 型题】

### 答题说明

以下提供若干组考题，每组考题共用在考题前列出的 A、B、C、D、E 五个备选答案，请从中选择一个与问题关系最密切的答案。某个备选答案可能被选择一次、多次或不被选择。

（128～130 题共用备选答案）

A. 是指受检人群中每人口腔中平均龋、失、补牙数

B. 是指在调查期间某一人群中患龋病的频率，人口基数以百计算

C. 通常指至少在 1 年时间内，某人群新发生龋病的频率

D. 是指全口牙列均无龋的人数占全部受检查人数的百分率

128. 龋病发病率

129. 龋均

130. 患龋率

（131～132 题共用备选答案）

A. 复合树脂

B. 磷酸锌水门汀

C. 玻璃离子水门汀

D. 氧化锌丁香油糊剂

E. 氢氧化钙制剂

131. 深龋备洞后近髓，应选用

132. 乳尖牙唇面龋可选用

（133～136 题共用备选答案）

A. 近中面、殆面

B. 唇面、远中面

C. 远中面、殆面

D. 唇面、近中面

E. 近中面、远中面

133. 上颌乳中切牙易患龋的牙面是

134. 上颌乳尖牙易患龋的牙面是

135. 第一乳磨牙易患龋的牙面是

136. 第二乳磨牙易患龋的牙面是

（137～139 题共用备选答案）

A. 放线菌

B. 牙龈卟啉单胞菌

C. 具核梭杆菌

D. 伴放线聚集杆菌

E. 中间普氏菌

137. 妊娠期龈炎的优势菌为

138. 慢性牙周炎的主要致病菌为

139. 局限型侵袭性牙周炎的主要致病菌为

（140～142 题共用备选答案）

A. 横纹肌肉瘤

B. 乳头状瘤

C. 基底细胞癌

D. 尤因肉瘤

E. 牙龈瘤

140. 对放疗中度敏感的恶性肿瘤为

141. 对放疗不敏感的恶性肿瘤为

142. 对放疗高度敏感的恶性肿瘤为

（143～145 题共用备选答案）

A. 前伸髁导斜度

B. 前伸切导斜度

C. 补偿曲线

D. 牙尖工作（平衡）斜面

E. 定位平面

143. 全口义齿的上颌后牙颊尖连线形成

144. 利用前伸殆记录可以确定

145. 调整前伸殆平衡时不能改变其斜度的是

（146～150 题共用备选答案）

A. 0.3～0.4mm

B. 3～4mm

C. 4～6mm

D. 6mm

E. 7mm

146. 前腭杆应离开龈缘至少

147. 侧腭杆应离开龈缘

148. 舌杆到龈缘的距离应为

149. 斜坡型者舌杆应离开黏膜

150. 口底到龈缘的距离低于多少时常用舌板连接体

# 参考答案与解析

## 第二单元

1. D【解析】牙尖交错位是指上下牙弓𬌗面接触最广，牙尖相互交错咬合时下颌骨的位置。正中关系是指下颌适居正中，髁突处于关节窝的后位，在适当的垂直距离时，下颌骨对上颌骨的位置关系。在正中关系范围内有上下牙接触，称为正中关系𬌗。两者位置关系协调时，两者为同一位，或者由正中关系𬌗能自如地直向前滑动到牙尖交错，滑动距离称为长正中，0.5~1.0mm。

2. D【解析】牙磨耗主要表现在上颌后牙的舌尖和下颌后牙的颊尖。磨耗的结果是上颌后牙的舌尖较颊尖低（较短）和下颌后牙的颊尖较舌尖低，因此出现反向的横𬌗曲线，而不是横𬌗曲线的曲度加大。后牙是完成咀嚼的主要牙，在没有口腔副功能的患者，一般下前牙切缘不会较后牙牙尖磨耗多。一侧牙磨耗较重出现在偏侧咀嚼的患者。

3. D【解析】口腔颌面部发育完成的时间基本上是在受孕后3~8周。

4. B【解析】四环素色素在牙体内的沉着随时间增加，方式是沿牙本质生长线沉积于牙本质内。

5. E【解析】氟斑牙多见于恒牙，发生在乳牙者甚少，程度亦较轻。这是由于乳牙的发育分别在胚胎期和哺乳期，胎盘对氟有一定的屏障作用。母亲乳汁中的氟含量较稳定，并不因母体摄氟量高而增高。

6. D【解析】甲类传染病包括鼠疫和霍乱。

7. C【解析】医疗机构应当对传染病患者或者疑似传染病患者提供医疗救护、现场救援和接诊治疗，书写病历记录以及其他有关资料，并妥善保管。医疗机构应当实行传染病预检、分诊制度；对传染病患者、疑似传染病患者，应当引导至相对隔离的分诊点进行初诊。医疗机构不具备相应救治能力的，应当将患者及其病历记录复印件一并转至具备相应救治能力的医疗机构。

8. E【解析】钙离子通道阻滞药具有多方面药理作用，包括负性肌力、负性频率、负性传导及抑制外$Ca^{2+}$内流作用。加快房室结传导，而是减慢房室结传导。

9. D【解析】垂直传播有别于一般水平传播，为经母体的胎盘或围生期经产道等将病原体传染给胎儿或新生儿，称为先天性感染。能通过垂直传播的病原体有人类免疫缺陷病毒、乙型肝炎病毒、风疹病毒及梅毒螺旋体等。流行性乙型脑炎病毒属于黄病毒属病毒，只能经虫媒传播，属于水平传播的病毒。

10. D【解析】四环素牙的临床表现：牙着色，初呈黄色，在阳光照射下则呈现明亮的黄色荧光，以后逐渐由黄色变成棕褐色或深灰色。一般说来，前牙比后牙着色明显；乳牙着色又比恒牙明显，因为乳牙的釉质较薄、较透明，不易遮盖牙本质中四环素结合物的颜色。牙着色程度与四环素的种类、剂量和给药次数有关。一般认为，缩水四环素、地美环素、盐酸四环素引起的着色比土霉素、金霉素明显。在恒牙，四环素的疗程数与牙的着色程度成正比，但在一个短期内大剂量服用比长期给服相等的总剂量作用更大。在牙着色的同时，还有骨组织的着色，然而牙的着色是永久的。此外，四环素在母体还可通过胎盘引起乳牙着色。四环素对牙的主要影响是着色，有时也合并釉质发育不全。牙本质着色比釉质严重。

11. B【解析】四环素对牙着色与四环素族本身的颜色有关，如地美环素呈镉黄色、土霉素呈柠檬黄色。

12. E【解析】引起牙釉质发育不全的因素有严重营养障碍、内分泌失调、婴儿和母体的疾病以及局部因素。不恰当的刷牙方法会造成牙体缺损，不会引起牙釉质发育不全。

13. E【解析】信息偏倚主要来自以下3个方面：因检查器械等造成的测量偏倚、因调查对象引起的偏倚和因检查者引起的偏倚。

14. E【解析】设区的市和县级疾病预防控制机构负责传染病预防控制规划、方案的落实，组织实施免疫、消毒、控制病媒生物的危害，普及传染病防治知识，负责本地区疫情和突发公共卫生事件监测、报告，开展流行病学调查和常见病原微生物检测。

15. D【解析】后退接触位能自如地向前滑动到牙尖交错位称为“长正中”或正中自如。

16. D【解析】卡介苗（BCG）是应用牛型结核菌疫苗株制备的皮内接种减毒活疫苗。结核菌素纯化蛋白衍生物（PPD）皮内试验为检测迟发型变态反应的皮肤试验。试验结果：若皮内注射局部红肿硬结直径≥5mm，判为阳性，表示受试者已感染过结核分枝杆菌或曾接种过卡介苗，已具有一定的特异性免疫力，不必再接种卡介苗；若红肿硬结直径≥15mm，判为强阳性，表示受试者有活动性结核病；红肿硬结直径<5mm者，判为阴性，表示很可能受试者未感染

过结核分枝杆菌或未接种过卡介苗，是接种卡介苗的适宜对象，注意要除外麻疹、艾滋病、应用类固醇激素和免疫抑制剂的患者以及老年人，以上人群可出现假阴性结果。因此，卡介苗的适宜接种对象是新生儿和结核菌素试验阴性的健康儿童。活动性结核病患者及细胞免疫功能低下的人群禁忌接种卡介苗，以免诱发结核病复发或加重病情。

17. C【解析】甲型肝炎病毒一般不会造成肝癌，多数患者通过自身的免疫功能可以清除甲型肝炎病毒，病毒造成的肝损伤可以恢复，不会引起肝细胞异常增殖和发育，一般不会进展为肝癌。

18. D【解析】先天性梅毒牙是由于梅毒螺旋体感染牙胚，侵犯成釉器使牙釉质发育障碍，在恒切牙、第一恒磨牙牙釉质产生特征性发育不全改变。病变切牙称 Hutchinson 切牙，恒磨牙的病变称桑葚牙。

19. B【解析】第二乳磨牙近中颊尖、远中颊尖、远中尖约相等。

20. D【解析】由乳磨牙根尖周组织严重感染导致的继承恒前磨牙釉质发育不全，又称为特纳牙。

21. C【解析】颞下颌关节检查是重要的口腔外部检查之一。它包括活动度检查、关节弹响检查、外耳道前壁检查、开口度及开口型检查、下颌侧殆检查。

22. C【解析】在牙尖交错殆时，上颌第一恒磨牙的近中颊尖正对着下颌第一恒磨牙的颊沟，称为中性殆或 Angle Ⅰ类错殆；上颌第一恒磨牙的近中颊尖咬合在下颌第一恒磨牙颊沟的近中，称为远中错殆或 Angle Ⅱ类错殆；如上颌第一恒磨牙的近中颊尖咬合在下颌第一恒磨牙颊沟的远中，则称为近中错殆或 Angle Ⅲ类错殆。

23. B【解析】乙类传染病是指：严重急性呼吸综合征、艾滋病、病毒性肝炎、脊髓灰质炎、人感染高致病性禽流感、麻疹、流行性出血热、狂犬病、流行性乙型脑炎、登革热、炭疽、细菌性和阿米巴性痢疾、肺结核、伤寒和副伤寒、流行性脑脊髓膜炎、百日咳、白喉、新生儿破伤风、猩红热、布鲁菌病、淋病、梅毒、钩端螺旋体病、血吸虫病、疟疾、人感染 H7N9 禽流感。

24. C【解析】血凝试验亦称红细胞凝集试验，是利用某些正黏病毒科（如流感病毒和禽流感病毒等）和副黏病毒科（如麻疹病毒等）病毒在组织细胞培养液（如鸡胚尿囊液等）中，能使鸡或豚鼠的红细胞发生凝集现象，借以判断培养液中是否有某类病毒存在。在病毒的血清学试验中，直接免疫荧光、血凝抑制试验和中和试验均是检查病毒特异性抗体的检验方法，酶联免疫吸附试验（ELISA）既可应用已知抗原检测未知抗体，又可应用已知标记的抗体检测未知抗原。

25. D【解析】噻嗪类利尿药排 $Na^+$ 利尿、降低细胞外液和血容量而产生降压作用。

26. C【解析】牙齿发育异常不包括颜色异常。

27. C【解析】因前磨牙的牙胚处在乳磨牙牙根分歧下方，难以避免乳磨牙根尖周炎症的影响，故个别牙的釉质发育不全，多见于前磨牙。个别前磨牙釉质形成和矿化障碍的现象首先由特纳报道，故又称特纳牙。牙本质磷灰石晶体小，总表面积比釉质磷灰石晶体大，因而牙本质吸收四环素的量较釉质为多，造成牙本质为主要着色硬组织。氟牙症主要累及釉质，表现为釉质发育不全。釉质混浊症也称非氟性釉质混浊症，指在釉质平滑面上出现白色、不透光的混浊斑块，萌出后由于色素沉着，一些斑块变成棕色，釉质厚度并无减少。造成釉质混浊症的病因为局部因素，如某些因素导致局部矿化不全。先天性梅毒牙主要表现为恒切牙、第一恒磨牙出现釉质结构异常，因其特征性的临床表现，临床诊疗时易与某些釉质发育不全疾病相混淆，以致贻误患者的口腔及全身治疗。

28. D【解析】釉柱在平滑面从釉质牙本质界向牙齿表面呈放射状排列，故平滑面龋时，细菌和细菌产生的酸沿着釉柱间质逐渐向深层进展，形成了尖端向着釉质牙本质界、基底部向着牙釉质表面的三角形。

29. C【解析】临床牙髓感染的主要途径是深龋，细菌及其毒素通过牙本质小管感染牙髓。其他途径引起牙髓感染的概率明显低于深龋。

30. D【解析】选项中只有颏孔位于下颌骨体外面。

31. C【解析】医疗机构必须严格执行国务院卫生行政部门规定的管理制度、操作规范，防止传染病的医源性感染和医院感染。医疗机构应当确定专门的部门或者人员，承担传染病疫情报告、本单位的传染病预防、控制以及责任区域内的传染病预防工作；承担医疗活动中与医院感染有关的危险因素监测、安全防护、消毒、隔离和医疗废物处置工作。拒绝隔离治疗或者隔离期未满擅自脱离隔离治疗的，可以由公安机关协助医疗机构采取强制隔离治疗措施。

32. B【解析】苯二氮䓬类药物有镇静、催眠和抗焦虑作用，且有中枢性肌肉松弛作用，其抗惊厥、抗癫痫作用用于治疗各种类型癫痫，静脉注射是治疗癫痫持续状态的首选。

33. D【解析】药物牙膏有预防龋病和牙周病的作用，但没有治疗作用。

34. D【解析】釉质龋中，生长线和横纹变得更清楚的改变主要见于病损体层。

35. E【解析】刃状、90°肩台、90°肩台+斜面、凹面、135°肩台是冠类修复体常用的龈边缘类型。其中选择刃状边缘的修复体的边缘呈刃状，容易弯曲变形，强度最差。

36. B【解析】上颌第一磨牙腭根根尖距上颌窦下壁最近。

37. D【解析】噬菌体其核酸只有一种类型，即DNA或RNA，双链或单链，环状或线状。

38. C【解析】龋病期间不形成或形成很少修复性牙本质的是急性龋。患急性龋时，病变进展快，牙髓组织来不及形成修复性牙本质，或形成很少，导致牙髓组织容易受到感染，发生牙髓病变。

39. C【解析】临床怀疑口腔念珠菌感染时，应首先选用的辅助诊断技术为直接在病损区涂片镜检。阳性病损区涂片可见念珠菌孢子和菌丝形态。

40. B【解析】上颌骨在承受咀嚼压力明显的部位，骨质比较厚，以利于将咀嚼压力传导至颅底，形成三对支柱，均下起上颌骨牙槽突，上达颅底。

41. C【解析】1~2岁孩子刚学会走路容易摔倒或撞在物体上引起牙外伤。7~9岁是恒牙外伤高发年龄。

42. A【解析】溃疡性结肠炎的治疗主要为内科治疗，治疗目的是控制急性发作，维持缓解，减少复发，防治并发症。

43. C【解析】胺碘酮主要作用是延长心肌动作电位时程，其影响的主要环节是明显延长心房肌、心室肌、房室结和浦肯野纤维的动作电位时程（APD）和有效不应期（ERP），此作用与其阻断$K^+$通道有关。

44. A【解析】国家建立传染病预警制度。

45. D【解析】经呼吸道传播的病毒统称呼吸道病毒，包括正黏病毒科的流感病毒和禽流感病毒，副黏病毒科的麻疹病毒、腮腺炎病毒、副流感病毒、呼吸道合胞病毒，以及披膜病毒科的风疹病毒等。艾滋病病毒即人类免疫缺陷病毒（HIV），主要通过血液、性及母婴先天性传播。

46. E【解析】牙槽骨吸收达到根2/3者可考虑拔除。

47. C【解析】下颌骨的薄弱部位是正中联合、颏孔区、下颌角、髁突颈部。

48. A【解析】氟滴剂适用于2岁以下的幼儿。

49. E【解析】上颌骨腭突构成硬腭的前3/4，腭骨水平板构成硬腭的后1/4。

50. C【解析】下颌孔后下方骨面粗糙，称为翼肌粗隆，为翼内肌的附着处。

51. C【解析】前牙排成浅覆𬌗、浅覆盖达到前伸𬌗平衡是功能原则。

52. B【解析】卫生是卫生事业的重要组成部分。它与临床医学、基础医学和康复医学组成现代医学科学的四大支柱。公共卫生是以人群为主要研究对象，以环境-人群-健康为模式，以预防为主的观念为主导思想，运用生物医学、环境医学和社会医学等理论和方法，探讨疾病在人群中发生、发展和转归的特点，以及自然因素和社会因素对人群疾病和健康的影响规律，从而制定群体防治策略和公共卫生措施，并在实践中不断完善，以达到预防疾病、促进健康和提高生活质量为目的的学科。

53. A【解析】结合上皮的更新时间为5天。

54. C【解析】医德修养源于医疗卫生保健实践，同时又服务于医疗卫生保健实践。医务人员坚持医疗卫生保健实践是医德修养的根本途径和方法。

55. D【解析】硝酸甘油可直接松弛血管平滑肌特别是小血管平滑肌，使周围血管舒张，外周阻力减小，回心血量减少，心输出量降低，心脏负荷减轻，心肌氧耗量减少，从而使心绞痛得到缓解。

56. E【解析】假阳性（不应该出现阳性反应，而出现了阳性反应）反应，假阴性（不应该出现阴性反应，而出现了阴性反应）反应，患者事先用过镇痛药、麻醉药或饮用过酒精饮料等，不能正常地感知电刺激是假阴性反应。

57. E【解析】腭大孔位于硬腭后缘前方约0.5cm处，上颌骨牙槽突与腭骨之间，内有腭前神经走行，位于上颌第三磨牙腭侧龈缘至腭中线弓形连线的中点。A选项未明确说明是上颌第三磨牙对应的位置，所以不正确。

58. B【解析】肾性骨营养不良包括纤维囊性骨炎、骨生成不良、骨软化症及骨质疏松症。在透析前患者中骨骼X线发现异常者约35%，但出现骨痛、行走不便和自发性骨折相当少见。而骨活检约90%可发现异常，故早期诊断要靠骨活检。纤维囊性骨炎主要由于甲状旁腺素（PTH）过高引起，易发生骨盐溶化、肋骨骨折。X线检查可见骨骼囊样缺损及骨质疏松表现。

59. E【解析】蝶骨的结构包括中央的体部、一对小翼、一对大翼以及蝶骨体和大翼交界处向下伸出的两个翼突。

60. C【解析】根管治疗时有效进行根管清理以去除细菌感染病因，是根管治疗成功的首要前提之一，感染根管更应如此。

61. A【解析】乳突切迹位于颞骨乳突部，并不在岩部。

62. B【解析】A、D、E 属于道德活动现象，C 则是道德规范现象。

63. D【解析】含氟牙膏加有活性物氟化钠、氟化亚锡、单氟磷酸钠、氟化胺等，对防止龋齿有效。氟硅酸钠是建筑、建材工业用量最大的氟硅酸盐品种，不能加入牙膏中。

64. C【解析】腭骨位于上颌骨的后方，为成对的“L”形骨板，构成鼻腔外侧壁及骨腭的后部，并参与颞下窝和腭窝的构成。水平部构成硬腭后 1/4，垂直部上缘有蝶突和眶突，两突之间的凹陷为蝶腭切迹。

65. A【解析】面瘫的典型症状：①前额皱纹消失，不能皱眉。②患侧口角下垂，健侧口角向上歪斜。③不能紧密闭口，饮水漏水，不能鼓腮、吹气。④上下眼睑不能闭合，睑裂增大，闭合不全，露出结膜。⑤用力闭眼时，眼球转向外上方，此称贝尔征。

66. E【解析】患者道德权利有基本的医疗权、知情同意权和知情选择权、保护隐私权、获得休息和免除社会责任的权利。根据以上权利分析，患者所患疾病预后不良，但要求医师如实告知病情，是符合患者的知情同意权的。

67. E【解析】腭裂是患者腭部肌肉附着异常及功能肌肉组织的缺乏，并不是软腭部无肌肉。

68. E【解析】一般乳牙嵌入牙槽不应拉出复位，以避免二次创伤或通过牙龈沟和牙周间隙造成感染。乳牙严重挫入，牙冠向唇侧，牙根向腭侧移位，为避免损伤恒牙胚，应该拔除乳牙。

69. E【解析】确定残根的拔除或保留应根据牙根的缺损破坏范围、根尖周组织的健康状况，并结合治疗效果与修复的关系综合考虑。如果残根破坏较大，缺损达龈下，根尖周组织病变范围较广泛，治疗效果不佳者，可考虑拔除；如果残根较稳固，根尖周组织无明显病变或病变范围较小，同时对义齿的支持和固定有作用者，则应进行根管治疗后保留。

70. A【解析】急性多发性龈脓肿，指一种比较少见的临床症状较重的牙龈急性炎症，局限于龈乳头，主要发生于青壮年男性。患病前大多已有全口性的慢性龈炎，当身体抵抗力下降，如在感冒发热、过度疲劳、睡眠不足等情况下，局部细菌大量繁殖和毒力增强，便可发生本病。多发于春秋两季，多数起病急，发病前有疲倦、发热、口干、感冒、扁桃体发炎等症状。

71. C【解析】B 超检查可清楚看到胎盘与宫颈口的关系，并能明确前置胎盘的类型。其方法简单可靠，且无损伤性，是目前最常用的诊断方法。前置胎盘患者禁止行肛诊、阴道检查。

72. A【解析】半数的畸形中央尖有髓角伸入，内有牙髓组织。

73. A【解析】双颊及舌背黏膜散在分布小米粒的溃疡 10 余个，周围黏膜广泛充血、红肿，以往曾有多次类似发作病史，符合疱疹样口疮。

74. B【解析】消耗性低凝状态：出血倾向，血小板及多种凝血因子水平低下，此期持续时间较长，常构成 DIC 的主要临床特点及实验室检测异常。

75. D【解析】该患儿 4 岁，上乳中切牙外伤嵌入性脱位，无其他伴随损伤，恒牙胚未受波及，正确的处理是当时不做处理，但要定期复诊观察。不应该做立即复位固定，以避免二次创伤或通过牙周间隙造成感染。由于上乳中切牙一般从 5 岁开始替换，该患牙已近替换期，因而也不必做牵引复位，只要定期观察嵌入的乳牙自行萌出即可。如果观察发现嵌入的乳牙不能自行萌出，说明有可能牙根和牙槽骨发生固连，应该拔除患牙，以免影响恒牙的正常萌出。

76. D【解析】腺泡细胞癌大体形态：肿瘤一般为单发，有包膜，但不完整，多数与周围组织界限清楚。呈结节状或分叶状，质地较硬。切面实性稍凸，灰白色，有棕红色斑点，较脆，无良性混合瘤的湿润及黏液样的表现。镜检：肿瘤有薄的被膜，但被膜内常见瘤细胞浸润。瘤细胞排列成实体团块，构成许多类似正常腺泡、小梁、小管、滤泡，但无导管及导管样结构。还可见小叶或片状结构，有少量带血管和淋巴样组织的间质。有时肿瘤内可见有实性或乳头状囊性滤泡。瘤细胞呈圆形或多边形，胞核小，偏位，核仁不明显，胞质丰富，含有嗜碱性颗粒，与正常腺泡细胞内的酶原颗粒相似，但也有无颗粒细胞者，细胞内可见空泡。

77. E【解析】患者为牙龈瘤，其主要治疗方法为手术切除，手术切口在瘤体底部周围正常的组织上。必须手术彻底，否则容易复发。一般为了防止复发，手术时需切除瘤体组织，去除骨膜。多次复发时，需拔除波及的患牙。

78. B【解析】必须问到的是服药是否有效，要区别是炎症还是肿瘤。

79. E【解析】X 线片显示根尖周有低密度影像，故诊断为慢性根尖周炎。其余选项均无此影像表现。

80. C【解析】体外震波碎石适用于大多数上尿路结石，最适宜于直径<2. 5cm 的结石。

81. D【解析】该患者临床表现为眼轮匝肌和皱眉肌的力弱，这两块肌肉主要由面神经颧支支配。

82. B【解析】患者牙龈小包反复肿痛已一年，提示患牙最可能为慢性根尖周脓肿，确诊该病的检查只有 X 线检查。

83. D【解析】血清正常钾离子浓度为3.5~5.5mmol/L；正常钠离子浓度为135~145mmol/L；中度低渗性脱水时血清 $Na^+$ 低于130mmol/L。

84. C【解析】尽管A、B、D及E均可能造成下颌下区肿胀，但除B项外其余均不会有进食时加重，而症状恰是出现在手术后，因此手术中误扎下颌下腺导管的可能性比原有结石的可能性大。

85. A【解析】氟牙症的评价采用Dean法分类，根据牙釉质的颜色、光泽和缺损的面积来确定损害的程度，釉质硬度不在评价标准之内。

86. D【解析】根据有无心力衰竭表现及其相应的血流动力学改变严重程度，急性心肌梗死（AMI）引起的心力衰竭按Killip分级法可分为四级。Ⅰ级：尚无明显心力衰竭；Ⅱ级：有左心衰竭，肺部啰音<50%肺野；Ⅲ级：有急性肺水肿，全肺满布干湿啰音；Ⅳ级：有心源性休克等不同程度或阶段的血流动力学变化。根据题干描述，患者的心功能分级应为Killip分级Ⅱ级。

87. B【解析】左腮腺区切割伤，创口已缝合3周，但仍未愈，有较大量清亮液体流出，进食时明显。该患者发生了腺瘘。

88. A【解析】急性坏死溃疡性龈炎和疱疹性龈口炎都有非常典型的临床表现，慢性牙周炎需要确认是否有牙槽骨的吸收，青春期龈炎需要有年龄特征。

89. C【解析】患儿的年龄、发热史、成簇小水疱，口腔黏膜溃疡数目多，且互相融合都符合疱疹性口炎的特点。但还应排除其他选项。球菌性口炎应有较厚的黄白色假膜；鹅口疮临床表现应有凝乳状白色假膜；口炎型口疮一般无发热史，不出现成簇小水疱；手足口病应有手、足、皮肤病损，但题干中未提及。

90. B【解析】下颌第二前磨牙𬌗面中央有黑色小点提示为畸形中央尖折断所致。

91. B【解析】此患儿双腮腺反复肿胀3年，每年肿胀4~5次，每次持续1周，无口干、眼干症状，腮腺造影有点状及球状扩张，这些临床表现均是儿童复发性腮腺炎的特征。本病多发生于患儿，儿童期免疫系统发育不成熟，免疫功能低下，易发生逆行性感染，待患儿发育成熟后可以自愈。因此，对此病应采用保守治疗，选项B是最佳处理方法。

92. A【解析】根据题干，患者发生颅脑损伤的类型是颅内血肿。昏迷、清醒、再昏迷病史，伴有呕吐、烦躁、脉搏呼吸缓慢、瞳孔散大、腱反射亢进临床症状，为典型的颅内出血压迫脑组织症状。

93. C【解析】根据题干，患者近日自觉口腔干燥、味觉异常。检查见口腔黏膜充血糜烂及舌背乳头成团块状萎缩，周围舌苔增厚。可考虑诊断为口腔单纯疱疹。

94. D【解析】组间自由度：$v$ 组间 $=k-1$（$k$ 为因素的水平数）。

95. E【解析】乳牙浅龋不易制备洞形时可用药物治疗。氨硝酸银刺激性大，氟化双氨银对黏膜有刺激，哭闹儿童和恒牙禁用。氟化钠刺激性小，不合作患儿可用。

96. C【解析】有无附着丧失是龈炎和牙周炎的区别因素。

97. D【解析】一般类型的上呼吸道感染全身症状多有发热，体温可高达39~40℃，热程2天至1周，起病1~2天可因高热引起惊厥。体格检查可见咽部充血，扁桃体肿大。肺部听诊一般正常。患儿符合高热引起惊厥的表现。患儿白细胞数正常，脑膜刺激征阴性可以排除中毒性脑病、脑炎。

98. D【解析】乳牙的萌出顺序为B→D→C→E→A，通常下颌同名牙比上颌同名牙萌出早，因此，在乳中切牙与乳侧切牙萌出后，应该是下颌第一乳磨牙萌出。

99. B【解析】牙髓状况是治疗前必须明确的。

100. A【解析】6岁患儿是下颌中切牙活动萌出期，因此下颌中切牙早萌不符合。临床未提供下颌中切牙异位萌出的症状。下颌乳中切牙不脱落，新牙已经萌出，符合下颌乳中切牙滞留。

101. E【解析】溃疡穿孔多在夜间空腹或饱食后突然发生，表现为骤起上腹部刀割样剧痛，迅速波及全腹，患者疼痛难忍，可有面色苍白、出冷汗、脉搏细速、血压下降等表现，常伴恶心、呕吐。当胃内容物沿右结肠旁沟向下流注时，可出现右下腹痛，疼痛也可放射至肩部。体检时患者表情痛苦，腹式呼吸减弱或消失；全腹压痛、反跳痛，腹肌紧张呈“板样”强直，尤以右上腹最明显。叩诊肝浊音界缩小或消失，可有移动性浊音；听诊肠鸣音消失或明显减弱。实验室检查示白细胞计数增加。在站立位X线检查时，80%的患者可见膈下新月状游离气体影。该患者青年男性，为十二指肠溃疡易发人群，其病史及体格检查、化验检查与上述相符合。最可能的诊断是十二指肠溃疡急性穿孔。

102. B【解析】可疑溃疡穿孔首选的检查应为立位腹部平片。

103. D【解析】胃肠减压的目的：①解除或者缓解肠梗阻所致的症状。②进行胃肠道手术的术前准备，以减少胃肠胀气。③术后吸出胃肠内气体和胃内容物，减轻腹胀，减少缝合口张力和伤口疼痛，促进伤口愈合，改善胃肠壁血液循环，促进消化功能的恢复。④通过对胃肠减压吸出物的判断，可观察病情变化和协助诊断。胃肠减压的适应证：①肠梗阻、急性胃扩张患者行胃肠减压可减轻胃肠道内压力和膨胀程度，减轻呕吐和腹痛的症状。②对胃肠道穿孔者，可防止胃内容物经破裂口继续漏入腹腔，减轻腹痛和全身中毒症状。③术后行胃肠减压可减轻腹胀，降低腹腔压力，减少胃肠道吻合压力，有利于切口愈合。

104. D【解析】症状和体征提示诊断为深龋。

105. D【解析】首诊时应首选安抚治疗，观察无自发痛症状再行永久充填。

106. E【解析】氧化锌丁香油水门汀为安抚作用，因其强度不够，故需要磷酸锌水门汀垫底。

107. E【解析】外伤半小时，牙髓电活力测验通常不准确，牙髓处于休克状态。

108. E【解析】年轻恒牙外伤冠折后，首选活髓切断术，保留根髓，使未发育完成的根尖孔继续发育。

109. A【解析】为防止细菌感染根髓，操作过程需橡皮障隔离，严格无菌操作。

110. C【解析】因有牙周袋和附着丧失，可排除A；没有牙龈坏死表现，可排除B；根据患者的年龄和病情程度为中度，可判断病情进展较慢，可排除D；牙龈有红肿，并非为苍白色的肿大，也无其他白血病的表现，排除E。该病例的临床表现符合慢性牙周炎的特点。

111. D【解析】每位牙周炎患者都应接受牙周基础治疗和牙周维护治疗，选项A、B、C都是牙周基础治疗的内容，E为牙周维护治疗，都是应进行的治疗；不伴有全身疾病的轻、中度慢性牙周炎患者没有必要使用全身药物，因此治疗的内容应不包括口服阿莫西林。

112. D【解析】根据病例中给出的表现，有较深的骨内袋，对骨内袋病损，最佳的手术治疗方案为引导性组织再生术。

113. A【解析】脑脊液为无色透明的液体，与血浆和淋巴液的性质相似，略带黏性。

114. C【解析】翼下颌间隙位于下颌支内侧骨壁与翼内肌外侧面之间。感染主要临床表现是张口受限、咀嚼吞咽疼痛。

115. A【解析】颅底骨折的治疗原则：①脑脊液漏者，鼻部或外耳道局部消毒，不宜填塞冲洗，不要擤鼻，保持于脑脊液不漏体位。全身抗感染治疗。②着重脑损伤、脑神经损伤和其他并发伤的治疗。③脑脊液漏持续2~3周或伴颅内积气引起脑受压者，应开颅手术修补漏孔。④合并视神经、面神经损伤者，应早期行神经管减压术。

116. E【解析】软腭部贯通伤因为伤口与口腔鼻腔关系密切，感染概率较大，而且一旦不愈，将导致口鼻瘘，因此要清创缝合，因患儿年幼，应该在全身麻醉下进行。

117. B【解析】如同时存在硬腭组织缺损，创口较大，此时应参考腭裂手术原则，在硬腭两侧做松弛切口，然后缝合创面。附加切口减张法：当组织缺损过多时，即使行广泛潜行分离或用辅助减张法仍不能达到在无张力或少张力的情况下缝合。这时可应用附加切口，进一步增加潜行分离面积，分散和松弛创缘张力，故附加切口有时也可称为松弛切口，典型的例子就是腭裂或腭穿孔手术时应用的松弛切口。对皮肤缺损创面，往往采取局部皮瓣转移减轻或消除张力，关闭创面，保证创口愈合。

118. A【解析】贯穿伤需要依次缝合每个解剖层次。

119. D【解析】殆龈距离短，黏接面积较小，影响黏接力及固位力。嵌体修复可利用牙齿内部的约束力提高固位，同时提高黏接面积。

120. C【解析】考生需要掌握的是各类印模材料的特点，加成型硅橡胶，又称A型硅橡胶，是目前临床使用最广泛的一种橡胶类印模材。优点：表面清晰度及尺寸稳定性优异。缺点：疏水（新的产品增加了亲水性），聚合后硬度较高，有的商品聚合后表面释放氢气，取印模后即刻灌注模型会在模型表面处产生蜂窝状气泡，需放置一段时间后再灌注模型。

121. D【解析】临时冠修复的主要目的是保护牙髓。

122. C【解析】1个月时间继发龋可能性不大，龋病的形成需要时间。最可能的原因是牙髓炎。

123. B【解析】患者单侧两颗后牙游离缺失，应双侧设计混合支持式义齿，用大连接体或基托分散殆力。由于设计错误，导致组织受殆力大，引起压痛。

124. E【解析】设计错误需要重新制作义齿。

125. D【解析】题干所述为智齿冠周炎的表征。

126. E【解析】考生注意区别冠周炎初期和间隙感染的区别，对于答题来说，两种是有无的区别，对于临床来说，是一个连续无法分割的过程。考生注意题干的强烈提示。颊间隙感染典型症状为前庭沟变浅呈隆起伏，触之剧痛，有波动感，穿刺易抽出脓液，皮肤红肿压痛中心位于颊肌位置。局部穿刺可抽出脓液。患者发烧及白细胞增高。题干提示左下颌角区颊部稍肿胀，无压痛，且未有来自颊间隙的脓液，故选

127. A【解析】翼下颌间隙感染一般有牙痛史，继之出现张口受限，咀嚼食物、吞咽疼痛；口腔检查可见翼下颌皱襞处黏膜水肿，下颌支后缘稍内侧可有

轻度肿胀、深压痛。由于翼下颌间隙的位置深在，即使脓肿已形成，亦难以直接触及波动，致使炎症向邻近间隙扩散，形成颞下、咽旁、颌下、颌后等多间隙感染，导致病情复杂化。翼下颌韧带区红肿压痛十分明显；下颌角内侧、颌后下颌支内侧肿大及压痛明显；颧弓下部肿胀。患者可有发热、白细胞计数增多。本题也可以采用排除法，其他四种感染均有非常典型的症状，咬肌间隙感染主要是咬肌区受累，咽旁间隙感染主要为吞咽痛。

128. C【解析】龋病发病率指至少在1年时间内，某人群新发生龋病的频率。

129. A【解析】龋均指受检人群中每人口腔中平均龋、失、补牙数。

130. B【解析】患龋率指在调查期间某一人群中患龋病的频率，人口基数以百计算。

131. E【解析】深龋应该选氢氧化钙护髓后进行充填。

132. C【解析】复合树脂和玻璃离子水门汀都可以充填唇面窝洞，但是玻璃离子水门汀可以释放氟，有预防龋齿的作用，因此选玻璃离子水门汀充填唇面洞。

133. D【解析】上颌乳中切牙的唇面、近中面易患龋。

134. B【解析】上颌乳尖牙的唇面、远中面易患龋。

135. C【解析】第一乳磨牙的远中面、殆面易患龋。

136. A【解析】第二乳磨牙的近中面、殆面易患龋。

137. E【解析】在妊娠期龈炎，中间普氏菌常为主要优势菌，因为妊娠期孕激素增多，中间普氏菌可利用孕激素来满足其对维生素K的需要，导致其明显增加，分娩后会减少。

138. B【解析】慢性牙周炎的主要致病菌为牙龈卟啉单胞菌。

139. D【解析】伴放线聚集杆菌是牙周病的重要致病菌之一，目前公认其与牙周炎（特别是侵袭性牙周炎）关系密切。

140. C【解析】对放射中度敏感的为鳞状细胞癌和基底细胞癌。

141. A【解析】对放射不敏感的有骨肉瘤、纤维肉瘤、肌肉瘤、腺癌、脂肪肉瘤、恶性黑色素瘤等。

142. D【解析】对放射高度敏感的有恶性淋巴瘤、浆细胞肉瘤、未分化癌、淋巴上皮癌、尤因肉瘤等。

143. C【解析】全口义齿上颌后牙颊尖连线形成补偿曲线。

144~145 A、A【解析】前伸切导斜度、补偿曲线曲度、牙尖工作（平衡）斜面斜度和定位平面斜度是在排牙和调整平衡的过程中形成的，是可以改变和调整的。前伸髁导斜度代表的是患者髁突前伸运动轨迹，是利用前伸殆记录将患者的前伸髁道斜度转移至殆架上形成的，不能改变。

146. D【解析】前腭杆应离开龈缘至少6mm。

147. C【解析】侧腭杆应离开龈缘4~6mm。

148. B【解析】舌杆到龈缘的距离应为3~4mm。

149. A【解析】斜坡型者舌杆应离开黏膜0.3~0.4mm。

150. E【解析】口底到龈缘的距离低于7mm时常用舌板连接体。

# 第三单元

## 【$A_1$ 型题】

**答题说明**

每一道考题下面有 A、B、C、D、E 五个备选答案，请从中选择一个最佳答案。

1. 乳牙近髓深龋，宜采用的治疗方法为
A. 冠髓切除术
B. 干髓术
C. 直接盖髓
D. 间接盖髓
E. 根管治疗

2. 关于复合树脂与牙釉质表面的黏结方式，下列说法正确的是
A. 黏结剂黏合
B. 固位洞形
C. 化学性黏结
D. 机械性与化学性黏结
E. 机械性锁合黏结

3. 一足部患有严重溃疡的糖尿病患者，经治疗病情未减轻，且有发生败血症的危险，此时为保证患者的生命而需要对患者截肢。这里包含的冲突是
A. 有利原则与公正原则的冲突
B. 不伤害原则与公正原则的冲突
C. 不伤害原则与有利原则的冲突
D. 有利原则与尊重原则的冲突
E. 不伤害原则与尊重原则的冲突

4. 下列不属于牙髓切断术适应证的是
A. 龋源性露髓的年轻恒牙
B. 外伤冠折露髓的年轻恒牙
C. 深龋去净腐质后露髓的年轻恒牙
D. 局限性牙髓炎的成熟恒牙
E. 意外露髓的年轻恒牙

5. 在分析性流行病学中，病例对照研究的特点是
A. 观察时间长
B. 需要研究的对象多
C. 回忆偏倚较大
D. 准确性较高
E. 可靠性较好

6. 下列关于乳恒牙区别的描述，正确的是
A. 乳磨牙根干短，根分叉小
B. 乳牙体积小，牙冠呈淡黄色
C. 乳牙颈嵴不突出，冠根不分明
D. 下颌乳前牙舌面边缘嵴比下颌恒前牙明显
E. 乳磨牙的形态与相应的恒磨牙形态相似

7. 不属于公共卫生伦理要求的是
A. 爱岗敬业，宣传大卫生观，言传身教
B. 改善工作和学习环境，严把防疫和食品卫生观
C. 提高社区服务水平，保障妇女儿童和老年人权益
D. 防疫工作者有权在疫区切断传染病传播途径的各种措施
E. 严格监管，控制污染，保护生态环境，促进社会文明，科学严谨，实事求是，信息透明公开

8. 下列有关年轻恒牙牙髓修复特点的叙述中，不正确的是
A. 比成熟恒牙牙髓组织疏松
B. 血管丰富，抗病能力和修复功能强
C. 牙乳头对感染的抵抗力强
D. 根尖孔大、血运丰富，牙髓感染不易向根尖周扩散
E. 髓室内有感染坏死时，部分牙髓或根髓仍有活性

9. 由于随意选择样本致使调查结果与总体人群患病情况之间产生的误差是
A. 无应答偏倚
B. 信息偏倚
C. 选择性偏倚
D. 回忆偏倚
E. 随机误差

10. 关于三叉神经痛的诊断性封闭以下错误的是
A. 圆孔
B. 卵圆孔

C. 上颌结节
D. 下颌孔
E. 棘孔

11. 医学伦理学中最古老、最有生命力的医德范畴是
A. 医疗保密
B. 医疗公正
C. 医疗荣誉
D. 医疗权利
E. 医疗义务

12. 医务人员共同的首要义务和天职是
A. 维护患者的利益和社会公益
B. 维护医务人员和医院的声誉
C. 维护医务人员和医院的自身利益
D. 维护医务人员和医院的经济效益
E. 维护医务人员之间、医院间的和谐

13. "无论是致病、治病，还是预防和康复都应将人视为一个整体，需要考虑各方面因素的交互作用，而不能机械地将他们分割开"。此观点所反映的医学模式是
A. 自然哲学的医学模式
B. 生物-心理-社会医学模式
C. 机械论医学模式
D. 神灵主义的医学模式
E. 生物医学模式

14. 刃厚皮片的厚度，在成年人为
A. 0.10~0.15mm
B. 0.20~0.25mm
C. 0.35~0.62mm
D. 0.75~0.80mm
E. 1.0~1.2mm

15. 恒牙嵌入性牙脱位最易出现的并发症是
A. 牙髓腔变窄
B. 牙髓腔消失
C. 牙根外吸收
D. 牙髓坏死
E. 边缘性牙槽突吸收

16. 年轻恒牙活髓切断术的目的是
A. 保存患牙行使功能
B. 避免根尖周病的发生
C. 减少就诊次数
D. 保存活髓使根尖发育
E. 有利于牙冠修复

17. 有关皮瓣的特点和适应证，下面说法错误的是
A. 皮瓣移植抗感染力强、愈合快
B. 皮瓣包括皮下脂肪层，可用于凹陷缺损畸形整复
C. 皮瓣不适合于移植在肌腱、关节面、骨面等暴露的创面上
D. 皮瓣移植后收缩性小
E. 皮瓣可对重要血管、脑膜等起保护作用

18. 人体最主要的氟来源是
A. 饮水
B. 食物
C. 空气
D. 氟化牙膏
E. 含氟维生素

19. 技师在进行全口义齿排牙时，在殆架上做前伸殆运动时发现仅有前牙接触，后牙无接触，此时应该
A. 降低髁导斜度
B. 增加切导斜度
C. 降低定位平面斜度
D. 减小横牙合曲线曲度
E. 增大补偿曲线曲度

20. 以下关于止血的叙述中，错误的是
A. 对于较大面积的静脉渗血，可用冷盐水纱布压迫止血
B. 骨髓腔或骨孔内的出血可用骨蜡填塞止血
C. 窦腔内出血及颈静脉破裂出血不能缝扎时，可用碘仿纱条填塞压迫止血
D. 对于局限性出血又查不到明显出血点的疏松组织出血区，可用荷包式或多圈式缝扎压迫止血
E. 如组织基底移动性差，不能缝合或缝合效果不佳时，可转移邻近肌肉或其他组织覆盖填塞加压止血

21. 某人群（如成年男子）的某个生理指标（如收缩压）或生化指标（如血糖水平）的正常值范围一般指
A. 该指标在所有人中的波动范围
B. 该指标在所有正常人中的波动范围
C. 该指标在绝大部分正常人中的波动范围
D. 该指标在少部分正常人中的波动范围
E. 该指标在一个人不同时间的波动范围

22. 颌面部单蒂皮瓣，其长宽比例最大可达
A. 2∶1
B. 3∶1
C. 4∶1
D. 5∶1
E. 6∶1

23. 根据无牙颌的生理特点，上颌无牙颌在牙槽嵴与上颌硬区之间的区域属于
A. 主承托区
B. 副承托区
C. 缓冲区
D. 边缘封闭区
E. 边缘延伸区
24. 可摘局部义齿修复适应证包括
A. 颌骨手术术后的牙列缺损和牙槽骨缺损
B. 游离端缺失
C. 牙列缺损的过渡性修复
D. 因牙周病失牙
E. 以上都是
25. 对于牙本质过敏的患牙，哪种刺激最敏感
A. 冷刺激
B. 热刺激
C. 酸食物
D. 甜食物
E. 机械刺激
26. 医师行使道德权利的特点之一是
A. 强制性
B. 自主性
C. 冲动性
D. 集体性
E. 组织性
27. 手术后应加压包扎的是
A. 游离皮瓣移植术
B. 中厚断层皮片移植术
C. 皮管形成术
D. 旋转推进皮瓣术
E. 隧道式皮瓣转移术
28. 下列关于牙颌面畸形的描述，正确的是
A. 牙颌面畸形患者必然存在错𬌗
B. 上下颌骨、关节异常
C. 是颌骨与颅骨骨骼的异常关系
D. 畸形都是对称的
E. 以上均正确
29. 下列关于医学伦理学任务的说法中，错误的是
A. 反映社会对医学的需求
B. 为医学的发展导向
C. 为符合道德的医学行为辩护
D. 制定与预防、诊断、治疗相对应的伦理准则
E. 在医患关系中，只是竭力维护患者的权益
30. 中厚皮片包括
A. 表皮层
B. 表皮层+部分真皮层
C. 表皮层+真皮全层
D. 表皮层+真皮层+部分皮下组织
E. 表皮层+真皮层+皮下组织
31. 下列描述不符合多形性红斑临床特征的是
A. 发病有季节性，春秋季多见
B. 病损特征为红斑、水肿、大疱、糜烂等
C. 发病过程缓慢，常迁延不愈，无自限性
D. 口腔、皮肤、眼、生殖器均可出现病损
E. 可伴有不同程度的全身反应
32. 下列不属于修复前对口腔软组织处理的是
A. 当舌系带位置影响义齿的固位和功能时，应进行外科修整
B. 当口腔黏膜有溃疡、白色损害等黏膜病时，必须先做治疗
C. 口腔内瘢痕组织对义齿的固位稳定有影响时，可考虑切除
D. 修复前对严重的松软牙槽嵴应切除
E. 对咀嚼肌功能训练
33. 关于增强基牙与修复体抗力形的措施，以下说法错误的是
A. 尽可能保留一切牙体结构与组织
B. 根据缺损及牙体组织情况，合理选择设计修复体类型
C. 采用适当的辅助增强固位措施
D. 修复体有适当的厚度与体积
E. 保证修复体的制作质量
34. 高分化鳞状上皮呈局部破坏性推进生长的病变是
A. 鳞状细胞癌
B. 基底细胞癌
C. 梭形细胞癌
D. 未分化癌
E. 疣状癌
35. 采用哥特式弓形描记法确定无牙颌颌位关系时，当描记针位于哥特式弓形描记轨迹尖端时下颌处于
A. 息止颌位
B. 正中关系位
C. 牙尖交错位
D. 正中关系𬌗
E. 牙尖交错𬌗
36. 高科技应用在医学中所产生的伦理负效应主要表现为下列现象，但应除外的是
A. 诊治依赖高科技手段
B. 医患关系的“物化”趋势

C. 高技术手段集中于“三级医院”中
D. 滥用高科技手段，造成看病贵
E. 高技术低情感

37. 颌面部创口初期缝合最长时间为
A. 6小时
B. 12小时
C. 24小时
D. 48小时
E. 伤后48小时甚至更久的创口，只要没有明显的化脓，清创后仍可做初期缝合

38. 关于基牙选择原则，错误的是
A. 优先选择健康牙做基牙
B. 患牙经过治疗后可做基牙
C. 选择固位形好的牙做基牙
D. 基牙的数目越多越好
E. 多个基牙越分散越好

39. 关于总义齿的固位力，下列与产生大气压力关系最密切的一项是
A. 黏膜的质地
B. 后堤区的宽度
C. 牙槽嵴的高度
D. 基托边缘封闭效果
E. 基托的面积

40. 髁状突骨折最可能损伤的是
A. 面动脉
B. 上颌动脉
C. 颞浅动脉
D. 耳后动脉
E. 面横动脉

41. 为了增加全冠的固位力，下列方法错误的是
A. 修复体与预备体的接触面要密合至合适的位置后修复
B. 增大修复体与预备体的接触面积
C. 窝洞的点线角要清楚
D. 备牙时需特别注意增加牙面的粗糙度
E. 设计针道辅助固位

42. 医师在询问病史时应遵循的道德要求是
A. 举止热情、态度亲如兄弟
B. 全神贯注、语言得当
C. 医师在询问病史过程中，不能发出惊叹，惋惜等语言
D. 反复提问，尽量使用专业性术语
E. 主导谈话，引导患者说出自己想听的内容

43. 上颌窦填塞法适用于何种骨折
A. 颧弓骨折
B. 鼻骨骨折
C. Le Fort Ⅰ型骨折
D. Le Fort Ⅲ型骨折
E. 粉碎性颧骨及上颌骨骨折

44. 关于可摘局部义齿固位体，描述不正确的是
A. 有固位作用
B. 摘戴义齿时对基牙有侧方加压作用
C. 对基牙不产生矫治力
D. 不损伤口内的软硬组织
E. 固位体的颊、舌臂有交互对抗作用

45. 咬肌间隙感染最常见的病灶牙是
A. 下颌尖牙
B. 上颌尖牙
C. 下颌第一磨牙
D. 下颌第三磨牙
E. 上颌第三磨牙

46. 全口义齿戴用一段时间后，引起髁突明显后移并出现关节症状，对其可能的原因描述正确的是
A. 垂直距离过低
B. 垂直距离过高
C. 咬合不平衡
D. 咬合力过大
E. 义齿固位不佳

47. 系统性疾病史的内容不包括
A. 有无药物过敏史
B. 缺牙情况
C. 是否患有糖尿病
D. 是否用过抗惊厥药
E. 是否有传染性疾病史

48. 下列关于各类卡环的设计，描述错误的是
A. 对半卡环有防止食物嵌塞的作用
B. 双臂卡环多用于松动牙，牙周支持能力较差的基牙，或咬合太紧，不能制备出𬌗支托窝的基牙
C. 回力卡环多用于前后均有缺牙间隙的孤立后牙
D. 三臂卡环为临床上最常用的卡环
E. 联合卡环有防止食物嵌塞的作用

49. 慢性中央性颌骨骨髓炎病变比较局限者，死骨与周围组织分离的时间在发病后
A. 1~2周
B. 3~4周
C. 4~8周
D. 2个月以上
E. 半年以上

50. 关于全冠牙体预备的说法中，错误的是
A. 大面积缺损者宜先行充填再预备

B. 要消除轴壁倒凹
C. 无须除无基釉
D. 进行预防性扩展
E. 尽量少磨牙体组织
51. “医乃仁术” 指医学道德是
A. 医学的本质特征
B. 医学活动中的一般现象
C. 医学的个别性质
D. 医学的非本质要求
E. 个别医务人员的追求
52. 腺源性感染的主要来源是
A. 腮腺
B. 颌下腺
C. 舌下腺
D. 淋巴结
E. 扁桃体
53. 全冠黏固后出现牙龈炎，其可能的原因除外
A. 轴壁突度不良
B. 咬合创伤
C. 冠边缘过长
D. 龈沟内黏固剂残留
E. 冠边缘不密合
54. X 线根尖片显示髓室壁边缘不规则，根管中 1/3 呈椭圆形膨大透射影，可诊断为
A. 急性牙髓炎
B. 牙内吸收
C. 牙髓钙化
D. 慢性增生性牙髓炎
E. 慢性溃疡性牙髓炎
55. 全口义齿重衬的目的是
A. 升高垂直距离
B. 取功能压力印模
C. 使义齿组织面与组织更贴合
D. 增加义齿丰满度
E. 增加基托厚度
56. 系统病史的内容不包括
A. 有无药物过敏史
B. 修复治疗史
C. 是否患有糖尿病
D. 是否使用过抗惊厥药
E. 是否有传染性疾病
57. 下列关于面部疖痈的治疗方法中，正确的是
A. 局部热敷
B. 苯酚、硝酸银烧灼
C. 高渗盐水纱布局部持续湿敷
D. 挤压、挑刺，以利于引流
E. 溃破后立即停止局部湿敷
58. 目前我国医学伦理学主要的研究方向是
A. 公民道德问题
B. 生命科学的发展
C. 公共道德的学说和体系
D. 临床医学问题
E. 医学实践中的道德问题
59. 舌损伤缝合时，下列不符合要求的措施是
A. 尽量保持舌的长度
B. 采用小针细线缝合
C. 距创缘稍远进针
D. 最好加用褥式缝合
E. 进针要深些
60. 牙周病的患病情况在不同国家和地区有很大的差别。WHO 以牙石平均检出区段数作为牙周状况评价标准的年龄是
A. 6 岁
B. 12 岁
C. 15 岁
D. 18 岁
E. 25 岁
61. 按照无牙颌解剖特点的功能分区，切牙乳突属于
A. 主承托区
B. 副承托区
C. 缓冲区
D. 后堤区
E. 边缘封闭区
62. 通常颌面部随意皮瓣的长宽比例为
A. 1：1
B. 1.5：1
C. （2：1）～（3：1）
D. （4：1）～（5：1）
E. 6：1
63. 医学伦理规范的本质是指
A. 医疗卫生行政官员对医务人员提出的基本道德要求
B. 患者对医务人员提出的基本道德要求
C. 医务人员对自己提出的基本道德要求
D. 医务人员在医学活动中的道德行为和道德关系普遍规律的反应
E. 患者在医学活动中的道德行为和道德关系普遍规律的反应
64. 隐性唇裂是指
A. 红唇完全裂开
B. 红唇及白唇完全裂开，但鼻底未裂

C. 红唇、白唇及鼻底完全裂开
D. 红唇、白唇、鼻底、牙槽突及腭部全部裂开
E. 红唇、白唇皮肤、黏膜虽完整，但肌肉层连接性中断

65. 与2%普鲁卡因比较，以下哪项不是2%利多卡因的特点
A. 毒性较大，但可用作表面麻醉
B. 有较强的组织穿透性和扩散性
C. 麻醉效果强，起效快
D. 有抗室性心律失常作用
E. 变态反应常见

66. 脱敏牙膏的有效成分为
A. 氯化锶和硝酸钾
B. 氟化亚锡
C. 0.321%氟化钠及20%二氧化硅
D. 中草药成分
E. 三氯羟苯醚

67. 如果根桩过长，易引起
A. 断桩
B. 根折
C. 拆桩困难
D. 只要根尖愈合，无明显影响
E. 牙周炎

68. 颌面外伤清创时必须清除的组织是
A. 坏死组织
B. 污染组织
C. 多余组织
D. 不整齐组织
E. 可能坏死的组织

69. 与固定义齿桥体龈面自洁性有关的最重要因素是
A. 牙槽嵴吸收程度
B. 牙槽嵴宽窄度
C. 桥体龈面横截面积
D. 桥体龈面接触形态
E. 龈面采用的材料

70. 早萌乳牙的牙位多见于
A. 上颌乳中切牙
B. 上颌乳侧切牙
C. 下颌乳中切牙
D. 下颌乳尖牙
E. 第一乳磨牙

## 【$A_2$ 型题】

### 答题说明

每一道考题是以一个小案例出现的，其下面都有 A、B、C、D、E 五个备选答案，请从中选择一个最佳答案。

71. 患者，女性，28岁。右下固定义齿黏固1周，现咬合时基牙痛。检查：$\overline{75}|$缺失，$\overline{64}|$为桥基牙，稳固，$\overline{4}|$叩（+），咬合接触好，余未见异常。引起基牙疼痛最可能的原因是
A. 黏固剂的溶解
B. 继发龋
C. 𬌗创伤
D. 与邻牙接触过紧
E. 牙髓炎

72. 患者，男性，25岁。检查见右下第一磨牙咬合面深龋洞，探底中硬不敏感，热测引起迟缓痛，刺激去除后疼痛持续时间长。其诊断是
A. 慢性增生性牙髓炎
B. 慢性闭锁性牙髓炎
C. 牙髓坏死
D. 急性牙髓炎
E. 可复性牙髓炎

73. 某医院用国产雷尼替丁治疗十二指肠球部溃疡，以西咪替丁为对照，观察6周，有如下结论：雷尼替丁治疗62人，治愈44人，西咪替丁治疗78人，治愈38人。比较两种药物疗效相同或不同的方法是
A. 计算两药物的治愈率直接比较
B. 进行率的标准化处理
C. 用四格表的$\chi^2$检验
D. 用四格表的校正$\chi^2$检验
E. 用配对资料的检验

74. 患者，男性，48岁。右耳前无痛性肿块，质软，周界不清，但可推动。偶可自行消退，但又复发，并有时大时小症状。肿块区皮肤瘙痒，逐渐加重。可见局部皮肤粗厚，有色素沉着。首选治疗方案是
A. 化疗

B. 抗过敏治疗
C. 抗感染治疗
D. 手术治疗
E. 放疗

75. 已知A药对某病有效，现发明一种增效剂B，可提高A药的疗效。通过临床试验了解A+B的疗效是否显著优于单用A药的疗效，应选用

A. $t$检验
B. $\chi^2$检验
C. 双侧检验
D. 单侧检验
E. 秩和检验

76. 患者，男性，42岁。刷牙出血3年，下前牙咬合无力半年，存在冷热刺激酸痛，无自发痛。检查：Cl-S为2，牙龈充血肿胀，下前牙松动Ⅰ度，牙龈萎缩2mm，上、下磨牙牙周袋深4~6mm。初步诊断应为

A. 牙龈炎
B. 慢性牙周炎
C. 侵袭性牙周炎
D. 牙髓炎
E. 青少年后期牙周炎

77. 患者，女性，45岁。因蛋白尿入院，24小时尿蛋白定量4.0g，血白蛋白28g/L，肾活检示轻度系膜增生性肾炎。下列并发症出现可能性最小的是

A. 感染
B. 肾静脉血栓形成
C. 急性肾损伤
D. 脑卒中
E. 蛋白营养不良

78. 患者，男性，51岁。在最近的一次体检中发现背部皮下有一黄豆大小的包块，体检报告建议他去相关科室进一步检查。专科检查后，告诉他不是大问题，如不放心可以观察一段时间，看此包块是否增大再做处理。为此患者吃不下饭睡不好觉，出现了焦虑反应。下列调整其不良情绪的方法中，不恰当的是

A. 调整期望目标
B. 改变生活环境
C. 学习放松方法
D. 改变认知方式
E. 应用心理防御

79. 患者，男性，36岁。左侧腮腺区有反复肿胀感3年，自觉进食时肿胀感加重。最合适的诊断是

A. 流行性腮腺炎
B. 舍格伦综合征
C. 第一鳃裂囊肿
D. 化脓性腮腺炎
E. 慢性阻塞性腮腺炎

80. 抽样调查某市中学生的患龋齿情况。检查12岁男、女生各300人，结果男生龋均为0.99，女生龋均为1.90，男、女生龋均的标准差分别为1.62和2.00。应采用的统计分析方法是

A. $t$检验
B. 方差分析
C. 样本率的检验
D. 卡方检验
E. 秩和检验

81. 患者，男性，24岁。双侧腮腺区肿痛不适2年，时大时小。腮腺造影片显示主导管扩张、变形似腊肠状，末梢导管不规则扩张。可能的诊断是

A. 腮腺结核
B. 腮腺良性肥大
C. 腮腺恶性肿瘤
D. 慢性阻塞性腮腺炎
E. 舍格伦综合征

82. 初孕妇，27岁。妊娠39周，无明显诱因出现无痛性阴道流血已3天，流血量达400ml，枕右前，胎心良好，140次/分，无明显宫缩，诊断为前置胎盘。下列处理恰当的是

A. 绝对卧床，给镇静药观察病情变化
B. 静脉滴注缩宫素引产
C. 立即行人工破膜
D. 行剖宫产术
E. 以上都不是

83. 患者，男性，27岁。因为有同性恋倾向而感到非常焦虑，有时心烦想自杀，有时想自己死了父母不用再为自己的事操心。曾经幻想用吃了鼠药的鸡炖汤喝下去，有时又想杀人。临床医师要为其进行人格测验，最好选用

A. WAIS
B. 16PF
C. EPQ
D. MMPI
E. Halstead-Reitan神经心理成套测验

84. 患者，男性，30岁。左下4，活髓，金属烤瓷全冠修复，水门汀黏固后第2天出现自发痛，夜间加剧。最可能的原因为

A. 创伤
B. 牙髓炎
C. 根尖周炎
D. 三叉神经痛
E. 牙周炎

85. 患儿，女，8个月。舌系带溃烂1个月。检查：1|1 萌出，切缘锐利，舌系带处可见1.0cm×0.8cm大小的溃疡，溃疡边缘突起外翻，有灰白色假膜，触之较硬。此患儿疾病可能诊断为

A. 贝氏口疮
B. Riga病
C. 腺周口疮
D. 结核性溃疡
E. 鹅口疮

86. 患儿，男，10岁。2周前有感冒史，近2天鼻出血，躯干及四肢瘀点、瘀斑，脾不大，血小板 $22\times10^9/L$，出血时间12分钟，凝血时间正常，束臂试验阳性，凝血酶原时间（PT）正常，骨髓象增生，巨核细胞增多，幼稚型巨核细胞0.4，产血小板型巨核细胞缺少。该患者最可能的诊断是

A. 再生障碍性贫血
B. 急性特发性血小板减少性紫癜
C. 慢性特发性血小板减少性紫癜
D. 过敏性紫癜
E. 急性白血病

87. 患者，男性，75岁。765|4567 缺失。戴用可摘局部义齿后2个月，自觉咀嚼效能低。可能的原因是

A. 基托面积过大
B. 基托面积过小
C. 牙尖倾斜度过大
D. 牙尖倾斜度过小
E. 垂直距离过高

88. 何某因意外事故受伤被同事送到医院抢救，被送到医院时已昏迷，此时何某急需输血治疗，但其家属还未赶到医院。对何某输血时采取的以下措施中，符合临床输血技术规范的是

A. 报何某所在单位同意、备案，并记入病历
B. 在何某家属赶到同意后再输血
C. 报医院主管领导同意、备案，并记入病历
D. 由何某同事同意并签字、备案，并记入病历
E. 报经治医师所在科室主任同意、备案，并记入病历

89. 患儿，男，7岁。2年来双侧腮腺反复肿胀，抗感染治疗可缓解。宜进行的检查是

A. CT
B. B超
C. 腮腺造影
D. 细针吸活检
E. 切取活检

90. 患者，男性，67岁。上颌全口义齿初戴时，感觉就位时疼痛，戴入后缓解。原因是

A. 组织面有瘤子
B. 义齿基托边缘过长
C. 基托组织面缓冲不够
D. 有唇颊侧倒凹
E. 垂直距离过高

91. 患儿，男，10岁。双侧腮腺反复肿胀3年，每年肿胀4~5次，每次持续1周，无口干、眼干症状，腮腺造影有点、球状扩张。合适的处理为

A. 理疗
B. 多饮水，按摩腺体，保持口腔卫生，必要时抗感染治疗
C. 应行双侧腮腺手术切除
D. 主导管结扎治疗
E. 腮腺内注入甲紫致腺体萎缩

92. 患者，男性，40岁。腹胀呕吐已半年，多于午后发作，吐出隔夜食物，吐量较大，吐后舒服。由于长期呕吐除脱水外还会造成

A. 低氯、高钾性碱中毒
B. 低氯、高钾性酸中毒
C. 低氯、低钾性碱中毒
D. 低氯、低钾性酸中毒
E. 低钾性酸中毒

93. 患者，女性，55岁。患有牙周病，需进行龈上洁治、龈下刮治、根面平整等治疗，但存在咬合创伤，医师建议调𬌗的时机最好选择在

A. 所有治疗前进行
B. 根面平整前进行
C. 龈上洁治后进行
D. 炎症消退后进行
E. 治疗结束后立即进行

94. 一位来访者要求心理治疗师帮助她作出决定，是否该与其男友分手，但心理治疗师并没有满足其要求，这是因为

A. 要帮助来访者自立
B. 没有这方面的经验
C. 保持客观中立
D. 还没有考虑成熟
E. 出于对来访者的尊重

95. 患者，女性，59岁。双侧腮腺肿大10余年。镜下见涎腺内大量淋巴组织增生，破坏腺泡，腺导管增生形成上皮岛，病变中无纤维修复现象。最可能的病理诊断是

A. 慢性涎腺炎
B. 涎腺症
C. 坏死性涎腺化生

D. 舍格伦综合征

E. 涎腺结核

96. 患者，女性，30岁。近4年来咬食物时牙龈经常出血。检查：全口牙石（++），龈缘及龈乳头红肿，探诊深度<3mm，未及釉质牙骨质界。X线片未见牙槽骨吸收。以下最可能的诊断是

A. 龈乳头炎

B. 慢性牙周炎

C. 慢性龈炎

D. 急性坏死性溃疡性龈炎

E. 侵袭性牙周炎

97. 患者，男性，40岁。左侧面部痛觉减退，左侧直接角膜反射消失，间接角膜反射存在，张口时下颌左偏，病损部位在

A. 右侧面神经

B. 右侧三叉神经

C. 左侧面神经

D. 左侧三叉神经

E. 左侧三叉神经及左侧面神经

98. 患儿，女，6个月。出生后1个月发现左腮腺区膨隆，渐长大。触诊较硬，体位移动试验（±）。全身情况良好。该患儿目前最不恰当的处理是

A. B超检查

B. 严密观察

C. 做雌二醇检查

D. 手术切除

E. 穿刺检查

99. 患者，女性，21岁。主诉咀嚼无力3年余。检查：下颌第一磨牙近远中牙周袋约9mm深，牙齿松动Ⅱ度。口腔卫生尚佳，下前牙牙石（+），松动Ⅱ度。可能诊断为

A. 侵袭性牙周炎

B. 慢性龈缘炎

C. 慢性牙周炎

D. 复合性牙周炎

E. 局限性牙周炎

100. 患者，女性，30岁。左腭部无痛性肿块2年，渐增大。表面部分呈浅蓝色，触诊为实性，无结节，压迫无退缩。最可能的诊断是

A. 海绵状血管瘤

B. 黏液囊肿

C. 黏液表皮样癌

D. 多形性腺瘤

E. 炎症

## 【$A_3$/$A_4$ 型题】

### 答题说明

以下提供若干个病例，每个病例下设若干道考题。请根据答案所提供的信息，在每一道考题下面的A、B、C、D、E五个备选答案中选择一个最佳答案。

（101~103题共用题干）

患儿，女，7岁。乳牙龋坏较多，六龄牙完全萌出，窝沟较深，无明显龋坏，要求预防，该患儿首选的龋病预防措施是六龄牙的窝沟封闭。

101. 应选用的酸蚀剂浓度是

A. <10%

B. 10%~20%

C. 30%~40%

D. 50%~60%

E. >60%

102. 酸蚀时间应为

A. 20秒

B. 30秒

C. 40秒

D. 50秒

E. 60秒

103. 操作过程中不正确的是

A. 注意隔湿

B. 酸蚀整个牙面

C. 酸蚀后加压冲洗15秒

D. 用不含氟的清洁剂清洁牙面

E. 封闭后不需调𬌗

（104~106题共用题干）

患者，男性，30岁。半年来右上后牙遇冷热痛，无自发痛。近1个月来隐隐作痛。近1周出现自发痛，阵发性加剧，夜间痛。检查发现7|近中𬌗面深龋，探及穿髓孔，探痛明显，叩痛（±）。

104. 该牙的确切诊断是

A. 急性根尖周炎

B. 急性牙髓炎

C. 慢性牙髓炎
D. 慢性牙髓炎急性发作
E. 慢性根尖周炎急性发作

105. 该患牙的最佳治疗方法是
A. 拔除
B. 活髓切断术
C. 直接盖髓术
D. 塑化治疗术
E. 牙髓摘除术

106. 若患者右侧上、下颌后牙均有类似患牙，且不能定位。最能确定患牙位置的检查方法是
A. 叩诊
B. 咬诊
C. 扪诊
D. 探诊
E. 麻醉法

（107~109 题共用题干）

患者，女性，65 岁。无牙颌，全口总义齿修复 5 年，近来感义齿不合适，口角疼痛。检查见双口角湿白皲裂，上腭义齿承托区黏膜充血发红。

107. 应进一步做的检查是
A. 手指皮肤有无红斑
B. 血常规检查
C. 口角病损区活检
D. 口角湿白区涂片及培养检查白念珠菌
E. 针刺反应试验

108. 最可能的异常表现是
A. 皮肤靶形红斑
B. 白细胞总数增多
C. 活检组织病理为棘层松懈
D. 涂片见念珠菌菌丝及孢子
E. 针刺反应阳性

109. 假如上述检查无异常发现，最有助于快速诊断的是
A. 颊黏膜涂片
B. 唇黏膜涂片
C. 腭黏膜及义齿承托区黏膜涂片
D. 前庭沟黏膜涂片
E. 舌腹黏膜涂片

（110~113 题共用题干）

患者，男性，70 岁。上下颌牙列缺失，全口总义齿修复 3 年，近来感义齿佩戴不合适，口角疼痛。检查见双口角湿白皲裂，上腭义齿承托区黏膜充血发红。

110. 对于该患者应进一步完善的检查是
A. 手指皮肤有无红斑
B. 针刺反应试验
C. 口角湿白区涂片及培养检查白念珠菌
D. 口角病损区活检
E. 血常规检查

111. 该患者最可能的异常表现是
A. 白细胞总数增多
B. 皮肤靶形红斑
C. 涂片见念珠菌菌丝及孢子
D. 针刺反应阳性
E. 活检组织病理为棘层松解

112. 如上述检查无异常，下列最有助于快速诊断的是
A. 颊黏膜涂片
B. 唇黏膜涂片
C. 舌腹黏膜涂片
D. 前庭沟黏膜涂片
E. 腭黏膜及义齿承托区黏膜涂片

113. 对于该患者治疗采用的方法不恰当的是
A. 1%克霉唑溶液清洗或含漱
B. 2%~4%碳酸氢钠溶液清洁口腔
C. 1%甲紫液涂擦患处
D. 口服制霉菌素片
E. 口服广谱抗生素

（114~115 题共用题干）

患者，女性，43 岁。5|缺失，固定义齿修复 2 个月多时常有咬合接触时瞬间疼痛，否认自发痛，否认冷热敏感。检查：6~4|固定桥，4|烤瓷冠、6|金属全冠固位体，边缘密合，不松动，叩痛(-)。X 线片示 4|根管治疗完善，6|牙周和根尖周均未见异常。65|殆面银汞合金充填体完整，叩痛(-)。

114. 疼痛的原因最可能为
A. 急性牙髓炎
B. 急性根尖周炎
C. 咬合创伤
D. 牙本质过敏
E. 微电流刺激

115. 最佳治疗方案为
A. 6|牙髓治疗
B. 更换材料，重新固定桥修复
C. 65|改为树脂充填
D. 调殆
E. 脱敏治疗

（116~118 题共用题干）

患者，男性，54 岁。1 周前感冒后出现右下后牙区胀痛，进食、吞咽时疼痛加重；昨日起出现局部自

发性跳痛，张口受限，右半部脸疼痛，低热。检查：右下颌角区颊部肿胀，无压痛，张口度不足两指，右下第三磨牙近中阻生，牙龈红肿充血，挤压可见远中盲袋内少量脓液溢出，颊侧前庭沟丰满充血，压痛明显，叩诊（-），无松动，咽侧壁充血，无压痛。

116. 如果患者出现以下颌角为中心的肿胀，皮肤潮红、压痛，重度开口受限，此时应怀疑

A. 颞间隙感染

B. 颞下间隙感染

C. 下颌下间隙感染

D. 咬肌间隙感染

E. 翼下颌间隙感染

117. 如下颌角区存在广泛凹陷性水肿，怀疑为局部脓肿，此时最有效的处理方法是

A. 血常规检查

B. 触诊检查

C. X 线检查

D. 粗针头穿刺

E. 观察体温变化

118. 如果下颌升支区脓肿形成而未得到及时引流，可造成骨质破坏的时间是

A. 7~10 天

B. 1~2 周

C. 2~4 周

D. 4~6 周

E. 6 周以上

（119~121 题共用题干）

患者，女性，49 岁。腹胀、少尿 1 年，曾诊断为乙型肝炎肝硬化，未系统治疗。近 1 日呕血 2 次，呕吐物为暗红色，量约 500ml，排黑便 1 次，约 100g，感头晕、心悸，于县医院急诊就诊。既往有冠心病病史 2 年，间断口服药物治疗。检查：血压 80/50mmHg，神志清，贫血貌，巩膜轻度黄染，心率 108 次/分，律齐，全腹无压痛及反跳痛，肝未触及，脾肋下 2cm，腹水征（+），肠鸣音活跃。

119. 应首先采取的治疗措施是

A. 补液、扩容、输血

B. 口服普萘洛尔

C. 急诊胃镜检查

D. 急诊手术治疗

E. 注射垂体后叶激素

120. 按常规积极治疗 6 小时后，患者血红蛋白继续下降，血压在（70~80）/（40~50）mmHg 波动，下一步应采取的措施是

A. 开腹探查

B. 加大升压药剂量

C. 立即转院

D. 维持原治疗方案

E. 三腔双囊管压迫止血

121. 经治疗 2 天后，患者消化道出血得到控制，但出现幻觉、烦躁不安。下列处理措施中不正确的是

A. 进行血气分析

B. 注射地西泮 10mg

C. 急查血氨

D. 检测血电解质

E. 应用支链氨基酸

（122~124 题共用题干）

患者，女性，47 岁。刷牙出血一年，伴口腔异味和牙齿敏感。检查：76⌉、⌈67、321⌉、⌈123，牙龈色暗红，肿胀，探诊 21⌉、⌈12 出血，牙周探诊深度 4~6mm。牙石（++）。

122. 询问全身病史时，可不询问

A. 药物过敏史

B. 糖尿病史

C. 传染病史

D. 外伤史

E. 血液病史

123. 进一步检查的内容除外

A. 探诊深度

B. 附着水平

C. 松动度检查

D. X 线检查

E. 牙齿颜色的检查

124. 若确诊为牙周炎，治疗方案中应首选

A. 全身应用抗生素

B. 手术治疗

C. 基础治疗

D. 松牙固定

E. 咬合调整

（125~127 题共用题干）

患者，男性，40 岁。因车祸伤及颅面部，有一过性昏迷病史。急诊检查发现面中份凹陷，眶周淤血，咬合错乱，后牙早接触，前牙开𬌗。

125. 应首先做的辅助检查是

A. 头颅 CT

B. 上颌骨华特位片

C. 颧弓位片

D. 上颌咬合片

E. 鼻颏位片

126. 根据临床检查，对面骨骨折的诊断可能是

A. Le Fort Ⅰ型骨折

B. Le Fort Ⅱ型骨折

C. Le FortⅢ型骨折
D. 上颌骨纵行骨折
E. 颧骨颧弓骨折

127. 在检查过程中发现患者出现呼吸困难，可能的原因是
A. 患者出现休克症状
B. 口内异物堵塞咽喉部
C. 血液、唾液等误吸入气管、支气管
D. 上颌骨向下移位，推软腭向后，缩小咽腔
E. 迷走神经损伤

## 【B型题】

### 答题说明

以下提供若干组考题，每组考题共用在考题前列出的A、B、C、D、E五个备选答案，请从中选择一个与问题关系最密切的答案。某个备选答案可能被选择一次、多次或不被选择。

（128～129题共用备选答案）
A. 0.02%NaF漱口液
B. 0.05%NaF漱口液
C. 0.2%NaF漱口液
D. 1.23%NaF漱口液
E. 2%NaF漱口液

128. 每周使用的是
129. 每天使用的是

（130～131题共用备选答案）
A. 严重闭合性气胸
B. 开放性气胸
C. 进行性血胸
D. 非进行性血胸
E. 闭合性多根多处肋骨骨折

130. 应及时开胸探查的是
131. 可出现反常呼吸的是

（132～134题共用备选答案）
A. 破伤风梭菌
B. 产气荚膜梭菌
C. 无芽孢厌氧菌
D. 肉毒梭菌
E. 艰难梭菌

132. 牙周脓肿的常见致病菌是
133. 外毒素作用于神经肌肉接头处，引起弛缓性麻痹的细菌是
134. 外毒素作用于神经系统，引起痉挛性麻痹的细菌是

（135～138题共用备选答案）
A. 观察，局部不做处理
B. 局部按摩
C. 行舌系带延长术
D. 行牙槽突修整术
E. 行上颌结节修整术

135. 2岁患儿，伸舌时舌尖出现切迹，但对语言进食无明显影响，此时应
136. 患者拔牙后2周创口愈合，局部有一骨棱压痛明显，最佳处理方法为
137. 患者拔牙后3个月局部愈合尚可，但有一骨棱压痛明显，此时应
138. 患者上颌无牙颌欲做义齿修复，但一侧上颌结节存在明显倒凹，此时应

（139～140题共用备选答案）
A. 张口受限，咀嚼时痛，口内上颌结节后方有压痛
B. 张口受限，吞咽时痛，腭垂偏向健侧
C. 张口受限，咀嚼时痛加剧，并向耳颞部放射
D. 张口极度困难，患侧下颌支后缘内侧皮肤肿胀并有深部压痛
E. 牙关紧闭

139. 颞下间隙感染的临床表现为
140. 咽旁间隙感染的临床表现为

（141～142题共用备选答案）
A. 氧化锌丁香油黏固粉
B. 聚羧酸锌黏固
C. 玻璃离子黏固粉
D. 磷酸锌黏固粉
E. 复合树脂

141. 对牙髓有刺激的黏固粉是
142. 粉剂由二氧化硅、三氧化二铝和氟化钙组成的黏固粉是

（143～144题共用备选答案）
A. 氢氧化钙
B. 木榴油
C. 樟脑酚

D. 碘仿糊剂

E. 甲醛甲酚

143. 根尖孔破坏的感染根管封药用

144. 根尖孔未形成的年轻恒牙根管封药用

（145～147 题共用备选答案）

A. 干髓术

B. 牙髓切断术+根尖诱导成形术

C. 直接盖髓术

D. 间接盖髓术

E. 干髓术+直接盖髓术

145. 根尖尚未形成的年轻恒牙深龋露髓，可采用

146. 年轻恒牙冠折未露髓者，一般采用

147. 乳牙备洞时意外露髓，可采用

（148～150 题共用备选答案）

A. 1/4

B. 1/3

C. 2/3

D. 1/5

E. 1/2

148. 桩在牙槽骨内的长度应大于根在牙槽骨内总长度的

149. 鸠尾峡的宽度应为前磨牙颊舌尖宽度的

150. 桩的直径一般为根直径的

# 参考答案与解析

## 第三单元

1. D【解析】间接盖髓治疗：深龋治疗时为避免露髓，保留洞底近髓部分龋坏牙本质，应用氢氧化钙制剂间接盖髓，抑制龋齿进展，促进修复性牙本质形成，保存牙髓活力。

2. E【解析】复合树脂与牙釉质表面的黏结方式是通过釉质黏结剂渗入酸蚀后釉质中的微孔隙中而形成的机械性锁合黏结，非其他类型的黏结。

3. C【解析】截肢违背了不伤害原则，但足部已发生严重溃疡，需要通过截肢防止病情继续恶化，是有利原则。所以是不伤害原则与有利原则的冲突。

4. D【解析】牙髓切断术是在局部麻醉下将冠部牙髓组织切断和去除，保留根部生活牙髓的治疗方法。适用于根尖孔未形成，因机械或外伤性因素、龋源性露髓的年轻恒牙；意外穿髓造成的牙髓暴露的年轻恒牙。所用药物为甲醛甲酚、戊二醛、氢氧化钙、硫酸铁、MTA 等。

5. C【解析】在分析性流行病学中，病例对照研究的特点是回忆偏倚较大。病例对照研究观察时间短，需要研究的对象少，适用于研究一些病程较长的慢性病和一些较少见的疾病，具有准确性低、可靠性差、回忆偏倚较大的特点。

6. D【解析】乳牙外形的特点：①体积小，牙冠短小，乳白色。②颈嵴突出，冠根分明。③下颌乳前牙舌面边缘嵴与颈嵴都比恒前牙明显。④下颌第一乳磨牙牙冠形态不同于任何恒牙。⑤乳磨牙根干短，根分叉大。

7. D【解析】公共卫生的道德要求：①爱岗敬业，奉献实干，献身预防。②宣传大卫生观，贯彻预防为主的理念。③健康教育中言传身教，提倡健康和行为习惯双向互动的道德责任。④改善工作和学习环境，关怀劳动场所和学校卫生水平。⑤提高社区卫生服务水平，保障妇女儿童和老年人的健康权益。⑥严把防疫与食品卫生关，控制人群疾病发生的社会责任。⑦严格监管，控制污染，保护生态环境，促进社会文明。⑧科学严谨，实事求是，信息透明公开，尊重民众知情权。⑨清正廉洁，秉公执法，守护健康，甘于做幕后英雄。

8. D【解析】年轻恒牙牙髓组织疏松，细胞成分多，纤维成分少，血管丰富，抗病能力和修复能力强，有利于控制感染和消除炎症，因此炎症也容易局限，呈慢性过程。但是其根尖孔大、血运丰富、组织疏松，感染也容易扩散。另外，牙乳头是原始器官，抵抗力强，炎症被及时控制后仍能行使功能。

9. C【解析】由于随意选择样本致使调查结果与总体人群患病情况之间产生的误差是选择性偏倚。选择偏倚是指由于选入的研究对象与未选入的研究对象在某些特征上存在差异而引起的误差，解决选择性偏倚的方法是在设计阶段应尽量随机选择研究对象而不是随意选择研究对象。

10. E【解析】棘孔中走行的是脑膜中动脉。

11. A【解析】医疗保密是医学伦理学中最古老，也是最有生命力的医德范畴。

12. A【解析】共同维护患者利益和社会公益、保护患者的生命和健康、捍卫患者的正当权利是医务人员的共同义务和天职。

13. B【解析】生物-心理-社会医学模式认为人的心理与生理、精神与躯体、机体内外环境是一个完整的统一体，心理、社会因素与疾病的发生、发展、转化有着密切的联系。强调生物、心理、社会三因素是相互联系、不可分割的，在考察人类的健康和疾病时，既要考虑生物学因素，又要重视心理、社会因素的影响。

14. B【解析】刃厚皮片包括表皮层和很薄一层真皮最上层的乳突层，厚度在成年人为 0.20~0.25mm。

15. D【解析】牙齿脱位后，可以发生各种并发症。①牙髓坏死：其发生率占牙脱位的 52%，占嵌入性脱位的 96%。②牙髓腔变窄或消失：发生率占牙脱位的 20%~25%。③牙根外吸收：有人认为坏死牙髓的存在能促进牙根的外吸收。牙根吸收最早在受伤 2 个月后发生，此外，约有 2% 的病例并发牙内吸收。④边缘性牙槽突吸收：嵌入性和脱出性脱位牙特别容易丧失边缘牙槽突。

16. D【解析】年轻恒牙活髓切断术的目的是保存活髓使根尖发育。

17. C【解析】皮瓣是包括皮肤和皮下组织的复合组织，有自身直接的血管供应，抗感染能力强，能用于较大缺损、凹陷缺损等的修复，覆盖在暴露的重要血管、神经、脑膜等结构上，有保护作用。对不宜用皮片修复的创面，如肌腱、关节面、骨面，也能覆盖修复。由于皮瓣厚实，所以收缩很小。

18. A【解析】饮水加氟是口腔预防的基本策略。

19. E【解析】前牙接触，后牙无接触是由于切导斜度偏大、牙尖平衡斜面斜度偏小及补偿曲线曲度小。前牙不接触，后牙接触是由于切导斜度偏小、牙尖平衡斜面斜度偏大及补偿曲线曲度大。

20. A【解析】对于较大面积的静脉渗血或瘢痕组织及某些肿瘤（如血管瘤、神经纤维瘤等）切除时的广泛渗血，可用温热盐水纱布压迫止血。

21. C【解析】该题的核心信息是“绝大部分正常人”而非“所有人”或“所有正常人”。“正常值”是临床医师应用最为广泛的词语之一。

22. C【解析】颌面部单蒂皮瓣，其长宽比例最大可达4：1。

23. B【解析】无牙颌依据其生理特点分主承托区、副承托区、边缘封闭区和缓冲区。主承托区是指上下牙槽嵴顶区。副承托区指上下颌牙槽嵴的唇颊侧和舌腭侧（不包括上颌硬区）。边缘封闭区是指牙槽嵴黏膜与唇颊舌黏膜的反折线区和上颌后提区、下颌磨牙后垫区。缓冲区是指上颌硬区和下颌隆突区。

24. E【解析】可摘局部义齿虽然修复效果通常不如固定义齿和种植义齿，但由于其对修复基础条件的要求相对较低，制作简单，费用低等特点，使得可摘局部义齿的适应证实施范围非常广泛。包括：①各种牙列缺损，尤其是游离端缺失者。②伴有因牙周病、外伤或手术造成的牙槽骨、颌骨和软组织缺损者。③余留牙重度磨耗等原因导致的咬合垂直距离过低，须恢复面部垂直距离者。④有牙周病的牙列缺损者，可摘局部义齿在修复缺失牙的同时可兼作固定松动牙的牙周夹板。⑤牙列缺损的过渡性修复。⑥有缺失牙、反殆的唇腭裂患者。⑦有特殊需要，为获得特殊外观效果的化妆义齿。⑧不接受或不能耐受固定义齿修复时大量磨除牙体组织者。

25. E【解析】牙本质过敏者表现为激发痛，以机械刺激最为显著，其次为冷、酸、甜等，刺激去除后疼痛立即消失。

26. B【解析】医师在行使道德权利时具有3个显著特点：①自主性。②权威性。③特殊性。

27. B【解析】皮片由于本身没有血供，移植成功的基本条件是受区毛细血管生长进入移植皮片，因此，须加压包扎，使皮片和受区紧密接触，防止二者之间出现积血或积液。游离皮瓣、皮管、局部皮瓣因自身有血运，不能加压包扎，否则会阻断血供。

28. A【解析】牙颌面畸形是一种因颌骨生长发育异常引起的颌骨体积、形态、结构以及上、下颌骨之间及与颅面其他骨骼之间的位置关系失调，表现为颜面形态异常，咬合关系错乱与口颌系统功能障碍，比如牙齿排列不齐、上下牙弓颌关系的异常、颌骨大小，形态，位置的异常、面部畸形等。

29. E【解析】反映社会对医学的需求、为医学的发展导向、为符合道德的医学行为辩护是医学伦理学的任务。

30. B【解析】中厚皮片：也称Blair皮片，包括表皮及一部分真皮层。厚度在成年人为0.35～0.80mm，相当于皮肤全厚的1/3～3/4厚度。

31. C【解析】多形性红斑为突然发生的急性炎症，发病与季节有关，春秋季常见，有些患者能询问出发病前可疑用药史或进食某些食物、接触某些环境因素而诱发疾病。病损表现为多种形式，如红斑、丘疹、水疱、糜烂等，特别是虹膜状红斑有诊断意义，本病病程短，发病有自限性和复发性，严重者可累及身体多腔孔黏膜。

32. E【解析】修复前对口腔软组织的处理：①治疗口腔黏膜疾病时，如口腔黏膜有溃疡、白色损害等黏膜病，必须先做治疗，以免造成对黏膜的刺激，致使疾病加剧。②系带的修整，如唇舌系带附着点接近牙槽嵴顶，系带过短，影响义齿的固位和功能，则应进行外科修整。③瘢痕组织的修整。口腔内如有瘢痕组织，当对义齿的固位稳定有影响时，可考虑予以修整。④对松软组织的修整。有时由于戴用不良修复体过久，以致骨质大量吸收，表面被一种松软可移动的软组织所覆盖。对于不利于义齿支持的松软组织，可以在修复前给予切除。

33. A【解析】牙体预备必须达到的要求：去除病变组织，磨除轴面倒凹，具有良好的抗力形和固位形。具备抗力形，故必须去除无牙本质支持的悬空牙釉质，使修复体建筑在健康的牙体组织上。进行预防性扩展，预备良好的固位形，如面、钉、洞、沟等。这些对牙体组织的磨切是必要的，目的是保证修复体的成功，但应选择对牙体组织磨切少的设计，避免不必要的磨切。

34. E【解析】疣状癌为一种非转移性的高分化鳞癌的亚型，以外生性、疣状缓慢生长和边缘推压为特征。

35. B【解析】哥特式弓形描记轨迹边缘代表下颌在侧方和后退运动的边缘位置。当描记针位于此轨迹的尖端时，下颌处于后退的最后位置，即正中关系位。

36. C【解析】此题需要认真审题，即需注意“除外”“伦理负效应”。考虑到社会经济因素，C项是较合理的现象。

37. E【解析】由于口腔颌面部血运丰富，组织再生能力强，在伤后24～48小时，均可在清创后严密缝合。甚至可超过48小时，只要创口没有明显化脓感染或组织坏死，在充分清创后仍可做严密缝合。

38. D【解析】选择基牙的原则：①选择健康牙做基牙。②虽有牙体疾病但已经治疗或修复者。③虽有牙周疾病但已经治疗并得到控制者。④越接近缺隙的牙做基牙，固位、支持效果越好。⑤选用多个基牙时，彼此越分散越好。这可使每个基牙和就位道所成的交角较大，有利于增强固位。

39. D【解析】大气压力是使义齿固位的最重要的力，而义齿基托边缘与周围组织的密合即边缘封闭是大气压力固位的前提条件，边缘封闭越好，大气压力作用越强。

40. B【解析】面动脉通常在舌骨大角的稍上方，二腹肌后腹下缘处，起于颈外动脉的前壁。上颌动脉为颈外动脉的终末支之一，在下颌骨髁突颈部的后内方发出，经髁突颈部深面前行至颞下窝，通常在翼外肌的浅面或深面，行向前上，经翼上颌裂进入翼腭窝。颞浅动脉为颈外动脉的另一终末支，在下颌骨髁突颈平面发出，耳后动脉在二腹肌后腹和茎突舌骨肌上方，由颈外动脉后壁发出，是颞浅动脉近起源处发出的一个分支，也可以直接发自颈外动脉。

41. D【解析】修复体的主要固位力来自约束力、摩擦力和黏接力。约束力指预备成一定的几何形状（即固位形），并结合沟、洞、钉洞等辅助固位形，限制修复体运动方向，以尽量增大约束和约束力。增加摩擦力可通过修复体与预备体的接触面密合；尽可能增大接触面积；轴面应近于平行，聚合度以2°~5°为宜；点角、线角要清楚；设计各种固位形状，如设计箱状、鸠尾、针道、沟形等。黏接力则与黏接面积、水门汀的厚度、水门汀的稠度、修复体或预备体黏结面状态有关。

42. B【解析】询问病史的伦理要求：①举止端庄、态度热情。②全神贯注、语言得当。③耐心倾听、正确引导。

43. E【解析】临床上颌窦填塞复位法，主要适用于颧骨颧弓骨折的手术治疗，具体适应证包括：①上颌窦眶缘眶底的粉碎性骨折。②颧颌骨粉碎性骨折。

44. B【解析】固位体应不对基牙产生矫治力；义齿摘戴时不对基牙产生侧方压力。

45. D【解析】咬肌间隙感染最常见的病因是下颌智齿冠周炎。可见以下颌支及下颌角为中心的咬肌区肿胀明显、张口受限、咬肌肥厚坚实等。

46. A【解析】若全口义齿的垂直距离过低，患者戴入义齿咬合时下颌髁突会明显向后上方移位，严重时可合并关节症状。

47. B【解析】着重了解如下与修复有关的诸方面内容。①与制定修复治疗计划有关的内容：如患者在以往就医时是否需用抗生素预防感染，是否需使用激素或抗凝血药等，有无药物过敏或牙用材料过敏史，是否做过放射治疗等。②系统疾病在口腔内的表现：如牙周炎可受糖尿病、绝经期、妊娠或抗惊厥药的影响。③传染性疾病史：如乙型肝炎、艾滋病或梅毒等传染病的患者或携带者。

48. C【解析】对半卡环由两个相对的卡环臂和两个殆支托组成，用于前后均有缺牙间隙的孤立后牙。回力卡环多用于牙列远中游离缺损。

49. B【解析】慢性中央性颌骨骨髓炎病变比较局限者，死骨与周围组织分离的时间在发病后3~4周；如病变呈广泛弥漫，则需5~6周或更长一段时间。一般应在死骨与周围骨质分离后，施行手术最好。死骨未分离，过早手术，有时不易确定死骨摘除的范围。

50. C【解析】牙体预备是要开辟修复体所占空间，要去除腐质、消除轴壁倒凹以利就位，要进行预防性扩展防止继发龋，要去除无基釉，要以尽可能少磨牙为原则。

51. A【解析】“医乃仁术”，指道德是医学的本质特征，是医疗卫生工作的目的，蕴含在医学实践之中。

52. D【解析】腺源性感染不同于牙源性感染，多见于儿童，病因是上呼吸道感染、淋巴结炎、颌下腺炎，往往有上呼吸道感染史。病变的过程涉及了间隙内的淋巴结炎症。

53. B【解析】轴壁突度不良，冠边缘过长，冠边缘不密合，龈沟内黏固剂残留都会刺激牙龈，导致牙龈炎。而咬合创伤可能会由咬合早接触导致，不会出现牙龈炎。

54. B【解析】牙髓钙化X线片显示髓腔内有阻射的钙化物（髓石）或呈弥漫性阻射而致髓腔的透射影像消失。牙内吸收X线片显示髓腔内有局限性不规则的膨大透影区域。

55. C【解析】全口义齿重衬的目的是使义齿组织面与组织更贴合。

56. B【解析】系统病史即了解患者全身疾病史、用药史、出血史等。包括女性的月经期和妊娠期、血液病（急性白血病、血小板减少性紫癜等）、心血管疾病、糖尿病或其他内分泌疾病、神经系统疾病、免疫功能缺陷以及某些遗传性疾病等。

57. C【解析】痈的局部治疗宜用高渗盐水或含抗生素的盐水纱布局部持续湿敷，可促进早期痈的局限、软化和穿破。已溃破或切开引流后，局部仍应以高渗盐水纱布持续湿敷，可有良好的提脓效果，但已脓污的生理盐水纱布应及时更换，湿敷一般应持续到脓液消失、创面超于平复为止。过早停止湿敷，可因脓道阻塞而使病情反复加重。局部治疗宜保守，避免损伤，严禁挤压、挑刺、热敷或用苯酚、硝酸银烧灼，以防感染扩散。唇痈还应限制唇部活动。

58. E【解析】医学伦理学是运用一般伦理学原则解决医疗卫生实践和医学发展过程中的医学道德问题和医学道德现象的学科。目前我国医学伦理学主要的研究方向是医学实践中的道德问题；换言之，我国医学伦理学研究已由一般的理论和临床医疗扩展至预防、科研、管理政策等所有医学领域，促进了我国生命伦理问题的研究。

59. B【解析】舌损伤缝合时应注意以下事项：①舌组织有缺损时缝合创口应尽量保持舌的长度，将创口按前后纵行方向缝合。不要将舌尖向后折转，以防舌体缩短，影响舌功能。②如舌的侧面与邻近牙龈或舌的腹面与口底黏膜都有创面时，应分别缝合各部的创口；如不能封闭所有创面，应先缝合舌的创口，以免日后发生粘连，影响舌活动。③舌组织较脆，活动性大，缝合处易于撕裂，故应采用较粗的丝线（4号以上缝线）进行缝合。进针距创缘要稍远，深度要深，尽可能多带一些组织，以防创口裂开或缝线松脱，最好加用褥式缝合。

60. C【解析】WHO规定龋病的患病水平以12岁儿童龋均作为衡量标准；以15岁少年的牙石平均检出区段数，作为牙周状况的评价标准。

61. C【解析】无牙颌的骨性隆突部位，如上颌隆突、颧突、上颌结节的颊侧、下颌隆突、下颌舌骨嵴以及牙槽嵴上的骨尖、骨棱等部位，表面覆盖黏膜较薄，切牙乳突内则有神经和血管。这些部位均不能承受咀嚼压力，全口义齿基托组织面在上述的相应部位应做缓冲处理，称为缓冲区，以免因压迫导致疼痛，或形成支点而影响义齿的稳定。

62. C【解析】随意皮瓣亦称皮肤皮瓣，其特点是由于没有知名血管供血，故在设计皮瓣时，其长宽比例要受到一定限制。在肢体及躯干部位长宽之比1.5：1为最安全，最好不超过2：1，在面部由于血液循环丰富，皮瓣长宽之比可为（2：1）~（3：1）。

63. D【解析】医学伦理规范是指由所有医学伦理要求按照一定的逻辑关系共同组成的医学职业行为规范系统。医学伦理规范就是医者角色的道德要求。

64. E【解析】隐性唇裂，即皮肤和黏膜无裂开，但其下方的肌层未能联合或错位联合，致裂侧出现浅沟状凹陷及唇峰分离等畸形。

65. E【解析】普鲁卡因是酯类药，变态反应常见。

66. A【解析】脱敏牙膏的主要成分是氯化锶、硝酸钾，牙膏中除了药物外，还加入了其他的化学制剂，如氯已定等。

67. E【解析】桩的长度越长，固位力越强，同时应保证根尖不少于4mm的根尖封闭。根管治疗后，预防了根尖病变的发生，口腔是一个污染的环境，在根管内的所有操作都与口腔环境相通。为此，必须保留一定长度的根充材料隔绝口腔与根尖周，若根桩过长，很容易将根充物推出根尖或带出来，根管内细小通道未封闭，引起感染，发生牙周炎。

68. A【解析】清创的原则是尽可能保留受伤组织。除确已坏死的组织外，一般仅将创缘略加修整即可，可根据损伤组织的色泽、质地、有无出血方法判定损伤组织的预后。

69. D【解析】桥体龈面的接触形态最易影响龈面的自洁，鞍式桥体自洁最差，球形和改良盖嵴式较容易自洁。桥体龈面的材料也对自洁性有一定的影响。

70. C【解析】乳牙早萌多见于下颌中切牙。

71. C【解析】$\overline{75|}$缺失，$\overline{64|}$为桥基牙，其桥体跨度较大，设计的基牙数量不足，基牙受到过大的力，致殆创伤。

72. B【解析】根据题干，患者可能患了牙髓炎。因无急性症状，不考虑急性牙髓炎；温度测验可排除可复性牙髓炎和牙髓坏死的诊断；探诊可排除慢性增生性牙髓炎。题干提示内容符合慢性闭锁牙髓炎的表现。

73. C【解析】$\chi^2$检验又称卡方检验。它是处理测试数据的一种常用方法，在分类变量资料的统计推断中的应用，包括：两个率或两个构成比比较的卡方检验；多个率或多个构成比比较的卡方检验，以及分类资料的相关分析等。题干中说明该检测是用于判断比较两种药物疗效相同或不同的方法，提示该组资料属于分类变量资料，应用$\chi^2$检验。

74. E【解析】根据临床表现可初步诊断为嗜酸性粒细胞增生性淋巴肉芽肿，对放射治疗敏感。

75. D【解析】比较两参数大小使用假设检验。一种是无效假设，即假设差异是由于抽样误差所致，而总体参数相同；一种是总体参数不同（$\mu \neq \mu_0$）。如果根据专业知识，$\mu$既可能大于$\mu_0$也可能小于$\mu_0$，则进行双侧检验；若认为$\mu$只可能大于或等于$\mu_0$而不可能小于$\mu_0$时（或相反情况），则为单侧检验。该题干中，检验目的验证A+B的疗效显著优于单用A药疗效，故应选用单侧检验。

76. B【解析】牙龈炎无附着丧失，排除A；侵袭性牙周炎具有家族聚集性，且发展迅速，患者症状出现时间长，排除C；无自发痛，排除D；患者成年，排除E。

77. D【解析】此患者考虑为肾病综合征，而肾病综合征的并发症包括感染，血栓、栓塞并发症，急性肾损伤，蛋白质及脂肪代谢紊乱等。

78. A【解析】患者心理问题的基本干预方法：①支持疗法。帮助患者建立社会支持系统，树立战胜疾病的信心。②认知疗法。③行为治疗技术。常用的方法有放松训练、生物反馈法和系统脱敏疗法等，通过学习和训练，提高自我控制能力，消除和减轻症状。④健康教育和咨询。调整期望目标不适合该患者缓解不良情绪。

79. E【解析】慢性阻塞性腮腺炎男性多于女性，大多发生于中年，腮腺区反复肿胀，约半数患者肿胀与进食有关。

80. A【解析】$t$ 检验常用于样本例数 $n$ 较小、总体标准差未知时样本与总体均数的比较、配对设计资料的比较与两个小样本均数的比较。

81. D【解析】腮腺造影片显示主导管扩张、变形似腊肠状，末梢导管不规则扩张，可能的诊断是慢性阻塞性腮腺炎。

82. D【解析】孕妇为“妊娠39周，前置胎盘”的诊断。阴道流血多，出现失血性休克者，无论胎儿成熟与否，均应终止妊娠。患者无宫缩，估计短时间不能经阴道分娩，应立即行剖宫产结束分娩。

83. D【解析】明尼苏达多相人格调查表（MMPI）是编制者先以大量题目施测于效标组（临床已经确诊的心理异常者）和控制组（临床确定为无任何异常的正常人），然后比较两组被试者对每道题目的反应，选择两组反应明显不同的题目所构成的。MMPI以精神病患者作为效标团体，可以协助医师对患者的精神状况作出诊断并确定病情的轻重，对疗效判定和病情预后有一定参考价值。十六种人格因素问卷（16PF）和艾森克人格问卷（EPQ）一般用于正常人群，韦克斯勒成人智力量表（WAIS）为智力测验，霍尔斯特德-瑞坦（Halstead-Reitan）神经心理成套测验为神经心理学测验。

84. B【解析】活髓牙出现自发痛并且夜间加剧，是急性牙髓炎的表现。

85. B【解析】里加（Riga）病特指发生于儿童舌腹、舌系带处的溃疡。

86. B【解析】患者有鼻出血及躯干四肢瘀点、瘀斑，化验示血小板减少，出血时间延长，血小板功能正常，骨髓象增生，巨核细胞数量增多，幼稚巨核细胞增多，产血小板型巨核细胞显著减少，故考虑为急性特发性血小板减少性紫癜。

87. D【解析】人工牙𬌗面过小、低𬌗、𬌗关系错误（包括正中关系和垂直距离异常），都可降低咀嚼效能。需要加高咬合，加大𬌗面，改变𬌗面形态；在𬌗面增加食物排溢道，增加牙尖斜度。

88. C【解析】无家属签字的无自主意识患者紧急输血，应报医院职能部门或主管领导同意、备案，并记入病历。

89. C【解析】腮腺造影可以辅助诊断慢性复发性腮腺炎。

90. D【解析】全口义齿初戴时，感觉就位时疼痛，戴入后缓解，说明义齿就位时就位道有阻力，即组织倒凹，义齿基托摩擦组织产生疼痛，而越过倒凹区后则疼痛缓解。

91. B【解析】此患儿双侧腮腺反复肿胀3年，每年肿胀4~5次，每次持续1周，无口干、眼干症状，腮腺造影有点状及球状扩张，这些临床表现均是儿童复发性腮腺炎的特征。本病多发生于患儿，儿童期免疫系统发育不成熟，免疫功能低下，易发生逆行性感染，待患儿发育成熟后可以自愈。因此，对此病应采用保守治疗，多饮水，按摩腺体，保持口腔卫生，必要时抗感染治疗。

92. C【解析】患者呕吐物为隔夜宿食，初步诊断为幽门梗阻，呕吐物中含大量胃液，会出现低钾、低氯性碱中毒。

93. D【解析】调𬌗的时机是在控制牙周组织的炎症之后进行。因为牙周有炎症时牙可伸长或移位，当炎症消退后，牙周组织有一定的修复，牙齿位置和动度可有所恢复，此时进行调𬌗才会更准确。若牙周炎症不控制，单纯调𬌗难以获得好的疗效。

94. C【解析】心理治疗者应注意在其临床服务工作中保持客观中立的立场。心理治疗者应对自身早期经历的影响，个人的世界观、价值观的影响有充分的了解，应避免将自己的世界观、价值观带入临床工作中。

95. D【解析】舍格伦综合征早期淋巴细胞浸润于腺泡之间，进而使腺泡破坏。密集的淋巴细胞形成滤泡。病变严重时，小叶内腺泡全部消失，而为淋巴细胞、组织细胞所取代，腺小叶内缺乏纤维结缔组织修复。小叶内导管上皮增生，形成实质性上皮团片即上皮肌上皮岛。

96. C【解析】该患者病因明确，口腔卫生差，全口牙石较多，牙龈红肿，有刺激性出血，仅有龈袋形成，未见牙槽骨吸收。

97. D【解析】三叉神经感觉纤维支配头皮前部和面部的皮肤；运动神经纤维支配咀嚼肌和鼓膜张肌等。翼内、外肌的功能是将下颌推向前下，故一侧神经麻痹时，张口时下颌向患侧偏斜。当三叉神经第1支（眼神经）或面神经损害时，可出现同侧直接角膜反射消失、间接角膜反射存在。因此该患者病损部位在左侧三叉神经。

98. D【解析】婴幼儿腮腺区血管瘤不宜手术。

99. A【解析】侵袭性牙周炎特征为局限于第一磨牙或切牙的邻面有附着丧失，至少波及两个恒牙，其中一个为第一磨牙。其他患牙（非第一磨牙和切牙）不超过两个。简言之，典型的患牙局限于第一磨牙和上下切牙，多为左右对称。但早期的患者不一定波及所有的切牙和第一磨牙。

100. C【解析】最可能的诊断是黏液表皮样癌。腭部的高分化黏液表皮样癌应与囊肿相鉴别。

101. C【解析】研究结果表明，30%~40%的磷酸酸蚀效果最好。

102. B【解析】恒牙酸蚀半分钟（30秒），乳牙有机质含量多于恒牙，有较强耐酸力，酸蚀时间为1分钟（60秒）。

103. B【解析】酸蚀面积为接受封闭的范围，一般为牙尖斜面2/3。

104. D【解析】根据题干，患者病程长并有近期急性牙髓炎发作症状，可明确诊断为慢性牙髓炎急性发作。

105. E【解析】应在牙髓摘除后进行根管治疗。

106. E【解析】优先进行下牙槽神经的麻醉可明确可疑上下颌患牙。

107. D【解析】口角湿白皲裂、义齿承托区充血发红是义齿性口炎的症状，因此应该明确是否有白念珠菌感染。

108. D【解析】念珠菌感染涂片后在光学显微镜下可见大量念珠菌的菌丝和孢子。

109. C【解析】白念珠菌涂片在义齿承托区取材阳性率高。

110. C【解析】口角湿白皲裂、义齿承托区充血发红是义齿性口炎的症状，因此应该明确是否有白念珠菌感染。

111. C【解析】念珠菌感染涂片后在光学显微镜下可见大量念珠菌的菌丝和孢子。

112. E【解析】白念珠菌涂片在义齿承托区取材阳性率高。

113. E【解析】治疗真菌感染不宜使用广谱抗生素。

114. E【解析】该病例固定桥修复体的对颌牙有银汞合金充填体，咬合接触时异种金属接触会产生微电流，刺激牙髓引起疼痛。咬合接触瞬间痛的特点符合微电流刺激痛的特点。

115. C【解析】将上颌银汞充填体改为树脂充填即可避免异种金属接触的微电流刺激，是简单有效的治疗方案。

116. D【解析】咬肌间隙位于咬肌与下颌支外侧骨壁之间，是最常见的颌面部间隙感染之一。感染来源主要为下颌智齿冠周炎及下颌磨牙的根尖周炎扩散而进入咬肌间隙。典型症状是以下颌支及下颌角为中心的咬肌区肿胀、充血、压痛，伴明显开口受限。

117. D【解析】由于咬肌肥厚坚实，脓肿难以自行溃破，也不易触到波动感。若炎症在1周以上，压痛点局限或出现凹陷性水肿时，需行穿刺判断间隙内是否有脓液，若有应行切开引流，否则由于长期脓液蓄积，易形成下颌支部的边缘性骨髓炎。

118. C【解析】下颌升支区脓肿形成又未及时引流，可导致边缘性骨髓炎，一般在发病2~4周后进入慢性期，颌骨出现明显破坏。

119. A【解析】上消化道出血是肝硬化最常见的并发症。当消化道出血引发休克时，首先应建立静脉通路，输血、补液、扩容，故A选项是正确的；冠心病患者禁用垂体后叶激素；对于消化道大出血伴休克患者进行急诊手术的危险性较高，内镜检查需在生命体征稳定的情况下进行，否则危险性较大；普萘洛尔为非选择性β受体阻断药，具有降低门静脉压力的作用，可用于预防初次或再次出血，但在消化道出血急性期不宜应用。

120. E【解析】生命体征不稳定者不宜搬动；对于生命体征不稳定并治疗无效的患者，应积极调整治疗方案；对于循环血容量不足者，加大升压药剂量弊大于利。另外，一些升压药可诱发或加重心脏等重要器官的缺血缺氧；内镜治疗应在患者基本情况稳定的情况下进行。三腔双囊管压迫止血作为暂时性止血手段对药物不能控制的出血者较适宜，目的是为准备进行其他更有效的治疗措施而赢得时间。

121. B【解析】消化道出血是肝性脑病的常见诱因。发病机制：消化道出血可导致肾前性氮质血症、血氨产生和吸收增加。低钾性碱中毒也是肝性脑病的常见诱因，检测电解质，进行血气分析对于明确诱因、指导治疗十分重要；血氨升高是诊断肝性脑病的依据之一；支链氨基酸能够减少或拮抗假神经递质、改善氮平衡，可用于肝性脑病患者的治疗；苯二氮䓬类镇静药有抑制大脑和呼吸中枢、诱发或加重肝性脑病的不良反应，肝性脑病患者慎用。

122. D【解析】外伤史与本病的诊断、鉴别诊断及治疗计划关系不大。

123. E【解析】本例应着重检查牙列的牙周健康状况。

124. C【解析】牙周基础治疗是所有牙周治疗的基础。

125. A【解析】患者车祸后首先应排除颅脑损伤，若出现应最先处理。头颅CT是发现和诊断脑出血的首选方法。

126. C【解析】Le FortⅢ型骨折又称上颌骨高位骨折或额弓上骨折。骨折线自鼻额缝向两侧横过鼻梁、眶部，经颧额缝向后达翼突，形成颅面分离，常使面中部凹陷、变长。此型骨折多伴有颅底骨折或颅脑损伤，出现耳、鼻出血或脑脊液漏。

127. D【解析】上颌骨未附着强大的咀嚼肌，受肌肉扯拉移位的影响较小，故骨折块多随撞击力的方向而发生移位，或因其重力而下垂，一般常出现后下方移位。

128. C【解析】氟漱口水0.2%NaF（900mg/L）用法：10ml/min，每周1次。

129. B【解析】氟漱口水0.05%NaF（225mg/L）用法：10ml/min，每天1次。

130. C【解析】进行性出血应在补液、输血、纠正失血性休克的同时，及时胸腔镜或开胸探查，查找出血部位，给予缝合止血。

131. E【解析】正常人在吸气时胸廓抬起，呼气时胸壁下降；反常呼吸运动正好相反，在吸气时胸廓下降，呼气时胸壁抬起。在多根多处肋骨骨折时，胸廓的完整性遭到破坏，导致胸部伤处软组织失去胸廓的支撑，出现反常呼吸，又被称为连枷胸。

132. C【解析】无芽孢厌氧菌是指须在无氧环境中才能生长繁殖的多个菌属的无芽孢菌种，多为机会性致病菌。当口腔中菌群失调或口腔卫生差时，这些无芽孢厌氧菌可在牙垢及牙周袋中大量增殖，引起牙周炎和牙周脓肿。

133. D【解析】肉毒梭菌外毒素为目前所知最剧烈的神经外毒素，它经胃肠道吸收入血或淋巴液后，作用于脑神经核、外周神经肌肉接头处及自主神经末梢，封闭乙酰胆碱的释放，阻碍神经冲动的传递，导致弛缓性麻痹。

134. A【解析】破伤风梭菌可释放破伤风痉挛毒素和破伤风溶血素等外毒素，其中破伤风痉挛毒素为神经毒素，它经伤口入血后，可通过末梢神经——神经轴突逆行至脊髓前角，封闭抑制性神经元并释放抑制性神经递质，导致全身性肌肉痉挛性麻痹，亦称强直性收缩。产气荚膜梭菌和艰难梭菌均可产生外毒素，但均为细胞毒素和肠毒素，所致疾病不同于神经毒素所致疾病。

135. A【解析】患儿伸舌时舌尖出现切迹说明舌系带短，但对语言及进食均无明显影响，可观察，暂不做舌系带延长术。

136~137 B、D【解析】牙齿拔除后由于骨质的吸收不均，常可形成骨尖或骨突。前期可通过局部按摩处理。若经过一段时间后仍不消退，易导致义齿压痛，或有明显倒凹，妨碍义齿摘戴时，应进行牙槽骨修整。

138. E【解析】上颌结节过度增生形成较大的骨性倒凹，须修整以解决妨碍义齿就位的问题。

139. A【解析】颞下间隙感染表现为张口受限，咀嚼时痛，口内上颌结节后方有压痛。

140. B【解析】咽旁间隙感染表现为张口受限，吞咽时痛，腭垂偏向健侧。

141. D【解析】磷酸锌黏固粉对牙髓有刺激。

142. C【解析】粉剂由二氧化硅、三氧化二铝和氟化钙组成的黏固粉是玻璃离子黏固粉。

143. D【解析】碘仿糊剂一般用于根尖孔破坏的感染根管封药。

144. A【解析】氢氧化钙用于根尖孔未形成的年轻恒牙根管封药用。

145. B【解析】根尖尚未形成的年轻恒牙深龋露髓，可采用牙髓切断术+根尖诱导成形术。

146. D【解析】年轻恒牙冠折未露髓者，一般采用间接盖髓术。

147. C【解析】乳牙备洞时意外露髓，可采用直接盖髓术。

148. E【解析】桩在牙槽骨内的长度应大于根在牙槽骨内总长度的1/2。

149. E【解析】鸠尾峡的宽度应为前磨牙颊舌尖宽度的1/2。

150. B【解析】桩的直径一般为根直径的1/3。

# 第四单元

## 【$A_1$ 型题】

**答题说明**

每一道考题下面有 A、B、C、D、E 五个备选答案，请从中选择一个最佳答案。

1. 下列选项中符合牙髓坏死症状的是
A. 牙髓电活力测验无反应
B. 叩诊引发剧烈疼痛
C. 牙冠颜色变为黑色
D. 探诊疼痛
E. 牙髓温度测验正常

2. 乳磨牙的慢性根尖周炎瘘管最常出现于
A. 根尖区黏膜
B. 舌侧黏膜
C. 颊侧皮肤
D. 龈沟
E. 根分叉

3. 关于根管治疗术的叙述，错误的是
A. 术前拍摄 X 线片
B. 在局部麻醉下或牙髓失活后，将全部牙髓摘除
C. 适用于牙髓炎症涉及根髓，不宜行牙髓切断术的患牙
D. 去除髓室和根管内坏死牙髓组织，适当扩锉根管
E. 充分冲洗根管，采用 5%过氧化氢溶液

4. 关于根管机械预备的目的，错误的是
A. 预备根管形态以利充填
B. 扩大根尖孔以利引流
C. 减少弯曲根管的弯曲度
D. 清除主根管内感染
E. 清除根管壁的感染

5. 高级神经活动表现特点为强、平衡、不灵活的气质类型是
A. 抑郁质
B. 多血质
C. 黏液质
D. 胆汁质
E. 躁郁质

6. 系统性红斑狼疮（SLE）中具有该病标志性意义的抗体是
A. 抗 Jo-1 抗体
B. 抗 RNP 抗体
C. 抗双链 DNA 抗体
D. 抗 Scl-70 抗体
E. 抗 Sm 抗体

7. 对于外伤全脱位的乳牙，下列说法不正确的是
A. 一般不考虑再植
B. 对于 2 岁半以下的年轻乳牙应尽量再植
C. 对幼年时发生的乳牙全脱出的患儿应在 5 岁左右拍摄 X 线片，检查继承恒牙胚发育状况
D. 对继承恒牙发育不良者，应考虑萌出后进行再矿化治疗或修复
E. 严重的牙槽窝骨折可能会影响恒牙胚的发育

8. 牙周组织重度破坏且智力低下的患者，首先考虑的全身疾病是
A. 掌跖角化-牙周破坏综合征
B. 艾滋病
C. 梅毒
D. 糖尿病
E. 唐氏综合征

9. 乳牙外伤总的治疗原则是
A. 应使外伤乳牙尽量保存到自然脱落
B. 尽量保存外伤乳牙的牙髓活性
C. 尽量减少患儿的痛苦
D. 尽量恢复外伤乳牙的功能
E. 应使乳牙外伤对继承恒牙的影响降到最低

10. 适合成人的可有效清除龈缘附近及龈沟内菌斑的刷牙方法是
A. 水平刷牙法
B. 旋转刷牙法
C. 巴斯（Bass）刷牙法
D. 改良的 Stillman 刷牙法
E. Fones 刷牙法

11. 幼儿园儿童氟防龋措施不适宜采用
A. 口服氟片
B. 局部涂氟
C. 氟水漱口
D. 牛奶加氟
E. 氟滴剂
12. 天疱疮的临床特点是
A. 很少出现皮损
B. 疱壁薄的大亮疱
C. 易发生瘢痕粘连
D. 疱壁厚的大血池
E. 边缘扩展阴性
13. 固定保持器是
A. 间隙扩展器
B. 丝圈式保持器
C. 功能性活动保持器
D. 舌弓保持器
E. 远中导板保持器
14. 老年人自我口腔保健方法不包括
A. 剔牙
B. 叩齿
C. 洁治
D. 刷牙
E. 漱口
15. 乳磨牙的大面积龋坏，不但会使牙弓长度减小，还会影响颌间高度，为确保恢复乳牙正常宽度和高度，对于多个牙面龋坏的牙齿，应该使用
A. 玻璃离子充填
B. 复合体充填
C. 复合树脂充填
D. 舌弓保持器
E. 不锈钢全冠修复牙体
16. 乳牙龋的常见类型是
A. 急性龋、环状龋、奶瓶龋
B. 奶瓶龋、干性龋、环状龋
C. 湿性龋、环状龋、慢性龋
D. 急性龋、干性龋、环状龋
E. 慢性龋、静止性龋、奶瓶龋
17. 正常成人每天的唾液分泌量是
A. 600~850ml
B. 900~1000ml
C. 1000~1500ml
D. 1600~1800ml
E. 2000~2500ml
18. 预防牙周疾病的药物漱口剂中没有
A. 氯己定
B. 抗生素
C. 血根碱
D. 酚类化合物
E. 季铵化合物
19. 下列发生基底细胞液化变性的疾病是
A. 白斑
B. 白色水肿
C. 红斑
D. 扁平苔藓
E. 类天疱疮
20. 含中间细胞的涎腺肿瘤是
A. 黏液表皮样癌
B. 腺样囊性癌
C. 多形性低度恶性腺癌
D. 腺泡细胞癌
E. 腺癌
21. 不符合玻璃离子水门汀充填窝洞的洞形要求的是
A. 洞缘需做小斜面
B. 可不要求固位形
C. 洞底可呈圆弧形
D. 洞有一定深度
E. 洞缘可留无基釉
22. 对某一社区开展口腔健康调查，现场检查结束后有大量数据资料需要整理，此时首先需要做的是
A. 计算样本含量
B. 确定抽样方法
C. 显著性检验
D. 标准一致性试验
E. 审核资料
23. 关于根尖片所示正常影像，不正确的描述是
A. 年轻人牙髓腔宽大
B. 牙骨质与牙本质有明显区别
C. 髓腔为低密度影像
D. 密度最高的组织是牙釉质
E. 牙槽突高度应达到牙颈部
24. 下列不属于马斯洛需要层次论的层次内容是
A. 生理的需要
B. 自我实现的需要
C. 安全的需要
D. 精神的需要
E. 尊重的需要
25. 腭前神经阻滞麻醉时，进针点的部位是
A. 腭侧龈缘至腭中线中1/2交界处
B. 在上颌第二磨牙内侧2cm
C. 在上颌两中切牙之间腭侧缘0.5cm

D. 在上颌第三磨牙腭侧龈缘与腭中线连线中外1/3处
E. 在上颌第二磨牙颊侧前庭沟顶部

26. 氟牙症的发病情况与下列因素有关，除外
A. 恒牙多见
B. 饮水氟含量过高是主要病因
C. 胎盘对氟有一定的屏障作用
D. 4岁后才迁入高氟区者不出现氟牙症
E. 氟主要损害牙釉质发育期牙胚的造釉细胞

27. 颞下颌关节侧斜位X线片上，关节间隙的宽度为
A. 上间隙最宽，前间隙及后间隙等宽
B. 上间隙、前间隙及后间隙宽度相等
C. 上间隙最宽，前间隙次之，后间隙最窄
D. 上间隙最宽，后间隙次之，前间隙最窄
E. 后间隙最宽，上间隙次之，前间隙最窄

28. 属于口腔癌一级预防的是
A. 早发现
B. 早诊断
C. 早治疗
D. 病因预防
E. 防止复发

29. 在X线片呈颗粒状影像的是
A. 牙周膜
B. 下牙槽骨
C. 上牙槽骨
D. 骨硬板
E. 牙釉质

30. 特发性面神经麻痹与中枢性面神经麻痹的鉴别要点是
A. 患侧口角下垂，健侧向上歪斜
B. 患侧鼻唇沟消失
C. 患侧眼睑闭合不全
D. 患侧前额皱纹消失，不能蹙眉
E. 不能鼓腮，吹气功能障碍

31. 在华特位片上，上颌窦显示为
A. 以下均不正确
B. 椭圆形影像
C. 内侧密度较高
D. 外侧密度较低
E. 尖端向上

32. 容易早期发生肺部转移的口腔颌面部肿瘤是
A. 牙龈癌
B. 舌癌
C. 黏液表皮样癌
D. 颊癌
E. 腺样囊性癌

33. 抗菌斑效果最确切的含漱剂是
A. 0.1%硼酸
B. 0.05%氯己定
C. 0.2%氯己定
D. 0.1%依沙吖啶
E. 0.2%依沙吖啶

34. 不属于龋病的预防措施是
A. 定期复查
B. 定期使用氟化物
C. 少吃致龋食品
D. 培养刷牙习惯
E. 服用抗生素类药物

35. 以下描述不符合梅毒口腔表现的是
A. 一期梅毒常见的口腔损害为唇部下疳
B. 梅毒性黏膜炎表现为黏膜充血、糜烂
C. 梅毒黏膜斑呈灰白色、光亮而隆起
D. 树胶肿是破坏性最大的一种损害
E. 梅毒黏膜斑是三期梅毒最常见的口腔表现

36. 在心理治疗中，患者发掘自己的内部资源，积极配合治疗，这主要体现了心理治疗的
A. 实效性
B. 自主性
C. 学习性
D. 主观性
E. 积极性

37. 口腔疾病的分布与地区、城乡、年龄等有关，下列说法错误的是
A. 在我国城市唇腭裂的发生率高于农村
B. 口腔癌在全世界都有发生，以东南亚地区发病率最高
C. 一般认为饮用水氟含量以0.8~1.0mg/L为适宜浓度
D. 错殆畸形的患病率在恒牙期最高
E. 牙周病患病情况与地区经济状况有一定的关系，农村高于城市

38. 对婴幼儿开始进行口腔检查和保健的时间是
A. 出生时
B. 满月后
C. 牙萌出时
D. 上学前
E. 换牙时

39. 从一个呈正态分布的总体随机抽样，$x \neq \mu$，该差别被称为
A. 系统误差
B. 个体差异

C. 过失误差
D. 抽样误差
E. 测量误差

40. 关于牙膏摩擦剂的描述中不正确的说法是
A. 摩擦剂是洁牙剂中含量最多的成分（20%~60%）
B. 用以加强洁牙剂的摩擦作用、去污及磨光牙面
C. 摩擦剂要有一定的摩擦作用，但又不损伤牙组织
D. 常用的摩擦剂有碳酸钙、磷酸氢钙、氢氧化铝等
E. 摩擦剂内含酸性物质，有利于去污和磨光

41. 肿瘤细胞磷钨酸苏木精（PTAH）染色阳性的肿瘤是
A. 腺淋巴瘤
B. 多形性腺瘤
C. 基底细胞腺瘤
D. 导管乳头状瘤
E. 嗜酸性腺瘤

42. 某地区准备对6岁年龄组儿童进行窝沟封闭防龋效果研究，实验设计不包括
A. 了解受试地区目标人群的流动性
B. 选择窝沟龋易感儿童为受试对象
C. 确定样本含量
D. 确定试验组与对照组
E. 制定统一的措施、方法与标准

43. 学校口腔保健中学龄儿童最适宜的防龋措施是
A. 学校氟水漱口
B. 含氟牙膏刷牙
C. 学校饮水加氟
D. 窝沟封闭措施
E. 含氟牙膏和窝沟封闭

44. 对放射线不敏感的肿瘤是
A. 未分化癌
B. 恶性淋巴瘤
C. 鳞状细胞癌
D. 恶性淋巴上皮瘤
E. 骨肉瘤

45. 口腔专科病史不包括
A. 修复治疗史
B. 后期治疗方案
C. 牙体牙髓病治疗史
D. 口腔外科治疗史
E. 放射影像资料

46. 作为心身疾病，需要排除的是
A. 原发性高血压
B. 抑郁症
C. 冠心病
D. 哮喘
E. 消化性溃疡

47. 儿童复发性腮腺炎最常见的发病年龄是
A. 7岁左右
B. 5岁左右
C. 3岁左右
D. 2岁左右
E. 1岁左右

48. 金属全冠戴用2天后，咀嚼时修复牙出现咬合痛，检查有明显叩痛，其原因是
A. 牙髓炎
B. 牙冠翘动
C. 咬合时有早接触点
D. 牙龈炎
E. 接触点过松

49. 梅毒治疗应用青霉素类抗生素的原则是
A. 早期
B. 足量
C. 足疗程
D. 早期、足量
E. 早期、足量、足疗程

50. 以下措施不属于牙周病三级预防的是
A. 治疗牙周脓肿
B. 袋内刮治和根面平整
C. 拔除不能保留的患牙
D. 纠正不良习惯
E. 牙周手术治疗

51. 关于舍格伦综合征临床特点的叙述不正确的是
A. 是一种全身免疫性疾病
B. 是一种主要破坏外分泌腺的慢性炎症性疾病
C. 女性发病明显高于男性
D. 大多发生于单侧腮腺
E. 唇腺活检有助于明确诊断

52. 为了容易达到前伸𬌗平衡，全口义齿人工前牙应排成
A. 浅覆𬌗、浅覆盖
B. 深覆𬌗、浅覆盖
C. 浅覆𬌗、深覆盖
D. 深覆𬌗、深覆盖
E. 小开𬌗、浅覆盖

53. 酸蚀过程中错误的操作是

A. 用细毛刷蘸酸蚀剂放在要封闭的牙面上
B. 酸蚀剂可为磷酸液或含磷酸的凝胶
C. 酸蚀面积一般为牙尖斜面 2/3
D. 恒牙酸蚀 20~30 秒，乳牙酸蚀 60 秒
E. 酸蚀过程中需擦拭酸蚀牙面

54. 下列药物中，不能用于口腔念珠菌病局部治疗的是
A. 2%~4%碳酸氢钠
B. 西地碘
C. 制霉菌素、咪康唑
D. 甲紫水溶液
E. 氟轻松软膏

55. 妊娠期妇女易发生口腔疾病的原因是
A. 运动太少
B. 进食软食较多
C. 妊娠期间激素改变
D. 妊娠期间睡眠较多
E. 营养品摄入过多

56. 下面对全口义齿人工牙需排列成平衡𬌗的原因描述正确的是
A. 增强义齿稳定性
B. 增强义齿固位力
C. 提高咀嚼效率
D. 防止咬颊舌
E. 利于美观

57. 舌下腺囊肿治疗中不正确的是
A. 摘除舌下腺
B. 口外型需从口外入路
C. 口外型术后需加压包扎
D. 舌下腺摘除后需放置引流物
E. 囊壁可不摘除

58. 下列关于掌跖角化-牙周破坏综合征临床表现的描述，错误的是
A. 皮肤和牙周病变多在 4 岁前共同出现
B. 患儿智力障碍但身体发育正常
C. 有深牙周袋，牙槽骨吸收迅速
D. 既侵犯乳牙又侵犯恒牙
E. 本病罕见，人群中患病率为 1/100 万~4/100 万

59. 增强金瓷结合的方法有很多，下列不正确的是
A. 喷砂
B. 预氧化
C. 超声清洗
D. 除气
E. 电解蚀刻

60. 口腔软硬组织的修复前处理包括
A. 唇、舌系带的矫正术
B. 骨性隆突修整术
C. 松动软组织切除修整术
D. 前庭沟加深术
E. 以上都对

61. 唾液腺良性肿瘤造影的特征性表现是
A. 导管粗细不均，呈腊肠状
B. 导管移位，呈抱球状
C. 导管变细
D. 造影剂外溢，呈点状或片状
E. 腺泡充盈缺损

62. 人体识记的内容和数量会随时间发生变化，遗忘具有一定的规律，它们是
A. 先快后慢形式，之后保持在一定水平
B. 均衡形式遗忘，之后保持在一定水平
C. 先慢后快形式，之后保持在一定水平
D. 均衡形式增加，之后维持一定水平
E. 断续形式遗忘，之后维持一定水平

63. 窝沟封闭清洁牙面过程中要注意不能用
A. 橡皮杯
B. 清水冲洗
C. 摩擦剂
D. 油质清洁剂
E. 探针清窝沟

64. 下列描述不属于掌跖角化-牙周破坏综合征的临床表现的是
A. 皮损及牙周病变常在 4 岁前共同出现
B. 患儿智力及身体发育异常
C. 乳牙萌出后即有深牙周袋
D. 恒牙萌出后按序发生牙周破坏
E. 手掌、足底、膝部及肘部局限性的过度角化

65. 为了探讨龋齿的危险因素，对共 800 名 7~13 岁儿童进行可疑危险因素的问卷调查，调查结果经统计学分析，发现 85%有龋齿的儿童均喜吃糖果等甜食。因此，调查者认为糖果和甜食是儿童龋齿的危险因素。此结论
A. 正确
B. 不正确，样本代表性不够
C. 不正确，缺少对照组
D. 不正确，年龄未标化
E. 不正确，没有考虑分母

66. 多形性低度恶性腺癌的病理学特点是
A. 细胞多形性
B. 细胞一致，结构多形和转移率低
C. 细胞和结构多形，而恶性度低

D. 细胞多形，结构一致和转移率低
E. 低度恶性的多形性腺瘤

67. 义务论的典型代表是
A. 柏拉图
B. 希波克拉底
C. 亚里士多德
D. 康德
E. 边沁

68. 急性浆液性根尖周炎的病理变化是
A. 少量中性粒细胞浸润
B. 根尖部牙槽骨增生
C. 病变内见增生的鳞状上皮条索
D. 病变中大量肉芽组织形成
E. 根尖部牙骨质吸收

69. 能防止牙膏接触空气而硬化并使剂型保持稳定的是
A. 摩擦剂
B. 洁净剂
C. 胶黏剂
D. 润湿剂
E. 防腐剂

70. 以下哪个诊断不属于冠折
A. 釉质折断
B. 牙齿挫入
C. 釉质-牙本质折断
D. 复杂冠折
E. 冠折露髓

## 【$A_2$ 型题】

**答题说明**

每一道考题是以一个小案例出现的，其下面都有 A、B、C、D、E 五个备选答案，请从中选择一个最佳答案。

71. 患者，女性，27 岁。一侧颌下区膨隆 3 个月，诊断为“囊肿”并行手术切除。术后半月，术区又复肿起。检查见颌下区隆起，表面皮肤正常，膨隆区界限尚清，按压有囊性感。该患者必须做的检查是
A. 穿刺
B. 手术探查
C. 下颌下腺造影
D. CT
E. MRI

72. 某地区进行学龄儿童流脑疫苗接种率调查，首先将该地区分为好、中、差三类，然后在每类中随机抽 1/10 的学龄儿童进行调查，这种抽样方法属于
A. 多级抽样
B. 系统抽样
C. 分层抽样
D. 整群抽样
E. 单纯随机抽样

73. 在开展某社区的口腔健康调查前，讨论调查目的时有人提出了不正确的意见，被大家否定。该意见可能是
A. 作为基线资料，将来评价预防项目时做对比
B. 了解高危人群，设计特殊预防项目
C. 针对人群主要疾病，施以相应预防措施
D. 制订治疗计划，满足治疗需要
E. 调查资料供卫生行政部门制定政策提供依据

74. 患者，男性，35 岁。右下后牙咀嚼无力 1 年余。若患者右下 6 经医师诊断为Ⅲ度根分叉病变，以下治疗方案应除外
A. 半牙切除术
B. 结缔组织移植术
C. 隧道成形术
D. 分根术
E. 翻瓣术

75. 患者，男性，21 岁。无业青年，父亲是生意人，该青年 5 年来一直在购买收藏女性的高跟鞋而感到满足，而且晚上要抱着高跟鞋睡觉，在心理咨询门诊诊断为“恋物癖”。对此类患者的治疗方法最好选择
A. 人本主义
B. 厌恶疗法
C. 自由联想
D. 系统脱敏
E. 梦的分析

76. 分析某地 3000 人的血糖指标资料以评价该地糖尿病患病情况，可以考虑将血糖测量值以何种变量类型进行处理

A. 计数资料

B. 计量资料

C. 等级资料

D. 以上均可

E. 以上均不可

77. 患者，男性，46岁。右侧腮腺区无痛性肿大4年，近半年起左侧腮腺也显肿大，两侧面部不对称，并伴口干不适。在行腮腺扪诊检查时，正确的方法是

A. 拇指、示指夹住做提拉式扪诊

B. 示指、中指、环指做平触扪诊

C. 拇指、示指相对触诊扪诊

D. 拇指扪诊

E. 双合诊

78. 某市2005年所做的一项关于男性慢性支气管炎与吸烟关系的研究表明：吸烟者慢性支气管炎的发病率为54.2/100 000，非吸烟者的发病率为19.7/100 000。根据以上资料，因吸烟所致的相对危险度为

A. 0.36

B. 34.5/100 000

C. 34.5

D. 2.75

E. 2.75/100 000

79. 患者，男性，30岁。自诉左下后牙冷热刺激痛、夜间痛，放射状疼痛2天。检查：$\overline{6|}$牙龈探诊出血，牙周探诊深度（PD）6~8mm，牙龈退缩（GR）1~3mm，松动II度。X线片：牙槽骨吸收达根长2/3。$\overline{6|}$最合适的诊断是

A. 牙髓牙周联合病变

B. 慢性牙周炎

C. 侵袭性牙周炎

D. 成人牙周炎

E. 快速进展型牙周炎

80. 患者，男性，35岁。$\overline{6|}$死髓，牙体大部缺损，4个壁尚完好，已行根管治疗，临床牙冠短，要求修复。最佳治疗方案是

A. 复合树脂充填治疗

B. 银汞充填治疗

C. 高嵌体修复

D. 铸造嵌体修复

E. 覆盖义齿修复

81. 患者，男性，31岁。主诉右下后牙牙龈反复肿胀、牙松动2年，每次发作口服牙周康，症状好转。检查：$\overline{6|}$牙体完整，牙龈肿胀，近中探及8mm深的牙周袋，松动II度，可探及龈下牙石。X线片示牙槽骨吸收达根长1/2。最可能诊断为

A. 慢性牙周脓肿

B. 慢性根尖周炎

C. 急性牙周脓肿

D. 牙龈脓肿

E. 牙髓炎

82. 患者，女性，42岁。发现左耳垂后下肿物3年余，生长缓慢，近来生长加快。触诊可及直径约3cm类圆形质硬肿物，活动，与皮肤及腮腺基底均无粘连，表面有结节感。关于该患者的治疗错误的是

A. 单纯肿瘤摘除术

B. 将肿瘤连同周围腮腺组织一并切除

C. 肿瘤在浅叶时，将肿瘤和腮腺浅叶一并切除

D. 肿瘤在深叶时，将肿瘤连同全腮腺切除

E. 各种术式均要保留面神经

83. 对10名25岁以上的山区健康男子测量脉搏次数（次/分）。用$t$检验与全国正常男子资料进行比较，按$\alpha=0.05$的检验水准。自由度为

A. $\nu=9$

B. $\nu=19$

C. $\nu=8$

D. $\nu=20$

E. $\nu=18$

84. 患者，男性，40岁。左上第一磨牙隐裂。经牙髓治疗后，将行冠修复，在形成冠𬌗面形态时，第一磨牙𬌗面的斜嵴连接的是

A. 近中颊尖与远中颊尖

B. 近中颊尖与近中舌尖

C. 近中颊尖与远中舌尖

D. 远中颊尖与近中舌尖

E. 远中舌尖与远中颊尖

85. 患者，男性，49岁。输液中发生反应，经对症处置，症状消失，当天夜里出现心悸、呼吸困难，晨5时死亡。家属认为是医院的责任，拒不从病房移走尸体。第2天上午上班，院方决定做尸检请法医魏某做。下午魏某告知院方因紧急会务不能去做，家属也不同意尸检，第3天又请到法医李某，经与家属协商，第4天进行了尸检，李某未能对死因作出解释。使纠纷无法结论，对这一结果

A. 只能以死因不明定论

B. 魏某承担因拖延而迟延尸检，无法结论的结果

C. 李某承担因未作出解释而无法结论的结果

D. 院方承担因请人不当而无法结论的结果

E. 家属承担因不同意尸检迟延尸检而无法结论的结果

86. 患者，男性，80岁。使用全口义齿20年，半年前更换义齿，多次复诊主诉下颌义齿易松脱，黏膜有压痛，经多次调改均无明显缓解。检查：上颌义齿固位尚好，下颌义齿固位较差，下颌牙槽嵴吸收呈刃状，黏膜上有多处散在性出血点和溃疡。患者高龄，全身状况较差。如果想解决该患者面临的义齿固位及佩戴后疼痛问题，以下方案合适的是

A. 继续修改
B. 自凝软衬材料重衬
C. 自凝塑料重衬
D. 重新制作功能吸附性义齿
E. 建议做种植义齿

87. 腮腺区肿胀、压痛，导管口无红肿，分泌通畅，分泌物清亮，初步考虑为

A. 流行性腮腺炎
B. 腮腺良性肥大
C. 假性腮腺炎
D. 急性化脓性腮腺炎
E. 腮腺良性肿瘤

88. 全口义齿初戴时，出现下颌后退的现象，有关说法不正确的是

A. 确定颌位关系时，患者误做了前伸咬合，而又未被及时发现
B. 上下前牙水平开秴
C. 如果仅有小范围的后退，适当调改有关牙尖即可
D. 垂直距离增高
E. 必须返工重做

89. 患者，男性，26岁。主诉左上后牙肿痛2天，口服消炎药无效。检查：左上7颊侧牙周脓肿形成，波动感（+），水平叩痛（+），冷诊（-），牙周袋深7~9mm。首先做的处理应为

A. 局部麻醉下开髓
B. 龈上洁治
C. 龈下刮治
D. 脓肿切排
E. 药物治疗

90. 某患者因腮腺区肿块要做穿刺检查。该检查可能会损伤其他结构，但不可能损伤的是

A. 颞浅动静脉
B. 下颌后静脉
C. 面神经颊支
D. 舌下神经
E. 耳颞神经

91. 患者死亡，医患双方当事人不能确定死因或者对死因有异议的，应当尸检。当地不具备尸体冻存条件的，尸检的期限是

A. 在患者死亡后12小时内进行
B. 在患者死亡后24小时内进行
C. 在患者死亡后36小时内进行
D. 在患者死亡后48小时内进行
E. 在患者死亡后72小时内进行

92. 患者，男性，30岁。前牙外伤需要拔除，$\underline{|2}$ 拔除后行固定桥修复的最佳时机为

A. 拔牙后1周
B. 拔牙后3周
C. 拔牙后1个月
D. 拔牙后2个月
E. 拔牙后3个月

93. 患儿，男，14岁。左腮腺肿大3年。观察切除标本的病理切片见较多的淋巴细胞浸润，腺体内纤维组织增生明显，特别是在腺导管周围。最可能的病理诊断是

A. 慢性涎腺炎
B. 坏死性涎腺化生
C. 涎腺症
D. 舍格伦综合征
E. 涎腺结核

94. 患者，男性，39岁。可摘局部义齿初戴后3天，摘戴困难，且感牙痛。检查：$\underline{|6}$ 缺失，$\underline{|57}$ 各置一三臂卡环。$\underline{|5}$ 叩痛（±），不松动。基托与黏膜贴合良好，义齿固位力较大。引起 $\underline{|5}$ 疼痛的原因可能是

A. 卡环过紧
B. 咬合高
C. 义齿摆动
D. 支托早接触
E. 牙周支持力较弱

95. 一名医师在为其患者进行角膜移植手术的前一夜，发现备用的眼球已经失效，于是到太平间看是否有尸体能供角膜移植之用。恰巧有一尸体可用，考虑到征得死者家属意见很可能会遭到拒绝，而且时间也紧迫，于是便取出了死者的一侧眼球，然后用义眼代替。尸体火化前，死者家属发现此事，便把医师告上法庭。经调查，医师完全是为了患者的利益，并没有任何与治疗无关的动机。对此案例的分析，以下哪个最恰当

A. 此案例说明我国器官来源的缺乏
B. 此案例说明我国在器官捐赠上观念的陈旧
C. 此案例说明医院对尸体的管理有问题
D. 此案例说明首先征得家属的知情同意是一个最基本的伦理原则

E. 此案例说明医师为了患者的利益而摘取眼球在伦理学上是可以得到辩护的

96. 患儿，男，10 岁。近 5 年来左侧腮腺反复肿胀，间隔 1~2 个月发作 1 次。有助于明确诊断的检查是

A. CT 检查
B. B 超检查
C. 涎腺造影
D. 放射性核素扫描
E. 唇腺活检

97. 患者，男性，35 岁。左上 6 金属铸造全冠修复后 2 个月松动脱落。检查发现预备体良好，全冠近中舌尖有明显早接触点。正确的处理方法是

A. 调磨对颌牙牙尖
B. 调磨对颌牙早接触点
C. 重新制作全冠
D. 增加黏结剂厚度
E. 调磨全冠上的早接触点，抛光后重新黏固

98. 患者，男性，47 岁。左侧舌尖麻木 2 个月。左口底曾有鱼骨刺伤史。检查发现同侧口底有一索条状肿块，1.5cm×1.0cm 大小，边界不清。X 线片未见导管阳性结石。该患者的诊断可能是

A. 下颌下腺导管阴性结石
B. 口底结核
C. 口底瘢痕增生
D. 舌下腺恶性肿瘤
E. 舌下腺良性肿瘤

99. 患者，女性，55 岁。$\overline{5|}$缺失，$\overline{|46}$轻度向缺隙侧倾斜，余留牙均健康。如果设计固定义齿修复，以下除哪项外都不适用

A. 采用复合固定桥
B. 采用半固定桥
C. 增加基牙数目
D. 加强固位力
E. 采用双端固定桥

100. 患者，男性，68 岁。左腮腺后下极可触及 2.0cm×2.5cm 大小质软肿物，肿物有消长史，核素扫描可见浓聚表现。此肿物最可能是

A. 慢性淋巴结炎
B. 多形性腺瘤
C. 沃辛瘤
D. 黏液表皮样癌
E. 腺样囊性癌

# 【$A_3/A_4$ 型题】

## 答 题 说 明

以下提供若干个病例，每个病例下设若干道考题。请根据答案所提供的信息，在每一道考题下面的 A、B、C、D、E 五个备选答案中选择一个最佳答案。

（101~103 题共用题干）

患儿，女，6 岁。右下后牙吃饭时疼痛 2 周。检查：$\overline{\text{V}|}$近中殆面龋洞较深，腐质黄褐色，不松动，叩痛（-）。$\overline{6|}$萌出 2/3，近中窝沟微卡探针，略微粗糙。$\text{IV}|$殆面龋洞浅。$\overline{|\text{IV}}$牙色充填体，边缘不密合。

101. $\overline{\text{V}|}$近中殆面腐质去尽后达牙本质深层，则备洞后应进行的治疗步骤是

A. 光敏复合体充填
B. 银汞合金充填
C. 复合树脂嵌体修复
D. 间接盖髓，复合体充填
E. 玻璃离子黏固粉充填后预成冠修复

102. $\overline{6|}$应做的治疗是

A. 观察
B. 预防性树脂充填
C. 窝沟封闭
D. 涂布氟化钠
E. 备洞，银汞合金充填

103. 如果$\overline{\text{V}|}$腐质没有去尽时牙髓暴露，则应进行的治疗步骤是

A. 直接盖髓
B. 根管治疗
C. 根管塑化治疗
D. 根尖诱导成形术
E. 冠髓切断术

（104~106 题共用题干）

患者，男性，52 岁。主诉牙龈肿痛 3 天。检查见右上第一磨牙颊侧牙龈肿胀，局限性隆起，波动感，为了鉴别诊断，对患牙进行了温度测验，同健康对照牙。

104. 以下诊断应除外
A. 急性牙槽脓肿
B. 根分叉病变
C. 龈乳头炎
D. 牙龈脓肿
E. 牙周脓肿
105. 若进一步检查发现牙齿松动 II 度，探诊深度 10mm，最可能的诊断是
A. 急性牙髓炎
B. 急性牙槽脓肿
C. 龈乳头炎
D. 牙龈脓肿
E. 牙周脓肿
106. 对该患者最主要的处理为
A. 拔髓及髓腔封药
B. 开髓
C. 全身抗生素治疗
D. 袋壁搔刮
E. 引流、局部用药
（107~109 题共用题干）
患者，男性，42 岁。因车祸颌面部外伤 10 小时后急诊。检查：患者右面部肿胀明显，眶周眼睑及结膜下瘀斑，压痛，张口受限，张口度半指，咬合关系正常。
107. 常规行 X 线检查时，最好拍摄
A. 头颅正位片
B. 头颅侧位片
C. 鼻颏位和颧弓切线位
D. 下颌曲面体层片
E. 颅底片
108. 可能的诊断是
A. 面部软组织挫伤
B. 下颌髁状突骨折
C. 颧骨及颧弓骨折
D. 上颌骨骨折
E. 下颌骨体部骨折
109. 有效的治疗措施是
A. 局部冷敷
B. 抗感染治疗
C. 颌间牵引固定
D. 颅颌固定
E. 手术复位
（110~112 题共用题干）
患者，男性，24 岁。上唇部肿胀疼痛 3 天伴全身发热。检查：体温 37.5℃，上唇肿胀明显，可见多个脓头。
110. 此部位感染最常见的致病菌为
A. 铜绿假单胞菌
B. 大肠埃希菌
C. 金黄色葡萄球菌
D. 变异链球菌
E. 白念珠菌
111. 此部位感染易引发海绵窦化脓性血栓性静脉炎的主要原因为
A. 血运丰富
B. 面静脉无静脉瓣
C. 上唇运动较多
D. 细菌毒力强
E. 局部皮脂腺丰富
112. 此患者局部处理的正确方法为
A. 挤出脓头
B. 切开引流
C. 红外线理疗
D. 药物湿敷
E. 局部热敷
（113~117 题共用题干）
患者，男性，42 岁。左下后牙金属固定桥 3 年，近 1 月自觉义齿松动，口臭，左下后牙自发痛，夜间明显。检查：⌈6 缺失，⌈57 为桥基牙，⌈7 金属全冠固位体颊侧边缘不密合，探诊敏感，未见冠破损。
113. 口腔检查的重点是
A. 口腔卫生状况
B. 旧修复体及基牙状况
C. 牙槽嵴情况
D. 咬合关系
E. 牙周组织状况
114. 需要首先进行的辅助检查是
A. 牙周探诊
B. 牙髓活力测验
C. 拍 X 线片
D. 咬合关系检查
E. 以上都需要
115. 引起疼痛最可能的原因是
A. 咬合不平衡
B. 根尖周炎
C. 牙髓炎
D. 牙周炎
E. 邻接关系过紧
116. 对该患者的首要治疗是
A. 拆除固定桥后进一步检查基牙
B. 牙周洁治
C. 检查基牙有无继发龋

D. 口服镇痛药

E. 从固位体𬌗面开髓行根管治疗

117. 如果X线片显示$\overline{|5}$的根尖有低密度影像，则正确的处理为

A. 在$\overline{|5}$金属冠𬌗面开孔

B. 拆除原固定桥，进行$\overline{|5}$根管治疗

C. 牙周洁治

D. 调𬌗后观察

E. 以上都对

(118~121题共用题干)

患者，女性，33岁。主诉牙齿缺损，进食时牙齿酸痛，有夜间磨牙史。检查：咬合时面下1/3距离短，息止𬌗间隙大，全口牙齿重度磨损，龈距短，$\underline{21|12}$舌侧及$\underline{6|6}$、$\overline{6|6}$𬌗面探诊（+），$\underline{1|1}$、$\overline{6|6}$冷热（++）。

118. 正确的治疗设计是

A. 后牙直接行铸造全冠的牙体预备

B. 酌情对患牙进行根管治疗

C. 切龈，增加临床牙冠的长度

D. 前牙直接行烤瓷全冠的牙体预备

E. 后牙行高嵌体的牙体预备

119. 患者疼痛消失后应采取的措施是

A. 先戴用1~3个月的暂时性修复体

B. 调整咬合

C. 暂不处理，先观察3个月

D. 充填缺损

E. 立刻进行烤瓷全冠修复

120. 修复体的咬合面尽量采用

A. 金属修复

B. 银汞修复

C. 全瓷修复

D. 玻璃离子修复

E. 树脂修复

121. 如果$\underline{|6}$近中邻接缺损，已行根管治疗，以下选项中应选择的修复体设计是

A. 烤瓷全冠

B. 高嵌体

C. 桩核冠

D. 铸造核冠

E. 铸造全冠

(122~124题共用题干)

患者，男性，50岁。因交通事故造成面中份创伤，有短暂昏迷史。临床检查：面中1/3凹陷，咬合错乱，影像学检查符合上颌骨Le FortⅢ型骨折。

122. 现场抢救时，若发生窒息，最实用的抢救方法是

A. 环甲膜切开后，气管切开

B. 迅速经口或鼻腔气管插管

C. 舌体牵出口外，纠正舌后坠

D. 清除口鼻腔及咽喉部血块、呕吐物等

E. 用压舌板横放于上前磨牙，并固定于头部绷带

123. 关于该患者的临床表现，错误的是

A. 颅面分离

B. 面中部缩短

C. 多伴颅底骨折

D. 咬合关系表现为后牙早接触

E. 骨折线经颧额缝向后达翼突

124. 若患者发生脑脊液鼻漏，正确的治疗方法是

A. 头低卧位

B. 早期手术探查

C. 反复冲洗鼻腔

D. 禁作鼻腔填塞

E. 鼻腔内置负压装置

(125~127题共用题干)

患者，男性，31岁。1年前因外伤致上前牙缺损。口腔检查：$\underline{|2}$远中切角缺损，牙冠变色，叩痛（-），松动（-），咬合正常。

125. 以下修复形式中，哪种是不适合的

A. 烤瓷全冠

B. 3/4冠

C. 瓷贴面

D. 光固化树脂修复

E. 嵌体

126. 若采用桩核冠修复，应进一步做的必要检查为

A. X线片检查了解根周状况

B. 松动度

C. X线片检查了解牙槽骨吸收状况

D. 牙齿的颜色变化

E. X线片检查了解根管充填的状况

127. 最适合该患者修复的类型是

A. 成品桩+树脂牙冠

B. 成品桩+树脂桩+树脂牙冠

C. 成品桩+树脂核+全瓷冠

D. 铸造桩核+树脂牙冠

E. 铸造桩核+烤瓷冠

## 【B型题】

**答题说明**

以下提供若干组考题，每组考题共用在考题前列出的A、B、C、D、E五个备选答案，请从中选择一个与问题关系最密切的答案。某个备选答案可能被选择一次、多次或不被选择。

（128～130题共用备选答案）

A. 清创及一期缝合
B. 清创及延期缝合
C. 清创后不予缝合
D. 清创及植皮
E. 按感染伤口处理

128. 大面积皮肤剥脱伤需
129. 受伤6～8小时内的战地伤口应
130. 污染严重的面、颈部伤口需

（131～133题共用备选答案）

A. 眶下间隙感染
B. 咬肌间隙感染
C. 翼下颌间隙感染
D. 颊间隙感染
E. 下颌下间隙感染

131. 肿胀以下颌角为中心的是
132. 最易造成下颌骨边缘性骨髓炎的是
133. 患侧下颌升支后缘内侧皮肤肿胀并有深压痛的是

（134～136题共用备选答案）

A. 刃厚皮片
B. 薄中厚皮片
C. 厚中厚皮片
D. 全厚度片
E. 带真皮下血管网的全厚皮片

134. 口腔内植皮，一般多采用
135. 有感染的肉芽创面或骨面植皮应采用
136. 移植后收缩最大、表面色素沉着最重且最不耐受摩擦和负重的皮片是

（137～140题共用备选答案）

A. $\underline{651|12367}$；$\overline{653|56}$ 缺失
B. $\underline{5|5}$ 缺失
C. 上、下颌牙列缺失
D. $\overline{876|}$ 殆面大部分缺损
E. $\underline{76|}$；$\overline{76|}$ 缺失

137. 可以直接利用模型上余留牙确定殆关系的是
138. 需要用蜡殆记录确定颌位记录的是
139. 需要用殆堤确定正中殆位关系和中线的是
140. 需要用殆堤确定正中殆位关系和垂直距离的是

（141～144题共用备选答案）

A. 殆曲线
B. Spee曲线
C. 横殆曲线
D. 补偿曲线
E. 殆平面

141. 由上颌中切牙的近中切角（近中邻接点）到双侧第一磨牙近中颊尖顶所构成的假想的平面称为
142. 连接上颌中切牙、侧切牙切嵴，尖牙的尖，第一、第二前磨牙颊尖，第一、第二磨牙近中颊尖、远中颊尖的一条向下凸的线称为
143. 由下颌中切牙、侧切牙切嵴，尖牙的尖，第一、第二前磨牙颊尖，第一、第二磨牙近中颊尖、远中颊尖连成的一条向上凹的线称为
144. 上颌纵殆曲线后段从第一磨牙的近中颊尖起逐渐向上弯曲称为

（145～148题共用备选答案）

A. 慢性根尖周炎
B. 咬合创伤
C. 残髓炎
D. 药物性牙周组织坏死
E. 药物性根尖周炎

145. 根髓未完全失活，干髓术后又再次出现牙髓炎症状，称为
146. 充填修复时充填物过高，咬合早接触可导致
147. 用亚砷酸失活剂行牙髓失活操作时，把其放于邻面，封闭不严使药物渗漏易导致
148. 使用失活剂的封药时间过长可导致

（149～150题共用备选答案）

A. 上颌前后颤动线之间
B. 上颌牙槽嵴
C. 远中颊角区
D. 下颌牙槽嵴
E. 下颌舌骨嵴

149. 全口义齿基托需缓冲的区域是
150. 全口义齿基托边缘不能过度伸展的区域是

# 参考答案与解析

## 第四单元

1. A【解析】牙髓坏死患牙一般无自觉症状，也可见牙冠变为粉红色或暗红色、灰黄色，失去光泽。牙髓活力测验无反应，温度测验无反应。叩诊同正常对照牙或不适感。牙龈无根尖来源的瘘管。

2. E【解析】乳磨牙髓室底薄，副根管多，炎症易从此处感染根尖周组织，因此，根分叉处黏膜可以出现瘘管。

3. E【解析】根管治疗适应证：不能保存活髓的各型牙髓炎。治疗前的准备：必须拍摄患牙术前根尖X线片。要能反映患牙、根尖周组织和根尖病变的全貌。根管治疗使用的根管冲洗剂可为3%过氧化氢。

4. B【解析】根管预备时不应扩大根尖狭窄区。

5. C【解析】气质按高级神经活动分类：①强而不平衡类型。兴奋比抑制占优势，以易激动、奔放不羁为特点，故称为“兴奋型”。②强、平衡、灵活型。兴奋和抑制都较强，两种过程易转化。它以反应灵活、外表活泼、迅速适应环境为特征，故称为“活泼型”。③强、平衡、不灵活型。兴奋和抑制都较强，两种过程不易转化。它以坚毅、迟缓为特征，故称为“安静型”。④弱型。兴奋和抑制都很弱，而且弱的抑制过程占优势。它以胆小、经不起冲击、消极防御为特征，故称“抑制型”。这4种基本类型与体液说的4种气质类型有对应关系。高级神经活动的基本类型就是气质的生理基础，气质是高级神经活动基本类型的外在表现。气质按体液说分类：①多血质，又称“活泼型”。属于敏捷好动的类型。这种气质类型具有很强的耐受性、兴奋性、敏捷性和可塑性，反应速度快，感受性较强。②黏液质，又称“安静型”。属缄默而沉静的类型。这种气质类型感受性弱，敏捷性、可塑性、兴奋性也弱，唯有耐受性强。③胆汁质，又称“不可遏止型”。属于兴奋而热烈的类型。这种气质类型的人感受性较弱，耐受性、敏捷性、可塑性均强，兴奋比抑制占优势，外向。④抑郁质，又称“弱型”。属呆板而羞涩的类型。这种气质类型的人感受性很强，往往为一点微不足道的事而动感情，耐受性、敏感性、可塑性、兴奋性都很弱。

6. E【解析】抗RNP抗体对系统性红斑狼疮（SLE）的诊断特异性不高。抗双链DNA抗体是诊断SLE的标志抗体之一，多出现在SLE的活动期。抗Scl-70阳性主要是系统性硬皮病。抗Sm抗体是诊断SLE的标志抗体之一，特异性达99%，有助于早期或不典型患者或回顾性诊断所用。抗Jo-1抗体对多发性肌炎的诊断具有较强的特异性。

7. B【解析】外伤全脱位的乳牙一般不考虑再植。受到严重打击造成乳牙全脱出时可伴有牙槽窝骨折，严重者也可能影响恒牙胚的发育。故应警惕恒牙萌出和发育障碍。对幼年时发生的乳牙全脱出的患儿应在5岁左右拍摄X线片，检查继承恒牙胚发育状况。对继承恒牙发育不良者，应该考虑萌出后进行再矿化治疗或修复。

8. E【解析】唐氏综合征为一种由染色体异常所引起的先天性疾病。患者有发育迟缓和智力低下，几乎100%的患者均有严重的牙周炎，且其牙周破坏程度远超过菌斑、牙石等局部刺激物的量。

9. E【解析】乳牙外伤总的治疗原则：应使乳牙外伤对继承恒牙生长发育的影响降到最低。在处理乳牙外伤时应考虑以下因素：①乳牙牙根与继承恒牙牙胚间关系的密切程度。②距离替牙的时间。③患儿的配合程度。

10. C【解析】Bass刷牙法又称水平颤动刷牙法或龈沟刷牙法，可有效清除龈缘附近及龈沟内的菌斑。

11. C【解析】氟水漱口防龋措施不适用于幼儿园儿童，因为幼儿吞咽反射尚不完善，容易将漱口的氟水不自觉地咽下造成摄氟过量。

12. B【解析】天疱疮属于自身免疫性疾病，临床特点有水疱壁薄清亮，尼科利斯基征阳性，棘层松解，探针试验阳性，揭皮试验阳性，皮肤损害也常见，不易形成瘢痕。

13. D【解析】固定保持器是舌弓保持器。固定保持器是间隙保持器的种类之一，包括舌弓式间隙保持器和Nance腭弓间隙保持器。

14. C【解析】洁治不是老年人自我口腔保健方法。题干中已说明是自我口腔保健方法，而不是专业人员对老年人的口腔保健。

15. E【解析】不锈钢全冠修复牙体适应证：①大面积龋坏的乳牙或年轻恒牙的修复。②不能用复合树脂修复的乳、恒牙釉质发育不全。③遗传性牙齿畸形的修复，如牙本质发育缺陷及牙釉质发育缺陷。④牙髓治疗后，面临冠折危险的乳牙和年轻恒牙的修复等。其优点是：①牙体制备所去除的组织较少。②较容易恢复牙齿解剖外形、近远中径和功能。③操作比较简单。

16. A【解析】乳牙在临床上可表现为急性龋与慢性龋、湿性龋与干性龋，以急性龋和湿性龋多见。

17. C【解析】正常成人每天的唾液分泌量为1000~1500ml。

18. B【解析】预防牙周疾病的药物漱口剂中没有抗生素。抗生素应用途径包括口服和局部上药，一般不作为漱口剂使用。

19. D【解析】基底细胞内水肿较轻时，细胞稍增大，胞质呈空泡状，称空泡性变；水肿严重时，基底细胞即发生液化溶解破碎，基底细胞排列不齐，基底膜不清，甚至消失。此种病变常见于扁平苔藓和红斑狼疮。其他备选答案中的疾病无基底细胞液化变性的表现。类天疱疮虽然有上皮全层剥脱的表现，但基底细胞仍完整，病变处主要为基底膜。

20. A【解析】黏液表皮样癌由黏液细胞、表皮样细胞和中间细胞组成。

21. A【解析】玻璃离子水门汀材料与牙组织有化学黏结性，洞形要求与其他材料充填洞形不完全相同。“洞缘需做小斜面”是酸蚀法复合树脂充填洞形的要求，不是玻璃离子水门汀充填的洞形要求。

22. E【解析】资料整理就是为资料分析做准备，将收集上来的原始数据设计好分组，用拟定好的整理表进行归纳，通过审核后汇总以便统计分析。选项A、B和D都是调查设计中需要做的工作，选项C显著性检验不属于资料整理的内容，而是资料分析中的工作。

23. B【解析】牙骨质与牙本质在根尖片上无明显区别。

24. D【解析】精神需要是相对于物质需要而言的，它是指人在认识、交往、道德、审美和创造等方面的需要，这是人所特有的需要。人类最早形成的精神需要是对于劳动和交际的需要。随着社会生产力的发展，新的精神需要在不断地产生，且日趋丰富。人本主义心理学家马斯洛将人类的主要需要依其发展顺序及层次高低分为5个层次，即生理的需要、安全的需要、归属与爱的需要、尊重的需要和自我实现的需要。

25. D【解析】腭前神经阻滞麻醉时，进针点在上颌第三磨牙腭侧龈缘与腭中线连线中外1/3处。

26. D【解析】7岁后才迁入高氟区者不出现氟牙症。

27. D【解析】颞下颌关节侧斜位显示关节凹、关节结节、髁突及关节间隙，常用于检查髁突骨折、脱位、先天畸形、肿瘤以及颞下颌关节疾病等，正常情况下，关节间隙宽约2mm，上间隙较宽，后间隙次之，前间隙狭窄。

28. D【解析】病因预防是降低口腔癌发病率的最根本措施，属于一级预防。

29. C【解析】上牙槽骨的骨密质薄，骨松质多，骨小梁数目多，因而在X线片呈颗粒状影像；下牙槽骨骨密质厚而骨松质少，骨小梁数目少，故在X线片骨小梁结构呈网状。

30. D【解析】特发性面神经麻痹与中枢性面神经麻痹均出现面瘫，但这两种疾病的鉴别点是特发性面神经麻痹是面神经核下瘫，面神经5个分支功能障碍；而中枢性面神经麻痹是面神经核上瘫，患侧额纹不消失、能皱眉，其余面神经4个分支均有麻痹。

31. A【解析】在华特位片上，上颌窦显示为尖端向下大致三角形密度低的影像，内侧密度较低，逐渐移行外侧密度较高。

32. E【解析】口腔颌面部易发生远处转移的肿瘤主要有涎腺腺样囊性癌、黑色素瘤、骨肉瘤、纤维肉瘤等。鳞状细胞癌主要是区域性的淋巴结转移，舌癌是发生率最高的口腔癌之一。由于舌血运、淋巴回流丰富，发生于舌的鳞状细胞癌易出现淋巴结转移，转移率最高。

33. C【解析】醋酸氯己定溶液是目前效果最确切的抗菌斑制剂，常用浓度为0.12%和0.2%。

34. E【解析】龋齿的预防不提倡全身使用抗生素。

35. E【解析】梅毒黏膜斑是二期梅毒最常见的口腔表现。

36. B【解析】自主性是帮助患者改变自己，患者从一开始就发挥主动性，并对自己的情感和行为越来越负责任。实效性是指心理治疗是一项有实效的工作。学习性是指心理治疗的过程就是一个学习的过程。主观性、积极性不是心理治疗的特点。

37. A【解析】我国唇腭裂发生率农村高于城市。

38. C【解析】当婴儿6个月左右萌出第一颗乳牙时，就应进行第一次的口腔检查和保健。

39. D【解析】由于个体差异的存在，使抽样过程中样本指标值与总体指标值不相同，这种误差称为抽样误差。

40. E【解析】牙膏摩擦剂的作用、性质和种类包括了A、B、C、D项，而没有E项。牙膏不可能利用酸性物质来增加摩擦剂的作用而使牙齿受到损害。

41. E【解析】磷钨酸苏木精（PTAH）染色是鉴别线粒体的特殊染色，该染色阳性说明细胞内含大量的线粒体。而在备选答案中，嗜酸性腺瘤的肿瘤细胞内含大量的线粒体。其他肿瘤中均不含大量线粒体。

42. B【解析】对6岁年龄组儿童进行窝沟封闭防

龋效果研究，不应该选择窝沟龋易患儿童。其原因是在选择研究对象时，挑选的研究对象若具有某些容易使其过度地暴露在危险因素下的特征，会导致试验产生选择性偏倚，从而影响研究结果。

43. E【解析】90%学龄儿童患龋的部位是窝沟龋，窝沟封闭是最好的预防措施；含氟牙膏刷牙可以促进釉质再矿化，培养良好的口腔卫生习惯对防龋效果好。学校口腔保健选择这两项措施可以说是最佳的。

44. E【解析】肿瘤对放射线的敏感度一般可分为低度敏感、中度敏感、高度敏感3种情况。间叶组织来源的肿瘤一般对放射线不敏感，鳞状细胞癌中度敏感，未分化癌和恶性淋巴瘤则较敏感。骨肉瘤为间叶组织来源的肿瘤，对放射线不敏感。

45. B【解析】口腔专科病史包括修复治疗史、牙体牙髓病治疗史、口腔外科治疗史、放射影像资料、口腔正畸史、牙周病史、颞下颌关节紊乱病史等。

46. B【解析】心身疾病诊断原则：①疾病的发生包括心理社会因素，明确其与躯体症状的时间关系。②躯体症状有明确的器质性病理改变，或存在已知的病理生理学变化。③排除神经症或精神病，以及明确的理化、生物学因素所致疾病。

47. B【解析】任何儿童期都可发生儿童复发性腮腺炎，但以5岁左右最常见。

48. C【解析】修复体黏固后短期内出现咬合痛，多是由创伤𬌗引起。患者有咀嚼痛伴有叩痛，发病时间不长，创伤性牙周炎不严重，通过调𬌗，症状就会很快消失。

49. E【解析】梅毒的治疗原则为早期、足量、足疗程应用青霉素类抗生素。

50. D【解析】纠正不良习惯属于牙周病一级预防。

51. D【解析】舍格伦综合征多累及双侧腮腺。

52. A【解析】根据上下颌骨的位置关系排列上下前牙的覆𬌗、覆盖，一般要求浅覆𬌗，浅覆盖。切导与𬌗平面的交角接近15%为宜。患者有面部缺陷或面部中轴偏斜等情况时，要利用排牙弥补患者的缺陷而不要使其更明显。

53. E【解析】擦拭酸蚀牙面容易破坏被酸蚀的牙釉面，降低黏结力。

54. E【解析】可用于局部治疗的药物有以下几种。①2%~4%碳酸氢钠（小苏打）溶液：本药系治疗婴幼儿鹅口疮的常用药物，用于哺乳前后洗涤口腔，以消除能分解产酸的残留凝乳或糖类，使口腔成为碱性环境，可阻止白念珠菌的生长和繁殖。②甲紫水溶液：甲紫液在1∶100 000的浓度时，仍能抑制念珠菌的生长，口腔黏膜以用1∶2000（0.05%）浓度为宜，每日涂搽3次，以治疗婴幼儿鹅口疮和口角炎，但药物染色后，不宜观察损害的变化，市售1%甲紫醇溶液，因刺激性大，不宜直接用于婴幼儿口腔黏膜，但可用于皮肤病损。③氯己定：氯己定有抗真菌作用，可选用0.2%溶液或1%凝胶局部涂布，冲洗或含漱，也可与制霉菌素配伍成软膏或霜剂，其中亦可加入适量曲安奈德，以治疗口角炎、托牙性口炎等（可将霜剂涂于基托组织面戴入口中）。以氯己定液与碳酸氢钠液交替漱洗，可消除白念珠菌的协同致病菌——革兰阴性菌。氟轻松软膏主要用于唇部，不用于口腔黏膜。

55. C【解析】妊娠期间激素水平改变可改变组织反应，导致口腔软组织容易发生炎症。

56. A【解析】全口义齿的平衡𬌗是指下颌做前伸、后退或侧方运动时上下颌相关的牙都能同时接触。全口义齿的平衡𬌗可防止义齿基托翘动和防止无牙颌组织产生压痛，延缓牙槽骨吸收；而提高咀嚼效率与上下牙齿的接触面积和颌位关系的正确与否等有关；义齿的固位与基托的大小及剩余牙槽嵴的条件、黏膜的密合程度等有关；美观与人工牙的大小颜色及排列有关；咬舌与后牙的排列及𬌗平面的高低等有关。

57. B【解析】舌下腺囊肿治疗中错误的是口外型需从口外入路。口外型的治疗主要也是从口内入路摘除舌下腺。

58. B【解析】掌跖角化-牙周破坏综合征患者智力及身体发育均正常。

59. E【解析】增强金瓷结合的方法包括金属表面粗化（喷砂）及清洗、金属表面处理（除气及预氧化）、遮色层与体层的操作及瓷烧结程序等。

60. E【解析】口腔软硬组织的处理包括：①治疗口腔黏膜疾病。②唇、舌系带的修整。③瘢痕组织的修整。④对松动软组织的修整。⑤前庭沟加深术。⑥牙槽嵴修整术。⑦骨性隆突修整术。⑧牙槽嵴重建术。

61. B【解析】唾液腺良性肿瘤造影的特征性表现是导管移位，呈抱球状，是由于导管系统受压移位所致。

62. A【解析】遗忘曲线表明，在时间进程上，遗忘是一个先快后慢的过程。这种变化趋势可得出如下结论：①遗忘的数量随时间的推移而增加。②变化的速度是先快后慢，在识记后的第一个小时内遗忘最快，遗忘的数量最多；随后逐渐减慢，遗忘数量也随之减少。③以后虽然时间间隔很长，但所剩的记忆内容基本上不再有明显减少而趋于稳定。

63. D【解析】清洁牙面过程中使用油质清洁剂将影响酸蚀的效果。

64. B【解析】掌跖角化-牙周破坏综合征为常染色体隐性遗传病，多表现为皮损及牙周病损。①皮损及牙周病变常在4岁前共同出现。②牙周病损在乳牙萌出不久即可发现，5~6岁时乳牙相继脱落，待恒牙萌出后又按萌出的顺序相继发生牙周破坏，常在10多岁时即自行脱落或拔除。其智力和身体发育正常。

65. C【解析】无对照组，无法计算 *OR* 值。

66. B【解析】多形性低度恶性腺癌的病理学特征为细胞学上的一致性和组织学上的多样性。

67. D【解析】希波克拉底是古希腊医学家，有很多医德的论述，尤其是《希波克拉底誓言》很早就成为西方医学道德的规范，对后世影响很大。德国哲学家康德和英国伦理学家边沁等分别成为19世纪义务论和功利论的典型代表。柏拉图和亚里士多德是古希腊哲学家，为美德论的创立作出了很大贡献。

68. A【解析】急性浆液性根尖周炎中性粒细胞开始浸润，此刻的根尖部牙骨质及其周围的牙槽骨尚无明显变化。

69. D【解析】润湿剂占牙膏组成的20%~40%，其作用是保持湿润，防止接触空气而硬化，并使剂型保持稳定。

70. B【解析】牙冠折断是牙齿折断最常见的一型，有3种情况：单纯牙釉质折断、牙釉质折断暴露牙本质、冠折露髓。牙齿挫入是牙齿受外力后，被嵌入牙槽骨内。

71. A【解析】该患者必须做的检查是穿刺，判断是否为舌下腺囊肿口外型。

72. C【解析】先将总体按某种特征分成若干个“层”，即组别或类型等，再在每个层中用随机方式抽取调查对象，再将每个层所有抽取的调查对象合成一个样本，称分层抽样。

73. D【解析】社区口腔卫生服务不同于口腔临床医疗服务，重点是预防，通过社会与流行病学调查、统计、分析，提高群体口腔健康水平，不对人群进行治疗。

74. B【解析】Ⅲ度根分叉病变的治疗目的是使根分叉区域充分暴露，以利菌斑控制。颊侧牙龈附着龈若较窄，则应行翻瓣术；下颌磨牙当根分叉病变较重而近远中根分别还有一定的支持组织时，也可用分根术；若某一根病变已严重，另一根尚好，则可行半牙切除术；上颌磨牙若仅有一个根病变较重，可行截根术。而结缔组织移植术主要是应用于牙龈退缩的病例。

75. B【解析】厌恶疗法是把患者厌恶的刺激与对患者有吸引力的不良情绪或行为相结合，使已形成的不良条件反射消退。

76. D【解析】血糖测量值可分别以计数资料、计量资料及等级资料进行处理。

77. B【解析】临床上腮腺的正确触诊方法只有用三指做平触，而无双合诊等方法。

78. D【解析】相对危险度亦称危险度比，是暴露组的危险度（测量指标是累积发病率）与对照组的危险度之比。在本题中即54.2/100 000比19.7/100 000。

79. A【解析】本病例由于⌈6既有牙周炎的症状，牙龈探诊出血，牙周探诊深度（PD）6~8mm，牙龈退缩（GR）1~3mm，松动Ⅱ度，X线检查示牙槽骨吸收达根长2/3，又有急性牙髓炎的临床症状，冷热刺激痛、夜间痛，放射状疼痛2天等，应考虑是牙髓牙周联合病变。

80. C【解析】高嵌体的适应证：后牙的多面嵌体；洞形殆面部分缺损宽度较大时；殆面有较大范围缺损，有牙尖需恢复但有完整的颊舌壁可保留。

81. A【解析】本病例由于近中可探及8mm深的牙周袋，X线检查见牙槽骨水平骨吸收达根长1/2，无龋，应是牙周脓肿反复急性发作，成为慢性牙周脓肿。

82. A【解析】因腮腺多形性腺瘤为临界性肿瘤，包膜不完整，如行单纯摘除术易造成术后复发。

83. A【解析】自由度 $v=n-1$。本题中即 $10-1=9$。

84. D【解析】近中舌尖三角嵴与远中颊尖三角嵴斜形相连形成斜嵴，是上颌第一磨牙的解剖特征。

85. E【解析】《医疗事故处理条例》中患者死亡，医患双方当事人不能确定死因或对死因有异议的，应当在患者死亡后48小时内进行尸检；具备尸体冻存条件的，可以延长至7日。尸检应当经死者近亲属同意并签字。尸检应当由按照国家有关规定取得相应资格的机构和病理解剖专业技术人员进行。承担尸检任务的机构和病理解剖专业技术人员有进行尸检的义务。医疗事故争议双方当事人可以请法医病理学人员参加尸检，也可以委派代表观察尸检过程。拒绝或拖延尸检，超过规定时间，影响对死因判定的，由拒绝或拖延的一方承担责任。

86. D【解析】该患者全身状况差，不宜种植。应考虑做吸附性义齿。

87. A【解析】腮腺肿大、充血、疼痛，但腮腺导管口无红肿，唾液分泌清亮无脓液考虑为流行性腮腺炎。

88. E【解析】确定颌位关系时，患者误做了前伸咬合，而又未被及时发现，戴义齿时下颌回到正中咬合位置，就会出现下颌义齿后退现象。表现为上、下前牙水平开殆，垂直距离升高。如果仅有很小范围的后退，可适当调改有关的牙尖即可，若后退的范围较大，必须返工重做。

89. D【解析】急性牙周脓肿的治疗原则是镇痛、防止感染扩散以及使脓液引流。当脓液形成，出现波动时，可根据脓肿部位及表面黏膜的厚薄，选择从牙周袋内或牙龈表面引流，但尚未出现波动感时，过早切开引流会造成伤口出血过多和疼痛。急性牙周脓肿只去除大块龈上牙石，不宜做彻底的龈上洁治，以免感染扩散。

90. D【解析】腮腺咬肌区有许多重要的神经血管通过，可分为纵行和横行两组：纵形组为颞浅动静脉、耳颞神经、下颌后静脉及颈外静脉；横行组为面神经、上颌动静脉及面横动脉。而舌下神经行走于下颌角水平时，即弯曲向前，行于二腹肌、茎突舌骨肌与舌骨舌肌之间。因此行走过程中与腮腺区没有任何关系。腮腺区穿刺是不会损伤舌下神经的。

91. D【解析】参见第85题解析。

92. E【解析】一般在拔牙后3个月，待拔牙创口完全愈合，牙槽嵴吸收基本稳定后制作固定义齿。

93. A【解析】慢性涎腺炎的主要病理变化是淋巴细胞或者浆细胞浸润，部分腺泡破坏，纤维组织修复性增生，这种增生在腺管周围更明显。舍格伦综合征、坏死性涎腺化生和涎腺症中一般无纤维性修复变化。涎腺结核以肉芽肿样病变为主要表现。

94. A【解析】引起$\underline{|5}$疼痛的原因是卡环过紧。咬合高一般不会导致基牙疼痛。

95. D【解析】知情同意是医学伦理学的基本原则，其内涵包括充分告知、完全理解和自主选择。医患交流是充分知情和完全理解的前提。在临床医疗活动中，医方处于知识的主动地位，而患方往往处于知识的被动地位。实现真正意义上的知情选择，必须做好医患交流，这也是医学伦理学基本原则在临床医疗活动中的具体体现。

96. C【解析】涎腺造影可以诊断慢性复发性腮腺炎。

97. E【解析】检查发现咬合出现早接触应调殆，因铸造全冠已松动脱落，可以调磨全冠早接触点后抛光重新黏固。

98. C【解析】该患者的诊断可能是口底瘢痕增生。患者有明确的外伤史。

99. E【解析】在固定桥的设计中，双端固定桥是一种最理想的结构形式，也是临床应用最广泛的设计形式。

100. C【解析】大多数沃辛瘤患者发现局部有无痛性肿块，肿块呈圆形、椭圆形，表面光滑。多数病例肿瘤质地软，有柔性，少数为囊性。边界清楚，可活动，与皮肤无粘连，一般瘤体不超过6cm。少数病例肿块有波动感或压痛。一般无功能障碍。放射性核素99Tc扫描对沃辛瘤的诊断和鉴别诊断具有特异性。由于沃辛瘤是由上皮细胞和淋巴样组织组成，高分化的上皮细胞形成管腔样结构，可能保留其正常的聚集机制。上皮细胞内含有大量线粒体。肿瘤可摄取过锝酸盐，其水平高于正常腮腺组织，扫描表现为“热”结节。

101. D【解析】本题是深龋，应该先间接盖髓后充填。

102. C【解析】此患儿乳牙龋齿较多，第一恒磨牙窝沟深，应进行窝沟封闭防龋。有局限浅龋时才选择B，中龋范围大时选E。本题仅观察和涂氟化钠是不合适的。

103. B【解析】腐质没有去尽时牙髓暴露说明已经是牙髓炎，6岁儿童的第二乳磨牙牙根处于稳定期可以进行根管治疗。

104. A【解析】牙周脓肿与急性牙槽脓肿鉴别点之一是牙周脓肿时由于感染来自牙周袋，因此患牙的牙髓常有活力；而牙槽脓肿时感染来自牙髓，牙髓已坏死，感染到达根尖周组织，继而发展为牙槽脓肿，此时用温度测验，牙髓将不会有反应，若有反应，则可排除此诊断。

105. E【解析】根据题干中描述的肿胀表现，再加上给出的检查表现显示有深牙周袋存在，说明脓肿的感染来源于深牙周袋，因此可诊断为牙周脓肿。

106. E【解析】牙周脓肿的治疗原则为消炎、引流和镇痛，对于该患者的局限性的急性牙周脓肿，首先要引流，通过局部用药而达到消炎的目的。

107～108 C、C【解析】眶周眼睑及结膜下瘀斑、压痛、张口受限的体征都提示很可能存在颧骨、颧弓骨折。其X线摄片检查常用鼻颏位（华氏位）和颧弓切线位。

109. E【解析】凡有塌陷畸形、开口受限、复视者的颧骨、颧弓骨折均为手术适应证。

110. C【解析】面部疖痈最常见的病原体是金黄色葡萄球菌。

111. B【解析】此部位面静脉无静脉瓣，带有细菌的血液逆流易引发海绵窦化脓性血栓性静脉炎。

112. D【解析】面部疖痈的首选处理方式是药物湿敷。

113. B【解析】患者左下后牙出现症状，且曾行金属固定桥，因此检查重点在旧修复体及基牙状况。

114. C【解析】X线片是临床最常用的一种检查方法，用于检查牙、牙周及根尖周病变。

115. C【解析】自发痛、夜间痛为牙髓炎的典型表现。

116. A【解析】由于金属固定桥的存在使得医师无法判断基牙的情况并行治疗，因此需拆冠以进一步检查。

117. B【解析】$\overline{|5}$ 根尖低密度影像提示根尖出现炎症，需行根管治疗。

118. B【解析】$\underline{1|1}$、$\overline{6|6}$ 冷热（++）表明牙齿已出现神经症状，考虑根管治疗。

119. A【解析】暂时性修复主要是封闭冠部缺损，隔绝来自口腔的污染。

120. A【解析】患者牙齿重度磨损，龈距短，应减少𬌗面磨除，选用金属修复。

121. B【解析】高嵌体的适应证：后牙的多面嵌体；洞形𬌗面部分缺损宽度较大时；𬌗面有较大范围缺损，有牙尖需恢复但有完整的颊舌壁可保留。

122. E【解析】Le FortⅢ型骨折提示有下坠的上颌骨骨块，发生窒息时可临时采用筷子、压舌板或类似器材横放于上颌双侧前磨牙部位，将上颌骨骨折块向上悬吊，并将两端固定于头部绷带上。

123. B【解析】Le FortⅢ型骨折的骨折线自鼻额缝向两侧横过鼻梁、眶部，经颧额缝向后达翼突，形成颅面分离，常使面中部凹陷、变长。

124. D【解析】脑脊液鼻漏处理首先考虑保守治疗，即患者处于半卧位；避免用力擤鼻涕，更不能冲洗鼻腔；除了自发性脑脊液漏外，不提倡早期进行手术；鼻腔内置负压装置会造成脑损伤；正确的处理是：不能堵塞漏口，可不断用无菌纱布擦干，采用降颅内压的措施给予脱水药物、利尿药物、肾上腺皮质激素及减少脑脊液分泌的药物，并给予低盐饮食。

125. E【解析】前牙邻、唇面缺损，不宜用嵌体修复。

126. E【解析】根管充填后选择桩核冠修复的时间参考治疗情况和全身状况而定，根管治疗不完善、根尖病变范围过大、瘘管未闭合者不适宜进行桩核冠修复。

127. C【解析】本题中患者$\underline{|2}$牙冠变色，修复时应注意前牙美观。树脂核为牙色，适用于前牙全瓷冠修复。

128. D【解析】撕裂的组织如与正常组织相连，应及时清创，将组织复位缝合。与正常组织相连或基本脱落的组织，如果位于鼻、眼睑及耳垂等重要部位，仍不能放弃游离移植的可能。撕脱伤有血管可行吻合者，应立即做血管吻合组织再植术；如无血管可供吻合，在伤后6小时内，可将撕脱的皮肤在清创后，切削成全厚或中厚层皮片做再植术。如撕脱的组织瓣损伤过重，伤后已超过6小时，组织已不能利用时，则在清创后，切取健康皮片游离移植消灭创面。

129. C【解析】开放性创伤早期为污染伤口可行清创术，直接缝合或者延期缝合。感染伤口则先要引流，然后再做其他处理。开放性伤口在手术中必须仔细探查和修复。伤口或组织内存有异物，应尽量取出以利于组织修复。但如果异物数量多，或者摘取可能造成严重的再次损伤，处理时必须权衡利弊。

130. A【解析】由于口腔颌面部血运丰富，组织再生能力强，在伤后24~48小时以内，均可在清创后严密缝合。甚至可超过48小时，只要创口没有明显化脓感染或组织坏死，在充分清创后仍可做严密缝合。

131. B【解析】咬肌间隙感染的典型症状是以下颌支及下颌角为中心的咬肌区肿胀、充血、压痛，伴明显开口受限。

132. B【解析】边缘性骨髓炎的感染来源，与中央性一样多为牙源性，其中又以下颌智齿冠周炎为最多。常通过冠周炎引起咬肌间隙感染导致下颌骨边缘性骨髓炎。

133. C【解析】翼下颌间隙感染的临床特点常是先有牙痛史，继之出现开口受限，咀嚼、吞咽疼痛。口腔检查见翼下颌黏膜皱襞黏膜水肿，下颌支后缘稍内侧可有轻度肿胀、深压痛。

134. B【解析】口腔内植皮，一般多采用薄中厚皮片。

135. A【解析】有感染的肉芽创面或骨面植皮应采用刃厚皮片。

136. A【解析】刃厚皮片移植后收缩最大、表面色素沉着最重且最不耐受摩擦和负重。

137. B【解析】$\underline{5|5}$ 缺失，余留牙仍有稳定咬合关系，可直接利用模型上余留牙确定𬌗关系。

138. D【解析】利用蜡𬌗记录确定上下颌关系适用于口内仍有可以保持上下颌垂直关系的后牙。

139. A【解析】单侧或双侧游离端缺失，每侧缺失2个牙以上，或者上下牙列所缺失的牙无对颌牙者，但仍有余留牙维持上下颌的垂直距离时，可以在模型上制作基托和𬌗堤。

140. C【解析】上下牙列缺失，牙齿没有咬合关系，故应选用𬌗堤记录垂直距离与正中𬌗位关系。

141. E【解析】由上颌中切牙的近中切角（近中邻接点）到双侧第一磨牙近中颊尖顶所构成的假想的平面称为𬌗平面。

142. A【解析】连接上颌中切牙、侧切牙切嵴，尖牙的尖，第一、第二前磨牙颊尖，第一、第二磨牙近中颊尖、远中颊尖的一条向下凸的线称为𬌗曲线。

143. B【解析】由下颌中切牙、侧切牙切嵴，尖牙的尖，第一、第二前磨牙颊尖，第一、第二磨牙近中颊尖、远中颊尖连成的一条向上凹的线称为 Spee 曲线。

144. D【解析】上颌纵𬌗曲线后段从第一磨牙的近中颊尖起逐渐向上弯曲称为补偿曲线。

145. C【解析】根髓未完全失活，干髓术后又再次出现牙髓炎症状，称为残髓炎。

146. B【解析】充填修复时充填物过高，咬合早接触可导致咬合创伤。

147. D【解析】用亚砷酸失活剂行牙髓失活操作时，把其放于邻面，封闭不严使药物渗漏易导致药物性牙周组织坏死。

148. E【解析】使用失活剂的封药时间过长可导致药物性根尖周炎。

149. E【解析】下颌舌骨嵴是口内突出的解剖标志，是义齿容易压迫的部位，需要基托缓冲。

150. C【解析】远中颊角区有翼下颌韧带，所以边缘不能过度伸展，以免在咀嚼时影响义齿的固位。

# 预测试卷三

## 第 一 单 元

### 【$A_1$ 型题】

**答 题 说 明**

每一道考题下面有 A、B、C、D、E 五个备选答案，请从中选择一个最佳答案。

1. 下列关于眶上裂描述正确的是
A. 为蝶骨小翼两根之间的裂隙
B. 为蝶骨大翼与翼突之间的裂隙
C. 为蝶骨大翼与小翼之间的裂隙
D. 为蝶骨小翼与蝶骨体之间的裂隙
E. 为蝶骨体与额骨之间的裂隙

2. 上颌骨的四个突起分别称为
A. 蝶突、颧突、鼻突和腭突
B. 颧突、鼻突、上颌突和腭突
C. 额突、颧突、牙槽突和腭突
D. 额突、颧突、上颌窦和腭突
E. 蝶突、颧突、牙槽突和腭突

3. 关于牙釉质牙骨质界说法正确的是
A. 牙釉质和牙骨质端端相接占 10%
B. 牙釉质覆盖牙骨质少许占 60%
C. 牙骨质覆盖牙釉质少许占 60%
D. 牙骨质覆盖牙釉质少许占 30%
E. 牙釉质和牙骨质分离占 30%

4. 以下不属于第三代头孢菌素特点的是
A. 对革兰阴性菌有较强的作用
B. 对革兰阳性菌的作用不如第一、第二代
C. 对多种 β-内酰胺酶的稳定性弱
D. 对肾基本无毒性
E. 作用时间长、体内分布广

5. 关于上颌骨体的后面，下列描述有误的是
A. 上颌骨后面参与翼腭窝及颞下窝的构成
B. 颧牙槽嵴位于上颌体后面与前面在外侧的移行处
C. 上颌骨的后面有翼外肌的附着
D. 上颌骨体后面中部有一个或数个小骨孔，称为牙槽孔
E. 上颌骨体后面下部粗糙的结构称为上颌结节

6. 脂肪酸 β-氧化和酮体生成共同的中间产物是
A. 乙酰乙酰 CoA
B. 甲基二羟戊酸
C. HMG-CoA
D. 乙酰乙酸
E. β-羟丁酸

7. 复层鳞状上皮由内向外的排列顺序为
A. 颗粒层、角化层、棘层和基底层
B. 角化层、颗粒层、棘层和基底层
C. 颗粒层、棘层、角化层和基底层
D. 基底层、棘层、颗粒层和角化层
E. 基底层、角化层、棘层和颗粒层

8. 以下关于眶下孔的叙述，哪一项是正确的
A. 眶下孔位于眶下缘中点下方约 1cm 处
B. 行眶下神经阻滞麻醉时进针方向应为前内下
C. 眶下孔向后外上方通入眶下管
D. 眶下孔的下方骨面上有翼突窝
E. 眶下孔内有眼神经、血管通过

9. 下列哪项不是牙髓的基本功能
A. 提供营养成分
B. 形成牙本质
C. 防御和修复功能
D. 形成牙骨质
E. 传导痛觉

10. 参与氧化脱氨的维生素是
A. 维生素 $B_1$

B. 维生素 $B_6$
C. 维生素 PP
D. 叶酸
E. 泛酸
11. 关于管周牙本质不正确的描述是
A. 矿化度比管间牙本质低
B. 胶原纤维比管间牙本质少
C. 构成牙本质小管的壁
D. 横磨片中观察呈环形的透明带
E. 近表面的管周牙本质比近髓端的要厚
12. 位于上颌骨的是
A. 额突
B. 喙突
C. 翼突
D. 颞突
E. 锥突
13. 存在于细胞外液中的阳离子占比较多的是
A. $K^+$
B. $Na^+$
C. $Mg^{2+}$
D. $Ca^{2+}$
E. $Fe^{2+}$
14. 牙髓的组织学分层由内向外正确的是
A. 成牙本质细胞层、多细胞层、乏细胞层和髓核
B. 成牙本质细胞层、乏细胞层、多细胞层和髓核
C. 髓核、多细胞层、乏细胞层和成牙本质细胞层
D. 髓核、乏细胞层、多细胞层和成牙本质细胞层
E. 成牙本质细胞层、髓核、乏细胞层、多细胞层
15.《麻醉药品和精神药品管理条例》规定，医疗机构麻醉药品处方至少保存
A. 1 年
B. 2 年
C. 3 年
D. 4 年
E. 5 年
16. 是人格的核心部分，受意识倾向性制约，能反映一个人的生活经历和本质属性的人格特征是
A. 能力
B. 性格
C. 行为
D. 气质
E. 信念
17. 关于颞下颌关节错误的是
A. 属于联动关节
B. 关节囊松弛
C. 内有关节盘
D. 运动灵活
E. 以稳定为主
18. 心理治疗人员被县级以上人民政府卫生行政部门责令改正，给予警告的情形是
A. 从事心理治疗的人员在医疗机构以外开展心理治疗活动的
B. 专门从事心理治疗的人员从事精神障碍的诊断的
C. 专门从事心理治疗的人员为精神障碍患者开具处方
D. 专门从事心理治疗的人员为精神障碍患者提供外科治疗的
E. 以上说法均正确
19. 下列关于釉质牙本质界的描述，正确的是
A. 釉质牙本质界是一条直线，分隔牙釉质和牙本质
B. 釉质牙本质界是一条曲线，形状不规则
C. 釉质牙本质界是一条弧线，凹面向牙本质
D. 釉质牙本质界是若干短弧线，凹面向牙本质
E. 釉质牙本质界是若干短弧线，凹面向牙釉质
20. 钟状期晚期成釉器外釉上皮的形态特点是
A. 直线排列的低柱状细胞
B. 直线排列的假复层柱状上皮
C. 与牙囊组织无明显关系
D. 皱褶样排列的低立方状细胞
E. 皱褶样排列的高柱状细胞
21. 氟斑牙是由于氟影响下列哪一种细胞造成的
A. 成牙本质细胞
B. 成牙骨质细胞
C. 成釉细胞
D. 成纤维细胞
E. 成骨细胞
22. 革兰阳性细菌不具备的成分是
A. 肽聚糖
B. 脂多糖
C. 磷壁酸
D. N-乙酰胞壁酸
E. N-乙酰葡糖胺
23. 颞下颌关节的功能面是
A. 关节结节前斜面和髁状突前斜面
B. 关节结节后斜面和髁状突后斜面

C. 关节结节后斜面和髁状突前斜面
D. 关节结节前斜面和髁状突后斜面
E. 关节结节顶面和髁状突前后斜面

24. 临终关怀的根本目的在于
A. 节约卫生资源
B. 提高临终患者的生存质量
C. 减轻家庭的经济负担
D. 缩短患者的生命时限
E. 防止患者自杀

25. 对某患者进行口腔检查时发现其某颗指数牙的龈上牙石覆盖面积为牙面的1/3~2/3。根据简化牙石指数，应记为
A. 0
B. 1
C. 2
D. 3
E. 4

26. 颞下颌关节盘内不含神经、血管的部分为
A. 前带和后带
B. 后带
C. 中间带
D. 前带
E. 以上均不含

27. 下列哪一项不是关于颞下颌关节解剖生理特点的描述
A. 颞下颌关节为人体唯一与牙齿有关者
B. 颞下颌关节为左右联动关节
C. 颞下颌关节是一个多运动轴心的关节
D. 颞下颌关节运动为单转动形式
E. 颞下颌关节的运动与翼外肌关系密切

28. 以下健康教育的主要任务正确的是
A. 建立或促进个人和社会对预防疾病和促进健康的大局观和全局责任感
B. 对老年人进行急救培训，减少突发疾病死亡率
C. 有效地促进全社会都来关心健康以及疾病预防问题
D. 对卫生专业人员及有关人员进行健康教育原则及实践方面的培训
E. 促进个体和社会作出决策，选择自己最喜欢的健康行为

29. 颞下颌关节韧带包括
A. 颞下颌韧带、茎突下颌韧带、蝶下颌韧带
B. 颞下颌韧带、茎突下颌韧带、翼下颌韧带
C. 颞下颌韧带、蝶下颌韧带、翼下颌韧带
D. 蝶下颌韧带、茎突下颌韧带、翼下颌韧带
E. 蝶下颌韧带、茎突下颌韧带、翼下颌韧带、颞下颌韧带

30. 主要分布于颞下颌关节的神经有
A. 耳颞神经、咬肌神经和面神经
B. 颞深神经、咬肌神经和面神经
C. 颞深神经、咬肌神经和耳颞神经
D. 咬肌神经和翼外肌神经
E. 以上都不是

31. 影响四环素牙着色程度的因素有
A. 患者的健康状态
B. 患者的发育情况
C. 骨骼的矿化程度
D. 牙本质的矿化程度
E. 药物的种类、剂量、给药次数

32. 医疗机构的医务人员将不符合国家规定标准的血液用于患者，给患者健康造成损害，尚未构成犯罪的，由卫生行政部门对该机构直接负责的主管人员和其他直接责任人员依法给予
A. 纪律处分
B. 行政处分
C. 刑事处罚
D. 行政处罚
E. 政纪处理

33. 颞下颌关节的供血动脉主要为
A. 面动脉和上颌动脉
B. 颞深动脉和面动脉
C. 颞浅动脉及上颌动脉
D. 颞浅动脉和面动脉
E. 以上都不是

34. 医务人员在医疗活动中发生医疗事故争议，应当立即向
A. 所在科室负责人报告
B. 所在医院医务部门报告
C. 所在医疗机构的主管负责人报告
D. 所在医疗机构医疗质量监控部门报告
E. 当地卫生行政机关报告

35. 严重的氟牙症的病理表现是
A. 釉质表面粗糙，且有凹陷缺损
B. 上前牙牙面有白垩状斑点
C. 所有牙表面有白垩状斑点
D. 部分牙出现黄褐色斑点
E. 釉柱间区消失，釉质表面光滑

36. 医疗机构发现发生或者可能发生传染病暴发流行时，应当
A. 在1小时内向所在地县级人民政府卫生行政主管部门报告

B. 在2小时内向所在地县级人民政府卫生行政主管部门报告
C. 在3小时内向所在地县级人民政府卫生行政主管部门报告
D. 在6小时内向所在地县级人民政府卫生行政主管部门报告
E. 在12小时内向所在地县级人民政府卫生行政主管部门报告

37. 关于前牙覆殆，正常的是
A. 上前牙盖过下前牙的唇面在切道1/3以内
B. 上前牙盖过下前牙的唇面小于2/3
C. 上前牙不能完全盖过下前牙唇面
D. 上前牙与下前牙的切缘相对
E. 上前牙盖过下前牙的唇面小于1/2

38. 根据《突发公共卫生事件应急条例》，卫生行政部门应当对医疗机构责令改正、通报批评、给予警告处理的情形是
A. 未对突发事件开展流行病学调查
B. 未及时诊断不明原因的疾病
C. 未建立突发事件信息发布制度
D. 未履行突发事件报告职责
E. 未向社会发布突发事件信息

39. 肌肉中最主要的脱氨基方式是
A. 嘌呤核苷酸循环
B. 氧化脱氨基作用
C. 氨基移换作用
D. *D*-氨基酸氧化脱氨基作用
E. *L*-谷氨酸氧化脱氨基作用

40. CTL通常是指
A. B淋巴细胞
B. $CD8^+T$细胞
C. 巨噬细胞
D. 肥大细胞
E. $CD4^+T$细胞

41. 10号标准化扩孔钻和锉的尖端直径和刃部末端直径为
A. 0.01mm和0.40mm
B. 0.15mm和0.47mm
C. 0.15mm和0.32mm
D. 0.10mm和0.42mm
E. 0.10mm和0.32mm

42. 侧拉或下降口角的肌是
A. 颈阔肌、颏肌、颊肌、颧小肌
B. 颧大肌、降口角肌、颧小肌、降下唇肌
C. 颈阔肌、颊肌、降口角肌、降下唇肌
D. 颈阔肌、降口角肌、颧小肌、降下唇肌
E. 颈阔肌、颏肌、颊肌、降下唇肌

43. 传染病预防接种中说法错误的是
A. 国务院卫生行政部门和省、自治区、直辖市人民政府卫生行政部门，根据传染病预防、控制的需要，制定传染病预防接种规划并组织实施
B. 国家实行有计划的预防接种制度
C. 用于预防接种的疫苗必须符合省级质量标准，接种实行免费
D. 国家对儿童实行预防接种证制度
E. 医疗机构、疾病预防控制机构与儿童的监护人应当相互配合，保证儿童及时接受预防接种

44. 下列哪一项不是关于翼外肌的叙述
A. 翼外肌分为上下两头，下头起自翼外板的外面
B. 翼外肌位于翼腭窝
C. 翼外肌的肌纤维止于关节翼肌窝
D. 当左侧翼外肌出现病变，则向右偏颌时患者自觉疼痛剧烈
E. 由于翼外肌肌纤维的方向，当髁状突颈部骨折时，常牵拉髁状突向前内方移位

45. 疾病预防控制机构在传染病的预防与控制中，不具有的职责是
A. 进入现场采样
B. 开展健康教育、咨询
C. 进行流行病学调查
D. 疫区的宣布
E. 组织实施免疫规划

46. 下列关于慢性根尖周炎临床表现错误的是
A. 一般无明显自觉症状，或有咀嚼不适感
B. 临床病史多有牙髓病、反复肿痛或牙髓治疗史
C. 牙髓活力测验无反应
D. 患牙叩诊无明显异常，一般不松动
E. 牙冠颜色无异常改变

47. 下列对口颌系统肌链的描述有误的是
A. 水平肌链由口轮匝肌、颊肌、咽上缩肌组成
B. 包括水平肌链、环形肌链和姿态肌链
C. 垂直肌链由软腭肌组成
D. 姿态肌链是由项部肌肉通过帽状筋膜连接颞肌、咬肌和舌骨上下肌群组成
E. 以上均不正确

48. 下列有关DNA双螺旋结构叙述错误的是
A. DNA双螺旋是核酸二级结构的重要形式
B. DNA双螺旋由两条以脱氧核糖—磷酸做骨架

的双链组成
C. DNA双螺旋以右手螺旋的方式围绕同一轴有规律地盘旋
D. 两碱基之间的疏水键是维持双螺旋横向稳定的主要化学键
E. 在空间排列上两股单链从5′至3′端走向相反

49. 炎性肉芽组织形成主要见于
A. 釉质龋
B. 牙本质龋
C. 牙髓变性
D. 慢性牙髓炎
E. 急性牙髓炎

50. 个体在察觉（认知评价）到威胁或挑战，必须作出适应或应对时的身心紧张状态定义为
A. 情绪反应
B. 心理应激
C. 心理冲突
D. 行为异常
E. 心理挫折

51. 中度牙釉质发育不全的临床表现有
A. 色泽为白垩或黄褐色
B. 牙釉面出现实质性陷窝状或带状缺损
C. 表面上可有少量的浅沟、小凹点或细横纹
D. 牙釉质大面积缺失
E. 形状不规则，呈灰褐色着色

52. 根尖周肉芽肿内上皮绝大多数来源于
A. 牙板上皮剩余
B. 牙周上皮剩余
C. 口腔黏膜上皮
D. 牙板上皮
E. 缩余釉上皮

53. 太极拳是我国的文化瑰宝，习之能强身健体，调节呼吸，在心理治疗中属于
A. 系统脱敏疗法
B. 自我调节技术
C. 认知领悟疗法
D. 人本主义疗法
E. 催眠暗示疗法

54. 在心理测验中，主试人要对所有被试者使用统一的指导语及方法指导其完成测验，这遵从的心理测验原则为
A. 保密原则
B. 标准化原则
C. 统一原则
D. 客观性原则
E. 指导原则

55. 下列有关口轮匝肌的叙述不正确的是
A. 呈扁环形排列，是位于口唇内的环形肌
B. 由围绕口裂数层肌纤维组成，浅层是它的固有纤维
C. 口轮匝肌的主要作用是开唇，并参与咀嚼、发音等
D. 深层由颊肌唇部的部分纤维组成
E. 口轮匝肌由面神经颊支支配

56. 导致根尖周病的主要感染途径是
A. 感染根管
B. 深牙周袋
C. 血源感染
D. 邻牙疾病波及
E. 颌骨疾病波及

57. 一所医院舒适的环境、方便的就医、热情的服务在心理学家看来可以认为是
A. 广义的心理治疗
B. 集体心理治疗
C. 做好思想工作
D. 有效的安慰剂
E. 全面服务工作

58. 关于自然杀伤细胞，不正确的是
A. 特异性杀伤被病毒感染的细胞
B. 具有非特异性杀伤作用
C. 可分泌细胞因子
D. 广谱抗肿瘤
E. 可通过依赖抗体的细胞毒性（ADCC）作用杀伤靶细胞

59. 下列关于CPI指数的说法中，错误的是
A. 是牙周病流行病学调查指数
B. 15岁以下者需检查6颗指数牙的牙龈出血、牙石、牙周袋深度
C. 20岁以上者需检查10颗指数牙
D. 检查内容为牙龈出血、牙石、牙周袋深度
E. 每个区段内必须有2颗或2颗以上功能牙

60. 牙周炎发展过程中，较明显的牙槽骨吸收出现在
A. 始发期
B. 早期病变
C. 病损确立期
D. 进展期
E. 静止期

61. 气胸的症状不包括
A. 胸痛
B. 呼吸困难
C. 咳嗽

D. 胸闷
E. 咳痰
62. 下列关于舌肌叙述正确的是
A. 分为舌内肌、舌外肌和舌垂直肌
B. 舌肌为横纹肌，分为舌内肌和舌外肌
C. 舌内肌起点在舌外，止点在舌内
D. 舌内肌收缩时改变舌的位置
E. 舌外肌收缩时改变舌的形态
63. 关于牙周脓肿和牙龈脓肿，以下说法不正确的是
A. 牙周脓肿可探及牙周袋，而龈脓肿可无牙周袋
B. 牙周脓肿患牙在X线片上可见牙槽骨的吸收
C. 牙龈脓肿仅局限于龈乳头及龈缘
D. 牙周脓肿患牙一般较龈脓肿患牙松动度大
E. 牙龈脓肿患牙有牙周病史
64. 下颌骨骨折单用颌间结扎固定法，一般固定时间为
A. 1周
B. 2~3周
C. 4~6周
D. 7~8周
E. 8周以上
65. 翼内肌的附着不包括
A. 腭骨锥突
B. 上颌结节
C. 翼外板外面
D. 翼外板内面
E. 翼肌粗隆
66. 上皮棘层内疱常见于
A. 红斑
B. 红斑狼疮
C. 天疱疮
D. 类天疱疮
E. 白斑
67. 适应性免疫应答的特点不具有
A. 特异性
B. 非特异性
C. 多样性
D. 记忆性
E. 耐受性
68. 不参与构成软腭的肌是
A. 腭帆张肌
B. 腭垂肌
C. 腭舌肌
D. 腭帆提肌
E. 咽上缩肌
69. 牙周附着丧失是指以下哪个距离
A. 龈缘到袋底的距离
B. 釉质牙骨质界到袋底的距离
C. 龈缘到釉牙骨质界的距离
D. 釉质牙骨质界到根分歧的距离
E. 结合上皮到牙槽嵴顶的距离
70. 牙齿松动与下述哪项因素关系不大
A. 牙槽骨吸收
B. 咬合创伤
C. 牙周韧带的急性炎症
D. 女性激素水平的变化
E. 牙龈纤维瘤

## 【$A_2$ 型题】

**答 题 说 明**

每一道考题是以一个小案例出现的，其下面都有 A、B、C、D、E 五个备选答案，请从中选择一个最佳答案。

71. 患者，男性，24岁。右下颌区肿块4个月余。抗感染治疗无好转。触诊质地偏软，穿刺为黏稠的液体，口内无异常。诊断是
A. 右下颌下腺囊肿
B. 右下颌下腺多形性腺瘤
C. 右下颌下淋巴管瘤
D. 右舌下腺囊肿口外型
E. 右下颌下淋巴结炎
72. 患者，女性，51岁。胃溃疡病史20年，反复发作，每于抑酸对症治疗后好转。2个月来，又有疼痛发作，经内科治疗8周不见好转，且逐渐消瘦。最大可能是
A. 药物抗药，不敏感
B. 难治性溃疡

C. 消化性溃疡复发

D. 消化性溃疡癌变

E. 复合溃疡

73. 口腔医师在红星小学进行非创伤性修复治疗，该技术

A. 需要电动牙科设备

B. 仅有治疗而无预防效果

C. 适用于恒牙和乳牙的小龋洞

D. 可用于龋洞及露髓情况

E. 可疑牙髓炎也可以用

74. 某患者 2⌋锥形牙，与邻牙之间有约 1mm 间隙，可选择的修复方法，除外

A. 树脂贴面

B. 瓷贴面

C. 金属烤瓷冠

D. 全瓷冠

E. 嵌体修复

75. 某一社区居民的龋病患病率高，拟对他们进行龋活性试验。检测变形链球菌数量的方法是

A. Snyder 试验

B. Dentocullt-LB 试验

C. Cariostat 试验

D. MSBB 试验

E. Dentobuff-Strip 试验

76. 一位牙齿健康的 12 岁少年，若由饮水氟浓度为 0.5mg/L 的地区迁至浓度为 2.0mg/L 地区，其氟牙症发生的可能性为

A. 0

B. 10%

C. 50%

D. 75%

E. 100%

77. 患者，女性，50 岁。3 天前出现腹痛，先为上腹痛，后转移至右下腹，伴恶心、呕吐、乏力。体格检查：右下腹麦氏点压痛。血常规示白细胞计数增高。诊断为阑尾炎。阑尾炎的治疗原则不包括

A. 应用有效的抗生素

B. 补液

C. 手术治疗

D. 全身支持治疗

E. 输血

78. 一位 6 岁的儿童，右下第一恒磨牙已经完整萌出，窝沟较深，医师决定对该牙进行封闭，操作过程中，采用含磷酸的凝胶酸蚀后，需要用水枪加压冲洗牙面的时间是

A. 5 秒内即可

B. 5~9 秒

C. 10~15 秒

D. 20~30 秒

E. 40~60 秒

79. 患者，男性，40 岁。⌈7 牙髓坏死，经根管治疗后以金属烤瓷全冠修复。在牙体预备取模后至金属烤瓷冠初戴之间，尚需

A. 用塑料全冠做保护性修复

B. 用金属全冠做保护性修复

C. 带环做保护性修复

D. 用牙龈保护剂保护牙龈

E. 用甲冠做保护性修复

80. 患者，女性，32 岁。$G_3P_0$，自然流产 3 次。B 超检查：子宫前壁可探及 12cm×10cm×9cm 大小强回声光团，附件无异常。最适宜的治疗是

A. 诊断性刮宫

B. 肌瘤切除术

C. 子宫全切术

D. 子宫次全切除术

E. 药物保守治疗

81. 患儿，男，13 岁。2 天前碰伤右侧上颌中切牙，牙轻度松动，自觉有伸长感。检查牙髓活力测验同正常牙，轻叩痛，无咬合创伤。诊断为

A. 牙轻度脱位

B. 牙髓坏死

C. 牙周炎

D. 牙震荡

E. 根折

82. 患者，男性，50 岁。左腮腺区无痛性肿块 4 年。镜下见肿瘤由上皮组织和淋巴样组织组成，上皮成分形成不规则囊腔，细胞排列成假复层，间质中淋巴细胞密集，并形成淋巴滤泡。病理诊断为

A. 多形性腺瘤

B. 肌上皮瘤

C. 嗜酸性腺瘤

D. 基底细胞腺瘤

E. 沃辛瘤

83. 患者，女性，35 岁。妊娠 37 周，早晨醒来时家属发现躺在血泊中，遂急诊入院。查体：血压 90/60mmHg，脉搏 120 次/分，神清，宫高 37cm，臀先露，高浮，胎心音 160 次/分，骨盆正常，阴道少量活动性流血。选哪项处理最恰当

A. 期待疗法

B. 缩宫素滴注引产

C. 在输血输液同时行剖宫产

D. 臀位牵引术

E. 人工破膜

84. 患者，男性，69岁。发现左侧口底花生米大小肿物3个月，与周围组织粘连，伴有同侧舌尖麻木、疼痛。检查：触肿物质硬，条索状，1.5cm×1.0cm大小，动度差。X线片未见导管阳性结石。最符合该患者的诊断是

A. 左侧慢性下颌下腺炎
B. 左下颌下腺良性肿瘤
C. 左下颌下腺恶性肿瘤
D. 左舌下腺恶性肿瘤
E. 左舌下腺良性肿瘤

85. 为了研究某电动牙刷对菌斑控制的效果，抽取30人使用该电动牙刷一个月，之后进行临床评估。这种研究方法是

A. 准试验
B. 现场试验
C. 社区干预试验
D. 随机对照临床试验
E. 群组研究

86. 患者，男性，36岁。2周来发热伴鼻出血。检查：牙龈肿胀，肝脾轻度大；血红蛋白30g/L，白细胞$6.0\times10^9$/L，血小板$15\times10^9$/L，骨髓象原始细胞0.6，过氧化物酶染色弱阳性，非特异性酯酶阳性，阳性反应可被氟化钠抑制。首先考虑诊断为

A. 急性粒细胞白血病
B. 急性红白血病
C. 急性淋巴细胞白血病
D. 急性早幼粒细胞白血病
E. 急性单核细胞白血病

87. 患者，男性，35岁。X线片示左下第一磨牙近中邻面阴影，探诊不敏感，冷测一过性敏感，叩诊(-)，医师将该牙腐质去净，制备Ⅱ类洞型，单层垫底后银汞充填。医师所做的属于

A. 龋病的一级预防
B. 龋病的二级预防
C. 龋病的三级预防
D. 防止龋的并发症
E. 易感人群的特殊防护

88. 氯己定作为控制菌斑的药物制剂配制成漱口液应用于学校口腔预防项目中，作用机制是

A. 阻碍唾液细菌在牙面的吸附
B. 与磷离子竞争，抑制细菌的聚积
C. 使牙、舌背发生染色，并透入牙内
D. 应用氟化物1小时后再漱口
E. 与唾液糖蛋白的碱性基团结合

89. 患儿，男，9岁。上颌前牙碰伤2小时。检查：$\underline{1|}$近中切角切断，牙本质暴露，未见穿髓点，有探痛，叩痛（±），不松动，无移位，牙龈和牙槽骨未见异常。应采取的临床治疗是

A. 光固化修复
B. 直接盖髓术
C. 根管治疗
D. 间接盖髓术
E. 活髓切断术

90. 患者，男性，59岁。以“腮腺沃辛瘤”收入院。以下所述哪项与此诊断无关

A. 肿物在感冒时增大
B. 患者有20年大量吸烟史
C. 双侧腮腺后下极均可触及栗子大小质软的肿物
D. 放射性核素扫描肿物有核素浓聚
E. 该肿瘤男女发病率相近

91. 患者，男性，18岁。乏力、皮肤变黑2年。检查：血压90/60mmHg，心率90次/分。颊黏膜及牙龈可见色素沉着，掌纹、乳晕色深。推测该患者为

A. 低血压
B. 库欣综合征
C. 皮肤黑色素变性
D. 垂体前叶功能减退
E. 原发性慢性肾上腺皮质功能减退症

92. 患者，男性，43岁。右侧下颌下区反复肿胀3个月。检查：右侧下颌下腺肿大，质硬，伴压痛，下颌下腺侧位片示下颌下腺腺体内结石。行右侧下颌下腺摘除术。术后创口放置负压引流，去除负压引流的指征是

A. 12小时引流量少于30ml
B. 12小时引流量少于40ml
C. 12小时引流量少于50ml
D. 24小时引流量少于30ml
E. 24小时引流量少于50ml

93. 在进行大规模口腔流行病学调查时，常采用CPI反映牙周组织的健康状况。检查内容包括

A. 牙龈出血、菌斑、附着丧失
B. 菌斑、附着丧失、牙石
C. 牙石、软垢、菌斑
D. 牙龈出血、牙周袋深度、牙石
E. 菌斑、牙石、牙周袋深度

94. 患者，男性，45岁。行左侧腮腺浅叶+肿物切除术+面神经解剖术，术中结扎腮腺导管，应选择的绷带包扎法是

A. 三角巾

B. 弹性绷带
C. 四头带
D. 交叉十字绷带
E. 单眼交叉绷带

95. 患者，男性，40岁。因右侧舌下腺囊肿接受右舌下腺及囊肿摘除术后出现右颌下区胀痛，进食时症状加重，最可能的原因是
A. 右侧下颌下间隙感染
B. 右侧急性下颌下腺炎
C. 术后血肿形成
D. 舌下腺切除术中误结扎右下颌下腺导管
E. 变态反应

96. 在开展某社区的口腔健康调查前，讨论调查目的时，会被大家否定的不正确意见是
A. 作为基线资料，将来评价预防项目时做对比
B. 了解高危人群，设计特殊预防项目
C. 针对人群主要疾病，施以相应预防
D. 制订医疗计划，满足治疗需要
E. 为卫生行政部门制定政策提供依据

97. 患者，女性，50岁。因牙周病拔除876|5678 3个月余，余牙已完成牙周治疗。可摘局部义齿修复时，两侧基牙的固位体应采用
A. 联合卡环
B. 对半卡环
C. 延伸卡环
D. RPI卡环组
E. 三臂卡环

98. 患者，男性，32岁。头痛3年多，每次头痛前有烦躁不安，视物模糊，头痛发作以右侧为主，并扩展至整个头部，呈搏动性，持续时间约10小时。神经系统检查未见异常，脑电图正常。诊断应考虑
A. 癔症
B. 三叉神经痛
C. 颅内占位性病变
D. 偏头痛
E. 癫痫精神运动性发作

99. 患者，男性，18岁。主因右侧下颌下区隆起半年就诊。检查：右侧下颌下区较对侧隆起，触诊柔软，与皮肤无粘连，不可压缩，穿刺抽出蛋清样黏稠液体，右侧口底未见明显隆起。治疗首选
A. 抽净蛋清样黏稠液体
B. 抽净蛋清样黏稠液体，右侧下颌下区加压包扎
C. 右侧下颌下切口，引流
D. 右侧下颌下切口，完整摘除肿物
E. 摘除右侧舌下腺，右侧下颌下区加压包扎

100. 以下针对社区居民进行的刷牙指导，正确的是
A. 磨圆的刷毛端比平切刷毛端对牙龈损伤更小
B. 尼龙丝刷毛遇高温不易卷曲
C. 刷牙后应将刷头向下放在口杯中
D. 天然鬃毛容易干燥、耐磨损
E. 空气干燥法是清除牙刷上的细菌最完善的方法

## 【$A_3/A_4$ 型题】

### 答题说明

以下提供若干个病例，每个病例下设若干道考题。请根据答案所提供的信息，在每一道考题下面的A、B、C、D、E五个备选答案中选择一个最佳答案。

（101~103题共用题干）

患儿，女，13岁。正在进行正畸治疗，医师建议她使用孵化凝胶防龋。

101. 目前普遍使用的氟化凝胶的含氟成分是
A. 单氟磷酸钠
B. 酸性磷酸氟
C. 氟化亚锡
D. 氟化铵
E. 氟化钠

102. 孵化凝胶的浓度是
A. 0.1%
B. 1.0%
C. 1.23%
D. 2.0%
E. 8%~10%

103. 每次使用的药量应小于
A. 1.0ml
B. 2.0ml
C. 3.0ml
D. 4.0ml

E. 5.0ml

（104～106 题共用题干）

患者，男性，65 岁。既往高血压病史 30 余年，自行口服降压药，血压控制差。10 天以来出现胸闷、气促，颈静脉怒张；心界向左下扩大，心率 104 次/分；两肺底有细小湿啰音，肝肋下 2 指；下肢水肿（++），尿蛋白（+），血肌酐 884μmol/L（10mg/dl）。

104. 该患者出现肾衰竭最可能的病因是

A. 慢性肾小球肾炎致肾性高血压

B. 肾小动脉硬化

C. 慢性肾盂肾炎

D. 老年性肾硬化

E. 心力衰竭致肾功能减退

105. 最适宜的治疗为

A. 洋地黄制剂

B. 大剂量的利尿药

C. 扩张血管药

D. ACEI 制剂

E. 透析疗法

106. 血钾增高时，降压治疗不宜使用

A. β 受体阻断药

B. 袢利尿药

C. 钙通道阻滞药

D. 血管扩张药

E. 血管紧张素转换酶抑制药

（107～109 题共用题干）

患儿，男，11 岁。自诉跌倒后上颌前牙伸长不适。检查：1|未见伸长，松动Ⅱ度，叩诊（+），龈缘少量出血，牙髓无活力。其余牙未见明显异常。

107. 则该牙的处理为

A. 调𬌗

B. 固定松牙

C. 拍 X 线片

D. 根管治疗

E. 定期观察

108. 若排除根折和牙槽突骨折，应诊断为

A. 牙震荡

B. 牙髓炎

C. 牙髓充血

D. 牙髓坏死

E. 部分性牙脱位

109. 该病的最佳治疗方法是

A. 固定松牙

B. 固定松牙、调𬌗

C. 固定松牙、调𬌗、定期复诊（6 个月）

D. 固定松牙、调𬌗、定期复诊（1 年内）

E. 定期观察

（110～112 题共用题干）

患者，女性，35 岁。初产妇，妊娠 37 周，清晨骤醒发现躺在血中，遂急诊入院。查体：血压 90/60mmHg，脉搏 120 次/分，神清，胎心率 160 次/分，阴道少量活动性流血。

110. 其胎方位哪种最不可能

A. LOT，胎头高浮

B. ROA，先露已衔接

C. ROP，先露未入盆

D. 臀位

E. 横位

111. 无须做的检查是

A. B 超

B. 血红蛋白+出凝血时间

C. OCT（缩宫素激惹试验）

D. 配血

E. 普鲁卡因皮试

112. 下列处理最恰当的是

A. 输血补液，待血压、心率稳定，胎心正常后行剖宫产术

B. 争取破膜后头皮钳牵引压迫止血

C. 备血或输血情况下根据胎产术方位及胎产式决定分娩

D. 立即备血，急诊剖宫产术

E. 止血、输液，等待足月终止妊娠

（113～115 题共用题干）

患者，男性，22 岁。主诉牙齿松动 2 年，否认全身疾病史、否认吸烟。检查：牙面少量牙石，全口牙龈红肿，探诊出血。全口根尖片：|6 近中牙槽嵴角形吸收为根长的 1/2，上、下切牙牙槽嵴吸收达根长 1/3，余牙无牙槽嵴吸收。

113. 该患者考虑的诊断是

A. 青春期龈炎

B. 慢性牙周炎

C. 侵袭性牙周炎

D. 牙周脓肿

E. 遗传性纤维瘤病

114. 该患者全身抗生素治疗，应选用的药物是

A. 甲硝唑和罗红霉素

B. 阿莫西林和螺旋霉素

C. 甲硝唑和阿莫西林

D. 罗红霉素

E. 螺旋霉素

115. |6 牙周手术治疗最理想的愈合是

A. 炎症消退
B. 牙龈退缩
C. 瘢痕愈合
D. 长结合上皮愈合
E. 牙周组织再生

(116~119题共用题干)

患者，女性，20岁。上前牙松动4年。检查见上切牙Ⅰ~Ⅲ度松动，扇形移位，口腔卫生较好。初步诊断是局限型青少年牙周炎。

116. 为确诊还应做的检查为
A. 查血
B. 活检
C. 脱落细胞诊断
D. 拍X线片
E. 𬌗力测定

117. 若已确诊为局限型青少年牙周炎，其特征不包括
A. 上颌第一磨牙近中垂直骨吸收
B. 病变累及全口牙
C. 牙龈炎症表现轻微
D. 龈下菌斑中查出大量的伴放线聚集杆菌
E. 上前牙有深牙周袋

118. 以下治疗措施中，不适当的是
A. 牙周基础治疗
B. 反复进行口腔卫生指导
C. 仅用口服甲硝唑治疗
D. 基础治疗后进行翻瓣手术治疗
E. 定期复查复治

119. 局限型侵袭性牙周炎牙槽骨吸收的特点不包括
A. 初期牙槽骨仅表现为疏松
B. 牙槽硬骨板模糊不清，但牙槽骨无明显吸收
C. 病变中、晚期，骨吸收多呈杯状或角形吸收
D. 多发生牙槽骨的水平吸收
E. 牙槽骨吸收的范围和牙周袋深度常不一致

(120~122题共用题干)

患者，男性，28岁。右下颌下区肿块2年。肿块时大时小，进食时局部明显胀痛感。

120. 临床诊治过程中，应着重于
A. 询问肿块发病时间
B. 询问肿块与进食的关系
C. 检查肿块大小与活动度
D. 检查体位试验时肿块的变化
E. 进行切取活检

121. 重要的检查是
A. 双合诊
B. 透光实验
C. 叩诊
D. 听诊
E. 体位移动试验

122. 可能的诊断是
A. 下颌下腺囊肿
B. 急性化脓性下颌下腺炎
C. 涎石症致慢性下颌下腺炎
D. 淋巴管瘤
E. 海绵状血管瘤

(123~127题共用题干)

患者，男性，45岁。戴用全口义齿3周后，复诊自述义齿易松动。

123. 以下哪种情况需要重衬处理
A. 垂直距离过低
B. 正中关系不正确
C. 义齿咬合不平衡
D. 义齿边缘封闭差，不密合
E. 以上都不对

124. 开始检查应该先
A. 检查正中关系是否正确
B. 检查垂直距离是否正确
C. 检查义齿的固位力如何
D. 检查义齿的抗力如何
E. 重新制作义齿

125. 若咀嚼时义齿易松动，以下原因正确的是
A. 咬合不平衡
B. 垂直距离过低
C. 义齿磨光面抛光不够
D. 义齿边缘过度伸展
E. 系带处缓冲不足

126. 若患者说话大张口或打哈欠时义齿易松动，可能的原因是
A. 义齿咬合不平衡
B. 正中关系不正确
C. 义齿边缘过长
D. 义齿排列不整齐
E. 以上都不对

127. 询问病史时，最重要的是了解患者
A. 过去是否戴过义齿
B. 是否能吃饭
C. 每天戴义齿多长时间
D. 什么情况下义齿松动
E. 是否有偏侧咀嚼习惯

## 【B型题】

**答题说明**

以下提供若干组考题，每组考题共用在考题前列出的A、B、C、D、E五个备选答案，请从中选择一个与问题关系最密切的答案。某个备选答案可能被选择一次、多次或不被选择。

（128~129题共用备选答案）

A. 窝沟封闭
B. 根管治疗
C. 口腔健康教育
D. 防龋涂料
E. 早期充填

128. 属于二级预防的是
129. 属于三级预防的是

（130~132题共用备选答案）

A. 0.9%氯化钠
B. 7%氯化钠
C. 50%葡萄糖
D. 5%碳酸氢钠
E. 10%葡萄糖酸钙

130. 能使$K^+$转移入细胞内或从尿中排出的是
131. 能扩容与纠正低渗性脱水的是
132. 能使糖尿病酮症酸中毒缓解的是

（133~135题共用备选答案）

A. 干髓术
B. 根管治疗术
C. 少量多次磨除
D. 根尖诱导成形术
E. 不做处理，随诊观察

133. 长而尖的畸形中央尖可
134. 圆而钝的畸形中央尖可
135. 畸形中央尖已折断，伴有根尖周病变的年轻恒牙可做

（136~138题共用备选答案）

A. 使阴道上皮细胞增生、角化
B. 使阴道上皮细胞脱落加快
C. 促进阴毛与腋毛的生长
D. 直接控制卵巢的周期性变化
E. 刺激泌乳

136. 雄激素的作用是
137. 孕激素的作用是
138. 雌激素的作用是

（139~141题共用备选答案）

A. 麝香草酚
B. 氯已定
C. 四环素
D. 磺胺类
E. 甲硝唑

139. 易渗透进龈沟液，对抑制$G^-$厌氧菌和螺旋体特别有效的是
140. 对局限型侵袭性牙周炎的疗效超过单独外科治疗的是
141. 牙周手术后常局部应用以控制菌斑的是

（142~144题共用备选答案）

A. 囊肿位于根尖周围
B. 囊肿可含有牙齿
C. 囊肿位于鼻腭管内
D. 囊肿位于颈部正中线上
E. 囊肿常由导管阻塞引起

142. 黏液囊肿
143. 鼻腭囊肿
144. 根尖周囊肿

（145~148题共用备选答案）

A. 高嵌体
B. 单面嵌体
C. 双面嵌体
D. 钉嵌体
E. 嵌体冠

145. 嵌体覆盖牙冠的大部分或全部者称
146. 为增加嵌体固位力，采用钉固位者称
147. 嵌体覆盖高于𬌗面，用于恢复患者咬合关系者称
148. 涉及牙冠颊面和𬌗面的嵌体称

（149~150题共用备选答案）

A. 单臂卡环
B. 双臂卡环
C. 间隙卡环
D. I形杆卡环
E. T形卡环

149. 具有支持作用的卡环是
150. 与基牙接触面积最小的卡环是

# 参考答案与解析

## 第一单元

1. C【解析】眶上裂是位于蝶骨大翼与小翼之间的裂隙。

2. C【解析】上颌骨形态不规则，可分为一体四突：一体是指上颌体，四突包括额突、颧突、牙槽突和腭突。额突与额骨、鼻骨和泪骨相接，参与构成泪沟；颧突参与构成面部颧骨；牙槽突参与构成牙槽弓；腭突参与构成硬腭，分为左右两侧，位于上颚内侧牙槽骨上。

3. C【解析】牙釉质和牙骨质在牙颈部相连，其连接处有三种不同情况：约60%是牙骨质少许覆盖在牙釉质表面；约30%是牙釉质和牙骨质端端相接；约10%是两者不相接。

4. C【解析】第三代头孢菌素对革兰阳性菌的作用较第一、第二代弱，对革兰阴性菌的作用更强，对多种β-内酰胺酶高度稳定，对肾基本无毒性，作用时间长，体内分布广。

5. C【解析】上颌骨后面参与翼腭窝的构成。上颌体后面与前面在外侧的移行处有颧牙槽嵴。后面有比较粗糙的圆形隆起，称为上颌结节。后面的中部有数个小骨孔，称为牙槽孔。

6. A【解析】乙酰乙酰 CoA 是脂肪酸β-氧化和酮体生成的共同中间产物。脂肪酸β-氧化的最后阶段所产生的含有 4 个碳的β-酮脂酰 CoA 即是乙酰乙酰 CoA。在酮体生成过程中，2 分子乙酰 CoA 在乙酰乙酰 CoA 硫解酶催化下，也可生成乙酰乙酰 CoA，乙酰乙酰 CoA 进一步生成羟甲基戊二酸单酰 CoA（HMG-CoA），然后裂解后生成酮体。乙酰乙酸和β-羟丁酸是酮体的主要成分。

7. D【解析】根据角质形成细胞的发展阶段和特点，表皮由内向外依次分为五层，即基底细胞层、棘层、颗粒层、透明层和角质层。

8. C【解析】眶下孔位于眶下缘中点下方约 0.5cm 处，孔内有眶下神经、血管通过，眶下孔向后外上通过眶下管，行眶下神经阻滞麻醉时进针应向后外上。眶下孔的下方骨面上有尖牙窝。

9. D【解析】牙髓是来源于外间充质的疏松结缔组织。主要功能是形成牙本质，以及营养、感觉、防御及修复。

10. C【解析】维生素 PP 参与了氧化脱氨即α-氨基酸在酶的催化下脱氨生成相应α-酮酸的过程。氧化脱氨过程包括脱氢和水解两个步骤。

11. A【解析】在镜下观察牙本质的横磨片时，管周牙本质呈环形透明带，它构成牙本质小管的壁，其矿化程度比管间牙本质高，含胶原纤维极少，其厚度在近髓端约 400nm，而在近釉质端则约为 750nm。

12. A【解析】额突是位于上颌体的前外侧面向上突出的部分，与额骨、鼻骨和泪骨相接，参与构成泪沟；喙突位于下颌支，呈扁三角形，内外分别有颞肌和咬肌附着；翼突位于蝶骨，为一对从蝶骨与大翼连接处伸向下方的突起，由外板和内板构成；颞突位于颧骨，颞突向后，与颞骨颧突相接构成颧弓；锥突位于腭骨的水平部与垂直部的连接处。

13. B【解析】细胞外液中主要的阳离子是 $Na^+$。

14. C【解析】牙髓的组织学分层由内向外为髓核、多细胞层、乏细胞层和成牙本质细胞层。

15. C【解析】《麻醉药品和精神药品管理条例》规定，医疗机构麻醉药品处方至少保存 3 年。

16. B【解析】性格是个人在活动中与特定的社会环境相互作用的产物。一个人区别于他人的主要人格成分是人格特征，它由能力、气质和性格组成，其中性格是人格特征的核心，受意识倾向性的制约，能反映一个人的生活经历和本质属性。

17. E【解析】颞下颌关节为左右联动关节，是颌面部唯一的动关节，表现出极为灵活的运动形式，颞下颌关节由关节窝及关节结节、下颌骨髁突、居于两者之间的关节盘，以及关节囊和囊内外韧带等部分构成，关节囊由韧性较强的纤维结缔组织构成。

18. E【解析】从事心理治疗的人员有下列情形之一的，由县级以上人民政府卫生行政部门责令改正，给予警告；造成严重后果的，责令暂停 6 个月以上 1 年以下执业活动，直至吊销执业证书。①从事心理治疗的人员在医疗机构以外开展心理治疗活动的。②专门从事心理治疗的人员从事精神障碍的诊断的。③专门从事心理治疗的人员为精神障碍患者开具处方或者提供外科治疗的。

19. E【解析】釉质牙本质界代表来自上皮和外间充质两种不同矿化组织的交界面。其外形呈连续的贝壳状而不是一条直线。扫描电镜见釉质牙本质界处的牙釉质形成许多弧形外突，与其相对的是牙本质表面的小凹。

20. D【解析】在钟状期晚期，成釉器的体积增大，外釉上皮由先前的立方状转变为低立方状并呈皱褶样排列，以增大与牙囊的接触面积；同时包绕在皱褶中的牙囊组织中有较多的血管。此种结构有利于成釉器从牙囊中吸取营养，为釉质的形成创造条件。

21. C【解析】氟牙症属于一种牙釉质的发育障碍。在牙发育阶段，由于机体摄入过多的氟，损伤了成釉细胞，导致牙釉质形成不全和钙化不全。

22. B【解析】脂多糖只有革兰阴性菌含有。

23. C【解析】颞下颌关节为人体最复杂的关节之一，髁状突略呈椭圆形，侧面观，一横嵴将髁突顶分为前后两个斜面，前斜面较小，为功能面，是关节的负重区，许多关节病最早破坏此区，后斜面较大。关节结节位于颧弓根部，分2个斜面，前斜面斜度较小，后斜面是关节的负重区，所以颞下颌关节的功能面是关节结节后斜面和髁状突前斜面。

24. B【解析】临终关怀的目的在于使临终患者的生存质量得到提高，能够在舒适和安宁中走完人生的最后旅程，并使家属得到慰藉和居丧照顾。

25. C【解析】某颗指数牙的龈上牙石覆盖面积为牙面的1/3~2/3，根据简化牙石指数，应记为2。

26. C【解析】关节盘矢状方向上分为前、中间、后三带，只有中间带没有血管神经分布，而前带和后带，可有少许神经、血管分布。

27. D【解析】颞下颌关节的运动形式可以是单纯转动运动、单纯滑动运动或者滑动兼转动。

28. C【解析】健康教育的主要任务：①提高健康教育知识普及率与卫生行为形成率。建立或促进个人或社会对预防疾病和保持自身健康的责任感；促使人们自愿地采纳健康和行为；帮助个人、家庭和社区理解和认识哪些行为有利于健康，哪些行为有害于健康；认识特定的生活方式引起的健康损害；促进和加强有助于健康的自觉行为，积极参与自我保健活动。②提高社会人群参与健康教育活动的参与率。促进个人和社会积极主动地参与制订和采用明智的决策，或选择有利于健康的行为，如减少吸烟危害和推动制定《吸烟危害控制法》，以创造一个有利于改变某种行为的社会环境和自然环境。③为各级领导、权威人士或专业人员提供健康教育信息，有效地促进和影响领导决策层及时进行观念的改变，以采取明智的决策。④促进社会主义精神文明建设；提高全民族的科学文化水平；广泛建立正确的健康意识；提倡文明、健康、科学的生活方式；克服社会上存在的愚昧落后的不良习俗，改善一般不卫生行为。

29. A【解析】颞下颌关节主要的囊外韧带每侧各有3条：颞下颌韧带、蝶下颌韧带、茎突下颌韧带。

30. C【解析】颞下颌关节主要有3条神经分布，即耳颞神经、颞深神经、咬肌神经。

31. E【解析】影响四环素牙着色程度的因素有药物的种类、剂量、给药次数。四环素牙的发病机制为四环素族药物在牙的生长发育矿化期间被结合到牙组织中，使牙着色。

32. B【解析】《中华人民共和国献血法》第二十二条：医疗机构的医务人员违反本法规定，将不符合国家规定标准的血液用于患者的，由县级以上地方人民政府卫生行政部门责令改正；给患者健康造成损害的，应当依法赔偿，对直接负责的主管人员和其他直接责任人员，依法给予行政处分；构成犯罪的，依法追究刑事责任。

33. C【解析】颞下颌关节的血供主要来自颞浅动脉及上颌动脉的关节支，除此之外，凡邻近关节约2cm范围内的知名动脉，均有分支分布于颞下颌关节。

34. A【解析】《医疗事故处理条例》第十三条规定：医务人员在医疗活动中发生或者发现医疗事故、可能引起医疗事故的医疗过失行为或者发生医疗事故争议的，应当立即向所在科室负责人报告，科室负责人应当及时向本医疗机构负责医疗服务质量监控的部门或者专（兼）职人员报告；负责医疗服务质量监控的部门或者专（兼）职人员接到报告后，应当立即进行调查、核实，将有关情况如实向本医疗机构的负责人报告，并向患者通报、解释。

35. A【解析】轻症氟牙症者，只有部分牙（主要是上前牙）的牙面有白垩状斑点。中度氟牙症者，所有牙表面几乎全被侵犯，牙面易于磨损，且部分牙出现黄褐色斑点。重症者，大部分或全部牙出现广泛性的黄褐色斑点，且合并有釉质发育不全，牙面发生实质性缺损。

36. B【解析】《突发公共卫生事件应急条例》第二十条规定，突发事件监测机构、医疗卫生机构和有关单位发现有本条例第十九条规定情形之一的，应当在2小时内向所在地县级人民政府卫生行政主管部门报告；接到报告的卫生行政主管部门应当在2小时内向本级人民政府报告，并同时向上级人民政府卫生行政主管部门和国务院卫生行政主管部门报告。县级人民政府应当在接到报告后2小时内向设区的市级人民政府或者上一级人民政府报告；设区的市级人民政府应当在接到报告后2小时内向省、自治区、直辖市人民政府报告。

37. A【解析】正常前牙覆𬌗的标准是上前牙盖过下前牙的唇面在切道1/3以内。

38. D【解析】《突发公共卫生事件应急条例》规定，国家建立突发事件的信息发布制度。国务院卫生行政主管部门负责向社会发布突发事件的信息。医疗卫生机构有下列行为之一的，由卫生行政主管部门责令改正、通报批评、给予警告。①未依照规定履行报告职责，隐瞒、缓报或者谎报的。②未依照规定及时采取控制措施的。③未依照规定履行突发事件监测职责的。④拒绝接诊患者的。⑤拒不服从突发事件应急处理指挥部调度的。

39. A【解析】由于肌肉中 *L*-谷氨酸脱氢酶活性极弱，脱氨方式不能采用联合脱氨基方式而采用嘌呤核苷酸循环。

40. B【解析】细胞毒性 T 细胞（CTL）通常指表达 TCR 的 $CD8^+$T 细胞。虽然 $CD4^+$T 细胞的某些特定亚群有时也有细胞毒的作用，但通常情况下，CTL 就是特指 $CD8^+$T 细胞。

41. D【解析】ISO 标准规定每一器械的号码以器械尖端直径（D1）乘以 100 计算，因此 10 号器械的尖端直径为 0.1mm。每一器械刃部的长度即刃部尖端到刃部末端的距离为 16mm，刃部的锥度为 0.02，即长度每增加 1mm，直径增加 0.02mm，即刃部末端直径（D2）一律比其 D1 大 0.32mm。所以 10 号器械的刃部末端直径为 0.42mm。

42. C【解析】侧拉和下降口角的应该是口周围肌下组及颊肌以及颈阔肌的部分肌束。颏肌起自下颌骨侧切牙和中切牙根尖处的牙槽突骨面，止于颏部皮下，作用是收缩时，上提颏部皮肤前伸下唇。

43. C【解析】国家实行有计划的预防接种制度。国务院卫生行政部门和省、自治区、直辖市人民政府卫生行政部门，根据传染病预防、控制的需要，制定传染病预防接种规划并组织实施。用于预防接种的疫苗必须符合国家质量标准。

44. B【解析】翼外肌位于颞下窝，翼外肌的主要作用是牵引髁突和关节盘向前下，因此双侧收缩可使下颌向前向下运动，单侧收缩可使下颌向对侧运动。

45. D【解析】疾病预防控制机构在传染病的预防与控制中具有的职责包括：实施传染病预防控制规划、计划和方案；收集、分析和报告传染病监测信息，预测传染病的发生、流行趋势；开展对传染病疫情和突发公共卫生事件的流行病学调查、现场处理及其效果评价；开展传染病实验室检测、诊断、病原学鉴定；实施免疫规划，负责预防性生物制品的使用管理；开展健康教育、咨询，普及传染病防治知识；指导、培训下级疾病预防控制机构及其工作人员开展传染病监测工作；开展传染病防治应用性研究和卫生评价，提供技术咨询；对医疗机构内传染病预防工作进行指导、考核，开展流行病学调查。

46. E【解析】慢性根尖周炎多数不会出现明显的自觉症状，部分患者有可能出现咀嚼不适感，也有可能曾经有牙髓治疗史、反复肿痛史和牙髓病史，牙髓活力测验无反应，患牙叩诊无明显异常，一般不松动，牙冠颜色通常会发生改变。

47. B【解析】头颈部肌系统中与口颌系统功能相关的肌链有 3 条，即水平肌链、垂直肌链和姿态肌链。水平肌链由口轮匝肌、颊肌和咽上缩肌从前向后呈环状连接组成，类似括约肌；垂直肌链由腭帆张肌、腭帆提肌、腭垂肌、腭咽肌和腭舌肌组成，使软腭发音和吞咽；姿态肌链由连接头颈部的多组肌群构成，和胸锁乳突肌等支持和平衡头的垂直位置。

48. D【解析】DNA 双链中两碱基之间的氢键维持横向稳定，纵向靠碱基堆积力维持稳定。

49. D【解析】龋病病理变化为组织脱矿；牙髓变性病理变化主要为牙髓钙化和成牙本质细胞空泡性；慢性牙髓炎病理特点是有炎症细胞浸润、纤维增生和肉芽组织形成；急性牙髓炎的主要病理特征是中性粒细胞浸润。

50. B【解析】心理应激指个体在察觉（认知评价）到威胁或挑战，必须作出适应或应对时的身心紧张状态。心理应激是心理社会因素影响健康或导致疾病的重要环节，它可以因为工作压力、婚姻问题和财产纠纷等消极事件而产生；也可以出现于旅游、运动、新的工作、爬山、约会等积极事件中。应激并不都是有害的，健康生活方式中也包含着应激。

51. B【解析】中度牙釉质发育不全的临床表现为：①牙釉面出现实质性陷窝状或带状缺损。②色泽改变加重，为黄、棕或深褐色。③有明显的带状沟或横沟，可能为单行或数行。

52. B【解析】根尖肉芽肿上皮来源：①牙周上皮剩余。②口腔黏膜上皮。③呼吸道上皮。④牙周袋袋壁上皮。⑤呼吸道上皮。绝大多数来源于牙周上皮剩余。

53. B【解析】认知领悟疗法是钟友彬根据心理动力学理论结合中国具体情况提出的中国式的心理分析法。系统脱敏疗法又名对抗条件疗法、交互抑制法，属于应答性行为疗法。太极拳可以归为行为疗法中的自我调节（控制）技术。

54. B【解析】标准化原则：是指测验的标准化工具、标准化指导语、标准施测方法、固定施测条件、标准记分方法、代表性常模。保密原则：涉及 2 个方面，一是测验工具的保密，二是测验结果的保密。客观性原则：尽管测验结果有一定的预测性，然而不能依据一次测验结果来下定论。

55. C【解析】口轮匝肌呈扁环形排列，主要作用是闭唇，封闭口腔，并参与吮吸、进食、咀嚼与发音。

56. A【解析】根尖周病的感染途径包括牙髓感染、通过牙周组织深牙周袋或邻牙根尖周感染直接扩展、血源性感染以及颌骨疾病波及等。其中牙髓感染是最主要的感染途径，发生率最高。

57. A【解析】广义的心理治疗指医疗全过程，通过各种方式和途径积极地影响患者的心理状态而达到治疗的目的。

58. A【解析】NK 细胞具有抗病毒的作用，在其机体受到病毒感染时，不需要抗原刺激，就可以产生细胞因子、白细胞介素和干扰素等，以对抗病毒感染和肿瘤的发生，通过 CD16 间接识别被 IgG 致敏的靶细胞，发挥 ADCC 作用。

59. B【解析】CPI 指数指社区牙周指数，适合于大规模的口腔流行病学调查。检查内容包括牙龈出血情况，牙石、牙龈沟或牙周袋深度，WHO 规定每个区段内必须有 2 颗或 2 颗以上功能牙，并且无拔牙指征，该区段才做检查，并检查每个区段的指数牙，20 岁以上者需检查 10 颗指数牙的牙龈出血、牙石、牙周袋深度。15 岁以下者，只检查 6 颗指数牙的牙龈出血和牙石情况，不检查牙周袋深度。

60. D【解析】牙周炎发展过程中，较明显的牙槽骨吸收出现在进展期。牙周炎进展期破骨细胞活跃，牙槽骨吸收明显。

61. E【解析】气胸患者一般为干咳。

62. B【解析】舌肌为横纹肌，构成舌的主体，分为舌内肌和舌外肌两部分。舌内肌收缩时改变舌的形态，舌外肌收缩时改变舌的位置。

63. E【解析】牙周脓肿和牙龈脓肿的区别主要在于病灶位置不同和局部临床表现不同。牙龈脓肿仅限于游离龈和龈乳头；牙周脓肿则是深牙周袋引流不畅，在牙周袋底和袋壁形成脓肿，牙龈脓肿通常由牙龈炎引起，坏牙不松动，没有牙槽骨吸收，而牙周脓肿通常有深牙周袋，坏牙有一定程度的松动，在 X 线片上可见牙槽骨的吸收。

64. C【解析】下颌骨骨折常见的固定方法有单颌结扎、颌间结扎和坚固内固定。如果是闭合性单向性的骨折，可采取保守治疗，颌间结扎的治疗效果也非常好，它的优点是可以保证骨折端在正常的咬合下进行愈合。一般下颌骨骨折结扎 4~6 周，上颌骨骨折要结扎 3~4 周，如果结扎完一段时间后，骨折没有异常的动度、咬合关系良好就可以将结扎丝拆除。

65. C【解析】翼内肌位于颞下窝和下颌支的内侧面，位置较深，有深浅两个头，其中深头起自翼外板内面和腭骨锥突，浅头起自腭骨锥突和上颌结节，均止于下颌角内面的翼肌粗隆。

66. C【解析】天疱疮的主要病理特征为棘层松解，上皮内疱形成。

67. B【解析】适应性免疫应答具有特异性、多样性、记忆性和耐受性。

68. E【解析】软腭肌由腭帆张肌、腭帆提肌、腭垂肌、腭舌肌和腭咽肌组成。

69. B【解析】牙周附着丧失是指釉质牙骨质界到袋底的距离，牙周附着丧失是牙周支持组织破坏的结果，附着丧失是牙周炎严重程度的重要指标。

70. E【解析】引起牙齿松动的原因：①牙槽嵴的吸收（牙松动的最主要原因）（排除 A）。②咬合创伤（排除 B）。③牙周膜的急性炎症（急性炎症消退后牙齿可恢复稳固）（排除 C）。④牙周翻瓣手术后。⑤女性激素水平变化（排除 D）。⑥其他：生理性（乳牙替换）或病理性（如囊肿或肿瘤压迫等）。

71. D【解析】根据穿刺液可以诊断为右舌下腺囊肿口外型。

72. D【解析】中年女性患者，胃溃疡病史 20 年，反复发作，抑酸对症治疗好转，近 2 个月发作腹痛，内科治疗 8 周效果差，伴进行性消瘦，需高度怀疑胃溃疡癌变可能。

73. C【解析】非创伤性修复治疗（ART）指用手用器械清除龋坏组织，然后用可缓慢释放氟的玻璃离子材料充填龋洞的方法。其适用于恒牙和乳牙的中小龋洞，且无牙髓暴露，无可疑牙髓炎。

74. E【解析】前牙的锥形牙不适合嵌体修复。

75. D【解析】Snyder 试验和 Cariostat 试验用于检测细菌产酸能力；Dentocullt-LB 试验用于检测乳酸杆菌；Dentobuff-Strip 试验用于检测唾液缓冲能力。

76. A【解析】7 岁以后恒牙矿化完成，不受高氟影响，其氟牙症患病率为 0。

77. E【解析】急性阑尾炎的治疗包括非手术治疗和手术治疗。非手术治疗包括抗感染，对症支持治疗等。一般无需输血。

78. D【解析】牙面酸蚀后应用蒸馏水彻底冲洗，通常用水枪或注射器加压冲洗牙面 10~15 秒，边冲洗边用排唾器吸干。如用含磷酸的凝胶酸蚀，冲洗时间应加倍。

79. A【解析】经根管治疗后以 PEM 全冠修复，经牙体制备取膜后，在全冠初戴之前，应该用塑料全冠做暂时保护性修复，因为死髓牙牙体组织易发生折断，尤其是经过牙体预备后，预备体体积明显减小，牙折的可能性更大，所以要用塑料全冠做保护性修复。

80. B【解析】肌瘤可压迫输卵管或改变宫腔形

状，引起不孕或流产。患者有习惯性流产史，且B超提示肌壁间肌瘤。患者年轻，有生育要求，所以应行肌瘤切除术。肌瘤切除术适用于希望保留生育功能的患者，可经腹或经腹腔镜下切除肌瘤。

81. D【解析】牙冠无缺损，轻度松动和叩痛，牙髓活力测验同正常牙。虽然自觉牙有伸长感，但无创伤。上述临床表现都是牙震荡的诊断指标，而不支持其他干扰选项的诊断。

82. E【解析】沃辛瘤由腺上皮和淋巴成分构成。肿瘤形成较多的囊样腔隙，内有假复层排列的腺上皮衬覆，间质中有大量的淋巴细胞并形成淋巴滤泡。

83. C【解析】孕妇妊娠晚期发生无痛性阴道流血，符合“前置胎盘”的诊断。前置胎盘阴道流血多，出现失血性休克者，无论胎儿成熟与否，均应终止妊娠并应同时输血、补液纠正休克。

84. D【解析】根据临床检查：口底肿物，粘连，伴有同侧舌尖麻木、疼痛，活动度差，初步考虑为舌下腺恶性肿瘤。

85. A【解析】这种研究属于前瞻性研究中的试验流行病学。但试验流行病学方法要求设立严格的对照组，本题没有设立对照组，所以不是严格意义上的试验流行病学，只能将其归入“类试验”或“准试验”一类中。

86. E【解析】该中年男性患者典型表现是贫血、发热、出血和白血病浸润（牙龈肿胀、肝脾轻度大）表现，结合骨髓中原始细胞>0.3，符合急性白血病的表现。牙龈肿胀和骨髓原始细胞的组化染色结果支持诊断为急性单核细胞白血病。牙龈肿胀一般仅见于急性单核细胞白血病。骨髓原始细胞的组化染色结果对鉴别各种类型的急性白血病很有帮助，急性淋巴细胞白血病的过氧化酶染色一般为阴性，而急性粒细胞白血病和早幼粒细胞白血病的过氧化酶染色常为阳性和强阳性，非特异性酯酶可以阳性，但阳性反应不能被氟化钠抑制。

87. B【解析】龋齿充填属于龋病的二级预防策略。

88. A【解析】在学校口腔预防项目中，氯已定作为控制菌斑的药物制剂配制成漱口液，其作用机制是阻碍唾液细菌在牙面的吸附。

89. A【解析】治疗应采用光固化修复。

90. E【解析】沃辛瘤多见于男性，男女发病率比例为6∶1。

91. E【解析】原发性慢性肾上腺皮质功能减退症典型的表现包括皮肤色素沉着、特征性颊黏膜和牙龈的色素沉着、掌纹和乳晕颜色加深。

92. D【解析】下颌下腺切除术创口内置橡皮引流条，分层缝合颈阔肌、皮下组织及皮肤，然后加压包扎以消除死腔。亦可放置负压引流球，采用负压引流。污染创口或为防止积血、积液而放置的引流物，多在1~2日去除，脓肿或死腔的引流物一般放置至脓液和渗出液完全消除为止。负压引流的去除指征一般为24小时内引流量不超过30ml，及时拔除引流管。

93. D【解析】CPI检查内容包括牙龈出血、牙石和牙周袋深度。

94. D【解析】交叉十字绷带被广泛应用于颌面部（耳前区、耳后区、腮腺区、下颌下腺区、颏下区）。

95. D【解析】右侧舌下腺及囊肿摘除术，术中如将下颌下腺导管结扎或缝扎，唾液排出受阻，术后数小时即可发生急性下颌下腺肿胀。

96. B【解析】社区口腔调查内容不包括针对高危人群的特殊预防项目设计。

97. D【解析】牙列末端游离缺失可摘局部义齿首选RPI卡环组。

98. D【解析】患者头痛为单侧性，搏动性，持续10小时，神经系统检查无异常，脑电图正常，可排除癫痫精神运动性发作和颅内占位性病变，故考虑诊断为偏头痛。

99. E【解析】右侧下颌下区穿刺抽出蛋清样黏稠液体，触诊柔软，与皮肤无粘连考虑为舌下腺囊肿口外型，根治是摘除右侧舌下腺，右侧下颌下区加压包扎。

100. A【解析】磨圆的刷毛端比平切刷毛端对牙龈损伤更小。正确的保管方法应该是牙刷头向上放置，空气干燥法并不是清除牙刷细菌最完善的方法。

101. B【解析】含氟凝胶是一种由来已久的局部用氟方法。主要使用酸性磷酸氟（APF），即含有氟化钠与磷酸。氟凝胶的优点是用口腔托盘放置适量凝胶一次可用于处理全口牙，比传统的涂氟方法容易，花费时间少。

102. C【解析】含氟凝胶有二种不同类型的含氟浓度，提供给不用的使用者。供专业人员使用的APF浓度为1.23%，含氟离子浓度为12 300mg/kg，pH为3~4。氟以HF形式存在，氟浓度很高，因此临床应用时要严格操作，尽量减少氟的摄入。

103. A【解析】氟化凝胶的浓度是1.23%，每次使用的药量应小于1ml，半年复查一次。

104. B【解析】根据题干，可能的病因是肾小动脉硬化。

105. E【解析】因肾脏已失去功能，所以应暂时利用透析治疗的方式，维持内环境稳定。

106. E【解析】血管紧张素转换酶抑制药会有与

血管紧张素Ⅱ、醛固酮生成受阻有关的副作用，有低血压、一过性蛋白尿、高血钾、窦性心动过缓、头痛等，因此血钾升高时不宜使用。

107. C【解析】患儿上前牙外伤后松动，叩痛，龈缘出血，怀疑牙震荡，需X线片检查牙根情况、牙周膜情况及牙槽骨。

108. A【解析】根据1|未见伸长，松动Ⅱ度，叩诊（+），龈缘少量出血，牙髓无活力可诊断为牙震荡。

109. C【解析】牙震荡的治疗方案应为固定松牙、调𬌗、定期复诊（6个月）。

110. B【解析】患者晚期发生无诱因、无痛性、反复阴道流血，符合“前置胎盘”的诊断。前置胎盘时先露已衔接的可能性很小。

111. C【解析】OCT（缩宫素激惹试验）不适宜用于不明原因的产前出血。

112. D【解析】孕妇诊断“前置胎盘合并休克”，现胎心加快。阴道流血多，出现失血性休克者，无论胎儿成熟与否均应终止妊娠。

113. C【解析】侵袭性牙周炎，青少年多见，好发于15岁到25岁之间，女性多于男性，因此，也叫青少年牙周炎。它的发病比较早，一般是青少年青春期刚过开始，跟特异性的细菌增多和宿主的防御性差有关系。病久可变成广泛型侵袭性牙周炎，累及全口多数牙都会受累。因此，根据题干所给条件，可能的诊断是侵袭性牙周炎。

114. C【解析】侵袭性牙周炎常用药物：①四环素族药物，四环素在国外使用较多，但在我国，由于20世纪四环素的滥用导致耐药菌株，四环素对国内患者效果不理想。可使用米诺环素、多西环素。②甲硝唑和阿莫西林配伍使用，可有效抑制Aa和厌氧致病菌。药物的使用应在菌斑生物膜被破坏之后，即在机械治疗或手术治疗后。

115. E【解析】常规牙周手术后通常形成修复而非再生，而牙周组织再生是牙周手术后最理想的愈合状态。

116. D【解析】拍X线片用于评估口内余牙的牙槽骨吸收情况。

117. B【解析】若病变累及全口牙，则患者应诊断为广泛型侵袭性牙周炎。

118. C【解析】其治疗应以牙周基础治疗为主，药物治疗为辅。

119. D【解析】局限型侵袭性牙周炎的临床特点如下。①好发于青春期前后；女性多于男性或无差异。②牙周组织破坏程度与局部刺激物不成比例。③局限于第一恒磨牙和上下切牙，左右对称。其中一个为第一磨牙，其他患牙（非第一磨牙和切牙）不超过2个。④第一磨牙垂直型骨吸收；切牙区水平型骨吸收。⑤病程进展快（比慢性牙周炎快3~4倍）。⑥早期出现牙齿松动和移位。⑦家族聚集性。

120. B【解析】阻塞性下颌下腺炎的典型症状是进食时腺体肿大。

121. A【解析】双合诊检查是否有导管结石。

122. C【解析】肿块大小与进食有关，可能是涎石症致慢性下颌下腺炎。

123. D【解析】重衬是在全口义齿组织面加上一层塑料，使基托组织面与周围的组织紧密贴合，增加固位力。适用于全口义齿戴用一段时间后，由于组织的吸收，导致固位不良。

124. C【解析】应首先保证义齿固位，再检查义齿的其他性能。

125. A【解析】固位尚好，但是在咀嚼食物时，义齿容易脱落，这是由于𬌗不平衡，牙尖有干扰，使义齿撬动，破坏了边缘封闭造成的。

126. C【解析】当休息状态时，义齿固位尚好，但若患者说话大张口或打哈欠时义齿易松动，可能的原因是基托边缘过长、过厚，唇颊系带区基托边缘缓冲不够，影响系带活动。

127. D【解析】询问患者何时义齿松动是判断义齿存在何种问题的重要依据。

128. E【解析】二级预防旨在早期发现、早期诊断、早期治疗，减轻已发生的牙病的严重程度，控制其发展。对局限于牙龈的病变，及时采取专业性洁治，去除菌斑和牙石。控制其进一步发展。采用X线检查法定期追踪观察牙槽骨情况，根据具体情况采取适合的治疗，如洁治、治疗牙周脓肿、袋内刮治、根面平整、牙周手术、拔除不能保留的患牙等，使牙周组织的健康状况得到显著改善。二级预防的效果是在一级预防基础上取得的，其远期效果与患者是否能长期坚持各种预防措施有关。

129. B【解析】三级预防是预防疾病的恶化，以减少后遗症、恢复劳动能力，保持器官功能为内容，以降低死亡率、延长寿命为目的。如尽量设法采取治疗措施，保留晚期龋病的患牙，恢复咀嚼功能。对口腔癌变应阻断癌细胞向周围组织侵袭、扩散和转移，进行综合性的康复医疗等措施。根管治疗、活动与固定修复方面的功能恢复等都属于三级预防。

130. D【解析】5%碳酸氢钠纠正代谢性酸中毒时使细胞内$H^+$转出，同时$K^+$转入细胞内或从尿中排出，故为治疗高钾血症常用药物。

131. B【解析】7%氯化钠溶液是高渗液，钠离子浓度高，可提高渗透压，故既可较迅速地扩充血容量、抗休克，又可迅速地提高血钠浓度，用来纠正低渗性脱水。

132. A【解析】糖尿病常并发酮症酸中毒，其治疗是用生理盐水（0.9%氯化钠）静脉滴注进行稀释，逐渐纠正酮症酸中毒。临床上不必用碱性药物来处理此类酸中毒。

133. C【解析】尖而长的畸形中央尖易折断或被磨损而露髓。预防方法为多次少量调磨中央尖，每次调磨后立即涂氟化物，以防止出现牙本质敏感症状，促进髓角处修复性牙本质的形成。

134. E【解析】圆钝而无妨碍的中央尖暂不处理，进行观察，也可以在局部麻醉下一次磨除中央尖，制备洞形，并视牙髓是否暴露，选用直接盖髓术或间接盖髓术。

135. D【解析】并发牙髓炎或根尖炎的患牙根据不同情况选择治疗方法，若为根尖炎尚未形成的早期牙髓炎，可行活髓切断术尽可能保存牙乳头，使牙根继续发育完成；若为牙髓晚期或有根尖病者，行根管治疗，根尖孔尚未形成者行诱导形成术。

136. C【解析】雄激素功能为维持女性正常生育功能，维持第二性征，促进阴毛、腋毛的生长。促进蛋白质合成，促进肌肉和骨骼的发育，在青春期后可导致骨骺愈合，促进红细胞生成，促进血红蛋白及骨髓的红细胞增生。

137. B【解析】孕激素对阴道上皮的作用是使阴道上皮中层和表层细胞脱落加快。

138. A【解析】雌激素对阴道上皮的作用是促进阴道上皮增生和角化。

139. E【解析】甲硝唑是唯一抑制革兰阴性厌氧菌和螺旋体特别有效的药物。

140. C【解析】四环素是对局限型侵袭性牙周炎的疗效超过单独外科治疗的药物。

141. B【解析】氯己定可局部应用于手术后的化学菌斑控制。

142. E【解析】黏液囊肿分为外渗型和潴留性囊肿，潴留性囊肿是由导管系统堵塞所致。

143. C【解析】鼻腭囊肿位于鼻腭管或其附近。

144. A【解析】根尖周囊肿是由于根尖肉芽肿、慢性炎症的刺激，引起牙周膜内的上皮残余增生，位于根尖附近。

145. E【解析】嵌体覆盖牙冠的大部分或全部者称嵌体冠。

146. D【解析】为增加嵌体固位力，采用钉固位者称钉嵌体。

147. A【解析】嵌体覆盖高于𬌗面，用于恢复患者咬合关系者称高嵌体。

148. C【解析】涉及牙冠颊面和𬌗面的嵌体称双面嵌体。

149. C【解析】临床上常用一种称为牙间卡环或者间隙卡环的单臂卡环，卡环的体部通过两个相邻牙的颊外展隙和𬌗外展隙，再沿舌外展隙下降，末端形成连接体，与基托或大连接体相连，这种卡环支持在基牙和相邻牙的邻接点上，有一定的支持作用。

150. D【解析】I形杆卡环与基牙接触面积小，对基牙的损伤小，固位作用好，美观。

# 第二单元

## 【$A_1$ 型题】

**答题说明**

每一道考题下面有 A、B、C、D、E 五个备选答案，请从中选择一个最佳答案。

1. 基本无表情作用的表情肌为
A. 口周围肌群
B. 眼周围肌群
C. 鼻部肌群
D. 耳部肌群
E. 以上都是

2. 翼内肌的主要作用不包括
A. 上提下颌骨
B. 参与下颌前伸运动
C. 参与下颌侧方运动
D. 一侧翼内、翼外肌共同作用，翼内肌使下颌移向同侧
E. 一侧翼内、翼外肌共同作用，翼内肌使下颌移向对侧

3. 错角化常见于下列哪种疾病
A. 天疱疮
B. 白斑
C. 良性黏膜类天疱疮
D. 慢性盘状红斑狼疮
E. 念珠菌病

4. 对口腔扁平苔藓病理表现的描述不正确的是
A. 上皮钉突不规则伸长
B. 基底细胞液化、变性
C. 基底膜界限不清
D. 棘细胞内疱形成
E. 胶样小体出现

5. 对结核性骨髓炎的描述不正确的是
A. 可继发感染，此时可见大量中性粒细胞密集
B. 可见到干酪样坏死物质及死骨形成
C. 不可见上皮样细胞和朗汉斯巨细胞
D. 多见于儿童，上下颌骨均可发生
E. 骨髓腔内可形成结核性肉芽肿

6. 有关噬菌体的描述，错误的一项是
A. 可应用噬菌体进行细菌鉴定
B. 可应用噬菌体做载体进行分子生物学研究
C. 细菌携带噬菌体后发生的性状改变，均称为溶原性转换
D. 噬菌体溶解细菌后，在固体培养基上可形成噬斑
E. 噬菌体基因可与细菌 DNA 发生整合

7. 社会舆论的特点包括
A. 传播具有广泛性
B. 具有一定的群众性
C. 对行为具有约束性
D. 具有自发性
E. 以上都是

8. 属于苯烷胺类选择性钙离子通道阻滞药的是
A. 硝苯地平
B. 维拉帕米
C. 普尼拉明
D. 哌克昔林
E. 氟桂利嗪

9. 人类免疫缺陷病毒（HIV）与感染细胞膜上 CD4 分子结合的病毒刺突是
A. gp120
B. gp41
C. P24
D. P17
E. gp160

10. 纤维囊壁内出现腺体的是下列哪项
A. 含牙囊肿
B. 根尖周囊肿
C. 鳃裂囊肿
D. 牙源性角化囊肿
E. 甲状舌管囊肿

11. 以下属于肉芽肿性炎症的是
A. 慢性化脓性骨髓炎
B. 结核性骨髓炎
C. 慢性增生性骨髓炎
D. 畸形性骨炎

E. 慢性局灶性硬化性骨髓炎

12. 主要表现为小叶内导管囊状扩张，导管上皮增生的病变见于

A. 慢性复发性腮腺炎

B. 坏死性涎腺化生

C. 涎腺症

D. 舍格伦综合征

E. 涎腺结核

13. 人体氟摄入量高的主要来源为

A. 粮食中氟含量高

B. 素菜中氟含量高

C. 饮水中氟含量高

D. 燃料中含氟量高

E. 空气中含氟量高

14. 心理的定义可以理解为

A. 人脑对主观世界的客观反映

B. 人脑对客观现实主观能动的反映

C. 人脑对客观现实客观的反映

D. 机体对外界刺激的间接反应

E. 机体对自然环境的适应性反应

15. 上牙槽后动脉分布于

A. 上颌磨牙、前磨牙

B. 上颌前牙

C. 上颌前牙、前磨牙

D. 下颌前磨牙、磨牙

E. 下颌前牙

16. 能够干扰谷氨酰胺参与合成嘌呤核苷酸的物质是

A. 氮杂丝氨酸

B. 6-巯基嘌呤

C. 5-氟尿嘧啶

D. 甲氨蝶呤

E. 阿糖胞苷

17. 颌骨内最常见的牙源性囊肿是

A. 牙源性角化囊肿

B. 含牙囊肿

C. 萌出囊肿

D. 成人龈囊肿

E. 根尖周囊肿

18. 下列哪种腺体好发涎石症

A. 舌下腺

B. 下颌下腺

C. 腮腺

D. 小涎腺

E. 唇腺

19. 下列哪项不属于牙源性囊肿

A. 根尖周囊肿

B. 含牙囊肿

C. 萌出囊肿

D. 牙龈囊肿

E. 鼻腭管囊肿

20. 含牙囊肿的定义是

A. 囊壁包含一个未萌出牙的牙根

B. 囊壁包含一个已萌出牙的牙根

C. 囊壁包含一个未萌出的牙体

D. 囊壁包含一个未萌出牙的牙冠

E. 囊壁包含一个发育异常的牙体

21. 关于口腔专科病史，下列哪项是不正确的

A. 牙体牙髓病史

B. 修复治疗史

C. 家族史

D. 颞下颌关节病史

E. 放射影像资料

22. 关于内斜线的描述正确的是

A. 起自上颏棘

B. 下方有舌下腺窝

C. 有颏舌肌附着

D. 有下颌舌骨肌附着

E. 后端有茎突下颌韧带附着

23. 心理过程包括

A. 认识过程、情感过程、意志过程

B. 人格倾向性、人格特征、自我意识系统

C. 感觉、知觉、记忆

D. 自我认识、自我体验、自我调控

E. 能力、气质、性格

24. 丹氏颗粒所指的病毒是

A. 甲型肝炎病毒

B. 乙型肝炎病毒

C. 丙型肝炎病毒

D. 丁型肝炎病毒

E. 戊型肝炎病毒

25. 关于性激素的周期性变化，下列说法正确的是

A. 黄体分泌雌激素和孕激素，如不受精 20 天后退化

B. 雌激素有两个峰值，排卵后的峰值较平坦

C. 孕激素在排卵前有一个低峰，排卵后才有高峰

D. 雌、孕激素的峰值在排卵后第 10 天形成

E. 在月经周期中均有较大量的雌孕激素

26. 下列哪种说法不支持牙源性钙化囊性瘤是一种牙源性肿瘤

A. 基底细胞极性倒置
B. 星网状层细胞
C. 肌上皮细胞
D. 牙本质
E. 以上都不是

27. 牙源性角化囊性瘤的病理特征不包括
A. 上皮表面不全角化
B. 上皮角化层呈波浪状
C. 上皮基底细胞极性倒置
D. 纤维囊壁中含有子囊
E. 上皮层增厚

28. 下列关于海绵状血管瘤的叙述正确的是
A. 表浅肿瘤呈暗红色
B. 扪之柔软，不能被压缩
C. 有时可扪及静脉石
D. 扪诊有震颤感，听诊有吹风样杂音
E. 体位移动试验阴性

29. 对于牙本质敏感症患者，临床上最常用的检查方法是
A. 探诊
B. 冷诊
C. 热诊
D. 牙髓活力测验
E. 叩诊

30. 翼外肌在下颌骨的附着处为
A. 下颌隆突
B. 下颌切迹
C. 关节翼肌窝
D. 喙突
E. 髁突外侧的粗糙面

31. 办事优柔寡断，顾虑重重，患得患失的人缺乏意志品质的
A. 自觉性
B. 自制性
C. 坚韧性
D. 独立性
E. 果断性

32. 有关干扰素的叙述错误的是
A. 干扰素有广谱抗病毒作用
B. 干扰素的抗病毒作用具有相对的种属特异性
C. 干扰素对正常细胞几乎无作用
D. 干扰素有抗肿瘤细胞分裂作用
E. 使用干扰素无副作用

33. 关于氯己定含漱液，下列说法不正确的一项是
A. 广谱抗菌剂
B. 长期含漱使牙面、舌背表面着色
C. 易使细菌产生耐药菌株
D. 每日含漱 2 次，每次 1 分钟
E. 有苦味，并使味觉短时改变

34. 根尖周肉芽肿中的泡沫细胞来自
A. 成纤维细胞
B. 中性粒细胞
C. 淋巴细胞
D. 浆细胞
E. 巨噬细胞

35. 下列有关嵌体的说法，除哪项外都是正确的
A. 在口外的模型上制作完成
B. 颌面形态均应与对颌牙协调
C. 可高度抛光预备
D. 强度及耐久性能好
E. 牙体预备时，应制备倒凹

36. 关于翼外肌起点，下列叙述正确的是
A. 上头起自蝶骨大翼的颌下面和颞下嵴
B. 下头起自翼外板的内侧面和腭骨锥突
C. 上头起自翼外板的内侧和腭骨锥突
D. 上头起自蝶骨大翼的颞下面和颞下嵴
E. 上头起自腭骨锥突和上颌结节

37. 在临床上，医师为简单、快速地记录患者的社会人口学特征而自编的“入院记录表”属于
A. 心理测验
B. 评定量表
C. 人格测验
D. 自评量表
E. 调查表

38. 对放射线不敏感的肿瘤是
A. 未分化癌
B. 恶性淋巴瘤
C. 鳞状细胞癌
D. 恶性淋巴上皮瘤
E. 骨肉瘤

39. 急性红斑型念珠菌口炎的临床表现是
A. 病损区黏膜出现珠光白色网纹伴充血
B. 病损区黏膜充血，有散在的色白如雪的柔软小斑点
C. 病损区黏膜表现为结节状或颗粒状增生，或为固着紧密的白色角质斑块
D. 病损区黏膜呈亮红色水肿，或见斑点状假膜
E. 病损区黏膜充血糜烂，舌背乳头成团块萎缩，周围舌苔增厚

40. 狭义的咀嚼肌包括的是
A. 咬肌

B. 颞肌
C. 翼内肌
D. 翼外肌
E. 以上都是
41. 窝沟封闭的操作方法中哪项是错误的
A. 用低速牙钻装好小毛刷，加适量清洁剂清洁牙面
B. 用小棉球蘸酸蚀剂，反复擦拭酸蚀牙面
C. 用蒸馏水冲洗牙面
D. 用细刷笔将封闭材料涂布在酸蚀牙面上
E. 自行固化或光源照射，全程需隔湿
42. 下列哪项临床表现对淋巴瘤的诊断最有意义
A. 肝脾大
B. 盗汗、体重减轻
C. 长期周期性发热
D. 无痛性淋巴结肿大
E. 局限性淋巴结肿大并有粘连
43. 毛果芸香碱对眼的作用为
A. 缩瞳、调节麻痹、降低眼内压
B. 扩瞳、调节麻痹、升高眼内压
C. 缩瞳、调节痉挛、降低眼内压
D. 扩瞳、调节痉挛、降低眼内压
E. 缩瞳、调节痉挛、升高眼内压
44. 许多心理治疗方法中强调成功治疗最为关键的因素是
A. 良好的医患关系
B. 针对性原则
C. 保密性原则
D. 灵活性原则
E. 完善的治疗计划
45. 细菌内毒素的特征是
A. 只有革兰阴性细菌产生
B. 少数革兰阳性细菌产生
C. 细菌在生活状态下释放
D. 抗原性强
E. 不耐热
46. 修复前牙槽骨修整的最佳时间为拔牙后
A. 即刻修整
B. 1个月
C. 2个月
D. 3个月
E. 6个月
47. 汇合形成面后静脉的是
A. 面前静脉，颞浅静脉
B. 颞浅静脉，上颌静脉
C. 翼静脉丛，上颌静脉
D. 面前静脉，耳后静脉
E. 翼静脉丛，耳后静脉
48. 氟牙症在下列哪项中没有差异
A. 地区分布差异
B. 城乡分布差异
C. 年龄分布差异
D. 性别分布差异
E. 牙位分布差异
49. 颈外动脉路径哪项是不正确的
A. 先在颈内动脉前外侧走行
B. 经二腹肌后腹及茎突舌骨肌深面
C. 穿腮腺实质或其深面
D. 髁状突颈部内后方
E. 分为上颌动脉和颞浅动脉两分支
50. 关于面动脉错误的描述是
A. 起点约平下颌角高度
B. 于下颌下腺处行于其深面
C. 在咬肌止点前缘位置表浅
D. 至眶部移行为内眦动脉
E. 是眼球的主要滋养动脉
51. 下列固定桥基牙选择正确的是
A. ⌊2 缺失，选择⌊13 为基牙
B. ⌊23 缺失，选择⌊14 为基牙
C. 78⌋缺失，选择6⌋为基牙
D. ⌈23 缺失，选择⌈14 为基牙
E. 以上均正确
52. 生物-心理-社会医学模式认为
A. 心身是统一的
B. 在健康和疾病问题上应将人视为一个整体
C. 心理因素、社会因素和生物因素都影响人体健康和疾病的发生
D. 心理对健康和疾病有能动作用
E. 以上都是
53. 关于牙釉质的生长线不正确的说法是
A. 又称芮氏线
B. 牙釉质的横断面呈同心圆
C. 代表牙釉质周期性生长速率
D. 代表牙釉质每天形成的厚度
E. 代表牙釉质5~10天形成的厚度
54. 医学心理学的研究对象为
A. 疾病发生发展的规律
B. 人类行为的科学发展
C. 人类心理活动的规律
D. 影响健康的有关心理问题和行为
E. 疾病预防和治疗的原则
55. 链霉素抑制结核分枝杆菌的机制是

A. 抑制细胞 DNA 聚合酶
B. 抑制转肽酶阻断肽链延长
C. 抑制细胞 RNA 聚合酶
D. 与核蛋白体小亚基结合并改变其构象
E. 抑制细菌转录过程

56. 达牙本质深层的牙隐裂的临床表现是
A. 长期咬合不适感
B. 定点性咀嚼剧痛
C. 遇冷热刺激敏感
D. 阵发性自发痛
E. 与窝沟重叠的隐裂纹

57. 上颌动脉又称为
A. 颞浅动脉
B. 面动脉
C. 颌外动脉
D. 腭升动脉
E. 颌内动脉

58. 关于糖尿病酮症酸中毒的临床表现叙述正确的是
A. 有代谢性酸中毒症状
B. 严重脱水伴循环衰竭体征
C. 原有症状加重或首次出现“三多”伴乏力
D. 食欲缺乏、恶心、呕吐、极度口渴、尿量增多
E. 以上都是

59. 下列关于舌动脉描述正确的是
A. 平舌骨大角尖处，自颈外动脉后壁发出
B. 甲状软骨上缘可作为寻找舌动脉起始位置的标志
C. 舌动脉在舌骨舌肌前缘处分为舌下动脉、舌深动脉两终支
D. 舌动脉在行程中以下颌舌骨肌为界分为两段
E. 舌深动脉是舌动脉的最大分支

60. 全脱位的外伤牙在脱位后多久进行再植，治疗效果较好
A. 4 小时以内
B. 3 小时以内
C. 2 小时以内
D. 60 分钟以内
E. 30 分钟以内

61. 关于颈外动脉和颈内动脉的鉴别，下列说法有误的是
A. 颈内动脉初在颈外动脉的后外侧，继而转至其后内侧
B. 颈内动脉在颈部无分支
C. 颈外动脉在颈部发出一系列分支
D. 颈内动脉比颈外动脉粗
E. 暂时阻断颈外动脉时触摸颞浅动脉无搏动

62.《黄帝内经》提出的“天人合一”“形神合一”的心理学观点属于医学心理学发展的哪一阶段
A. 科学医学心理学时代
B. 哲学医学心理学时代
C. 神灵医学心理学时代
D. 现代医学心理学时代
E. 以上都不是

63. 老年人随着年龄的增长，主要增加的口腔疾病是
A. 根面龋
B. 牙髓炎
C. 口干
D. 牙列不齐
E. 口吃

64. 面动脉的主要分支不包括
A. 上唇动脉
B. 下唇动脉
C. 内眦动脉
D. 腭升动脉
E. 咽升动脉

65. 口腔临床试验必须遵循的三个基本原则是
A. 随机、对照、重复
B. 随机、对照、盲法
C. 随机、盲法、重复
D. 盲法、对照、重复
E. 随机、对照、随意

66. “感时花溅泪，恨别鸟惊心”，这种情绪状态是
A. 心境
B. 美感
C. 应激
D. 激情
E. 悲哀

67. 上颌动脉翼腭段的分支不包括
A. 上牙槽后动脉
B. 眶下动脉
C. 腭降动脉
D. 蝶腭动脉
E. 脑膜中动脉

68. 下列哪一项不是根尖诱导成形术的适应证
A. 牙髓病波及根髓的年轻恒牙
B. 牙髓全部坏死的年轻恒牙
C. 根尖周炎症的年轻恒牙
D. 深龋意外露髓的年轻恒牙

E. 根近冠1/3折断的年轻恒牙

69. 咬合调整的目的是通过对牙的选磨

A. 消除早接触

B. 消除𬌗干扰

C. 𬌗关系协调

D. 使𬌗力分布均匀

E. 以上都对

70. 关于急性龈乳头炎，不正确的是

A. 急性非特异性炎症，局限于个别龈乳头

B. 可能由不恰当地使用牙签剔牙或过尖的食物刺伤导致

C. 菌斑是直接病因

D. 龈乳头色红、肿胀

E. 龈乳头探痛，易出血

## 【$A_2$ 型题】

### 答题说明

每一道考题是以一个小案例出现的，其下面都有A、B、C、D、E五个备选答案，请从中选择一个最佳答案。

71. 患者，女性，56岁。高血压病史。3小时前生气后突然头痛、呕吐、右侧肢体活动不灵，5分钟后患者意识不清。检查：血压180/120mmHg，中度昏迷，瞳孔2mm，对光反应存在，右侧鼻唇沟浅，右侧上、下肢痛刺激无反应，右侧病理征阳性。急查脑CT见左侧豆状核区有一高密度影，左侧脑室体部有高密度影。来院2小时后，瞳孔左侧5mm，右侧2mm，对光反应左侧消失，右侧存在。最可能的诊断为

A. 基底节出血

B. 基底节出血，继发性脑室出血

C. 基底节出血，颞叶钩回疝形成

D. 脑梗死，脑疝形成

E. 基底节出血，继发性脑室出血，颞叶钩回疝形成

72. 患者，女性，70岁。全口义齿修复后2周，主诉咳嗽时上颌义齿容易脱落，余无不适。其原因可能是

A. 义齿恢复的垂直距离过高

B. 义齿在硬腭区缓冲不足

C. 义齿基托边缘过伸展

D. 义齿基托在上颌后堤区封闭不良

E. 上颌牙槽嵴吸收较多

73. 患者，男性，78岁。戴全口义齿10年，因进食疼痛、不适1个月就诊。检查：上腭义齿承托区相对应的黏膜充血，上腭义齿基托组织面涂片见白念珠菌菌丝。该患者治疗中不应使用的药物为

A. 制霉菌素

B. 复方氯己定

C. 克霉唑

D. 碳酸氢钠

E. 金霉素含漱液

74. 患儿，男，1岁。母乳少，长期以米汤、稀饭喂养，不规律添加辅食，食欲差，精神差，皮下脂肪厚度为0.5cm，诊断为Ⅰ度营养不良。下面表现哪个最先出现

A. 皮肤干燥

B. 肌张力降低

C. 身高低于正常

D. 皮下脂肪减少

E. 体重不增或减轻

75. 患儿，女，2岁。口内检查发现，上下颌乳中切牙、乳侧切牙和第一乳磨牙萌出。按照一般乳牙萌出顺序在其口内萌出的下一颗牙为

A. 下颌第一磨牙

B. 下颌乳尖牙

C. 上颌乳尖牙

D. 下颌第二乳磨牙

E. 上颌第二乳磨牙

76. 患者，男性，35岁。因口腔颌面部创伤致舌体裂伤，出血明显，口底肿胀，急诊入院。最有效合理的止血方法是

A. 注射止血针

B. 指压患侧的颈总动脉

C. 用纱布块填塞止血

D. 创口缝合止血

E. 做颈外动脉结扎术

77. 临床表现为牙龈肿胀坚实，呈炎性增生。镜下见上皮下纤维结缔组织增生成束，束间可见淋巴细胞和浆细胞浸润，毛细血管增生不明显。该疾病是

A. 纤维增生型慢性龈炎

B. 炎症水肿型慢性龈炎
C. 牙急性坏死溃疡性龈炎
D. 剥脱性龈病损
E. 药物性龈炎

78. 一面颊部切割伤患者因伤后很长时间才就诊，出血较多，有休克症状时，应采用的措施是
A. 安静
B. 补充血容量
C. 镇静
D. 清创缝合
E. 防止感染

79. 患者，女性，15 岁。3 天前右上中切牙外伤，现咬物痛，要求治疗。检查：1| 牙冠完整，叩痛（+），电测验无活力，Ⅰ度松动，龈无红肿、扪诊未见异常，X 线片显示根折线在根尖 1/3 处。该患牙第一次的处理是
A. 活髓切断
B. 盖髓治疗
C. 调𬌗观察
D. 根管治疗
E. 固定结扎

80. 在实施学校氟水漱口项目时，项目小组负责人指出该项目的实施同时有赖于口腔健康教育与口腔健康促进，两者的关系是
A. 相互独立的两个方面
B. 教育在先，促进在后
C. 有机结合、相辅相成
D. 促进在先，教育在后
E. 密不可分，有机结合

81. 一额颞部撕裂伤的患者，现场有急救包的情况下，能够采用的止血方法是
A. 压迫止血
B. 包扎止血
C. 结扎止血
D. 填塞止血
E. 缝扎止血

82. 患者，女性，30 岁。一年前在外院做过左下后牙龋洞银汞合金充填。现因牙体折裂一小块来就诊。检查：⌈6 近中𬌗面见银汞合金充填物，舌侧壁牙体折裂一小块。引起折裂的原因可能是
A. 食物嵌塞
B. 充填材料过度收缩
C. 制洞时未去除无基釉
D. 洞形的点、线角太钝
E. 鸠尾峡过窄

83. 患者，男性，67 岁。持续咳嗽、咳痰 10 余年，测 VC 为预计值的 86%，$FEV_1/FVC$ 为 53%。该患者最可能的诊断是
A. 混合性通气功能障碍
B. 限制性通气功能障碍
C. 阻塞性通气功能障碍
D. V/Q 比例正常
E. V/Q 比例失调

84. 患者，女性，45 岁。颌面部损伤，上颌骨骨折，出血 700ml，烦躁，面色苍白，皮肤湿冷，血压 110/94mmHg，脉搏 100 次/分。此时患者病情所处时期为
A. 无休克
B. 休克代偿期
C. 中度休克
D. 重度休克
E. 虚脱

85. 患者，男性，22 岁。前牙有暗黄色斑点。病变牙的磨片显示，釉柱间质矿化不良，而釉质表层过度矿化。最可能的诊断是
A. 釉质发育不全
B. 遗传性乳光牙本质
C. 氟牙症
D. 四环素牙
E. 畸形中央尖

86. 某牙周病患者有吸烟嗜好，在进行感觉测定法检查其口臭程度前，医师叮嘱他禁止吸烟的时间至少为
A. 2 小时
B. 4 小时
C. 8 小时
D. 12 小时
E. 24 小时

87. 患者，男性，45 岁。交通事故致头面部创伤。因伴发颅脑损伤而发生了吸入性窒息。当即行环甲膜切开及插管术，现窒息已基本缓解。行气管切开术，缝合环甲膜处创口的时间不应超过环甲膜切开术后
A. 12 小时
B. 24 小时
C. 36 小时
D. 48 小时
E. 72 小时

88. 患者，女性，24 岁。自述牙龈肿胀疼痛 3 天。检查：多牙牙龈乳头有脓肿形成，未探及深牙周袋。最可能诊断为
A. 慢性坏死溃疡性龈炎

B. 急性坏死性龈炎
C. 急性多发性龈脓肿
D. 急性龈乳头炎
E. 急性多发性牙周脓肿

89. 患者，男性，35岁。诊断为复发性口疮。关于该病的叙述不正确的是
A. 治疗方法有很多，疗效理想
B. 呈周期性复发且有自限性
C. 轻型口腔溃疡最多见
D. 重型（或大型）口疮好发于口腔的后部，颊、咽旁、硬腭或软腭交界处
E. 是最常见的口腔黏膜病

90. 患者，男性，19岁。与他人相撞致上颌前牙牙外伤。检查发现$\underline{|1}$位置低于咬合面，牙冠缩短，松动Ⅰ度，牙龈有少许撕裂。该牙的诊断是
A. 冠折
B. 根折
C. 牙挫伤
D. 牙脱位
E. 冠根折

91. 患者，男性，40岁。右咽旁间隙脓肿。切开引流出大量灰白色稀薄腐臭脓液，此为何种感染所致
A. 大肠埃希菌
B. 变异链球菌
C. 混合性感染
D. 肺炎链球菌
E. 铜绿假单胞菌

92. 一风湿性心脏瓣膜病患者，心率80次/分，心律不规整，肝肋下3.0cm，下肢轻度水肿，考虑为心力衰竭。为治疗患者疾病，优先选用哪一种治疗
A. 毛花苷C
B. 呋塞米
C. 高流量吸氧
D. 地高辛
E. 硝普钠

93. 患儿，男，8个月。舌系带溃烂1个月。检查$\overline{\text{I}|\text{I}}$萌出，边缘锐利，舌系带处可见1.0cm×0.8cm大小的溃疡，溃疡边缘高起外翻，有灰白色假膜，触较硬。此患儿疾病可能诊断为
A. 贝氏口疮
B. Riga病
C. 腺周口疮
D. 结核性溃疡
E. 鹅口疮

94. 某医师对家长进行婴儿口腔保健指导，其指导的内容里没有
A. 哺乳后擦洗口腔
B. 进糖后给温开水
C. 指套牙刷帮刷牙
D. 教孩子刷牙方法
E. 补充和强化营养素

95. 患者，男性，48岁。3天前出现左上前牙持续剧烈跳痛，昨日疼痛缓解，但自下睑至下唇鼻旁颧部肿胀明显，皮肤红、热。此时应诊断为
A. 急性上颌窦炎
B. 眶下间隙感染
C. 上颌骨中央性骨髓炎
D. 上唇痈
E. 眶下淋巴结炎

96. 患者，女性，26岁。自述牙龈肿胀疼痛5天。如果根据临床表现诊断为急性多发性龈脓肿，其临床特征除外
A. 脓肿可波及附着龈
B. 脓肿波及颊侧及舌侧
C. 叩诊不适
D. 多数龈乳头有脓肿形成
E. 局部淋巴结肿大

97. 患者，女性，41岁。腹痛1个月，左下腹疼痛明显，排便后缓解，大便呈稀糊状。检查：左下腹压痛明显，X线及结肠镜检查未见异常。最可能的诊断是
A. 溃疡性结肠炎
B. 功能性消化不良
C. 自发性腹膜炎
D. 肠易激综合征
E. 左半结肠癌

98. 患儿，女，7岁。上颌乳中切牙脱落2个月，恒中切牙一直未萌出。患儿发育正常，颌面部对称。$\underline{1|1}$处牙床饱满，牙龈颜色正常，X线片见有恒牙胚。临床处理宜选择
A. 修复治疗
B. 切开导萌
C. 增加营养
D. 观察
E. 局部用药

99. 患儿，男，5岁。右下乳磨牙殆面龋，未有自发痛和叩痛，医师决定采用ART修复该牙，并告知患儿家长，患儿不能用该牙咀嚼的时间是修复后
A. 30分钟内
B. 1小时内
C. 2小时内

D. 12 小时内

E. 24 小时内

100. 患儿，女，3 岁。右下后牙冷热刺激痛 1 周。检查：右下第二乳磨牙殆面深龋洞，去净腐质达牙本质深层，探诊轻微敏感，叩（-）。治疗应选择

A. 磷酸锌水门汀垫底充填

B. 氢氧化钙护髓后树脂充填

C. 氧化锌丁香油糊剂安抚

D. 树脂充填

E. 活髓切断术

## 【$A_3/A_4$ 型题】

**答题说明**

以下提供若干个病例，每个病例下设若干道考题。请根据答案所提供的信息，在每一道考题下面的 A、B、C、D、E 五个备选答案中选择一个最佳答案。

（101~103 题共用题干）

患者，女性，49 岁。近 2 年月经周期紊乱、出血量多，此次阴道流血 20 余天，伴头晕、心悸。查体：轻度贫血貌，子宫、附件无异常。

101. 下列诊断应首先考虑的是

A. 宫颈息肉

B. 有排卵性功能失调性子宫出血

C. 无排卵性功能失调性子宫出血

D. 子宫肌瘤

E. 子宫腺肌病

102. 此患者下一步处置正确的是

A. 大剂量雄激素

B. 氨甲苯酸

C. 大量雌激素

D. 诊刮

E. 大量孕激素

103. 若病理示子宫内膜重度不典型增生，下一步治疗应首选

A. 再次刮宫

B. 全子宫切除

C. 随访观察

D. 放疗

E. 全子宫+双附件+盆腔淋巴结切除

（104~106 题共用题干）

患者，男性，60 岁。右下后牙进食时酸痛明显 2 个月余，无自发痛。检查：$\overline{6|}$殆面龋洞，叩诊（-），探诊（+），无松动。温度刺激试验（+），刺激去除后症状即刻消失。X 线片示：龋洞底离髓腔较远。

104. $\overline{6|}$可诊断为

A. 浅龋

B. 继发龋

C. 中龋

D. 线性釉质龋

E. 深龋

105. 去除龋坏组织制备洞形后，窝洞消毒应使用

A. 95%乙醇

B. 甲醛甲酚

C. 樟脑酚

D. 木馏油

E. 复方碘剂

106. 充填方法应首选

A. 安抚后双层垫底，永久充填

B. 双层垫底，一次完成永久充填

C. 间接盖髓后双层垫底，完成永久充填

D. 单层垫底，一次完成永久充填

E. 安抚后间接盖髓，双层垫底，永久充填

（107~109 题共用题干）

患者，女性，22 岁。3 周来左上后牙遇冷热过敏。检查发现$\underline{|6}$深龋，探之未穿髓，病变组织颜色较浅，易剔除。

107. 该患牙诊断为

A. 干性龋

B. 继发龋

C. 静止龋

D. 慢性龋

E. 急性龋

108. 做诊断时应与之鉴别的疾病主要是

A. 牙隐裂

B. 急性牙髓炎

C. 牙本质过敏

D. 慢性溃疡性牙髓炎

E. 慢性闭锁性牙髓炎

109. 在做鉴别诊断时，比较有价值的检查方法是

A. X线检查

B. 咬诊

C. 探诊

D. 冷热诊

E. 叩诊

（110~112题共用题干）

患者，女性，45岁。主诉下前牙松动1年。检查：$\overline{1|1}$松动Ⅰ度，牙石（+++），牙龈退缩2mm，边缘暗红，质软，探诊深度5mm，全口其他牙的牙石（+）~（++），牙龈缘水肿，探诊出血，牙周袋深度4~6mm，牙齿未见松动。

110. 在确诊前还应进行的重要检查为

A. 测量龈沟液量

B. 查血常规

C. 测量龈沟温度

D. 拍摄X线片

E. 测量咬合力的大小

111. 最可能的诊断为

A. 药物性牙龈增生

B. 慢性牙周炎

C. 牙龈纤维瘤病

D. 慢性龈炎

E. 侵袭性牙周炎

112. 该患者的第一步治疗应选择

A. 口服阿莫西林+甲硝唑

B. 牙周袋内上四环素药膏

C. 拔除松动的下前牙

D. 刮治

E. 洁治

（113~114题共用题干）

患者，女性，31岁。左下后牙、左下颌角区反复肿胀3个月，开口困难。检查开口度一指半，阻生牙牙龈充血糜烂，挤压有少量脓液溢出，咬肌区膨隆明显，质硬，轻度压痛。

113. 此患者最可能的诊断为

A. 急性智齿冠周炎

B. 左咬肌间隙脓肿

C. 左下颌骨骨结核

D. 左咬肌区放线菌病

E. 左下颌骨边缘性骨髓炎

114. 应选择的措施是

A. 观察

B. 局部理疗

C. 大剂量抗生素的使用

D. 切开引流

E. 病灶刮治术

（115~118题共用题干）

患者，女性，45岁。右侧颊黏膜一蓝黑色肿块1个月。查体：右颊部有一直径约1.5cm的蓝黑色圆形肿块，表面有破溃，右下颌下淋巴结肿大。

115. 该病的诊断最可能是

A. 色素痣

B. 黏膜黑斑

C. 黑棘皮病

D. 恶性黑色素瘤

E. 多发性神经纤维瘤

116. 该病最常由以下哪种情况转变而来

A. 皮内痣

B. 交界痣

C. 混合痣

D. 黑斑

E. 红斑

117. 诊断该病的主要依据是

A. X线片

B. 涂片检查

C. 切取活检

D. 临床表现

E. 血液检查

118. 该病应采取的主要治疗手段是

A. 手术治疗

B. 化学治疗

C. 免疫治疗

D. 放射治疗

E. 冷冻治疗

（119~124题共用题干）

患者，女性，31岁。左下后牙缺失，要求镶牙。检查：$\lceil 5$缺失，间隙正常，牙槽嵴无明显吸收。$\lceil 4$大面积龋坏，可探及穿髓孔，$\lceil 6$殆面中龋，不松动，叩（-），探敏感。全口牙石较多，牙龈红肿。余未见异常。

119. 修复前必要的检查和治疗不包括

A. 缺牙区及邻牙牙片

B. $\lceil 4$根管治疗

C. $\lceil 6$根管治疗

D. 牙周洁治

E. $\lceil 6$充填治疗

120. 修复$\lceil 5$的最佳方案是

A. 活动义齿修复

B. 双端固定桥

C. 单端固定桥

D. 复合固定桥

E. 固定-可摘义齿

121. 如果设计金属烤瓷固定桥，基牙形态正常，牙体预备的要求包括

A. 颊侧磨除 1mm

B. 𬌗面磨除 2. 5mm

C. 冠边缘位于龈上

D. 肩台宽度 0. 5~1. 0mm

E. 冠边缘位于龈下

122. 桥体龈端最佳设计方案是

A. 改良鞍式

B. 鞍式

C. 球形

D. 锥形

E. 悬空式

123. 连接体设计应

A. 尽量增加截面积

B. 内线角圆钝

C. 设计活动连接体

D. 截面积小于 4mm

E. 以上都不正确

124. 如$\overline{|4}$缺损面积大，设计桩核修复，以下描述正确的是

A. 桩直径为根管直径 1/2

B. 桩长为根管长的 1/2

C. 桩固位主要来源于黏接力

D. 桩末端距根尖至少 4mm

E. 以上都不正确

（125~127 题共用题干）

患者，女性，61 岁。右耳垂下无痛性逐渐缓慢长大肿块 5 年。触诊肿块界限清楚，活动，约 4cm×5cm 大小，表面呈结节状，中等硬度，与皮肤无粘连。

125. 该病最可能的诊断是

A. 皮脂腺囊肿

B. 耳下淋巴结转移癌

C. 腮腺多形性腺瘤

D. 腮腺沃辛瘤

E. 慢性淋巴结炎

126. 如果肿块近期生长加速，并出现疼痛、瘤体固定等征象，则应考虑诊断为

A. 皮脂腺囊肿恶变

B. 恶性多形性腺瘤

C. 多形性腺瘤恶变

D. 转移癌

E. 沃辛瘤恶变

127. 对诊断帮助最小的影像学检查是

A. CT 检查

B. MRI 检查

C. B 超检查

D. 腮腺造影检查

E. 腮腺平片

## 【B 型题】

### 答 题 说 明

以下提供若干组考题，每组考题共用在考题前列出的 A、B、C、D、E 五个备选答案，请从中选择一个与问题关系最密切的答案。某个备选答案可能被选择一次、多次或不被选择。

（128~130 题共用备选答案）

A. 口腔问卷调查

B. 口腔健康调查

C. 口腔健康咨询

D. 口腔保健规划

E. 口预防保健措施

128. 在新社区开展口腔卫生保健工作，首先要制定

129. 了解社区人群口腔健康知识、态度和行为状况要进行

130. 开展爱牙日活动最常采用的形式是

（131~133 题共用备选答案）

A. 牙内吸收

B. 慢性牙髓炎

C. 牙髓坏死

D. 牙髓钙化

E. 急性牙髓炎

以下所述疼痛的特征是哪种疾病的临床表现

131. 自发性疼痛，且与体位改变有关

132. 呈自发性、阵发性疼痛，疼痛较剧烈

133. 阵发性的隐痛，疼痛不明显，或每日出现定时钝痛

（134～136 题共用备选答案）

A. $\underline{2|}$、$\underline{|2}$

B. $\underline{1|}$、$\underline{6|}$、$\underline{|1}$、$\underline{|6}$、$\overline{|1}$、$\overline{|2}$、$\overline{|6}$、$\overline{1|}$、$\overline{2|}$、$\overline{6|}$

C. $\overline{|4}$、$\overline{|5}$、$\overline{4|}$、$\overline{5|}$

D. $\underline{1|}$、$\underline{3|}$、$\underline{6|}$、$\underline{|1}$、$\underline{|3}$、$\underline{|6}$、$\overline{|1}$、$\overline{|2}$、$\overline{|3}$、$\overline{|6}$、$\overline{1|}$、$\overline{2|}$、$\overline{3|}$、$\overline{6|}$

E. $\underline{4|}$、$\underline{5|}$、$7|$、$\underline{|4}$、$\underline{|5}$、$\underline{|7}$、$\overline{|4}$、$\overline{|5}$、$\overline{|7}$、$\overline{4|}$、$\overline{5|}$、$\overline{7|}$

134. 畸形中央尖好发牙位包括

135. 牙釉质发育不全在 1 岁以内最易发病的牙位包括

136. 梅毒牙最好发牙位包括

（137～139 题共用备选答案）

A. 种植体初期稳定性不佳

B. 食物嵌塞

C. 义齿𬌗关系不正

D. 牙菌斑

E. 不良习惯

137. 早期种植失败的主要原因为

138. 导致种植体生物力学过载的因素为

139. 导致种植体周围组织病变最主要的因素为

（140～143 题共用备选答案）

A. 星网状层结构

B. 黏液样区域

C. 玫瑰花样结构

D. 同心圆钙化

E. 双层导管结构

140. 牙源性腺样瘤可见

141. 唾液腺多形性腺瘤可见

142. 成釉细胞瘤可见

143. 牙源性钙化上皮瘤可见

（144～150 题共用备选答案）

A. 刃状边缘

B. 凿状边缘

C. 凹形边缘

D. 肩台形边缘

E. 带斜面凹形边缘

144. 锤造全冠一般为

145. 铸造金属全冠一般为

146. 金瓷冠的唇侧一般为

147. 金瓷冠的舌侧一般为

148. 塑料全冠一般为

149. 全瓷冠一般为

150. 金属冠一般为

# 参考答案与解析

## 第二单元

1. D【解析】在人类，耳部肌群已基本退化。

2. D【解析】翼内肌是参与闭口的肌群，主要是上提下颌骨，并辅助下颌前伸和侧方运动，双侧同时收缩上提下颌，双侧同时收缩使下颌向前，一侧翼内、翼外肌共同作用，翼内肌使下颌移向对侧。

3. B【解析】角化不良也称错角化，是指在上皮的棘层或基底层出现个别或成群的细胞角化。有两种情况：一为良性角化不良，多在高度增生的上皮钉突中出现，细胞分化好；二为恶性角化不良：有时可见细胞核，细胞形态有异型性，见于重度异常增生、原位癌及鳞状细胞癌。而本题中白斑早期角化过度或角化不全，颗粒层增厚，棘层不规则肥厚，有角化不良细胞，细胞分化尚好，基底层液化变性。真皮上层有以淋巴细胞为主的炎性细胞浸润。晚期出现上皮细胞间变，基底层细胞液化或消失。

4. D【解析】口腔扁平苔藓的病理表现主要有上皮不全角化，基底细胞液化、变性，以及固有层有密集淋巴细胞浸润带。粒层明显，棘层肥厚者居多，少数萎缩变薄，上皮钉突呈不规则延长，下端有时变尖呈锯齿状。基底细胞排列紊乱，基底膜界限模糊不清，基底细胞液化变性明显者可形成上皮下疱。棘层、基底层或固有层内可见嗜酸性红染的胶样小体。

5. C【解析】结核性骨髓炎常继发于身体其他部位的结核病，一般多见于儿童，上、下颌骨均可发生。可形成广泛的颌骨病变，易发生病理性骨折。也可形成冷脓肿、瘘管。镜下见骨髓腔内形成结核性肉芽组织，由上皮样细胞、朗汉斯巨细胞以及散在炎症细胞聚集形成所谓上皮样细胞结节。结节中心常见干酪样坏死，周围可见增生的纤维结缔组织。有时可见死骨形成。

6. C【解析】噬菌体为侵袭细菌等原核细胞型微生物的病毒。某种噬菌体与其对应的细菌具有特异性的溶菌作用，可在固体培养基上裂解细菌形成噬斑或使液体培养基由混浊变为透明，因此可利用已知噬菌体对未知细菌进行鉴定和分型。此外，由于噬菌体的结构简单，基因数少，充当载体被广泛应用于分子生物学研究中。噬菌体特异选择性侵入宿主菌即细菌携带噬菌体后，温和性噬菌体或称溶原性噬菌体的DNA可与宿主菌染色体的DNA（前噬菌体）发生整合，此过程称为溶原性转换。此外，以噬菌体为媒介，通过转导可将供体菌的DNA片段转移到受体菌内，也能使受体菌获得新的遗传性状。因此，细菌携带噬菌体使细菌生物学性状发生改变，包括溶原性转换和转导两种情况。

7. E【解析】整个社会、某一社会群体，以社会所倡导的医德规范体系作为标准，对医德行为，尤其是有普遍影响的医德事件和现象，在一定范围内公开进行评价，形成带有明确倾向的共同看法，从而对医德现实和医德建设施加有力的影响，这就是具有权威性医德评价的社会舆论。社会舆论的特点包括传播具有广泛性、具有一定的群众性、对行为具有约束性、具有自发性等。

8. B【解析】维拉帕米属于苯烷胺类选择性钙离子通道阻滞药，在钙离子通道阻滞药中对心脏的抑制作用最强。

9. A【解析】人类免疫缺陷病毒（HIV）编码的病毒蛋白有多种，由 *env* 基因编码包膜糖蛋白前体即gp160前体蛋白，然后再裂解为跨膜糖蛋白gp41和包膜表面刺突糖蛋白gp120，其中gp120与感染宿主细胞膜上病毒受体CD4分子结合，使病毒进入细胞内。P24为病毒衣壳蛋白，P17为基质蛋白，二者均由 *gag* 基因编码。

10. E【解析】甲状舌管囊肿纤维性囊壁内偶见甲状腺或黏液腺组织。

11. B【解析】结核性骨髓炎镜下见骨髓腔内形成结核性肉芽组织，由上皮样细胞、朗汉斯巨细胞及散在炎症细胞聚集形成所谓上皮样细胞结节。结节中心常见干酪样坏死，周围可见增生的纤维结缔组织，即结核性肉芽肿。其他病变均不形成肉芽组织的结节。

12. A【解析】慢性复发性腮腺炎的病理表现为小叶内导管囊状扩张，导管上皮增生，囊壁为一层至数层扁平上皮，囊腔可融合；附近导管周围有淋巴细胞浸润或形成淋巴滤泡。坏死性涎腺化生以导管上皮增生为主；涎腺症以腺泡肿大为主；舍格伦综合征以腺泡破坏、淋巴细胞浸润为主；涎腺结核以出现结核性肉芽肿改变为主。

13. C【解析】人体氟的来源主要包括饮水、食物、空气、含氟的牙膏等，而饮水是人体摄入氟的最主要方式，也是人体氟最主要的来源。

14. B【解析】反映性是物质的普遍特性。物质世界的反映形式有物理的、化学的、生物的，都是物质的相互作用和影响。唯有心理的反映形式是非物质的、主观的反映。无生命物质的反映形式是简单的、被动的；有生命物质的反映形式是比较复杂的、积极主动的。客观现实是心理活动的源泉。没有实践活动，就没有心理。人的需要本身不仅取决于生物性，还由社会存在所决定的。因而，欲研究人的心理，必须从社会制约性上加以考虑。心理是脑的功能，脑是心理的器官。

15. A【解析】上牙槽后动脉分布于上颌磨牙、上颌前磨牙及上颌窦黏膜。

16. A【解析】嘌呤核苷酸和嘧啶核苷酸的合成过程可以被一些抗代谢物所拮抗，从而影响核苷酸乃至核酸的代谢。如氮杂丝氨酸能够干扰谷氨酰胺参与合成嘌呤核苷酸的代谢；6-巯基嘌呤可通过反馈抑制嘌呤核苷酸代谢的关键酶而干扰嘌呤核苷酸的合成；氟尿嘧啶可以转变成 FdUMP，FdUMP 与 dUMP 结构相似，是胸苷酸合酶的抑制剂，使 dTMP 合成受到阻断。甲氨蝶呤是叶酸的类似物，能竞争性抑制二氢叶酸还原酶而抑制一碳单位代谢，从而影响核苷酸的合成；阿糖胞苷能抑制 CDP 还原成 dCDP，从而影响 DNAD 的合成。

17. E【解析】根尖周囊肿是颌骨内最常见的牙源性囊肿。

18. B【解析】下颌下腺导管自下而上走行，唾液需要逆重力向外排出，而且下颌下腺导管较长，曲折走行，在口底后部有一弯曲，以上生理解剖因素会使唾液排出困难，溶液滞留，导致涎石形成。下颌下腺是以浆液性腺泡为主的混合性腺体。下颌下腺分泌的唾液富含黏蛋白，性质黏稠，其中含钙量较高，钙盐容易沉积形成涎石。

19. E【解析】牙源性囊肿是指牙齿形成器官的上皮或上皮剩余发生的一组囊肿。一般可分为发育性和炎症性两大类。前者由牙齿发育和/或萌出过程中的某些异常所致，后者则与颌骨内存在的炎症灶有关。作为牙髓炎症的一种后续病变，颌骨炎症性囊肿（如根尖周囊肿等）的发生一般经历牙齿龋坏、牙髓炎症和坏死、根尖周组织的炎症和/或免疫反应、牙周上皮剩余增殖以及增殖上皮团块中央液化、囊性变等一系列可预测的病理过程。一般认为，牙源性囊肿的衬里上皮来源于牙源性上皮剩余，而不同囊肿可能来源于不同的上皮剩余：①牙板上皮剩余可发生发育性根侧囊肿和牙龈囊肿。②缩余釉上皮发生的囊肿有含牙囊肿、萌出囊肿以及炎性牙旁囊肿。③牙周上皮剩余发生根尖周囊肿、残余囊肿和炎性根侧囊肿。需要强调的是，各种类型牙源性囊肿的诊断应综合考虑其临床、X 线和组织病理表现。而鼻腭管囊肿发生于切牙管处的先天性囊肿，可分为以下两型：发生于切牙管内者，名“切牙管囊肿”；发生于切牙管口的腭乳头部者，名“腭乳头囊肿”，不属于牙源性囊肿。

20. D【解析】含牙囊肿是指囊壁包含一个未萌出牙的牙冠并附着于该牙的牙颈部的囊肿。

21. C【解析】家族史不属于口腔专科病史。

22. D【解析】内斜线为下颏棘下方斜向后上与外斜线相应的骨嵴，为下颌舌骨肌的起点。内斜线上方有舌下腺窝，后端有翼下颌韧带附着。

23. A【解析】心理过程包括认识过程、情感过程和意志过程。

24. B【解析】丹氏（Dane）颗粒为具有双层外壳的完整乙型肝炎病毒（HBV）颗粒。

25. B【解析】卵巢主要分泌雌激素、孕激素和少量雄激素。①雌激素在卵泡期随卵泡发育逐渐增多，排卵前形成第一次高峰；排卵后黄体分泌雌激素，约在黄体成熟时形成第二次高峰，此峰值较平坦，峰的均值低于另一高峰；月经前雌激素水平降至最低。雌激素主要包括雌二醇、雌酮和雌三醇。②孕激素在排卵后由黄体分泌，至黄体成熟时形成高峰，以后逐渐下降。孕激素主要是孕酮。③卵巢能分泌少量雄激素，主要是睾酮。

26. C【解析】肌上皮细胞主要位于唾液腺腺泡及小导管的腺上皮与基底膜之间。其发生的肿瘤属于唾液腺肿瘤。

27. E【解析】牙源性角化囊性瘤病理特征：①上皮衬里较薄、厚度一致。②上皮表面呈波浪状或皱褶状，多呈不全角化。③棘细胞水肿。④基底细胞核远离基底膜。⑤纤维囊壁中含有子囊或牙源性上皮岛。

28. C【解析】海绵状血管瘤的瘤体位置表浅时，则呈蓝色或紫色，肿瘤边界不清，可以被压缩，有时可扪及静脉石。患者抬头，肿块就会缩小，直至恢复原状，即体位移动试验阳性。

29. A【解析】因牙本质过敏者临床症状的特点是激发痛，以机械刺激最为显著，临床检查可用探针探及敏感点或敏感区，可引起患者特殊的“酸”“软”“痛”症状。

30. C【解析】翼外肌位于颞下窝，有上下两头，上头起自蝶骨大翼的颞下面和颞下嵴，下头起自翼外板的外侧面，两头肌纤维于止点处汇聚，止于髁突颈部的关节翼肌窝。

31. E【解析】果断性：是指人善于明辨是非，迅速而合理地采取决断，并实现目的的品质。这种品质以深思熟虑和大胆、勇敢为前提，在动机斗争时，能当机立断，在行动时，能敢作敢为，在不需要立即行动或情况发生变化时，又能立即停止已做出的决定。与果断性对立的是优柔寡断、患得患失和草率从事，都是不果断的表现。

32. E【解析】干扰素属于非特异性免疫。干扰素具有广谱抗病毒、抗肿瘤细胞分裂及免疫调节作用，其抗病毒作用具有相对的种属特异性，且对正常细胞几乎无作用。使用干扰素的患者可出现多种副作用，如类感冒样反应、胃肠道反应、骨髓抑制现象、精神神经症状、肝功能异常及变态反应等。

33. C【解析】氯己定溶液是一种广谱抗菌剂，使用0.12%~0.20%的溶液，每天2次，每次10ml，含漱1分钟，可以抑制菌斑形成。氯己定的化学结构稳定，毒性小，长期使用不易形成耐药菌株或造成对人体的损害。其主要缺点：长期使用会使牙面、舌背和树脂类修复体的表面着色；有苦味，并使味觉短时改变。

34. E【解析】慢性根尖周炎以淋巴细胞、浆细胞和巨噬细胞浸润根尖周组织并有肉芽组织形成为其特征。肉芽组织内除慢性炎细胞浸润外，可见血管内皮细胞和成纤维细胞增生；新生的毛细血管常衬以肿胀的内皮细胞。巨噬细胞吞噬脂质后可形成片状聚集的泡沫细胞。

35. E【解析】嵌体是一种嵌入牙体内部，用以恢复牙体缺损的形态和功能的修复体，在口外的模型上用不同材料制作完成并高度抛光；然后戴入患者口内，靠黏固和摩擦力固位。如牙体预备时制备倒凹，则在模型上制作的嵌体将无法取下。

36. D【解析】翼外肌位于颞下窝，有上下两头，上头较小，起自蝶骨大翼的颞下面和颞下嵴，下头较大，起自翼外板的外侧面。

37. E【解析】心理测验和自评量表是依据心理学的原理和技术，对人的心理现象或行为进行数量化测定，从而确定心理现象在性质和程度上的差异。评定量表和人格测验是以评估为目的，作为筛查工具而非诊断工具。

38. E【解析】肿瘤对放射线的敏感度一般可分为低度敏感、中度敏感、高度敏感3种情况。间叶组织来源的肿瘤一般对放射线不敏感，鳞状细胞癌中度敏感，未分化癌和恶性淋巴瘤则较敏感。骨肉瘤为间叶组织来源的肿瘤，对放射线不敏感。

39. E【解析】急性假膜型念珠菌口炎损害区黏膜充血，有散在的色白如雪的柔软小斑点。急性红斑型念珠菌口炎临床表现为黏膜上出现外形弥散的红斑，以舌黏膜多见，严重时舌背黏膜呈鲜红色并有舌乳头萎缩。黏膜红斑是由于上皮萎缩加上黏膜充血所致。慢性红斑型念珠菌病黏膜呈亮红色水肿，或有黄白色的条索状或斑点状假膜。慢性增殖性念珠菌病呈结节状或颗粒状增生，或为固着紧密的白色角质斑块。口腔扁平苔藓的口腔黏膜损害主要特征为珠光白色丘疹或条纹。白纹可交织成网状。

40. E【解析】狭义的咀嚼肌包括咬肌、颞肌、翼内肌和翼外肌4对肌肉。

41. E【解析】窝沟封闭的操作步骤为清洁牙面、酸蚀、冲洗、干燥、涂布封闭剂、固化和检查。在固化过程中，需要用可见光源照射20~40秒，固化封闭剂，照射部位要大于封闭剂涂布的部位。

42. D【解析】淋巴瘤的首发症状常是无痛性颈部或锁骨上淋巴结进行性肿大。

43. C【解析】毛果芸香碱对眼睛的作用主要包括缩瞳、调节痉挛和降低眼内压。

44. A【解析】良好的信任的医患关系是心理治疗成功的关键因素。保密原则、针对性原则、灵活原则、制订完善的治疗计划都是心理治疗的原则，但不是治疗成功最关键的因素。

45. A【解析】内毒素是革兰阴性菌细胞壁的外膜成分脂多糖（LPS），在细菌裂解时释放，故只有革兰阴性菌能产生内毒素。革兰阳性菌和少数革兰阴性菌在活菌状态能分泌外毒素，其特征为抗原性强且不耐热。

46. B【解析】牙槽骨修整的最佳时间为拔牙后的1个月。过早修整，去除牙槽骨量较难控制，往往造成去除牙槽骨量过大、牙槽骨吸收量增大等。而间隔时间太长，影响患者及时进行义齿修复。

47. B【解析】面后静脉又称下颌后静脉，由颞浅静脉和上颌静脉在腮腺内于下颌骨髁突颈部后方合成，在腮腺下端穿出，继续下行经二腹肌和茎突舌骨肌浅或深面至下颌角。

48. D【解析】氟牙症性别分布无差异。

49. A【解析】颈外动脉自颈总动脉起始后，先在颈内动脉前内侧走行，再略向前弯上行，而转向上外，经二腹肌后腹及茎突舌骨肌深面，穿腮腺实质或其深面，行至下颌骨髁突颈部内后方，分为上颌动脉与颞浅动脉两终支。

50. E【解析】面动脉是颈外动脉的一个重要分支，约平下颌角处起始，向前经下颌下腺的深面，于咬肌止点的前缘绕过下颌骨下缘，到达面部，沿口角和鼻翼的外侧迂曲上行至内眦。面动脉的分支主要分布于下颌下腺、面部和腭扁桃体等，用于供应下颌下腺、面部和腭扁桃体等的血供。面动脉在咬肌前缘绕下颌骨下缘处位置比较表浅，在活体可以摸到其搏动，面部出血时要在此进行压迫止血，避免进一步的大出血。

51. A【解析】⌊23 缺失，位于牙弓转角处，一般不选择固定桥修复。78⌋游离缺失一般不选择固定桥修复。⌈23 缺失，位于牙弓转角处，一般不选择固定桥修复。

52. E【解析】生物-心理-社会医学模式认为：①人是一个完整的系统，大脑通过神经系统将全身各系统、器官、组织、细胞、蛋白、分子、基因等部分统一起来。②人同时有生理活动和心理活动，心、身之间相互联系、相互作用。③人与环境是密切联系的，人不仅是自然的人，而且也是社会的人。④心理因素在人类调节和适应内外环境活动中具有一定的能动作用。

53. D【解析】牙釉质的生长线又名芮氏线，镜下观察横磨片时，此线呈深褐色同心圆状排列，类似树的年轮。牙釉质生长线是牙釉质周期性的生长速率改变所形成的间歇线，其宽度和间距因发育状况而不等，代表 5~10 天牙釉质沉积的厚度。

54. D【解析】医学心理学要解决各种影响人们心身健康的心理学问题。

55. D【解析】链霉素可结合结核分枝杆菌核蛋白体小亚基并改变其构象，从而引起读码错误，使细菌蛋白失活。

56. B【解析】当隐裂牙深达牙本质深层时，可出现特征性的定点性咀嚼痛。

57. E【解析】上颌动脉又称颌内动脉。

58. E【解析】糖尿病酮症酸中毒（DKA）为最常见的糖尿病急症，临床表现为早期“三多一少”症状加重；酸中毒失代偿后，病情迅速恶化，疲乏、食欲缺乏、恶心、呕吐、多尿、口干、头痛、嗜睡、呼吸深快、呼气中有烂苹果味（丙酮）；后期严重失水，尿量减少，眼眶下陷，皮肤、黏膜干燥，血压下降，心率加快，四肢厥冷；晚期出现不同程度意识障碍，反射迟钝、消失，昏迷。感染等诱因引起的临床表现可被 DKA 的表现所掩盖。少数患者表现为腹痛，似急腹症，易误诊。虽患者常有感染，但其临床表现可被 DKA 的表现所掩盖且往往因外周血管扩张而体温不高，甚至偏低，是预后不良的表现。

59. C【解析】舌动脉于平舌骨大角尖处，自颈外动脉前壁发出，舌动脉在行程中以舌骨舌肌为界分为三段。舌动脉于舌骨舌肌前缘处分成舌下动脉、舌深动脉两终支。

60. E【解析】完全脱位牙在 30 分钟内进行再植，90%患牙可避免牙根吸收。因此，牙脱位后，应立即将牙放入原位。如牙已落地污染，应就地用生理盐水或自来水冲洗，然后放入原位，如果不能即刻复位，可将患牙置于患者的舌下或口腔前庭处，也可放在盛有牛奶、生理盐水或自来水的杯子内，切忌干藏，并尽快到医院就诊。

61. D【解析】颈内、颈外动脉的鉴别：颈内动脉初在颈外动脉的后外侧，继而转至其后内侧。颈内动脉在颈部无分支，颈外动脉在颈部发出一系列分支。暂时阻断颈外动脉，同时触摸颞浅动脉或面动脉，如无搏动，即可证实被阻断的动脉即颈外动脉。

62. B【解析】关于医学模式的划分，一般按神灵主义医学模式、自然哲学医学模式、机械论医学模式、生物医学模式、生物-心理-社会医学模式划分。神灵主义医学模式是远古时代的医学模式。我国的自然哲学医学模式时间经历较长，一直到近代西医东渐，才逐渐步入生物医学模式。本题考查的是医学心理学，但也可大致按此划分。

63. A【解析】老年人由于牙龈萎缩、牙齿磨损等原因引起牙和牙之间正常的接触关系消失，牙缝变大，食物容易嵌塞，加之口腔抵抗力低，或假牙使用多年清洁不到位造成菌斑堆积而患上龋病。主要是牙之间的邻面龋居多，有的发展成急慢性牙髓炎、根尖周炎，甚至烂成了残根，最后不得不选择拔除，有的老年人牙龈萎缩，牙根暴露，龋病则发生在根面，称作根面龋。由于老年人颌骨骨质疏松，唾液质量下降，全身抵抗力下降，患牙周病大大超过年轻人，其特点是牙龈萎缩、牙槽骨吸收、牙根暴露、牙齿松动甚至脱落。楔状缺损、牙齿缺失，牙齿磨损等都是老年人常见的口腔疾病。

64. E【解析】面动脉的主要分支有下唇动脉、上唇动脉、内眦动脉、颏下动脉、腭升动脉。

65. B【解析】临床试验的设计有三个基本原则，即随机、对照和盲法。在试验设计时必须按照随机、对照和双盲的原则进行。

66. A【解析】心境是指微弱而持久、带有渲染性的情绪状态。一种心境的持续时间依赖于引起心境的客观刺激的性质，“感时花溅泪，恨别鸟惊心”即为典型的心境。

67. E【解析】上颌动脉翼腭段的分支包括上牙槽后动脉、眶下动脉、腭降动脉、蝶腭动脉。

68. D【解析】在牙髓病治疗中，保留活力牙髓是最有益于年轻恒牙的首选治疗。深龋意外露髓的年轻恒牙首选的治疗方法是活髓切断术。

69. E【解析】咬合调整的目的是通过对牙的选磨消除早接触及殆干扰，从而达到上、下颌牙咬合时咬力分布均匀，关系协调。对咬合异常并有症状、体征的患者，修复前应纠正。

70. C【解析】急性龈乳头炎的直接病因是由于食物嵌塞、不恰当地使用牙签、过尖食物的刺伤、充填体的悬突或不良修复体的边缘等机械或化学刺激造成的。

71. E【解析】患者 CT 显示左侧豆状核区有高密度影，考虑为基底节区壳核出血。左侧脑室体部有高密度影，考虑为继发性脑室出血，双侧瞳孔不等大，左侧光反应消失，则为颞叶钩回疝形成。

72. D【解析】后堤区若封闭性不好，咳嗽的时候边缘封闭破坏，会导致义齿脱出。

73. E【解析】该患者治疗中不应使用的药物为金霉素含漱液。其他药物均有抗真菌作用。

74. E【解析】患儿由于喂养不当导致营养摄入不足，皮下脂肪减少，符合“营养不良”的诊断。营养不良的早期表现为体重不增或减轻。

75. B【解析】乳牙的萌出顺序为 B→D→C→E→A，通常下颌同名牙比上颌同名牙萌出早，因此，在乳中切牙、乳侧切牙及第一乳磨牙萌出后，应该是下颌乳尖牙萌出。

76. D【解析】舌头出现较大的伤口，出血量比较多，普通的压迫止血并不能改善症状，应及时到正规医院的口腔科或口腔颌面外科就诊。可在局部麻醉状态下进行清创缝合手术，将伤口内的细菌清除干净，除了能尽快止血之外，也可以防止感染，促进伤口愈合。

77. A【解析】镜下见慢性龈炎主要在牙龈的龈沟壁处有炎症细胞浸润，在沟内上皮的下方可见中性粒细胞浸润，其下方为大量的淋巴细胞（主要为 T 淋巴细胞）。炎症细胞浸润区域的胶原纤维大多变性或丧失。纤维增生型：上皮下纤维结缔组织增生成束，束间可见淋巴细胞及浆细胞浸润，毛细血管增生不明显，其炎症成分比水肿型为少。

78. B【解析】及时处理休克，可以快速建立静脉通道，给患者快速的输液、补液，补充血容量，如补充晶体液和胶体液；血色素低于 7g/L 的患者需要输血，甚至输血制品如输血小板、新鲜冰冻血浆。

79. C【解析】患牙 3 天前外伤，$\underline{1|}$牙冠完整，虽然发生了根折，但在根尖 1/3 处，因此第一次的处理是调𬌗，减轻患牙咬合力负担，定期观察。患牙Ⅰ度松动不需要做固定结扎。观察发现有可复性牙髓炎时做盖髓治疗，牙髓坏死时做根管治疗。

80. C【解析】口腔健康教育与口腔健康促进具有相辅相成的关系，两者在个体与群体的口腔健康中均起到重要作用。

81. C【解析】在有急救包的情况下，选择结扎止血能更好地止血。

82. C【解析】窝洞制备时，未去除无基釉，导致牙体组织抗力不足，发生部分折裂。

83. C【解析】患者有持续咳嗽、咳痰的病史。阻塞性通气功能障碍的肺功能检查结果特点为肺活量（VC）正常或减低、第一秒用力呼气量（$FEV_1$）减低、残气量（RV）增加、肺总量（TLC）正常或增加、残气容积/肺总量（RV/TLC）明显升高，此患者的肺功能检查结果示 VC 为预计值的 86%（正常），$FEV_1$/FVC 为 53%（明显降低），符合阻塞性通气功能障碍的特点。

84. B【解析】休克可分为休克代偿期和休克抑制期。休克代偿期：指机体对有效循环血容量减少早期的相应代偿能力，会引起患者中枢神经系统兴奋性提高，表现为精神紧张、烦躁不安、皮肤苍白、心率加快、呼吸加快、尿量减少等症状。此时进行及时处理，休克可以被纠正；休克抑制期：抑制期患者主要表现为神情淡漠、反应迟钝，甚至可出现意识模糊或昏迷、出冷汗、口唇发绀、脉搏细数、血压进行性下降等表现。

85. C【解析】唯有氟牙症符合题干所描述的病理变化，即过度矿化和矿化不全相伴随。其他选项中的疾病虽然有的在临床上可表现为牙面颜色上有改变，但是在组织学上不表现过度矿化与矿化不全同时存在。

86. D【解析】吸烟会影响口臭程度的判断，在进行感觉测定法检查其口臭程度前至少 12 小时禁止吸烟。

87. D【解析】环甲膜处创口缝合的时间不应超过环甲膜切开术后 48 小时。

88. C【解析】急性多发性龈脓肿是指有很多颗牙齿的牙龈都出现了脓肿，而且是急性的。这种情况目前还是比较少见的，大部分都是发生在青壮年男性身上。当人体抵抗力比较弱，或者是在感冒生病的过程中，就很有可能会发病。

89. A【解析】复发性口疮治疗方法有很多，疗效均不理想。

90. D【解析】该牙的诊断是牙脱位。牙损伤分为牙挫伤、牙脱位和牙折三类。牙脱位是由于较严重的暴力撞击所致，其中包括移位、半脱位和嵌入深部。此案例是$\underline{|1}$位置低于咬合面，牙冠缩短，松动Ⅰ度，说明此牙向牙槽窝深部嵌入，故应诊断为部分脱位。牙挫伤临床上表现为患牙不同程度松动、叩痛、无移位。

91. C【解析】灰白色稀薄腐臭脓液常见于混合性感染。

92. B【解析】利尿药是心力衰竭治疗中最常用的药物，通过排钠、排水减轻心脏的容量负荷，对缓解淤血症状，减轻水肿有十分显著的效果，而目前患者以体循环淤血症状为主，应首先使用利尿药治疗。

93. B【解析】Riga 病特指发生于儿童舌腹、舌系带处的溃疡。

94. D【解析】婴儿时期口腔保健的内容都是由大人帮助完成的，这时期婴儿是不可能学习刷牙并自己刷牙的。

95. B【解析】眶下间隙感染常波及眼眶下方区域，该区域会出现皮肤发红、水肿，脓肿形成后会在眼眶下方形成明显的波动感。口内上前牙区域的前庭沟处常有明显肿胀，按压比较疼痛，患者很容易摸到有波动感。

96. A【解析】急性多发性龈脓肿，指一种比较少见的临床症状较重的牙龈急性炎症，局限于龈乳头，早期牙龈乳头鲜红、肿胀、发亮，唾液黏稠。随即广泛的多个龈乳头有红肿和跳痛，每个红肿的龈乳头内有小脓肿形成，此时患者感到剧烈疼痛，数日后脓肿可自行破溃，病情不易控制，脓肿常此起彼伏，有时同一牙的颊舌侧龈乳头各形成一个脓肿，患牙及邻牙均对叩诊敏感。患病前大多已有全口性的慢性龈炎，当身体抵抗力减低，如在感冒发热、过度疲劳、睡眠不足等情况下，局部细菌大量繁殖和毒力增强，便可发生本病。

97. D【解析】肠易激综合征（IBS）是一种以腹痛或腹部不适伴排便习惯改变为特征的功能性肠病，经检查排除可引起这些症状的器质性疾病。患者主要以腹痛为主，排便后腹痛缓解，该患者症状符合 IBS，而结肠镜检查未见异常，可排除器质性疾病。功能性消化不良排便后不能缓解所以最可能的诊断为 IBS。

98. B【解析】切开导萌用于缓解恒上前牙的软组织阻力，以利于萌出。

99. B【解析】ART 修复患牙使用的是自固化玻璃离子，需一定时间才能固化，充填治疗后患者 1 小时内不能用该牙咀嚼。

100. B【解析】深龋须用氢氧化钙制剂护髓后充填。

101. C【解析】当卵巢出现排卵异常或有排卵而黄体功能异常，可引起异常出血。其中包括无排卵性功能失调性子宫出血和排卵性功能失调性子宫出血，以及月经间期卵泡破裂，雌激素水平短暂下降所致子宫出血。因此，诊断时应先考虑是否为有排卵功血，而考虑患者年龄，可能已无排卵功能。

102. D【解析】绝经过渡期及病程长的育龄期患者首先考虑刮宫术。

103. B【解析】对于药物治疗效果不佳或不宜用药、无生育需求，尤其是不易随访的年龄较大的患者、病例报告为癌前病变的患者，应考虑子宫内膜切除术或子宫全切术。

104. C【解析】龋齿的分类有以下三种：①浅龋，是指在牙齿的表面出现黑斑，而且用探针一探，可以探到明显的龋洞，但是患者无任何的疼痛感。②中龋，龋齿已经发展到牙本质。这时患者吃过冷、过热的食物，就会感觉到有刺激痛，但是刺激物去除以后，疼痛又立刻消失。③深龋，患者在咬食物时会出现嵌入痛，证明牙齿已经发展到深龋，需要在保髓的情况下，再进行充填治疗，而且很有可能深龋已经有牙髓的感染，在充填以后，如果患者出现自发性的疼痛，还需要配合进行根管治疗。根据题目所给条件，探诊有不适，但 X 线片龋洞底离髓腔较远，则诊断为中龋。

105. C【解析】理想的窝洞消毒药物是杀菌力强，有扩散性和渗透性，不使牙变色，对牙髓组织无刺激性并有镇痛安抚的作用。目前尚无理想的药物，一般选用樟脑酚液、麝香草酚、氟化氨银和 75% 乙醇等药物。深的窝洞应选用刺激性小的药物。

106. D【解析】考虑患者患牙为中龋，直接垫底后一次性充填即可。

107. E【解析】患者患牙龋坏组织较浅，易剔除，符合急性龋症状。

108. E【解析】深龋常需和慢性闭锁性牙髓炎进行鉴别诊断。

109. D【解析】牙髓炎与深龋的区别在于疼痛表现不同，急性牙髓炎表现为自发性阵发性疼痛、夜间痛、温度刺激加剧疼痛，而且刺激去除后疼痛不能立即消失。深龋没有自发性疼痛，温度刺激为一过性反应，刺激去除后疼痛立即消失。

110. D【解析】牙周炎的一项重要指标是牙槽骨吸收及吸收程度，这是诊断的重要依据之一，能显示牙槽骨吸收的检查方法为拍摄 X 线片。

111. B【解析】从题干中可看到，临床表现中有牙周袋形成、附着丧失和牙齿松动，可排除牙龈炎的诊断；患者的年龄较大，牙周炎的病情为中度，表明进展较慢，临床表现符合慢性牙周炎的表现。

112. E【解析】慢性牙周炎首要的治疗是去除病因，第一步是通过洁治术清除龈上牙石、菌斑，之后才能进行刮治以清除龈下牙石。慢性牙周炎局部治疗即可获得疗效，不需要全身用药；在没有去除牙石前不用药；下前牙松动 I 度，破坏程度尚未达到需拔除的程度。

113. E【解析】患者左下后牙、左下颌角区反复肿胀 3 个月，开口困难，咬肌区膨隆明显，质硬，轻度压痛。阻生牙牙龈充血糜烂，溢脓，可诊断为左下颌骨边缘性骨髓炎。

114. E【解析】颌骨边缘性骨髓炎应选择的措施是病灶刮治术。

115. D【解析】患者黏膜有蓝黑色圆形肿块，表面有破溃，符合恶性黑色素瘤症状。

116. B【解析】恶性黑色素瘤是由黑色素细胞恶变而来的肿瘤，恶性程度高，常由交界痣转变而来。

117. D【解析】恶性黑色素瘤诊断一般不难，多由临床表现可以诊断，少数不典型者，要靠病理活检证实。

118. A【解析】恶性黑色素瘤及皮肤色素细胞的恶性肿瘤，治疗方法主要包括以下三种：①手术切除，手术方法一般分为两种，一种是普通的扩大切除；另一种是显微外科的手术方法，属于最主要的手术方法。②免疫治疗，输注细胞因子，刺激机体对恶性肿瘤的免疫，造成对恶性肿瘤细胞的破坏力。③分子的靶向治疗，即针对一些有靶向分子突变的靶向治疗。其中手术治疗是最主要的治疗手段。

119. C【解析】┌6 诊断为中龋，不需要进行根管治疗。

120. B【解析】最好的修复方案是制作双端固定桥，功能和美观都能得到恢复。

121. C【解析】根据患者牙位及口腔卫生状况，选择龈上边缘最合适。龈上边缘位于牙龈缘以上，不与牙龈接触，有以下优点：①边缘的牙体预备时不易损伤牙龈。②印模制取方便，不用排龈。③有利于牙周健康。④容易检查边缘的密合度。⑤便于修复体黏接操作。⑥磨牙量较少。

122. A【解析】改良鞍式是为了克服鞍式桥体不易自洁的缺点，在不影响美观的前提下，减小龈端与黏膜接触面积，加大舌外展隙，是美观、舒适、自洁作用均好的一种理想的桥体类型，临床上最常采用。

123. B【解析】固定义齿的连接体，应内角线圆钝，截面积为 $4\sim10mm^2$。

124. D【解析】桩直径为根管直径的 1/3；桩长为根管长的 2/3~3/4；桩冠的固位力主要取决于冠桩与根管壁之间的摩擦力和黏固剂产生的黏结力。

125. C【解析】根据本病例的病史及临床检查特点，均符合腮腺多形性腺瘤的诊断。

126. C【解析】多形性腺瘤一般无任何不适症状，若发生题中给出的表现，表明多形性腺瘤已经发生恶变。

127. E【解析】腮腺平片对腮腺肿瘤、炎症均无任何诊断价值。

128. D【解析】在新社区开展口腔卫生保健工作，首先要制定口腔保健规划。

129. A【解析】了解社区人群口腔健康知识、态度和行为状况要进行口腔问卷调查。

130. C【解析】爱牙日活动期间，多采用设立口腔健康咨询点，发放口腔健康宣传资料等来进行口腔健康咨询。

131. D【解析】牙髓钙化有两种形式，一种是结节性钙化，又称作髓石；另一种是弥漫性钙化。髓石一般不引起临床症状，个别情况出现与体位有关的自发痛。患牙对牙髓活力测验的反应可异常表现为迟钝或敏感。X 线片显示髓腔内有阻射的钙化物（髓石），或呈弥漫性阻射影像而致使原髓腔处的透射区消失。

132. E【解析】急性牙髓炎时患者常出现自发性疼痛，阵发性疼痛，且疼痛不能定位，可放射至头颞部，冷热刺激使疼痛加重，夜间疼痛加剧等。

133. B【解析】慢性牙髓炎一般不发生剧烈的自发性疼痛，有时可出现阵发性隐痛或钝痛。慢性牙髓炎的病程较长，患者可诉有长期的冷、热刺激痛病史。患牙常表现有咬合不适或轻度的叩痛。

134. C【解析】畸形中央尖多见于下颌前磨牙，尤以第二前磨牙最多见，偶见于上颌前磨牙。

135. B【解析】由于致病因素出现在牙发育期会导致牙釉质发育不全，故受累牙往往呈对称性。如 1┘、6┘、└1、└6、┌1、┌2、┌6、1┐、2┐、6┐的切缘或牙尖出现牙釉质发育不全，表示致病因素发生在 1 岁以内。因 2┘、└2 牙釉质和牙本质在出生后 1 年左右才开始沉积，所以 2┘、└2 的切缘被累及时，可推断致病因素已延续到出生后第 2 年。如前牙未受累，主要表现在 4┘、5┘、7|、└4、└5、└7、┌4、┌5、┌7、4┐、5┐、7┐，则致病因素发生在 2~3 岁以后。

136. D【解析】梅毒牙多见于 1┘、3┘、6┘、└1、└3、└6、┌1、┌2、┌3、┌6、1┐、2┐、3┐、6┐，少见于乳牙列。因梅毒对组织损害最严重的时期，是在胚胎末期及出生后第 1 个月。

137. A【解析】种植体早期失败一般是指种植体植入后 3~6 个月修复前发生的种植体脱落，初期稳定性不佳。种植体早期失败发生率在 0.7%~4.0%。种植体植入早期出现问题，就无法取得骨结合，更不能谈及后期修复、美学等重要指标。

138. C【解析】可能导致种植体生物力学过载的因素如下：①义齿颌接触关系不正常，使种植体承受过大的侧向力。②上部结构固位差易造成种植基牙损伤。③种植体数目越多，每个基牙上承受的力相对减小。④骨内种植体一般都植入在下颌颏孔之间的区域，义齿远中边缘将超过末端种植基牙形成单端桥体。桥体长度越大，末端种植基牙上分配的应力越大。⑤种植体的排列位置异常，不容易把人工牙排列在中性区，力方向与种植体长轴不一致，且义齿难于获得共同就位道，还可能受到杠杆作用力，造成应力在种植基牙上不均匀分布。⑥上、下颌骨关系异常的患者，很难获得理想的咬合关系。⑦种植体周无牙周膜，缺乏本体感受器，故对受力和位移的感觉较迟钝，不能对过度的和方向不适当的受力通过反射弧途径有效地“自身保护”，更增加了受创伤的机会。

139. D【解析】种植体周围病变的病因尚不清楚，目前认为可能有以下两个基本致病因素。①大多数微生物学者认为，种植体周围炎症与牙周炎症类似，菌斑聚集是发病的始动因素。②生物力学负载过重是种植体周炎发病的重要促动因素。

140. C【解析】牙源性腺样瘤在镜下可见不同结构：结节状实性细胞巢形成玫瑰花样结构、腺管样结构、梁状或筛状结构、多边形嗜酸性鳞状细胞组成的小结节。

141. E【解析】唾液腺多形性腺瘤可形成双层导管结构，内层腺上皮呈立方状或矮柱状，核圆形或卵圆形，腺管的外围为梭形的肌上皮细胞或柱状的基底细胞。

142. A【解析】典型成釉细胞瘤的上皮岛或条索由两类细胞成分构成，一种为癌巢周边的立方或柱状细胞，核呈栅栏状排列并远离基底膜，类似于成釉细胞或前成釉细胞；另一种位于癌巢中央，排列疏松，呈多角形或星形，类似于星网状层细胞。

143. D【解析】牙源性钙化上皮瘤内常见一种特征性圆形嗜酸性均质物质，分布于细胞之间，为淀粉样物质，常发生钙化，钙化物呈同心圆沉积。

144. A【解析】锤造全冠一般为刃状边缘。

145. C【解析】铸造金属全冠一般为凹形边缘。

146. D【解析】金瓷冠的唇侧一般为肩台形边缘。

147. C【解析】金瓷冠的舌侧一般为凹形边缘。

148. D【解析】塑料全冠一般为肩台形边缘。

149. C【解析】全瓷冠一般为凹形边缘。

150. B【解析】金属冠一般为凿状边缘。

# 第三单元

## 【$A_1$ 型题】

**答题说明**

每一道考题下面有A、B、C、D、E五个备选答案，请从中选择一个最佳答案。

1. 临床上最常见的牙髓疾病为
A. 牙髓充血
B. 牙髓钙化
C. 牙内吸收
D. 急性牙髓炎
E. 慢性牙髓炎

2. 诊断残髓炎最可靠的方法为
A. 牙髓电活力测验
B. 探查根管深部
C. 探查牙周袋
D. 化学测验
E. 温度测验

3. 反映直接作用于感觉器官的客观事物的个别属性的心理过程是
A. 感觉
B. 知觉
C. 思维
D. 记忆
E. 想象

4. 慢性根尖周炎临床最常见的类型是
A. 根尖周囊肿
B. 根尖周致密性骨炎
C. 根尖周肉芽肿
D. 慢性根尖脓肿
E. 有瘘性根尖脓肿

5. 按一定比例或一定间隔抽取调查单位的抽样方法为
A. 单纯随机抽样
B. 系统随机抽样
C. 整群抽样
D. 多级抽样
E. 分层抽样

6. 关于乳牙的早萌牙与“上皮珠”的鉴别，下列说法正确的是
A. 上皮珠与早萌牙一样，均有牙冠形态，但上皮珠为灰白色
B. 上皮珠与早萌牙一样，都有牙齿的基本结构
C. 上皮珠是牙板残余形成的，而牙板残余也可以分化形成早萌牙
D. 上皮珠与早萌牙一样，均可自动脱落
E. 上皮珠有牙槽骨支持，而早萌牙无牙槽骨支持

7. 与情绪形成有关的3个要素是
A. 情景、心境、条件反射
B. 环境、心境、生理状况
C. 情景、刺激、生理状况
D. 认知、反应、结果评价
E. 情景、认知、生理状况

8. 年轻恒牙活髓切除术最主要的目的是
A. 保存患牙行使功能
B. 避免根尖周病的发生
C. 减少就诊次数
D. 保存活髓，健康根髓可使根尖发育
E. 有利于牙冠修复

9. 一项为期6年的小学生龋病变化情况的研究，计划每年对学生进行一次口腔健康检查。该研究方法属于
A. 现况调查
B. 群组研究
C. 常规资料分析
D. 纵向研究
E. 现场实验

10. 关于乳牙特点的的描述不正确的是
A. 乳前牙根尖向唇侧弯曲
B. 乳牙牙冠颜色比恒牙白
C. 颈嵴不明显
D. 牙冠相对短小
E. 牙颈部缩窄，冠根分明

11. 既想参赛锻炼自己，又怕成绩不好被人讥笑，此时的动机冲突是

A. 双趋冲突
B. 双避冲突
C. 趋避冲突
D. 双重避趋冲突
E. 双重趋避冲突

12. 医务人员未按照规定报告传染病疫情，或者隐瞒、谎报、缓报传染病疫情的，根据情节轻重，可以给予以下处罚，其中不正确的是
A. 警告
B. 开除
C. 撤职
D. 罚款
E. 吊销执业证书

13. 传染病患者、病原携带者和疑似传染病患者的合法权益保护中说法错误的是
A. 国家和社会应当关心、帮助传染病患者、病原携带者和疑似传染病患者，使其得到及时救治
B. 传染病患者、病原携带者和疑似传染病患者，在排除传染病嫌疑前不得从事法律、行政法规和国务院卫生行政部门规定禁止从事的易使该传染病扩散的工作
C. 传染病患者、病原携带者和疑似传染病患者，在治愈前不得从事法律、行政法规和国务院卫生行政部门规定禁止从事的易使该传染病扩散的工作
D. 任何单位和个人不得歧视传染病患者、病原携带者和疑似传染病患者
E. 传染病患者、病原携带者和疑似传染病患者，不得从事法律、行政法规和国务院劳动保障部门规定禁止从事的易使该传染病扩散的工作

14. 特发性面神经麻痹临床表现，不正确的是
A. 若病变在乳突孔附近，表现为完全性面瘫
B. 病变部位更高，还可有味觉异常或丧失以及涎腺分泌障碍
C. 若波及支配镫骨肌的神经分支，可出现听觉过敏
D. 病变波及膝状神经节，可出现外耳道疱疹，并有耳廓及外耳道感觉迟钝及剧痛
E. 波及听神经，也不会有耳鸣、眩晕

15. 口腔颌面部疾病检查中，常用的X线检查方法不对的是
A. X线牙片
B. X线曲面断层片
C. 颞下颌关节X线侧位片
D. 胸部透视
E. 头颅定位片

16. 一般情况之下，年轻恒牙的萌出是牙根形成多少开始
A. 1/4
B. 1/3
C. 3/4
D. 2/3

17. 特发性面神经麻痹急性期治疗不正确的是
A. 口服阿司匹林
B. 给予大剂量糖皮质激素
C. 给予强烈的针刺治疗，避免面肌失用性萎缩
D. 肌内注射维生素 $B_1$、维生素 $B_2$
E. 保护眼睛，防止角膜损害

18. 以下对临床预防服务的阐述最准确的是
A. 一种临床治疗服务
B. 一种基层卫生服务
C. 在临床场所下实施一级预防和二级预防结合的服务
D. 在临床场所下实施三级预防服务
E. 在社区中实施的治疗服务

19. 全冠戴用几天后出现咬合痛，应如何处理
A. 调磨早接触和干扰点
B. 进行根管治疗
C. 药物治疗
D. 拔除患牙
E. 重新制作

20. 最能有效证明特发性面神经麻痹患者是否有膝状神经节损伤的检查方法是
A. 听觉检查
B. 希尔默试验
C. 味觉检查
D. 神经电图检查
E. 肌电图检查

21. 在流行病学的病例对照研究中，选择对照的最佳条件是
A. 产生病例人群中的非患者，其他非研究因素和特征与病例组有可比性
B. 产生病例人群中非病例的一个非随机样本
C. 产生病例人群中的非患者，其他非研究因素与病例组相同
D. 未患所研究疾病的人
E. 未患所研究疾病的人，其他非研究因素与病例组有可比性

22. 三级预防原则的叙述不正确的是
A. 应针对病因采取预防措施

B. 口腔健康检查属于一级预防
C. 二级预防是早期发现、早期诊断、早期治疗
D. 牙菌斑的控制不在二级预防范畴内
E. 三级预防是对患者采取治疗措施

23. 关于隙卡沟的预备不正确的是
A. 弯制钢丝隙卡间隙宽度一般为0.9~1.0mm
B. 颊舌外展隙的转角处应圆钝
C. 铸造隙卡间隙比弯制者深
D. 隙卡沟的预备不应破坏相邻牙邻接
E. 尽量利用天然牙间隙，沟底应修整成楔形

24. 制作上颌殆堤时，将蜡片烤成8~10mm宽的蜡条按牙槽嵴形态粘于基托上，引入口中用殆平面板按压其表面形成殆平面，殆平面的前部要求暴露于上唇下
A. 3.0mm
B. 2.5mm
C. 2.0mm
D. 1.5mm
E. 1.0mm

25. 对急性牙髓炎疼痛特点的描述不正确的是
A. 自发性、阵发性痛
B. 温度刺激加剧疼痛
C. 夜间痛
D. 疼痛不能定位
E. 有时可放射到患牙的对侧区

26. 下列事件不属于突发公共卫生事件的是
A. 突然发生的造成社会公众健康损害的食物中毒
B. 突然发生的造成社会公众健康严重损害的群体性不明原因疾病
C. 突然发生的造成社会公众健康严重损害的重大传染病疫情
D. 突然发生的可能造成社会公众健康严重损害的重大传染病疫情
E. 突然发生的可能造成社会公众健康严重损害的群体性不明原因疾病

27. 可复性关节盘前移位时弹响杂音的特点
A. 开口初期或开口初、闭口末清脆单声弹响
B. 开口末闭口初清脆单声弹响
C. 多声破碎音
D. 连续摩擦音
E. 一般无弹响

28. 颏部正中粉碎性骨折造成窒息，首选的急救方法为
A. 环甲膜切开
B. 气管切开
C. 牵引舌体至口外
D. 吸氧
E. 骨折复位

29. 下列关于艾滋病防治工作原则的表述正确的是
A. 坚持预防为主、防治结合的方针
B. 加强宣传教育
C. 建立政府组织领导、部门各负其责、全社会共同参与的机制
D. 采取行为干预和关怀救助等措施
E. 以上都是

30. 下列关于囊性淋巴管瘤的临床表现叙述不正确的是
A. 好发于儿童及青少年
B. 主要发生于颈部、锁骨上
C. 有可压缩性，体位移动试验阳性
D. 表面皮肤正常、柔软有波动感
E. 一般为多房性囊腔，彼此间隔，内有透明浅黄色水样液体

31. 下列有关慢性盘状红斑狼疮的描述，错误的是
A. 免疫荧光检测可见翠绿色狼疮带
B. 面部鼻梁两侧出现蝴蝶斑
C. 属于癌前病变
D. 基底细胞液化、变性
E. 上皮表面过度角化或不全角化

32. 下列哪项不是确定殆平面位置的参考指标
A. 前部在上唇下缘以下露出约2mm
B. 与下颌牙槽嵴平行
C. 后部侧面观与鼻翼耳屏线平行
D. 前部与瞳孔连线平行
E. 平分颌间距离

33. 全冠黏固较长时间后出现过敏性疼痛，其主要原因不可能是
A. 继发龋
B. 牙龈退缩
C. 黏固剂刺激
D. 黏固剂溶解
E. 龈缘炎

34. 初期缝合颌面部伤口允许最长时间是
A. 伤后8小时
B. 伤后10小时
C. 伤后16小时
D. 伤后32小时
E. 以上均不正确

35. 消除可摘局部义齿不稳定的方法，以下错误

的是

A. 可摘局部义齿不稳定的消除法有3种：平衡法、对抗法、消除支点法
B. 在义齿支点线游离端侧施以平衡力
C. 增加或使用对抗性、平衡的设施
D. 消除可摘局部义齿部件与口腔组织间形成的支点
E. 在义齿支点或支点线的非游离端侧施以平衡力

36.《艾滋病防治条例》中的不歧视规定的内容不包括

A. 任何单位和个人不得歧视艾滋病病毒感染者及其家属
B. 任何单位和个人不得歧视疑似艾滋病病毒感染者及其家属
C. 艾滋病病毒感染者及其家属享有的婚姻、就业、就医、入学等合法权益受法律保护
D. 艾滋病患者及其家属享有的婚姻、就业、就医、入学等合法权益受法律保护
E. 任何单位和个人不得歧视艾滋病患者及其家属

37. 下列最常引起颌骨边缘性骨髓炎的间隙是

A. 颞间隙
B. 咬肌间隙
C. 下颌下间隙
D. 颏下间隙
E. 眶下间隙

38. 固定义齿的支持主要来自

A. 固位体
B. 连接体
C. 基牙
D. 桥体
E. 龈面

39. 悬空式桥体与黏膜的关系是

A. 与黏膜点状接触
B. 离开黏膜1mm
C. 离开黏膜2mm
D. 离开黏膜3mm
E. 离开黏膜3mm以上

40. 小唾液腺肿瘤发生最多的部位是

A. 唇部
B. 颊部
C. 舌部
D. 口底
E. 腭部

41. 设计固定修复体龈缘位置时，需要考虑

A. 美观
B. 固位
C. 牙冠轴面
D. 牙冠殆龈距离
E. 以上都是

42. 流行病学的偏倚分为

A. 选择偏倚、混杂偏倚和测量偏倚
B. 选择偏倚、信息偏倚和混杂偏倚
C. 选择偏倚、信息偏倚和测量偏倚
D. 回忆偏倚、报告偏倚和测量偏倚
E. 入院率偏倚、易感性偏倚和无应答偏倚

43. 确定唾液腺占位性病变首选的检查方法为

A. 唾液腺平片
B 唾液腺造影术
C. B超
D. CT检查
E. MRI检查

44. 材料的化学性能不包括

A. 腐蚀
B. 扩散
C. 导电
D. 吸附
E. 老化

45. 腮腺良性肥大的改变属于

A. 炎症性
B. 非炎症性
C. 病毒感染性
D. 特异性感染
E. 家族性

46. 铸造卡环进入倒凹的深度一般不宜超过

A. 0.5mm
B. 0.6mm
C. 0.7mm
D. 0.8mm
E. 1.0mm

47. 全口义齿修复，前牙排列成浅覆殆、浅覆盖及前牙不接触是出于以下哪方面考虑

A. 为了美观
B. 排牙方便
C. 易于取得前伸殆平衡
D. 利于获得清晰的发音
E. 与天然牙一致

48. 在无牙颌取印模时，下列说法正确的是

A. 肌功能整塑时，上颌两颊侧牵拉颊肌向下向外方向
B. 取印模通常采用黏膜运动式印模

C. 印模面积越大越好
D. 取印模时，印模材料及托盘就位要快且加力
E. 取印模时要进行肌功能整塑
49. 病历记录时，主诉应简明扼要，一般不超过
A. 10 个字
B. 20 个字
C. 30 个字
D. 40 个字
E. 50 个字
50. 以下不是修复体松动脱落主要原因的是
A. 基牙轴壁聚合角过大
B. 基牙𬌗龈距短
C. 基牙远中没有邻牙依靠
D. 黏结剂溶解
E. 侧向咬合干扰
51. 母婴保健工作方针不包括
A. 母婴保健工作以保健为中心
B. 保障母亲和婴儿健康，提高出生人口素质
C. 以保障生殖健康为目的
D. 面向群体、面向基层和预防为主
E. 实行保健和临床相结合
52. 以下在口腔颌面部感染中，最易发生全身并发症的是
A. 颊间隙感染
B. 急性化脓性颌骨骨髓炎
C. 急性化脓性淋巴结炎
D. 智齿冠周炎
E. 面部疖痈
53. 口腔专科病史中的修复治疗史不包括
A. 是否曾做过牙体修复
B. 是否曾做过牙列缺损修复
C. 曾采用何种修复方式
D. 现有修复体的使用情况
E. 患者希望的修复方式
54. 关于深龋的临床表现，正确的是
A. 食物嵌入洞内痛
B. 偶在夜间隐痛
C. 进食酸甜食物不痛
D. 牙髓电活力测验迟钝
E. 温度测验一过性敏感
55. 关于调节可摘局部义齿固位力的措施，以下说法错误的是
A. 调整义齿就位道
B. 调控基牙间的分散度
C. 增减直接固位体的数目
D. 调节卡环臂进入倒凹区的深度和坡度
E. 需增加横向固位力者选用铸造卡环
56. 黏接力的形式不包括
A. 化学结合
B. 内聚结合
C. 机械嵌合
D. 分子间结合
E. 吸附作用
57. 颌骨骨髓炎行 X 线检查有诊断价值的时间，一般是在发病后
A. 1~3 天
B. 4~9 天
C. 2 周
D. 1 个月
E. 2 个月
58. 医疗卫生机构应建立医疗废物的暂时贮存设施、设备，不得露天存放医疗废物。医疗废物暂贮的时间为不得超过
A. 1 天
B. 2 天
C. 3 天
D. 4 天
E. 1 周
59. 颌面部较大污染创口的局部处理原则是
A. 每日更换敷料
B. 创口湿敷
C. 创口每日冲洗
D. 创口一般可一期缝合，并适当引流
E. 创口应进行严密缝合，不必放引流物
60. 去除龈下菌斑与牙结石属于社区牙周保健中的
A. 基本急诊保健
B. 一级水平
C. 二级水平
D. 三级水平
E. 四级水平
61. 减轻固定桥桥体𬌗力的方法错误的是
A. 增加舌侧外展隙
B. 𬌗面添加副沟
C. 加深𬌗面颊舌沟
D. 减小颊舌径
E. 增大颊舌径
62. 下列不是腺泡细胞癌构成细胞的是
A. 空泡细胞
B. 闰管样细胞
C. 透明细胞
D. 腺泡样细胞

E. 肌上皮细胞

63. 医务人员违反《中华人民共和国献血法》规定，将不符合国家规定标准的血液用于患者的可能承担以下法律责任，除了

A. 由县级以上卫生行政部门责令改正

B. 由县级以上卫生行政部门处以罚款

C. 对直接负责的主管人员，依法给予行政处分

D. 给患者健康造成损害的，应当依法赔偿

E. 构成犯罪的，依法追究刑事责任

64. 常发生神经浸润的唾液腺肿瘤是

A. 腺样囊性癌

B. 腺泡细胞癌

C. 黏液表皮样癌

D. 囊腺癌

E. 上皮-肌上皮癌

65. 左下颌智齿冠周炎并发面颊瘘的常见位置相当于左下颌

A. 第三磨牙

B. 第二磨牙

C. 第一磨牙

D. 第二前磨牙

E. 第一前磨牙

66. 流行病学试验中，需要确定试验观察期限，若欲观察氟防龋的效果，至少应持续的时间是

A. 2 周

B. 半年

C. 2 年

D. 5 年

E. 3 年

67. 某患者在全口义齿戴用一段时间后，引起髁突明显后移并出现关节症状，其原因可能是

A. 垂直距离过低

B. 垂直距离过高

C. 咬合力量过大

D. 人工牙没有排列成平衡秴

E. 义齿固位欠佳

68. 下列关于面部疖痈的治疗方法中，正确的是

A. 局部热敷

B. 苯酚、硝酸银烧灼

C. 高渗盐水纱布局部持续湿敷

D. 挤压、挑刺，以利于引流

E. 溃破后立即停止局部湿敷

69. 活髓牙牙体预备后，粘接临时冠时最好选用

A. 玻璃离子水门汀

B. 磷酸锌水门汀

C. 聚羧酸锌水门汀

D. 丁香油糊剂

E. 树脂黏固剂

70. 患有不治之症且濒临死亡而又极度痛苦的患者，医师停止采用人工干预方式抢救而缩短患者痛苦的死亡过程称为

A. 医师助死

B. 积极安乐死

C. 消极安乐死

D. 非自愿安乐死

E. 自愿安乐死

## 【$A_2$ 型题】

### 答题说明

每一道考题是以一个小案例出现的，其下面都有 A、B、C、D、E 五个备选答案，请从中选择一个最佳答案。

71. 患者，男性，72 岁。无牙颌 10 余年，要求修复。技师在试排牙时发现义齿人工后牙的补偿曲线曲度过小。如果患者戴用此义齿，最容易出现的问题是

A. 义齿前牙开秴

B. 义齿后缘压痛

C. 义齿后缘翘动

D. 面容苍老

E. 发音不清晰

72. 患者，女性，28 岁。检查：$\underline{|4}$ 远中深龋，近髓，无自发痛。冷测反应同对照牙，叩痛（-）。治疗方法为

A. 安抚治疗

B. 干髓治疗

C. 塑化治疗

D. 垫底充填

E. 活髓切断

73. 研究人员采用自身半口对照的方法对某小学 150 名儿童进行窝沟封闭。3 年后发现窝沟封闭剂完

整保留的有 90 颗牙，部分保留的有 30 颗牙，全部脱落的有 30 颗牙。完整保留率为

A. 60%

B. 30%

C. 80%

D. 40%

E. 20%

74. 患者，女性，28 岁。左下颌下肿胀半年，有消长史。可触及 2cm×2cm 大小囊性肿物，有波动感，用力时肿物突入口底，口底黏膜呈淡蓝色。该患者最有可能的诊断是

A. 慢性下颌下腺炎

B. 囊性水肿

C. 皮样囊肿

D. 舌下腺囊肿口外型

E. 鳃裂囊肿

75. 为了研究窝沟封闭的临床效果，研究人员采用自身半口对照的方法对某小学 150 名儿童进行窝沟封闭。3 年后发现封闭组中有 10 颗牙患龋，140 颗牙无龋，对照组中患龋牙 45 颗，105 颗牙无龋。龋降低相对有效率为

A. 22%

B. 50%

C. 64%

D. 75%

E. 78%

76. 患者，女性，32 岁。主诉全口多牙松动、咀嚼力量减弱 2 年。若诊断为快速进展性牙周炎，最可能发现该患者

A. 多数牙移位

B. 多发的牙周脓肿

C. 磨牙根分叉病变Ⅲ度

D. 多数牙牙槽骨呈中、重度吸收

E. 多数牙牙龈退缩明显

77. 患者，女性，20 岁。近一周发热，贫血，出血；肝、脾大，全血细胞减少，骨髓原始细胞 0.8，过氧化酶染色（-），非特异性酯酶（-）。该患者最可能的诊断是

A. 急性淋巴细胞白血病

B. 慢性粒细胞白血病

C. 慢性淋巴细胞白血病

D. 淋巴瘤

E. 急性粒细胞白血病 $M_3$ 型

78. 患者，女性，30 岁。停经 5 周，妊娠试验阳性，子宫稍大、软，附件可触及包块，宫腔吸出物约 5g，下沉于水中。当晚突然下腹撕裂样痛，肛门坠胀感，血压下降，下列诊断正确的是

A. 子宫穿孔

B. 血液流入腹腔

C. 子宫内膜炎

D. 子宫颈管裂伤

E. 输卵管妊娠破裂

79. 汽车正在行驶中，一名儿童突然冲向马路对面。司机急刹车，汽车在发出刺耳的刹车声后停住，儿童在车前的半米处跑过。这时司机顿感心跳加快，头上冒汗，手足无力，这种情绪状态是

A. 激情

B. 心境

C. 情感

D. 应激

E. 情操

80. 某患者出现左侧鼻唇沟平坦、口角下垂，鼓腮漏气，但两侧额纹对称，其原因可能为

A. 左面神经颞支、颧支、颊支受累

B. 左面神经颞支、颊支、下颌缘支受累

C. 左侧上颌神经、面神经颊支、下颌缘支受累

D. 左侧面神经核上瘫

E. 左侧面神经核下瘫

81. 某患儿脱落的乳牙上患有龋病。在龋病的切片上，观察到部分牙本质中出现裂隙及串珠样结构。这些表现应见于牙本质龋的

A. 坏死崩解层

B. 脱矿层

C. 细菌侵入层

D. 透明层

E. 脂肪变性层

82. 患者，男性，60 岁。因右颊肿物 3 个月就诊。检查发现右侧后颊部有直径约 2cm 浸润性肿物，中心有破溃，尚未侵及上下龈颊沟，开口度为两指。其开口受限的可能原因是

A. 咬肌受侵

B. 颞肌受侵

C. 翼内肌受侵

D. 翼外肌受侵

E. 颊肌受侵

83. 患者，女性，22 岁。颈前区中线甲状软骨下方可扪及 2cm 直径大小肿块，随吞咽上下移动。$^{131}I$ 扫描示冷结节，B 超示该肿块为实性有包膜。可诊断为

A. 颈淋巴结炎

B. 甲状腺腺瘤

C. 颏下皮样囊肿

D. 囊状淋巴管瘤

E. 甲状腺舌管囊肿

84. 患儿，女，8岁。1天来左下后牙吃糖时疼痛。检查：⌈6 窝沟墨浸状，卡住探针，不松动，叩痛(-)，去净腐质达牙本质浅层。充填材料最好选择

A. 氧化锌丁香油黏固粉

B. 玻璃离子黏固粉

C. 磷酸锌黏固粉

D. 窝沟封闭材料

E. 后牙复合树脂

85. 患者，女性，44岁。2⌉为桩冠修复，戴入1年后发生桩冠折断。最可能的原因是根桩

A. 过细

B. 长度不够

C. 与根管壁不密合

D. 桩强度差

E. 锥度过小

86. 患者，女性，52岁。因口腔黏膜反复起疱9个月余就诊，疱破后形成溃疡，伴有疼痛。检查：口腔黏膜有多处鲜红糜烂面，红糜烂面边缘有疱壁残留，探针可无痛性探入糜烂面边缘的下方。本病治疗首选药物的常用起始量为

A. 120~140mg/d

B. 60~100mg/d

C. 40~60mg/d

D. 30~50mg

E. 10~30mg

87. 患者，男性，20岁。1个月来右颈部出现肿块，无发热，病理检查为大细胞性淋巴瘤，骨髓活检未见淋巴瘤细胞，对此患者正确的治疗方案是

A. CHOP 化疗

B. 扩大照射

C. 局部照射

D. 化疗+局部放疗

E. 全淋巴结照射

88. 患者，男性，40岁。右上中切牙金属烤瓷冠修复后。检查：金属烤瓷冠颜色形态良好，无松动，颈部边缘探诊可以探入冠内，邻接点牙线可以勉强通过，正中𬌗时 1⌉咬在金属烤瓷冠的瓷面上。考虑此冠

A. 为合格修复体

B. 邻接过紧

C. 覆盖过大

D. 金瓷结合区设计不当

E. 边缘不密合

89. 德国一女牙医助理马里翁在一次车祸中受重伤，送到医院后被判定为脑死亡，后来的全面检查表明：当时该“患者”腹中4个月的胎儿完全正常，如果“患者”凭借现代医术使植物人状态维持下去，就可以保证胎儿发育成熟，直至出生；如果让“患者”体面地死去，就必须撤掉生命维持系统。这个难题，要求医学服务认真解决。该案例反映了

A. 医学中能不能做与伦理上应不应做的矛盾

B. 临床诊断技术的问题

C. 服务态度的问题

D. 临床治疗技术的问题

E. 医药卫生资源宏观分配的矛盾

90. 某患者因右侧下颌第三磨牙水平阻生，经翻瓣凿骨后给予拔除。术后出现右侧下唇麻木，下颌尖牙处口内黏膜创伤性溃疡。可能损伤的神经是

A. 舌神经

B. 下牙槽神经

C. 下牙槽神经的下颌舌骨肌支

D. 颏神经

E. 颊神经

91. 患者，男性，48岁。$\underline{876|35678}$ 缺失，行可摘局部义齿修复后1周仍然觉得发音障碍，推测其原因，下列说法不正确的是

A. 戴义齿后由于口腔空间变小，舌运动受限

B. 暂时不习惯

C. 人工牙排列偏颊侧

D. 舌体肥大

E. 基托过厚，过大

92. 患者，男性，30岁。因口腔颌面部创伤致舌体裂伤，出血明显，口底肿胀，来院急诊。最有效合理的止血方法是

A. 注射止血针

B. 指压患侧的颈总动脉

C. 用纱布块填塞止血

D. 创口缝合止血

E. 做颈外动脉结扎术

93. 患者，女性，35岁。发作性头痛4年，部位不定，每次持续数小时至1天，发作前视物模糊暗影，神经系统检查未见明显异常。脑CT未见异常，其母有类似发作史。头痛发作早期的首选药物是

A. 卡马西平

B. 阿司匹林

C. 苯巴比妥

D. 麦角胺

E. 苯噻啶

94. 患者，男性，27岁。左上后牙龈下刮治后仍有肿胀。检查：⌊7 冠远中边缘与龈缘平齐，探诊深度8mm。X线片：⌊7 远中未见埋伏牙，牙槽骨水平

吸收达根长2/3。如果拟行翻瓣手术，|7 远中应采取的切口为

A. 外斜切口

B. 沟内切口

C. 内斜切口

D. 垂直切口

E. 楔形切口

95. 在某医院内科门诊，患者李某诉头痛已数月，经期或感冒时加重，要求医师做CT检查。医师符合职业道德的做法是

A. 满足患者要求

B. 先做必要的体检，再考虑是否需要做CT检查

C. 仅嘱患者服镇痛药，观察效果

D. 同时预约CT和磁共振检查

E. 直接转耳鼻喉科

96. 患者，女性，29岁。交通事故致颌面部闭合性损伤合并颅脑损伤，已发生吸入性窒息。应采取的抢救措施是

A. 消除口鼻腔分泌物

B. 牵扯舌体向前

C. 悬吊上颌骨骨折块

D. 气管插管

E. 气管切开

97. 患者，女性，42岁。要求洗牙。检查：牙石（++），牙龈缘及乳头中度红，探诊出血，探诊深度普遍4~5mm，可探及釉质牙骨质界，牙无松动。最可能的诊断是

A. 边缘性龈炎

B. 妊娠期龈炎

C. 药物性牙龈增生

D. 慢性牙周炎

E. 快速进展性牙周炎

98. 一男婴冬季出生，足月顺产，现已5个月，体重6kg，只母乳喂养，未添加辅食，近日来，婴儿多烦躁，易激惹，夜惊，多汗，血钙、血磷、碱性磷酸酶正常。最可能的诊断是

A. 甲状腺功能减退症

B. 营养不良

C. 佝偻病活动期

D. 佝偻病早期

E. 先天性佝偻病

99. 患者，男性，24岁。被钝器击打颈部，伤处有明显的皮下淤血和血肿，但未见开放创口。其确切的诊断是

A. 钝器伤

B. 挫伤

C. 挫裂伤

D. 擦伤

E. 撕脱伤

100. 患者，男性，52岁。刷牙时牙龈出血10余年，检查见牙石（++），菌斑大量，牙龈红肿明显。探诊出血。袋深普遍4~6mm。附着丧失普遍2~5mm，X线片示牙槽骨有水平吸收。最可能的诊断是

A. 坏死性龈炎

B. 边缘性龈炎

C. 增生性龈炎

D. 慢性牙周炎

E. 快速进展性牙周炎

## 【$A_3/A_4$ 型题】

### 答题说明

以下提供若干个病例，每个病例下设若干道考题。请根据答案所提供的信息，在每一道考题下面的A、B、C、D、E五个备选答案中选择一个最佳答案。

（101~103题共用题干）

为了预防学校儿童（>6岁）龋病的发生，拟采用一种氟化物防龋措施——氟水漱口。

101. 一般氟水漱口使用的氟化物主要是

A. 氟化亚锡

B. 酸性磷酸氟

C. 单氟磷酸钠

D. 氟化铵

E. 中性或酸性氟化钠

102. 使用氟水漱口的剂量是

A. 1ml

B. 5ml

C. 10ml

D. 15ml

E. 20ml

103. 每次含漱的时间是

A. 4分钟
B. 3分钟
C. 2分钟
D. 1分钟
E. 0.5分钟

（104~106题共用题干）

患儿，男，14岁。上前牙变黑，无疼痛及不适。检查：1|近中邻面牙釉质呈黄褐色，表面粗糙感，探诊无不适，舌侧边缘嵴及唇面完整。

104. 诊断为
A. 牙本质浅层龋
B. 牙本质深层龋
C. 浅龋
D. 中龋
E. 深龋

105. 修复治疗首选
A. 银汞合金充填术
B. 复合树脂嵌体修复术
C. 磷酸锌水门汀修复术
D. 复合树脂黏接修复术
E. 玻璃离子水门汀修复术

106. 关于窝洞的制备，正确的是
A. 尽量从唇面进入病变区
B. 可增加附加固位钉装置
C. 按银汞合金修复术要求制备Ⅲ类洞
D. 按复合树脂修复术要求制备Ⅲ类洞
E. 按复合树脂修复术要求制备Ⅳ类洞

（107~109题共用题干）

患者，女性，27岁。3日来左下后牙痛，不能咬物。半年前，发现左下后牙龈有小包，平时无明显不适。检查见⌈6龋深，穿髓孔探无感觉，叩诊（±），⌈7、⌈6间根尖处牙根有瘘管开口，压挤少许脓液流出。⌈8前倾阻生，龈红肿明显，探龈袋深部有脓液。X线片见⌈6远中根尖周X线透射区不规则，边界模糊。

107. 引起主诉症状的患牙诊断是
A. 根尖肉芽肿
B. 慢性牙髓炎
C. 慢性牙周炎
D. 急性冠周炎
E. 慢性牙槽脓肿

108. 为确诊牙龈瘘管的病源牙，应做
A. X线片检查
B. 瘘管探诊
C. 牙周袋探诊
D. 牙周袋诊断丝X线片
E. 瘘管诊断丝X线片

109. 该患者的治疗设计如下，除外
A. 拔除患牙
B. 根尖手术
C. 充填治疗
D. 消炎镇痛
E. 根管治疗

（110~114题共用题干）

一无牙颌患者，70岁，要求全口义齿修复。既往曾多次全口义齿修复，均不适。检查：下颌牙槽嵴极度低平，上颌牙弓明显窄于下颌牙弓，舌体大，黏膜薄，下颌呈习惯性前伸。开口不受限。旧义齿固位差，殆关系不稳定。

110. 取印模时要注意
A. 用旧义齿取模
B. 需制作个别托盘
C. 用有孔托盘
D. 用一次印模法
E. 用海藻酸印模材料

111. 确定颌位关系时要注意的是
A. 帮助患者下颌后退
B. 垂直距离不要恢复太高
C. 分析旧义齿殆关系不稳定的原因
D. 反复多次核对，以免有误
E. 以上都对

112. 下列不属于排牙时的注意事项的是
A. 前牙排成反殆
B. 后牙采用交叉排牙法
C. 后牙可使用无尖牙
D. 后牙可减数减径
E. 要有平衡殆关系

113. 如果患者戴牙1周后，感觉尚好，仅在上颌腭中缝处有压痛，最可能的原因是
A. 上颌隆突缓冲不够
B. 戴用时间太长
C. 咀嚼效率不高
D. 排牙方式不对
E. 义齿性口炎

114. 对于上腭处压痛最好的处理方法是
A. 重衬
B. 重做
C. 重新排牙
D. 局部缓冲
E. 夜间停戴义齿

（115~116题共用题干）

患者，男性，59岁。发现左颊黏膜肿物2个月。检查：相当于左下前磨牙区颊黏膜，可见肿物大小约

3.0cm×2.5cm×0.5cm，肿物表面呈“菜花样”，基底较硬，左侧下颌下可扪及肿大淋巴结。

115. 有利于确诊的检查为
A. CT
B. MRI
C. 活检
D. 核素扫描
E. 细针吸取活检

116. 若确诊为鳞状细胞癌，且患者全身情况良好，最佳的治疗方案为
A. 放疗
B. 放疗+手术
C. 基因治疗
D. 化疗
E. 免疫治疗

（117~118 题共用题干）

一患者不慎摔伤面部，临床检查及 X 线片提示下颌骨体部骨折。

117. 患者最具特征性的体征是
A. 上唇及牙龈肿胀和撕裂
B. 摇动损伤区某一牙时，余牙随之移动
C. 上前牙松动
D. 咬合错乱
E. 下唇麻木

118. 患者最合理的治疗是
A. 复位牙及牙槽骨
B. 单颌固定
C. 仅缝合软组织
D. 坚强内固定
E. 不做处理

（119~121 题共用题干）

患者，女性，29 岁。因停经 50 天，阴道出血 1 周入院安胎，诊断为先兆流产。次日腹痛伴阴道流血增多，蹲厕时阴道有组织物排出，但出血仍不止，腹痛减轻。

119. 下列诊断最可能的是
A. 完全流产
B. 不全流产
C. 难免流产
D. 稽留流产
E. 复发性流产

120. 下列哪项检查最有助于诊断
A. B 超检查
B. 后穹隆穿刺有不凝血液
C. 阴道检查子宫大小和宫口扩张情况
D. 血 β-hCG 定量测定
E. 阴道检查宫颈举痛

121. 此时处理最恰当的是
A. 清宫
B. 抗炎+观察
C. 缩宫素静脉滴注
D. 宫腔镜检查
E. B 超检查宫腔有无残留胚胎，再确定处理方案

（122~124 题共用题干）

患者，男性，56 岁。口腔检查时探及 67| 有龈下牙石，且探诊出血，$\underline{6|}$ 牙周袋深度大于 6.0mm；$\underline{1|}$ 探诊无出血及牙石；$\underline{|67}$ 探诊出血，有龈上牙石，$\underline{|6}$ 牙周袋深度约 4.5mm；$\overline{|67}$ 探诊有出血及牙石，$\overline{|6}$ 牙周袋深度约 4mm；$\overline{|1}$ 探诊出血但无牙石；$\overline{67|}$ 探诊出血有牙石，其余牙的牙周袋深度均小于 3.5mm。

122. 该患者 CPI 的记分为

A.

| | | |
|---|---|---|
| 4 | 0 | 3 |
| 2 | 1 | 3 |

B.

| | | |
|---|---|---|
| 3 | 0 | 4 |
| 3 | 1 | 2 |

C.

| | | |
|---|---|---|
| 4 | 0 | 3 |
| 2 | 1 | 2 |

D.

| | | |
|---|---|---|
| 3 | 0 | 4 |
| 2 | 1 | 2 |

E.

| | | |
|---|---|---|
| 4 | 1 | 3 |
| 2 | 0 | 3 |

123. 该患者右下区段需要进行
A. 无须治疗
B. 需口腔卫生指导
C. 需洁治
D. 需口腔卫生指导+洁治
E. 需口腔卫生指导+洁治+复杂牙周治疗

124. 经牙周系统治疗后，该患者牙周维护的适宜周期为

A. 1个月

B. 3个月

C. 6个月

D. 12个月

E. 24个月

（125~127题共用题干）

某纺织厂女工不慎将头发卷入机器，造成大面积头皮撕脱，经急诊入院。

125. 对其创面描述错误的是

A. 出血较多，疼痛剧烈，易发生休克

B. 可有颅骨暴露

C. 可有皮下组织以及肌肉损伤

D. 创面整齐，有明显出血点

E. 部分耳郭以及眉毛同时撕裂

126. 患者出现休克症状时，以下错误的处理方法是

A. 密切监测生命体征

B. 合理镇痛

C. 出现呼吸困难时使用大量吗啡镇静

D. 有效止血

E. 补充血容量

127. 若伤后已超过6小时，撕脱的组织瓣损伤过重而不能利用，应当采取的措施是

A. 松解创缘，减小张力，尽量拉拢缝合

B. 清创后，切取健康皮片游离移植消灭创面

C. 立即行血管吻合再植术

D. 采用局部皮瓣关闭创口

E. 撕脱的皮肤清创后，分层缝合

## 【B型题】

### 答题说明

以下提供若干组考题，每组考题共用在考题前列出的A、B、C、D、E五个备选答案，请从中选择一个与问题关系最密切的答案。某个备选答案可能被选择一次、多次或不被选择。

（128~129题共用备选答案）

A. 指受检人群中每人口腔中平均龋、失、补牙数

B. 在调查期间某一人群中患龋病的频率，人口基数以百计算

C. 通常指至少在1年时间内，某人群新发生龋病的频率

D. 全口牙列均无龋的人数占全部受检查人数的百分率

E. 包括患根龋的数目和因根龋而充填的数目

128. 龋病发病率

129. 龋均

（130~131题共用备选答案）

A. 非特异性酯酶阳性，可被氟化钠抑制

B. 中性粒细胞碱性磷酸酶积分增高

C. Ph染色体阳性

D. 糖原染色阳性

E. 骨髓细胞内可见Auer小体

130. 慢性粒细胞性白血病可见

131. 类白血病样反应可见

（132~133题共用备选答案）

A. 水平颤动法刷牙

B. 牙签

C. 牙间隙刷

D. 牙线

E. 电动牙刷刷牙

132. 可用于清除龈沟附近菌斑的方法是

133. 可用于清除龈乳头退缩时邻面凹陷处存在的菌斑的方法为

（134~136题共用备选答案）

A. 唇腺

B. 下颌下腺

C. 腮腺

D. 舌下腺

E. 腭腺

134. 临床上涎石症最常见于

135. 腺泡细胞癌主要发生在

136. 多形性腺瘤最常见于

（137~140题共用备选答案）

A. Le Fort Ⅰ型骨折

B. Le Fort Ⅱ型骨折

C. Le Fort Ⅲ型骨折

D. 牙槽突骨折

E. 纵行骨折

137. 腭中缝裂开属于

138. 骨折线从梨状孔下方、牙槽突上方两侧水平延伸至上颌翼突逢属于

139. 骨折线位于根尖上方，骨折段整体活动属于

140. 骨折线自鼻额缝向两侧横过鼻梁、眶内壁、眶底、颧上颌缝，沿上颌侧壁达翼突属于

（141~144 题共用备选答案）

A. 上颌槽嵴顶颊侧

B. 磨牙后垫

C. 上颌隆突

D. 颊侧前庭

E. 颊棚区

141. 属于主承托区的是

142. 属于副承托区的是

143. 属于缓冲区的是

144. 属于边缘封闭区的是

（145~150 题共用备选答案）

A. 5°

B. 30°

C. 45°

D. 90°

E. 135°

145. 嵌体洞形洞缘斜面的角度为

146. 全冠预备体的轴面聚合度不宜超过

147. 金瓷冠的基底冠金瓷衔接处的角度为

148. 倾斜牙做固定桥基牙的最大倾斜度不应超过

149. 前牙 3/4 冠切沟顶角的角度为

150. 嵌体箱状洞形轴壁向殆面外展的角度不应超过

# 参考答案与解析

## 第三单元

1. E【解析】慢性牙髓炎是临床上最常见的一型牙髓炎，它的临床症状有时很不明显，也不典型。

2. B【解析】残髓炎的诊断要点：①有牙髓治疗史。②具有牙髓炎疼痛的特点。③探查根管深部有探痛。残髓炎是做过牙髓治疗以后，根管深部还存有残髓的炎症，不同于一般的牙髓炎。因此，患牙对常规的牙髓电活力测验和牙髓温度测验可以无任何反应；而化学测验和探查牙周袋与确定残髓炎无任何关系。

3. A【解析】认知过程是指人们获得知识或应用知识的过程，或信息加工的过程。它包括感觉、知觉、记忆、想象、思维和语言等。感觉是人脑对直接作用于感觉器官的客观事物的个别属性的反映，是最基本的认知过程。

4. C【解析】慢性根尖周炎通常因根管内长期的感染或病原微生物刺激而导致根尖周围组织呈现慢性炎症反应，一般没有明显的疼痛症状。病变类型有根尖周肉芽肿、慢性根尖脓肿、根尖周囊肿和根尖周致密性骨炎，其中以炎症性肉芽组织形成为主要病理变化的根尖周肉芽肿是主要的病变类型。

5. B【解析】按一定比例或一定间隔抽取调查单位的抽样方法为系统随机抽样。单纯随机抽样是按照一定的方式以同等概率抽样的方法；分层抽样是将总体分成若干层，在层内随机抽样的方法；整群抽样是在总体中随机抽取若干群体之后调查群体内全部对象；多级抽样是将几种方法综合运用。

6. D【解析】婴儿出生后不久，偶见牙龈上出现针头大小的白色突起，称为上皮珠，俗称马牙，可自行脱落。牙齿早萌指牙齿萌出的时间超前于正常萌出的时间，而且萌出牙齿的牙根发育不足根长的1/3。极松的早萌牙自行脱落易误吸入气管。

7. E【解析】情绪认识理论是心理学中主张情绪产生于对刺激情境或对事物的评价的理论。认为情绪的产生受到环境事件（即情景）、生理状况和认知过程三种因素的影响，其中认知过程是决定情绪性质的关键因素。

8. D【解析】年轻恒牙活髓切除术可保留健康牙髓，年轻恒牙的根尖孔没有完全完成，保留健康牙髓可使根尖继续发育，目的在于保存牙髓，而不是保存患牙，待成年后再行根管治疗。

9. D【解析】本题虽然计划每年都对小学生进行口腔健康检查，用的都是现况调查的方法，但连续6年就是一项纵向研究，用于观察这些学生的龋病患病趋势。

10. C【解析】乳牙的根干短，由于下方有恒牙牙胚，前牙根尖偏向唇侧，后牙根分叉较大，根尖聚拢呈抱球状，乳牙牙冠短小，牙颈部缩窄，颈嵴明显，牙冠色白。

11. C【解析】趋避冲突又称正负冲突，是心理冲突的一种，指同一目标对于个体同时具有趋近和逃避的心态。这一目标可以满足人的某些需求，但同时又会构成某些威胁，既有吸引力又有排斥力，使人陷入进退两难的心理困境。本题中“既想参赛锻炼自己”属于“可以满足人的某些需求”，“又怕成绩不好被人讥笑”则属于“构成某些威胁”。

12. D【解析】依法给予降级、撤职、开除的处分，并可以依法吊销有关责任人员的执业证书；构成犯罪的，依法追究刑事责任。

13. E【解析】国家和社会应当关心、帮助传染病患者、病原携带者和疑似传染病患者，使其得到及时救治。任何单位和个人不得歧视传染病患者、病原携带者和疑似传染病患者。传染病患者、病原携带者和疑似传染病患者，在治愈前或者在排除传染病嫌疑前，不得从事法律、行政法规和国务院卫生行政部门规定禁止从事的易使该传染病扩散的工作。

14. E【解析】特发性面神经麻痹主要表现为一侧面部表情肌瘫痪，患侧额纹变浅、眼裂增宽、眼睑闭合不全、口角歪向健侧等，可伴有耳周疼痛、味觉减退等。病初多有耳周疼痛。可伴有患侧舌前2/3味觉减退，听力过敏等。波及听神经时，会有耳鸣、眩晕的症状。

15. D【解析】胸部透视不属于口腔颌面部疾病检查中常用的X线检查方法。

16. D【解析】恒牙一般在牙根形成2/3左右时开始萌出，萌出后牙根继续发育，于萌出后2~3年牙根才达到应有的长度，3~5年根尖才发育完成。

17. C【解析】起病1~2周为急性期，治疗上主要是控制炎症水肿，改善局部血液循环，减少神经受压，特发性面神经麻痹急性期不宜给予过强的针刺或电针疗法，以免导致继发性面肌痉挛。

18. C【解析】临床预防服务强调的是“在临床场所”以及“只包括一级预防和二级预防的服务”。临床预防服务是临床医师最为直接的预防服务。

19. A【解析】咬合痛多由创伤𬌗引起，患者有咀嚼痛伴有叩痛，此时通过调磨早接触和干扰点症状可很快消失。

20. B【解析】最能有效证明特发性面神经麻痹患者是否有膝状神经节损伤的检查方法是希尔默试验，即泪液检查，检查是否有泪腺分泌障碍。

21. A【解析】病例对照研究是以现在确诊的患有某特定疾病的患者作为病例，以不患有该病但具有可比性的个体作为对照。

22. B【解析】口腔健康检查属于二级预防。一级预防又称病因预防，即针对疾病发生因素采取预防措施，如口腔健康教育、口腔卫生指导、控制牙菌斑的措施等。二级预防又称临床前期预防，即在疾病发生的前期做到早期发现、早期诊断和早期治疗，如定期口腔健康检查、高风险人群的发现和早期龋齿充填等。三级预防又称临床预防，即对患者及时采取有效的治疗措施，如牙列缺损和缺失的修复等。

23. E【解析】隙卡沟的预备原则：①尽量利用天然牙间隙，少磨牙体组织。②隙卡沟的深度不应破坏临接触点。③隙卡沟的宽度一般为 0.9～1.0mm，沟底平，底边圆钝。柱状金刚砂车针沿颊舌向在两牙相邻边缘嵴之间预备U形沟，隙卡沟底要圆钝，不要破坏两个相邻牙的接触点，以免形成楔力便基牙移动。

24. C【解析】𬌗堤𬌗平面的前部要求暴露于上唇下 2mm。

25. E【解析】急性牙髓炎疼痛剧烈，疼痛性质为自发性阵发性痛、夜间痛、温度刺激加剧疼痛和疼痛不能自行定位。

26. A【解析】突发公共卫生事件包括：发生或者可能发生传染病暴发、流行的；发生或者发现不明原因的群体性疾病的；发生传染病菌种、毒种丢失的；发生或者可能发生重大食物和职业中毒事件的。

27. A【解析】病变早期关节弹响发生在开口初、闭口末。病变后期关节弹响次数增多，弹响加重，弹响可发生在开口中期或末期。

28. C【解析】颏部正中粉碎性骨折造成的窒息，实际上是由于口底降颌肌群的牵拉，使下颌骨前部向后下移位，引起舌后坠而发生的阻塞性窒息，所以将后坠的舌牵引出口外即可。

29. E【解析】艾滋病防治工作坚持预防为主、防治结合的方针，建立政府组织领导、部门各负其责、全社会共同参与的机制，加强宣传教育，采取行为干预和关怀救助等措施，实行综合防治。

30. C【解析】囊性水瘤好发于儿童及青少年，主要发生在颈部、锁骨上，表面皮肤正常、柔软有波动感，穿刺可吸出透明、淡黄色水样液体，镜检有淋巴细胞。有可压缩性、体位移动试验阳性是血管畸形的临床特征。

31. C【解析】慢性盘状红斑狼疮是一种慢性皮肤-黏膜结缔组织疾病，病损特点为持久性红斑，中央萎缩凹陷呈盘状，属于癌前状态。

32. B【解析】最终确定的𬌗平面前部位于上唇下缘下方 2mm，与瞳孔连线平行；𬌗平面后部侧面观与鼻翼耳屏线平行；且平分颌间距离。

33. C【解析】修复体使用一段时间后出现过敏性疼痛的主要原因有：继发龋、牙龈退缩、黏固剂脱落或溶解。黏固剂选择不当，致使其中的游离酸刺激会引起患牙短时疼痛，在全冠黏固后即出现过敏性疼痛。

34. E【解析】由于口腔颌面部血运丰富，组织再生能力强，在伤后 23～48 小时，均可在清创后严密缝合。甚至可超过 48 小时，只要伤口没有明显化脓感染或组织坏死，在充分清创后仍可做严密缝合。

35. B【解析】应在义齿支点线对侧设置间接固位体，获得平衡力，对抗义齿绕支点线旋转。

36. B【解析】任何单位和个人不得歧视艾滋病病毒感染者、艾滋病患者及其家属。艾滋病病毒感染者、艾滋病患者及其家属享有的婚姻、就业、就医、入学等合法权益受法律保护。没有关于是否歧视疑似患者的规定。

37. B【解析】边缘性骨髓炎的感染来源，与中央性一样多为牙源性，其中又以下颌智齿冠周炎为最多。常通过冠周炎引起咬肌间隙感染导致下颌骨边缘性骨髓炎。

38. C【解析】固定义齿的支持主要来自基牙。

39. E【解析】悬空式桥体应离开黏膜 3mm 以上。

40. E【解析】唇、颊、磨牙后区、腭、舌等处，是小唾液腺主要的分布部位。其中，唇及舌尖腹侧为黏液囊肿的好发部位，腭部为唾液腺肿瘤的好发部位。

41. E【解析】颈部预备应考虑冠的固位、美观、牙周和牙体组织的健康、冠边缘的封闭作用及其远期效果。

42. B【解析】流行病学的偏倚分为选择偏倚、信息偏倚和混杂偏倚三类。

43. C【解析】超声在口腔颌面部主要用于唾液腺、下颌下腺和颈部肿块的检查，以明确是否有占位性病变，是囊性还是实性等。各型超声检查中，B 型超声准确性较高，且能分辨深部肿瘤和邻近重要血管的关系。

44. C【解析】材料的化学性能是影响其在口腔

环境中使用寿命的重要因素之一，包括腐蚀、变色、老化、扩散和吸附。

45. B【解析】腮腺良性肥大属于非炎症性改变。

46. A【解析】铸造卡环进入倒凹的深度一般不宜超过0.5mm。

47. C【解析】在上下牙齿间自由滑动时，要有平衡𬌗接触，即前牙对刃接触时，后牙每侧至少一点接触：后牙一侧咬合时，工作侧为组牙接触，非工作侧至少有一点接触。

48. E【解析】全口义齿取印模时进行软组织功能性整塑，可以部分或较完全地反映组织在功能活动时的情况，制作修复体的工作印模都要进行肌功能整塑。

49. B【解析】主诉一般不超过20个字。

50. C【解析】修复体松动脱落的原因：①修复体固位不足，如轴壁聚合角过大，𬌗龈距短。②创伤𬌗，如侧向力过大。③黏固失败，如黏固时组织面有污染。

51. B【解析】母婴保健工作以保健为中心，以保障生殖健康为目的，实行保健和临床相结合，面向群体、面向基层和预防为主的方针。

52. E【解析】在口腔颌面部感染中面部疖痈最易发生全身并发症。这是疖痈的病原菌毒力较强，上唇与鼻部"危险三角区"内的静脉又常静脉瓣，颜面表情肌和唇部的生理性运动易使感染扩散等因素所致。

53. E【解析】修复治疗史包括既往所采用的修复类型、使用年限以及使用的效果如何、是否存在设计缺陷等都是重要的参考资料。它们有利于合理确定下一步的治疗计划，有利于判断修复的预后，避免发生以前出现的类似错误。

54. A【解析】深龋有较深的龋洞，洞内有软化牙本质、食物残渣等，对温度刺激和化学刺激均有酸痛感，特别是对温度刺激感觉明显。但刺激去除后疼痛立即消失。

55. E【解析】须纵向固位力强者，可用铸造卡环；须横向固位力强者，应用锻丝卡环。

56. B【解析】黏接力形成的机制包括化学结合作用、分子间结合（范德瓦耳斯力）、氢键结合、机械作用、吸附作用（分子间作用力）、扩散作用、静电吸引力。内聚结合力是在同种物质内部相邻各部分之间的相互吸引力，这种相互吸引力是同种物质分子之间存在分子力的表现。

57. C【解析】急性骨髓炎早期无影像学改变。骨髓脱钙量达到30%以上时X线片才能显示其病理变化，因而骨髓炎发病约2周后才能出现X线片异常改变。

58. B【解析】《医疗废物管理条例》第十七条规定：医疗废物暂时贮存时间不得超过2天。

59. D【解析】污染创口除非高度怀疑感染或已确认感染，一般不宜打开敷料；感染创口有肉芽组织生长及大量脓性分泌物时，才予以湿敷；对于感染创口，应药物冲洗；对于污染创口较深大或可能发生感染者应放置引流物。

60. D【解析】社区牙周保健分为基本急诊保健以及$CL_1$~$CL_4$四级保健。其中三级水平是中度牙周问题的保健，包括一、二级水平，加监督、筛选与治疗。治疗为去除龈下菌斑牙结石。

61. E【解析】减轻固定桥桥体𬌗力应减小义齿的颊舌径。

62. E【解析】腺泡细胞癌是恶性唾液腺上皮性肿瘤，构成肿瘤的肿瘤实质细胞有腺泡样细胞、闰管样细胞、空泡细胞、透明细胞和非特异性腺样细胞。

63. B【解析】医疗机构的医务人员违反本法规定，将不符合国家规定标准的血液用于患者的，由县级以上地方人民政府卫生行政部门责令改正；给患者健康造成损害的，应当依法赔偿，对直接负责的主管人员和其他直接责任人员，依法给予行政处分。构成犯罪的，依法追究刑事责任。

64. A【解析】腺样囊性癌肿瘤常沿神经扩散，发生在腮腺的腺样囊性癌可致面神经麻痹，并可沿面神经扩展而累及乳突和颞骨；颌下腺或舌下腺的腺样囊性癌，可沿舌神经或舌下神经扩展至距原发肿瘤较远的部位，并造成患侧舌知觉和运动障碍；发生在腭部的腺样囊性癌，可沿上颌神经向颅内扩展，破坏颅底骨质和引起剧烈疼痛。肿瘤也常侵犯邻近骨组织，如发生于颌下腺和舌下腺者常累及下颌骨；发生在腭部者常累及腭骨等。腺泡细胞癌、黏液表皮样癌、囊腺癌、上皮-肌上皮癌都不沿神经浸润。

65. C【解析】当智齿冠周炎炎症沿下颌骨外斜线向前，可在相当于下颌第一磨牙颊侧黏膜转折处的骨膜下形成脓肿或破溃成瘘。

66. C【解析】一般根据实验的目的决定实验观察期限，如氟防龋的效果观察，至少应持续2年，一般为2~3年；牙周病预防措施的效果观察可以为6周至18个月。

67. A【解析】若全口义齿的垂直距离过低，患者戴入义齿咬合时下颌髁突会明显向后上方移位，严重时可合并关节症状。

68. C【解析】痈的局部治疗宜用高渗盐水或含抗生素的盐水纱布局部持续湿敷，可促进早期痈的局限、软化和穿破。已溃破或切开引流后，局部仍应以高渗盐水纱布持续湿敷，可取得良好的提脓效果，但已被脓液污染的盐水纱布应及时更换，湿敷一般应持续到脓液消失、创面趋于平复为止。过早停止湿敷，可因脓道阻塞而使病情反复加重。

69. D【解析】丁香油糊剂对牙髓刺激性小，有安抚作用，且临时冠易摘除。

70. C【解析】安乐死分为两种：消极安乐死和积极安乐死。医师停止抢救措施而仅给患不治之症且濒临死亡而又极度痛苦的患者适当的维持治疗或撤除所有的治疗和抢救措施的方式为消极安乐死。

71. C【解析】根据前伸平衡𬌗理论，如果补偿曲线曲度过小，为了保持前伸𬌗平衡，应相应减小前伸切导斜度。否则在前伸运动时前牙会有𬌗干扰，导致义齿后缘翘动。前牙开𬌗与牙尖交错𬌗排牙有关；义齿后缘压痛与基托伸展和后堤区制作有关；发音不清与人工前牙排列位置和基托厚度等有关；面容苍老与垂直距离过低和丰满度恢复不足有关。

72. D【解析】该龋深患牙无任何牙髓症状，应垫底后充填，无须安抚治疗，更不应做牙髓治疗。

73. A【解析】完整保留的 90 颗牙/150 名儿童即为完整保留率。

74. D【解析】舌下腺囊肿的诊断要点：①好发于儿童及青少年。②囊肿位于口底一侧黏膜下，呈淡蓝色肿物，囊壁薄，质地柔软。③较大舌下腺囊肿可穿入下颌舌骨肌进入颌下区，也可波及对侧口底。④囊肿可因创伤而破溃，流出黏稠蛋清样液体，囊肿暂时消失，数天后创口愈合囊肿长大如前。⑤囊肿继发感染时，可出现口底部肿胀疼痛，影响进食，舌下腺囊肿可抽出黏稠液体。

75. E【解析】龋降低率的计算方法：①龋降低相对有效率=（对照组龋齿数-试验组龋齿数）/对照组龋齿数×100%。②龋降低实际有效率=（对照组龋齿数-试验组龋齿数）/已封闭的总牙数×100%。本题中即为（45-10）/45×100%=78%。

76. D【解析】快速进展性牙周炎有严重而快速的附着丧失和牙槽骨破坏，呈明显的阵发性。

77. A【解析】出血、贫血、感染、骨髓原始细胞明显增多，考虑为急性白血病。过氧化酶染色(-)，非特异性酯酶（-），考虑为急性淋巴细胞白血病。

78. E【解析】患者有停经史，妇科检查子宫稍大、附件包块，且妊娠试验阳性，人流未见绒毛。符合“输卵管妊娠”的诊断。

79. D【解析】应激是指个体对某种意外的环境刺激所作出的适应性反应，是个体觉察到环境的威胁或挑战而产生的适应或应对反应。

80. D【解析】中枢性（核上性）面神经麻痹指病损位于面神经核以上至大脑皮质中枢之间，即当一侧皮质脑干束受损时，称为中枢性或核上性面神经麻痹。由于面神经核上部的细胞接受两侧皮质脑干束的纤维，其轴突组成面神经运动纤维，支配同侧睑裂以上的表情肌，包括额肌和上半部眼轮匝肌的运动；面神经核下部的细胞则只接受对侧皮质脑干束的纤维，其轴突组成面神经的运动纤维，支配同侧睑裂以下的表情肌。前额皱纹消失与不能蹙眉是周围性面瘫的重要临床表现，也是与中枢性面瘫相鉴别的主要依据。

81. C【解析】典型的形成龋洞的牙本质龋有 5 层结构，主要的病理变化出现在细菌侵入层。此层牙本质小管扩展，内含细菌，牙本质因脱矿即有机成分破坏形成裂隙及串珠样结构等。坏死崩解层在制片过程中大部分消失，脱矿层内无细菌存在，因此无串珠样变化和裂隙。透明层为牙本质小管矿化。脂肪变性层为牙本质小管内的成牙本质细胞突起内有脂肪存在。

82. B【解析】本题中患者肿物未侵及上下龈颊沟，且位置位于右侧后颊部，故开口受限可能为颞肌受侵。

83. B【解析】患者颈部肿块，随吞咽上下移动，B 超显示该肿块实性有包膜，相较其他选项，甲状腺腺瘤可能性大，颏下皮样囊肿、甲状腺舌管囊肿及囊状淋巴管瘤的肿块应有囊性感。

84. E【解析】后牙复合树脂充填美观性、黏结性能佳。

85. A【解析】桩的直径：理想的桩直径应为根径的 1/3。上前牙桩直径应为 1.5~2.5mm。下前牙为 1.1~1.5mm，上下后牙为 1.4~2.7mm。当桩的直径过细会导致桩的折断，而其他选项会导致桩固位不良。

86. B【解析】糖皮质激素是治疗天疱疮的首选药物，轻者，泼尼松的起始量可为 30~40mg/d，重者，起始量为 60~100mg/d。

87. D【解析】此患者右颈部肿块，病理检查为大细胞性淋巴瘤，早期霍奇金淋巴瘤的治疗给予适量全身化疗，放疗趋向于降低放疗的总剂量，缩小照射野的范围。

88. E【解析】冠边缘与颈缘之间的间隙大于 50μm 的状态通常被认为是间隙过大，这个间隙意味着探针的尖可以探入冠边缘与颈缘之间。

89. A【解析】由于医学生命科学研究及其应用涉及的对象包括人类，因此，随着生命科技的迅猛发展，在生命科学技术研究和应用中就不仅只考虑技术上能不能行的问题，还要考虑伦理上应不应该做的问题。

90. D【解析】下牙槽神经于下颌第一、二前磨牙根尖下方的颏孔出下颌神经管进入下唇软组织，支配半侧下唇感觉，称为颏神经，损伤后出现下唇麻木。

91. C【解析】人工牙排列偏舌侧时，发音会有影响。

92. D【解析】舌体裂伤时创口应考虑缝合止血。

93. D【解析】麦角类制剂为5-HT受体非选择性激动药，其半衰期长、治疗偏头痛的复发率低，适用于发作持续时间长的患者。

94. E【解析】磨牙远中楔形瓣切除术适用于最后一个磨牙的远中牙周袋，也适用于缺牙区间隙的近、远中牙周袋，尤其伴有骨下袋者。采用楔形切口，锚式缝合。对于第二磨牙远中深牙周袋在术前必须拍X线片，以确定远中有无阻生的第三磨牙。

95. B【解析】维护患者的利益是医师的天职，在本案例中，医师符合职业道德的做法应当是首先对患者做必要的体检，看能否确诊，然后再考虑是否需要做CT。

96. E【解析】吸入性窒息主要是昏迷患者直接将血液、唾液、呕吐物或其他异物吸入气管、支气管或肺泡内而引起。应立即行气管切开术，通过气管导管，充分吸出进入下呼吸道的血液、分泌物及其他异物，解除窒息。

97. D【解析】患者可探及釉质牙骨质界，出现附着丧失，属于慢性牙周炎。

98. D【解析】患儿冬季出生，因紫外线不能透过玻璃窗，婴幼儿被长期过多地留在室内活动，使内源性维生素D生成不足。大城市高大建筑可阻挡日光照射，大气污染如烟雾、尘埃可吸收部分紫外线。气候的影响，如冬季日照短，紫外线较弱，亦可影响部分内源性维生素D的生成。佝偻病早期多见于6个月以内，特别是3个月以内小婴儿。多有神经兴奋性增高的表现，如易激惹、烦闹、汗多刺激头皮而摇头等。但这些并非佝偻病的特异症状，仅作为临床早期诊断的参考依据。此期常无骨骼病变，骨骼X线可正常，或钙化带稍模糊；血清25-（OH）$D_3$下降，PTH升高，一过性血钙下降，血磷降低，碱性磷酸酶正常或稍高。患儿临床表现、体征、化验检查符合“佝偻病早期”的诊断。

99. B【解析】根据题干，无开放创口，应为挫伤。

100. D【解析】患者出现附着丧失，发病时间长，可能的诊断是慢性牙周炎。

101. E【解析】含氟漱口液一般推荐使用中性或酸性氟化钠配方。除此之外，还有含氟化亚锡、氟化胺或氟化铵的漱口液。但氟化钠味道易接受，价格也较便宜，故最为常见。

102. C【解析】5~6岁儿童每次使用5ml，6岁以上儿童每次用10ml，鼓漱1分钟后吐出。

103. D【解析】含氟漱口液的漱口时间为1分钟，吐出后半个小时内不进食或漱口，以免影响含漱效果，含漱时间不宜过长或过短。

104. C【解析】病变处累及牙釉质，为浅龋。

105. D【解析】复合树脂黏接修复可用于临床上大部分的牙体缺损修复，其广义适应证包括：①Ⅰ~Ⅴ类窝洞的修复。②冠修复中核的构建。③窝沟封闭。④美容性修复，如贴面、牙外形修整、牙间隙封闭。⑤间接修复体的黏固。⑥暂时性修复体。⑦牙周夹板。

106. D【解析】病变累及前牙邻面，且未累及切角，故需制备Ⅲ类洞。

107. D【解析】⌈8前倾阻生，龈红肿明显，探龈袋深部有脓液，是急性冠周炎的临床表现。

108. E【解析】牙龈瘘管的病源牙的确定应采用瘘管诊断丝X线片。

109. B【解析】⌈6行根管治疗；⌈7行树脂充填修复；⌈8消炎镇痛，待急性炎症消除后拔除患牙。

110. B【解析】为无牙颌取印模多采用二次印模法。此法是先采用成品托盘加印模膏或藻酸盐制取初印模，然后灌注石膏模型，在模型上制作个别托盘，即与特定患者个体的无牙颌形态相适应的印模托盘，最后用个别托盘加终印模材取得终印模。

111. E【解析】患者下颌牙槽嵴极度低平，口腔黏膜薄，舌体增大，下颌呈习惯性前伸，𬌗关系不稳定。故在制作义齿之前要确定正确的𬌗关系，对于下颌习惯性前伸的患者，应取下颌在后退接触时的𬌗位，即正中𬌗位，只有这个位置，患者的颞下颌关节不紧张、舒适、咀嚼肌力大，咀嚼效能也高。同时也要注意垂直距离不要恢复过高，否则会使咀嚼力过大，牙槽嵴负荷过重。在制作时也要分析旧义齿𬌗。关系不稳定原因避免再犯，多次核对以免有误。

112. A【解析】全口义齿人造牙排成反𬌗关系的主要目的是增加义齿稳定性。

113. A【解析】患者仅在上颌腭中缝处有压痛，此处表面覆盖的黏膜薄，若义齿组织面未做缓冲或缓冲不够，受压后易产生压痛。

114. D【解析】牙槽嵴部位有骨尖或骨突、骨嵴，形成组织倒凹，覆盖黏膜较薄，在摘戴义齿过程中擦伤黏膜组织或义齿在受力时造成疼痛。常见的部位有尖牙唇侧，上、下颌隆突，上颌结节颊侧和内斜嵴等处。应查清疼痛部位，在基托组织面进行缓冲处理。

115. C【解析】切取活检是目前比较准确可靠的，也是结论性的诊断方法。

116. B【解析】最佳的治疗方案为放疗+手术切除。

117. D【解析】咬合错乱是颌骨骨折最常见的体征，对颌骨骨折的诊断与治疗有重要意义，即使骨折段仅有轻度移位，也可出现咬合错乱而影响功能。

118. D【解析】坚强内固定目前在多数情况下已成为颌骨骨折的首选方法，其适应证包括：多发性或粉碎性上、下颌骨骨折；全面部骨折；有骨缺损的骨折；大的开放性骨折；明显移位的上、下颌骨骨折；无牙颌及牙槽突萎缩的下颌骨骨折；感染的下颌骨骨折。

119. B【解析】患者有停经史，阴道流血不止伴腹痛，有组织排出。符合“不全流产”的诊断。

120. A【解析】B超检查可以观察有无妊娠囊、妊娠囊形态及大小、有无胎心搏动，确定流产类型。

121. A【解析】不全流产一旦确诊，应尽早清除宫腔内胚胎组织。

122. A【解析】CPI记分标准为：0=牙龈健康；1=牙龈炎，探诊后出血；2=牙石，探诊可发现牙石，但探针黑色部分全部露在龈袋外；3=早期牙周病，龈缘覆盖部分探针黑色部分，龈袋深度在4~5mm；4=晚期牙周病，探针黑色部分被龈缘完全覆盖，牙周袋深度6mm或以上。

123. D【解析】右下区段有牙石，牙周袋深度小于3.5mm，属于牙龈炎，因此需口腔卫生指导+洁治即可。

124. B【解析】牙周治疗程序通常包括四个阶段：牙周基础治疗、牙周手术治疗、牙周修复治疗、牙周支持治疗。牙周支持治疗也称维护期，是正规的牙周系统性治疗计划中不可缺少的部分，它是牙周疗效得以长期保持的先决条件。在第一阶段治疗结束后，无论是否需要手术和修复治疗，维护期即应开始，最好的牙周维护治疗期应为3个月。

125. D【解析】撕脱伤伤情重，出血多，疼痛剧烈，易发生休克。而且创缘多不整齐，皮下及肌肉组织均有挫伤，常有骨面裸露。

126. C【解析】吗啡对疼痛有强大的镇痛作用，治疗量的吗啡使呼吸频率减慢，潮气量减小，从而抑制呼吸，患者休克时禁用。

127. B【解析】撕裂的组织如与正常组织相连，应及时清创，将组织复位缝合。与正常组织相连或基本脱落的组织，如果位于鼻、眼睑及耳垂等重要部位，仍不能放弃游离移植的可能。如撕脱伤有血管可行吻合者，应立即做血管吻合组织再植术；如无血管可供吻合，在伤后6小时内，可将撕脱的皮肤在清创后，切削成全厚或中厚层皮片做再植术。如撕脱的组织瓣损伤过重，伤后已超过6小时，组织已不能利用时，则在清创后，切取健康皮片游离移植消灭创面。

128. C【解析】疾病的发病率通常指至少在1年时间内，某人群新病的频率。

129. A【解析】龋均是受检人群中每人口腔中平均龋、失、补牙数。

130. C【解析】慢性粒细胞白血病可见Ph染色体阳性。

131. B【解析】类白血病样反应可见中性粒细胞碱性磷酸酶积分增高。

132. A【解析】刷牙是每个人常规的自我口腔保健措施，是机械性去除菌斑和软垢最常用的有效方法。牙签、牙间隙刷、牙线主要用于清洁牙齿邻面及根分叉处的牙菌斑。

133. C【解析】牙间隙刷适用于牙龈退缩处邻间区、暴露的根分叉区以及排列不整齐的牙邻面。特别对去除颈部和根面上附着的菌斑比牙线和牙签更有效，使用起来比牙线方便。

134. B【解析】涎石症85%以上发生于下颌下腺。

135. C【解析】腺泡细胞癌多见于腮腺。

136. C【解析】多形性腺瘤常见于腮腺。

137. E【解析】腭中缝裂开属于纵行骨折。

138. A【解析】Le Fort Ⅰ型骨折又称上颌骨低位骨折或水平骨折。骨折线从梨状孔水平、牙槽突上方向两侧水平延伸至上颌翼突缝。

139. D【解析】牙槽突骨折常是外力（如碰撞）直接作用于牙槽突所致，多见于上颌前部，可以单独发生，也可与颌面部其他损伤同时发生，可以是线形也可以是粉碎性骨折，骨折线多位于根尖上方。临床上牙槽突骨折常伴有唇和牙龈的肿胀、撕裂、牙松动、牙折或牙脱落。摇动损伤区某一牙时，可见邻近数牙及骨折片随之移动。骨折片可移位，引起咬合错乱。

140. B【解析】Le Fort Ⅱ型骨折又称上颌骨中位骨折或锥形骨折，骨折线自鼻额缝向两侧横过鼻梁、眶内壁、眶底、颧上颌缝，再沿上颌骨壁至翼突。

141. E【解析】主承托区包括牙槽嵴顶、腭部穹隆区、颊棚区等区域。

142. A【解析】副承托区指与𬌗力受力方向成角度的区域，包括上下颌牙槽嵴顶的唇、颊和舌腭侧（不包括硬区）。

143. C【解析】缓冲区指需要缓冲咀嚼压力的区域，主要指上颌隆突、颧突、上颌结节的颊侧、切牙乳突、下颌隆突、下颌舌骨嵴以及牙槽嵴上的骨尖、骨棱等部位。

144. B【解析】边缘封闭区是义齿边缘接触的软组织部分，包括上下颌口腔前庭沟底、唇颊舌系带附着部、下颌舌侧口底黏膜反折处、上颌后堤区和下颌磨牙后垫。

145. C【解析】嵌体洞形洞缘斜面的角度要求为45°。

146. A【解析】全冠预备体各轴面越接近平行固位越好，为便于全冠的就位，各轴面允许向𬌗方向少许内聚，聚合度一般为2°~5°。内聚角度越大，则固位越差。

147. D【解析】金属烤瓷冠金瓷衔接处角度应为90°。

148. B【解析】桥基牙倾斜在30°以内者，在固定桥修复后尚可改善倾斜桥基牙的应力状况，倾斜大于30°，𬌗力不易沿牙长轴传导，牙周组织易受创伤。

149. D【解析】前牙3/4冠切端沟顶角一般为90°。用倒锥形车针或火焰形车针在切缘预备好的平面上做出一平行于切嵴的0.5mm深、1mm宽的切嵴沟，沟的两端与邻面轴沟的开口相连。

150. A【解析】嵌体洞缘外展不应超过5°。

# 第四单元

## 【$A_1$ 型题】

**答题说明**

每一道考题下面有 A、B、C、D、E 五个备选答案，请从中选择一个最佳答案。

1. 关于龋病的预防措施，错误的是
A. 定期复查
B. 培养刷牙习惯
C. 服用抗生素类药物
D. 定期使用氟化物
E. 少吃致龋食品

2. 下列选项中，不受乳牙龋齿及并发症影响的是
A. 恒牙早萌
B. 恒牙先天缺失
C. 恒牙釉质发育不全
D. 萌出位置异常
E. 恒牙迟萌

3. 对根尖 1/3 处折断患牙的处理方法为
A. 固定并定期观察
B. 牙髓状况良好，可调殆，观察
C. 不治疗
D. 牙髓治疗
E. 定期观察

4. 发生牙外伤最常见的原因是
A. 暴力
B. 交通意外
C. 运动损伤
D. 摔倒、碰撞
E. 使用牙具

5. 橙、黄颜色，往往使人产生温暖的感觉，被称为“暖色调”，这种心理现象是感觉的
A. 适应
B. 相互作用
C. 后像
D. 联觉
E. 感受性

6. 血管神经性水肿属于
A. Ⅰ型变态反应
B. Ⅱ型变态反应
C. Ⅲ型变态反应
D. Ⅳ型变态反应
E. Ⅴ型变态反应

7. 关于乳牙外伤正确的是
A. 乳牙外伤发生率高于年轻恒牙
B. 多发生在室外
C. 多发生在 2~4 岁儿童
D. 牙齿移位较常见，约占乳牙外伤的 80%
E. 乳牙外伤中，以冠折多见

8. 牙槽骨吸收的标准为
A. 牙齿松动程度，Ⅱ度以上松动有骨吸收
B. X 线片示牙周膜间隙透射区变宽
C. 牙槽嵴顶到釉质牙骨质界的距离，超过 2mm 可确定有骨吸收
D. 牙周袋深度，大于 4mm 的牙周袋为有骨吸收
E. X 线片示根端有圆形或椭圆形阴影

9. 年轻恒牙牙外伤好发牙是
A. 上颌切牙
B. 上颌尖牙
C. 下颌切牙
D. 下颌尖牙
E. 第一前磨牙

10. 下列关于理想的牙刷刷毛的特点描述不正确是
A. 易吸水变软
B. 容易洗涤干燥
C. 具有适当的弹性
D. 具有适当的硬度
E. 表面光滑、无臭无味

11. 年轻恒牙外伤即刻 X 线检查应主要观察的项目中不包括
A. 继承恒牙胚情况
B. 牙根是否折断
C. 牙根发育情况
D. 是否存在陈旧性外伤

E. 牙周间隙是否改变

12. 关于口腔预防医学的研究方法和研究的基本要素，不正确的是

A. 主要研究对象：人群

B. 基本要素：研究群体的口腔疾病患病情况

C. 基本要素：研究群体预防措施

D. 基本要素：研究环境医学

E. 基本要素：研究个人预防保健方法

13. 下列选项不属于口腔单纯性疱疹的主要传播途径的是

A. 唾液

B. 飞沫

C. 疱疹液

D. 胎儿经产道感染

E. 输血

14. 乳牙慢性根尖周脓肿常见的排脓通道中，以下哪项是不常见的

A. 唇或颊侧黏膜

B. 龈沟排脓

C. 舌侧黏膜

D. 根两侧黏膜

E. 根分歧部位

15. Bass刷牙又称为

A. 圆弧刷牙法

B. 旋转刷牙法

C. 水平颤动法

D. 横刷法

E. 竖刷法

16. 下列哪项属于酸蚀过程中的不正确操作

A. 酸蚀面积为接受封闭的范围，一般为牙尖斜面2/3

B. 酸蚀剂使用磷酸液或含磷酸的凝胶

C. 清洁吹干后用细毛刷、小棉球或小海绵块蘸上酸蚀剂放在要封闭的牙面上

D. 恒牙酸蚀20~30秒，乳牙酸蚀60秒

E. 酸蚀过程中擦拭酸蚀牙面

17. 关于牙震荡的描述，正确的是

A. 牙受震荡后，一般有移位

B. 年轻恒牙在受震荡后，牙髓不会丧失活力

C. 年轻恒牙在受震荡后，活力很快丧失

D. 对牙震荡的患牙做牙髓活力测验，其反应不一

E. 牙震荡一般都伴有牙体组织的缺损

18. 唇裂的流行病学特点不包括

A. 唇、腭裂是口腔颌面部最常见的先天畸形

B. 目前我国发病率呈上升趋势

C. 唇裂常与腭裂伴发

D. 左右无明显差异

E. 女性多于男性

19. 某群体牙龈指数为2.2，其龈炎流行程度应评估为

A. 无流行

B. 轻度流行

C. 中度流行

D. 重度流行

E. 极重度流行

20. 口腔扁平苔藓发病可能与以下因素有关的是

A. 吸烟、外伤、心理因素

B. 遗传、吸烟酗酒、细菌感染

C. 心理因素、吸烟、不良修复体

D. 心理因素、不良修复体、内分泌因素

E. 内分泌因素、病毒感染、自身免疫

21. 唇裂整复术最适合的时期为

A. 单侧唇裂为出生后即刻，双侧唇裂为1~2个月

B. 单侧唇裂为出生后1~2个月，双侧唇裂为3~6个月

C. 单侧唇裂为出生后3~6个月，双侧唇裂为6~12个月

D. 单侧唇裂为出生后7~12个月，双侧唇裂为1岁以后

E. 单侧唇裂为1~2岁，双侧唇裂为2岁以后

22. 以下关于牙本质敏感症的治疗说法正确的是

A. 牙本质敏感症必须用充填的方法治疗

B. 牙本质敏感症必须用药物脱敏

C. 牙本质敏感症有自行性脱敏

D. 牙本质敏感症必须做牙髓摘除术

E. 牙本质敏感症必须做全冠修复

23. 为了由样本推断总体，样本应该是

A. 总体中任意的一部分

B. 总体中的典型部分

C. 总体中有意义的一部分

D. 总体中有价值的一部分

E. 总体中有代表性的一部分

24. 曲面体层片和根尖片均能显示的解剖结构是

A. 下颌孔

B. 上颌窦

C. 软腭

D. 颈椎

E. 髁突

25. 我国修订韦氏儿童智力量表的常模适用于

A. 参加修订取样的6~16岁儿童

B. 所有中国儿童
C. 所有6~16岁中国儿童
D. 6~16岁的儿童
E. 符合测验使用标准的儿童

26. 怀疑下颌下腺导管阳性结石，首选检查方法是
A. 下颌骨侧位片
B. 下颌前部𬌗片
C. 下颌骨后前位片
D. 下颌横断𬌗片
E. 曲面断层片

27. 临床确诊牙髓坏死最有效的检查是
A. 视诊
B. 牙髓温度测验
C. 光纤透照
D. 牙髓电活力测验
E. 穿髓孔探诊

28. 下颌骨开口后前位片常用于显示
A. 关节窝
B. 关节结节
C. 喙突
D. 双侧髁突内外径向病变
E. 关节间隙

29. 下列最易引起呼吸道阻塞的骨折类型是
A. 颏部正中线状骨折
B. 一侧颏孔区骨折
C. 双侧颏孔区骨折
D. 下颌角部骨折
E. 髁突骨折

30. 下列哪个选项非唾液腺造影的适应证
A. 涎瘘
B. 唾液腺慢性炎症
C. 唾液腺急性炎症
D. 舍格伦综合征
E. 唾液腺导管阴性结石

31. 下列不具有抗龋作用的矿物质或元素是
A. 氟
B. 镁
C. 硒
D. 铁
E. 磷酸盐

32. 与CT比较，磁共振成像（MRI）的优点是
A. 不用造影剂增强即能显示肌肉、血管以及肿瘤的浸润范围
B. 图像清晰
C. 可区分肿瘤的良、恶性
D. 层面连续，对骨组织病变显示好
E. 以上都对

33. 下列经常需要术前放疗的肿瘤是
A. 牙龈癌
B. 上颌窦癌
C. 腭癌
D. 舌癌
E. 颊癌

34. 以下对牙周兼性厌氧菌及微需氧菌感染的治疗无效的是
A. 甲硝唑
B. 米诺环素
C. 螺旋霉素
D. 氯己定
E. 四环素

35. 以下关于冠桩外形的说法，最理想要求是
A. 与根管壁密合
B. 与根管壁外形一致的圆锥体
C. 从根管口到根尖逐渐缩小成锥形
D. 各部横径都不超过根径的1/3，与根部外形一致
E. 以上都正确

36. 下面关于毛状白斑的临床表现，描述错误的是
A. 病损易擦掉
B. 颊部很少发生
C. 病损为斑块状或皱褶状
D. 病损可培养出白念珠菌
E. 好发于舌外侧缘

37. 临床上，把患者对自己的精神疾病认识和判断的能力称为
A. 理解力
B. 观察力
C. 想象力
D. 自制力
E. 自知力

38. 应以第一级预防为重点的疾病是
A. 地方病、传染病、职业病
B. 职业病、心脑血管疾病、传染病
C. 食物中毒、肿瘤、公害病
D. 地方病、肿瘤、职业病
E. 公害病、心脑血管疾病、传染病

39. 关于牙膏中的摩擦剂，下列说法中不恰当的是
A. 摩擦剂是洁牙剂中含量最多的成分（20%~60%）
B. 用以加强清牙剂的摩擦作用、去污及磨光

牙面

C. 摩擦剂要有一定摩擦作用，但又不损伤牙组织

D. 含氟牙膏多用与氟离子有相容性的不溶性偏磷酸钠、焦磷酸钙或氧化铝、二氧化硅做摩擦剂

E. 摩擦剂内含酸性物质，有利去污和磨光牙面

40. 某地区卫生健康局对各医院口腔科近3年儿童牙外伤病例进行分析，以找出牙外伤最主要的原因。这种研究方法是

A. 横断面研究

B. 历史常规资料分析

C. 群组研究

D. 病例对照研究

E. 实验研究

41. 预防牙周疾病、提高宿主抵抗力的措施是

A. 降低牙尖高度和斜度

B. 去除不良修复体

C. 消除食物嵌塞

D. 去除充填物悬突

E. 合理补充营养素

42. 囊壁内衬2~5层扁平上皮的囊肿，则最可能的病变是

A. 牙源性角化囊性瘤

B. 鼻唇囊肿

C. 根尖周囊肿

D. 含牙囊肿

E. 皮样囊肿

43. 为了比较各国家、各地区龋齿情况，WHO规定的龋齿患病水平衡量标准是

A. 12岁儿童的患龋率

B. 15岁儿童的患龋率

C. 12岁儿童的龋均

D. 15岁儿童的龋均

E. 学龄儿童的龋病发病率

44. 控制牙菌斑的方法不包括

A. 应用生物抗菌剂

B. 牙刷、牙线的使用

C. 应用化学漱口剂

D. 注射免疫疫苗

E. 光纤照射辅助诊断龋病

45. 急性智齿冠周炎的治疗方法中应除外

A. 局部冲洗上药

B. 切开引流

C. 配合口服抗生素

D. 拔除患牙

E. 使用漱口液

46. 关于上颌牙槽骨吸收的问题，下列说法不正确的是

A. 上颌骨-牙槽骨唇颊侧骨质较致密

B. 上颌骨牙槽骨唇颊侧骨质较疏松

C. 上颌弓大小的变化跟牙列缺失时间有关

D. 上颌牙槽骨吸收后导致上颌弓大小有改变

E. 上颌骨牙槽骨骨质密度整体较均匀一致

47. 根据《突发公共卫生事件应急条例》，卫生行政部门应当对医疗机构采取责令改正，通报批评，给予警告处理的情形是

A. 未对突发事件开展流行病学调查

B. 未向社会发布突发事件信息

C. 未建立突发事件信息发布制度

D. 未履行突发事件报告职责

E. 未及时诊断不明原因的疾病

48. 根据正颌外科截骨手术后骨愈合以及生物力学特点，术后追踪观察至少应持续

A. 2个月

B. 3个月

C. 6个月

D. 8个月

E. 10个月

49. 可摘局部义齿的组成中不包括

A. 人工牙

B. 基托

C. 固位体

D. 基牙

E. 连接体

50. 对于慢性肥厚型念珠菌性口炎的高龄患者，为了明确诊断有无异常增生，首选的诊断方法是

A. 唾液培养

B. 唾液及血清念珠菌抗体测定

C. 直接涂片镜检

D. 活检

E. 血CEA测定

51. 为了在短时间内了解某市人群口腔健康状况，并估计在该人群中开展口腔保健工作所需的人力、物力，检查有代表性指数年龄组（5、12、15、35~44、65~74岁）人群的调查方法为

A. 预调查

B. 试点调查

C. 捷径调查

D. 普查

E. 抽样调查

52. 正确的正颌外科治疗程序是

A. 制订手术计划+术前正畸+正确施术+术后正畸+追踪观察
B. 术前正畸+制订手术计划+正确施术+术后正畸+追踪观察
C. 术前正畸+制订手术计划+正确施术+术后正畸
D. 制订手术计划+术前正畸+正确施术+术后正畸
E. 术前正畸+制订手术计划+正确施术+追踪观察

53. 以下对全冠龈边缘位置设计无影响的是
A. 固位力大小
B. 美观因素
C. 牙龈的保护
D. 边缘密合
E. 牙体预备操作的难易

54. 预防口腔癌的政策之一是烟盒前后面印有“吸烟有害健康”的忠告，其面积应为烟盒的
A. 3%~5%
B. 7%~9%
C. 10%~20%
D. 20%~30%
E. 30%~50%

55. 口腔颌面部因炎症而引起的囊肿主要是
A. 根尖周囊肿
B. 鼻腭囊肿
C. 萌出囊肿
D. 始基囊肿
E. 含牙囊肿

56. 整理分析资料时欲知道一组观察值的变异程度常计算
A. 平均值
B. 标准差
C. 构成比
D. 百分率
E. 标准误

57. 颌面部检查的内容包括
A. 面部皮肤颜色、营养状态
B. 颌面部外形的对称性
C. 颌面各部分之间的比例关系
D. 侧面轮廓的面型
E. 以上都对

58. 外渗性黏液囊肿常见的致病原因为
A. 外伤
B. 炎症
C. 过敏
D. 感染
E. 化学刺激

59. 临床探诊时得到的探诊深度一般
A. 可大于或小于龈沟组织学深度
B. 小于组织学龈沟深度
C. 等于组织学龈沟深度
D. 大于组织学龈沟深度
E. 视牙龈炎症程度而变

60. 根据 Atwood 牙槽嵴吸收程度分级，牙槽嵴后部吸收成凹陷状属于
A. 四级
B. 三级
C. 二级
D. 一级
E. 五级

61. 固定义齿基牙牙根数目与哪项功能直接相关
A. 连接强度
B. 固位力
C. 支持力
D. 美观性
E. 舒适度

62. 位于放射治疗范围内的牙齿拔除时间是
A. 放疗前
B. 放疗后 1 周
C. 放疗后 1 个月
D. 放疗后 2 周
E. 放疗后 3 个月

63. 预防艾滋病不正确的方法是
A. 洁身自爱、遵守性道德，正确使用质量合格的安全套
B. 及早治疗并治愈性病
C. 避免不必要的输血和注射，使用经艾滋病病毒抗体检测的血液及血制品
D. 远离艾滋病病毒感染者和艾滋病患者，不与他们接触
E. 针对母婴传播艾滋病的抗病毒药物预防和人工代乳品喂养措施

64. 对婴儿进行口腔检查和保健的适宜开始时间是
A. 出生时
B. 满月后
C. 牙萌出时
D. 上学前
E. 换牙时

65. 以下关于龈上菌斑的定义正确的是
A. 未矿化的细菌性沉积物，牢固地黏附于牙面

和修复体表面，由细菌构成

B. 矿化的细菌性沉积物，牢固黏附于牙面和修复体表面，由黏性基质和嵌入其中的细菌构成

C. 部分矿化的细菌性沉积物，牢固黏附于牙面和修复体表面，由黏性基质和嵌入其中的细菌构成

D. 未矿化的细菌性沉积物，牢固黏附于牙面和修复体表面，由黏性基质和嵌入其中的细菌构成

E. 部分矿化细菌性沉积物，牢固黏附于牙面和修复体表面，由细菌构成

66. 关于口腔流行病学的现况调查，恰当的描述是

A. 在人为控制下对人群采取某项干预措施或消除某种因素以观察其影响

B. 研究疾病或某种情况在人群中随着时间推移的自然动态变化

C. 调查目标人群中某种疾病或现象在某一特定时间点上的情况

D. 比较目标人群与总人群某种口腔疾病的患病特点

E. 对已有的资料或者疾病监测记录做分析或总结

67. 有关恶性肿瘤的诊断方法中，正确性最高的是

A. 症状与体征

B. 有关化验检查

C. CT、MRI 检查

D. 病理切片

E. 肿瘤穿刺细胞学检查

68. 母婴保健技术服务不包括

A. 有关母婴保健的科普宣传、教育和咨询

B. 婚前医学检查

C. 新生儿疾病筛查

D. 分娩期产后恢复

E. 产前诊断和遗传病诊断

69. 颌面部创伤后抗休克治疗的措施不包括

A. 安静、镇痛

B. 降低颅内压

C. 维持血压

D. 补液

E. 止血

70. 目前世界龋病分布的特点可能与之有关的因素是

A. 糖的摄入量和频率

B. 生活水平和饮食习惯

C. 口腔预防保健措施

D. 氟化物防龋措施

E. 口腔科医师数量

## 【$A_2$ 型题】

**答题说明**

每一道考题是以一个小案例出现的，其下面都有 A、B、C、D、E 五个备选答案，请从中选择一个最佳答案。

71. 患者，女性，50 岁。患有舍格伦综合征。颌面部肿瘤镜下见小到中等 B 细胞的边缘带，细胞核仁不明显。胞质丰富。该病对放疗敏感，局部治疗后可获长期无瘤生存。最可能的诊断是

A. 弥漫性大 B 细胞淋巴瘤

B. 黏膜相关淋巴组织（MALT）淋巴瘤

C. 结外 NK/T 细胞淋巴瘤

D. 沃辛瘤

E. 恶性乳头状淋巴腺瘤

72. 患儿，男，12 岁。由饮水含氟量 0.3ppm 地区迁居饮水含氟量 1.2ppm 地区。氟牙症发生的可能性为

A. 0

B. 25%

C. 50%

D. 75%

E. 100%

73. 一位年轻的家长想为其乳牙刚萌出的孩子预防龋病，牙医推荐的适宜措施是

A. 氟片

B. 氟滴剂

C. 氟化牙膏

D. 氟水漱口

E. 氟化凝胶

74. 某患者某颗指数牙的龈上牙石覆盖面积为牙面的1/3~2/3。根据简化牙石指数，应记为

A. 1

B. 2

C. 3

D. 4

E. 5

75. 黄某2020年10月因医疗事故受到吊销医师执业证书的行政处罚，2021年9月向当地卫生行政部门申请重新注册。卫生行政部门经过审查决定对黄某不予注册，理由是黄某的行政处罚自处罚决定之日起至申请注册之日止不满

A. 1年

B. 2年

C. 3年

D. 4年

E. 5年

76. 某地区12岁儿童DMFT为4.8，按照WHO对龋病流行程度的评价标准，该地区龋病流行等级为

A. 很低

B. 低

C. 中

D. 高

E. 很高

77. 患者，男性，59岁。腭部无痛性渐进性肿大包块半年。肉眼观肿瘤无包膜，镜下见肿瘤细胞形态一致，组织结构表现多样，如巢状、条索状、筛孔状、小梁状、管状和乳头状结构等，肿瘤周边可见单列的瘤细胞浸润。最可能的诊断是

A. 恶性多形性腺瘤

B. 腺样囊性癌

C. 恶性肌上皮瘤

D. 上皮肌上皮癌

E. 多形性低度恶性腺癌

78. 检查某班15岁学生50名，其中龋病者10人，龋失补牙数为：D=70，M=2，F=8，龋失补牙面数为：D=210，M=10，F=15。这班学生龋面均为

A. 0.8

B. 1.4

C. 1.6

D. 4.2

E. 4.7

79. 患者，女性，24岁。因刷牙牙龈出血3个月就诊。检查：牙面大量牙石，牙龈红肿，探诊出血。诊断为牙龈炎。其直接原因是

A. 口腔卫生不良

B. 牙颈部菌斑

C. 深龋

D. 爱吃甜食

E. 食物嵌塞

80. 患者，男性，30岁。┌5678 缺失，缺牙区牙槽嵴丰满，┌4 Ⅰ度松动，余牙正常。修复方案为

A. 可摘局部义齿，┌4 远中𬌗支托

B. 固定义齿修复

C. 可摘局部义齿，┌4 近中𬌗支托

D. 可摘局部义齿，┌4 不选做基牙

E. ┌45678 覆盖义齿修复

81. 某患者主诉右下后牙食物嵌塞。检查：78┐间食物嵌塞，8┐正位且无对颌牙。引起食物嵌塞最可能的原因是

A. 上牙下垂

B. 对颌牙牙尖过于高陡

C. 外溢道消失

D. 两牙边缘嵴高度不一致

E. 龈乳头退缩

82. 患儿，女，9岁。因上唇外伤性缺损行下唇组织瓣转移术修复上唇缺损。其组织成活后断蒂的时间为

A. 术后1周

B. 术后3周

C. 术后10天

D. 术后1个月

E. 术后2个月

83. 某山区氟牙症流行，调查饮水氟浓度不高，调查组经过认真分析，认为最可能的原因是

A. 水果氟高

B. 蔬菜氟高

C. 空气氟高

D. 煤油污染

E. 垃圾污染

84. 患者，男性，60岁。戴全口义齿3个月余，说话时频繁出现哨音。不可能的原因是

A. 腭侧基托前部的腭面太光滑

B. 后部牙弓狭窄

C. 前牙舌面过于光滑

D. 下前牙舌侧基托太厚

E. 下前牙排列过于向舌侧倾斜

85. 刘某有家族遗传病史，怀孕后担心胎儿健康，到某医疗机构进行遗传病诊断。后因医疗纠纷投诉至卫生监督机构。经查，该医疗机构未取得遗传病诊断资质。根据规定，负责遗传病诊断许可的卫生行

政部门是

A. 县级卫生行政部门

B. 设区的市级卫生行政部门

C. 国务院卫生行政部门

D. 各级卫生行政部门

E. 省级卫生行政部门

86. 患儿，男，14岁。要求修复上颌前牙缝隙。检查：上颌侧切牙为过小牙，两中切牙之间有大于1mm的间隙。最好的治疗方法是

A. 正畸治疗

B. 2|1|1|2 行烤瓷冠修复

C. 2|2 行烤瓷冠修复

D. 1|1 行烤瓷冠修复

E. 1|1 正畸后再行烤瓷冠修复过小牙

87. 患者，男性，30岁。双侧髁突高位骨折且有前牙开𬌗，后牙早接触。治疗上宜选用的方法是

A. 切开复位内固定

B. 切开内固定后颌间牵引

C. 颌间结扎

D. 髁突摘除术

E. 颅颌弹性绷带牵引

88. 患者，男性，40岁。|6 为死髓牙，经根管治疗后以金属烤瓷冠修复，牙体预备取模型后金属烤瓷冠初戴之前，需要

A. 用金属全冠做保护性修复

B. 用牙龈保护剂对牙龈进行保护

C. 制作活动义齿

D. 制作间隙保持器

E. 用塑料全冠做保护性修复

89. 患者，男性，56岁。每日吸烟20支，无系统性疾病。诊断为慢性牙周炎。经牙周系统治疗及配合袋内局部药物治疗效果仍不理想，口腔卫生保持良好。则下列因素中，影响其疗效的最主要因素是

A. 𬌗关系

B. 营养

C. 吸烟

D. 精神压力

E. 选择局部药物不当

90. 患者，男性，24岁。被钝器击打颈部，伤处有明显的皮下淤血和血肿，但未见开放创口。其确切的诊断是

A. 钝器伤

B. 挫伤

C. 挫裂伤

D. 擦伤

E. 撕脱伤

91. 某县人民医院在诊疗过程中发现1例可能与用药有关的严重不良反应，根据《中华人民共和国药品管理法》规定，必须及时报告

A. 县级卫生行政部门

B. 省级药品监督管理部门

C. 县级以上卫生行政部门

D. 县级药品监督管理部门

E. 省级药品监督管理部门和卫生行政部门

92. 患者，男性，30岁。6| 可见牙体缺损，已行根管充填治疗，根尖周无炎症，余留牙情况良好，欲行桩冠修复，不必要的检查内容是

A. 口腔内检查

B. 牙周组织情况

C. 曲面断层片

D. 牙齿松动度

E. X线片

93. 患者，男性，30岁。不慎摔倒，颏部着地，无明显开放性损伤。但伤后出现两侧后牙早接触，前牙开𬌗，两侧颞下颌关节区疼痛。最可能的诊断是

A. 双侧翼外肌痉挛

B. 双侧咬肌痉挛

C. 双侧髁突颈部骨折

D. 双侧颞下颌关节前脱位

E. 下颌骨颏部骨折

94. 患者，男性，35岁。7| 已行根管治疗。原银汞充填物经常脱落，现要求全冠修复。检查：无叩痛、无松动，咬合距离正常，临床牙冠较高。不宜采用的修复方法是

A. 铸造金属全冠

B. 树脂全冠

C. 金属烤瓷全冠

D. 高强度全瓷冠

E. 嵌体

95. 向一孤僻、忧郁、被动的患者讲明，每当能主动接触人，与人亲切交谈时，就给他几枚代币。他可用代币换取他所喜爱的物品。经过一段时间，患者原有症状逐渐消失。这种疗法是

A. 条件操作法

B. 自我调整疗法

C. 系统脱敏疗法

D. 厌恶疗法

E. 模仿疗法

96. 患者，男性，40岁。因右腮腺混合瘤行右腮腺浅叶切除术+肿物切除术+面神经解剖术，术后1周复诊发现右侧口角偏斜，右鼻唇沟变浅，余无异常。这可能是术中损伤了

A. 面神经颞支和颧支

B. 面神经颧支和上颌支

C. 面神经总干

D. 面神经颊支和下颌缘支

E. 面神经颈支

97. 患者，男性，54 岁。876| 缺失。为减小义齿游离鞍基水平向移动，不正确的措施是

A. 应用双侧联合设计

B. 缺失区对侧应设计间接固位体

C. 选用牙尖斜度大的人工牙

D. 末端基牙设计 RPI 卡环组

E. 扩大鞍基面积

98. 患者，男性，25 岁。面部跌伤 1 小时来院急诊。检查见唇部及舌部撕裂伤，唇部有明显活动性出血。应采取的止血方法是

A. 钳夹、结扎止血

B. 阻断止血

C. 压迫止血

D. 药物止血

E. 低温止血

99. 患者，男性，80 岁。无牙颌 20 余年，牙槽嵴呈刃状，全口义齿修复后主诉咀嚼效率低。以下原因不可能造成患者咀嚼效率低的是

A. 高龄

B. 垂直距离较低

C. 义齿固位力较差

D. 人工牙牙尖斜度较小

E. 咬合接触点少

100. 一患者因颏部粉碎性骨折导致舌后坠，引起窒息，最合理的急救方法是

A. 牵舌至口外

B. 经口、鼻腔进行气管插管

C. 固定下颌骨骨折

D. 托下颌角向前

E. 牵舌至口外，并托下颌角向前

## 【$A_3/A_4$ 型题】

### 答题说明

以下提供若干个病例，每个病例下设若干道考题。请根据答案所提供的信息，在每一道考题下面的 A、B、C、D、E 五个备选答案中选择一个最佳答案。

（101～103 题共用题干）

患者，女性，40 岁。3 天来左上后牙痛，冷热刺激加重，因出现夜间痛而来就诊。近 1 年多来，左上后牙进食时咬到某特定位置时出现撕裂样痛，冷热敏感，平时咬物不适。检查：|6 𬌗面似有近远中方向越过边缘嵴的细裂纹，颊尖高陡，无龋洞，不松动，叩痛（+）。

101. 为明确诊断做的重要检查是

A. 牙髓电活力测验

B. X 线检查

C. 染色检查

D. 牙髓温度测验

E. 咬合关系检查

102. 最可能的诊断为

A. 急性根尖周炎

B. 慢性根尖周炎

C. 可复性牙髓炎

D. 急性牙髓炎

E. 慢性牙髓炎急性发作

103. 为明确致病因素所做的检查除外

A. 咬诊

B. 牙髓温度测验

C. 染色检查

D. 牙髓电活力测验

E. 咬合关系检查

（104～107 题共用题干）

患者，男性，42 岁。主诉右下后牙冷热痛 2 周，自发痛 2 天。检查：右下后牙未见龋及根尖病变。右下第一磨牙颊侧根分叉可探入，在颊侧中央有一窄而深达 10mm 的牙周袋，牙髓活力测验无反应。X 线片：右下第一磨牙根分叉处可见骨密度降低区。

104. 以下最可能的诊断是

A. 根分叉病变

B. 急性根尖周炎

C. 牙周脓肿

D. 牙髓牙周联合病变

E. 𬌗创伤

105. 以下可能的感染途径，除外

A. 牙周袋内毒素刺激
B. 根尖孔
C. 根分叉处副根管
D. 根尖1/3处的侧支根管
E. 根管

106. 牙髓治疗应选择的方案是
A. 干髓术
B. 根管治疗
C. 塑化治疗
D. 开髓术
E. 空管治疗

107. 下列治疗方案，错误的是
A. 咬合调整
B. 牙周基础治疗
C. 牙髓治疗后立即牙周手术
D. 局部上药
E. 同时牙髓治疗

（108~110题共用题干）

患者，男性，30岁。右下颌肿痛伴开口受限1周，吞咽疼痛。检查：开口度10mm，翼下颌皱襞处黏膜水肿，第三磨牙部分萌出，周围软组织红肿，右下颌后区有压痛。

108. 最可能的诊断是
A. 颞间隙感染
B. 下颌第三磨牙根尖周脓肿
C. 下颌智齿冠周炎合并咽旁隙感染
D. 下颌智齿冠周炎合并咬肌间隙感染
E. 下颌智齿冠周炎合并翼下颌间隙感染

109. 该患牙应选择的局部治疗方法是
A. 3%过氧化氢反复冲洗龈袋
B. 硝酸银烧灼
C. 局部封闭
D. 湿热敷
E. 冷敷

110. 如病变进展需进行切开引流，切开部位是
A. 下颌下缘2cm处，在其外侧切开部分咬肌附着
B. 下颌角下缘，在其内侧切开部分翼内肌附着
C. 上颌结节外侧
D. 下颌龈颊沟
E. 扁桃体窝处

（111~112题共用题干）

患者，女性，18岁。右颌下区肿痛7天，加剧3天。检查：温度39℃，一般情况差，右颌下皮肤红，皮温高，压痛明显，触有波动感。肿胀无明显界限。舌下肉阜无红肿，导管口无溢脓，右下第一磨牙残根，叩痛（++）。X线片见6┐根尖周X线透射区。

111. 穿刺颌下区最可能抽出的液体是
A. 黄色黏稠脓液
B. 暗灰色稀薄脓液
C. 陈旧性血性液体
D. 黄色蛋清样液体
E. 淡黄色清亮液体

112. 最可能的诊断为
A. 化脓性颌骨骨髓炎
B. 结核性淋巴结炎
C. 化脓性颌下腺炎
D. 恶性淋巴瘤
E. 右颌下间隙感染

（113~121题共用题干）

患者，男性，35岁。6┘大面积银汞合金充填，远中食物嵌塞，要求固定修复。

113. 问诊时要了解的问题，除外
A. 此牙牙体缺损的原因
B. 以前治疗的情况
C. 治疗的效果如何
D. 患者的要求
E. 过敏药物史

114. 为了确定修复方案，要检查的主要内容，除外
A. 缺损情况
B. 牙龈出血情况
C. 邻接触点情况
D. 牙髓治疗情况
E. 咬合状态

115. 食物嵌塞的可能原因是
A. 邻接触不良
B. 殆平面与邻牙不一致
C. 殆面外形不良
D. 邻面充填物有悬突
E. 包括以上各项

116. 决定此牙修复设计的因素，除外
A. 缺损大小
B. 防止充填物脱落
C. 患者要求
D. 患者职业
E. 牙髓情况

117. 如果此牙为死髓牙，牙冠缺损3/4，未行根管治疗，根长大，牙槽骨良好。则最佳的治疗方案为
A. 根管治疗后全冠修复
B. 根管治疗后嵌体修复
C. 根管治疗后银汞充填+全冠修复

D. 根管治疗后桩核+全冠修复

E. 高嵌体修复

118. 如果此牙需要桩冠修复，则最可能利用的根管是

A. 近中颊根管

B. 远中根管

C. 腭根

D. 近中颊和近中舌根管

E. 远中根管和近中舌根管

119. 与铸造桩核相比，纤维桩加树脂核的主要优点是

A. 强度好

B. 残冠应力分布好

C. 美观性好

D. 固位好

E. 生物相容性好

120. 如果此牙牙髓健康，近中殆远中银汞合金充填，颊舌侧剩余牙冠硬组织较薄弱，牙冠殆龈距短，最佳的治疗设计是

A. 铸造全冠修复

B. 嵌体冠修复

C. 去髓后桩冠修复

D. 部分冠修复

E. 金属烤瓷冠修复

121. 为防止冠戴入后仍食物嵌塞，应采取的措施除外

A. 恢复正确的邻接关系

B. 减轻殆接触

C. 去除对颌充填式牙尖

D. 殆平面与邻牙一致

E. 增大外展隙

(122～124 题共用题干)

患者，女性，40 岁。右面部开口痛伴开口受限 15 天，右面部肿胀 2 天，无牙痛史。检查：右颧弓上方膨隆中度压痛，开口度 5mm。

122. 如需补充病史，应询问有无

A. 右下颌第三磨牙反复肿胀史

B. 右上颌后牙拔牙史

C. 右上颌前牙治疗史

D. 关节弹响史

E. 进食肿胀史

123. 最适宜的诊断是

A. 急性化脓性颞下颌关节炎

B. 翼下颌间隙感染

C. 颞下间隙感染

D. 眶下间隙感染

E. 阻塞性腮腺炎

124. 如病变进一步发展，可发生

A. 颅内感染

B. 下颌骨骨髓炎

C. 化脓性关节炎

D. 牙源性上颌窦炎

E. 颞下颌关节强直

(125～127 题共用题干)

患者，男性，68 岁。$\overline{8765|}$缺失，活动义齿修复，$\overline{4|}$ RPI 卡环组，$\overline{|4}$近中殆支托，$\overline{|6}$三臂卡环。义齿戴用 1 周后，主诉义齿游离端压痛，咀嚼不适。口腔内检查发现；义齿各部分均密合，固位及稳定性好，咬合无高点，基托伸展不影响软组织活动，缺牙区黏膜无明显压痛点、红肿或溃疡。

125. 此下颌牙列缺损的类型是

A. Kennedy 分类法第一类

B. Kennedy 分类法第一类第一亚类

C. Kennedy 分类法第二类

D. Kennedy 分类法第三类

E. Kennedy 分类法第四类

126. 造成义齿压痛的原因是

A. 基托下沉

B. 基托翘动

C. 牙槽嵴负担过重

D. 卡环选择不当

E. 使用不当

127. 处理方法是

A. 基托组织面重衬

B. 人工牙减径或减数

C. 增加$\overline{3|}$舌支托

D. A+B+C

E. B+C

## 【B型题】

### 答题说明

以下提供若干组考题，每组考题共用在考题前列出的 A、B、C、D、E 五个备选答案，请从中选择一个与问题关系最密切的答案。某个备选答案可能被选择一次、多次或不被选择。

（128～129 题共用备选答案）

A. 纤维囊壁中含有淋巴样组织
B. 纤维囊壁中含有甲状腺滤泡
C. 纤维囊壁中含有皮脂腺
D. 纤维囊壁中含有微小子囊
E. 纤维囊壁中含有较大的血管和神经束

128. 鼻腭管囊肿可见
129. 牙源性角化囊性瘤可见

（130～134 题共用备选答案）

A. 血管瘤，毛细血管瘤
B. 静脉畸形，海绵状血管瘤
C. 动静脉畸形，蔓状血管瘤
D. 淋巴管畸形大囊型，囊性水瘤
E. 淋巴管畸形微囊型，海绵型淋巴管瘤

130. 体位移动试验阳性的是
131. 听诊有吹风样杂音的是
132. 好发于颈部锁骨上区，穿刺可抽出透明、淡黄色水样液体的是
133. 可行硬化剂注射治疗的是
134. 主要采用手术治疗，也可介入行动脉栓塞治疗的是

（135～137 题共用备选答案）

A. 下颌骨体有大小不等的多房阴影
B. 下颌骨内有单房透明阴影，四周有白色骨质线
C. 颌骨内虫蚀状骨质破坏区，四周骨质可有破坏
D. 下颌角和升支有骨密质增生
E. 下颌骨体有骨质破坏，并有死骨形成

135. 成釉细胞瘤的 X 线表现为
136. 慢性边缘性颌骨骨髓炎的 X 线表现为
137. 颌骨囊肿的 X 线表现为

（138～141 题共用备选答案）

A. $\underline{1|1}$
B. $\underline{2|2}$
C. $\underline{3|3}$
D. $\underline{4|4}$
E. $\overline{6|6}$

138. 牙尖与船平面不接触的人工牙是
139. 与口角线有关的人工牙是
140. 与中线有关的人工牙是
141. 颈部向远中倾斜最大的人工牙是

（142～145 题共用备选答案）

A. 主承托区
B. 副承托区
C. 缓冲区
D. 边缘封闭区
E. 后堤区

142. 处理不当，咳嗽或吹气时，总易脱落的是
143. 支持力较差，只能承担一小部分力的是
144. 与义齿固位关系密切的区域是
145. 承担最大咀嚼压力的区域是

（146～150 题共用备选答案）

A. 牙本质敏感
B. 邻接点恢复不良
C. 早接触
D. 基牙继发龋
E. 牙周咬合创伤

146. 固定桥在戴入过程中出现疼痛，最可能的原因是
147. 固定桥黏固一段时期后出现冷热刺激痛，最可能的原因是
148. 固定桥黏固后短期内出现咬合疼痛，最可能的原因是
149. 固定桥使用一段时期后出现咬合疼痛，最可能的原因是
150. 固定桥使用后出现食物嵌塞，最可能的原因是

# 参考答案与解析

## 第四单元

1. C【解析】龋齿的预防不提倡全身使用抗生素。

2. B【解析】乳牙疾病与下方继承恒牙胚先天缺失无关。

3. B【解析】根尖1/3处根折，如牙髓状况良好，可调殆后观察；牙根其他部位根折，立即复位，及时弹性固定4周；若折断部位靠近牙颈部，固定时间可延长至4个月。

4. D【解析】儿童在学龄时期，剧烈的运动或玩耍，常易发生碰撞、跌倒，有时由于意外事故，如车祸等，容易造成牙齿外伤。随着社会经济发展，交通工具设施变化，生活环境改变，特别是儿童运动、游戏内容向多样化、刺激性发展，儿童牙外伤有增加趋势，此现象在发展中国家尤为明显。

5. D【解析】联觉属于一种特殊的感觉相互作用，生活中联觉的现象相当多见，尤其是颜色刺激，例如，红、橙、黄3种颜色，由于与太阳和火焰的颜色相近，因此往往使人们产生温暖的感觉，被称为暖色调；而绿色和蓝色又容易使人们联想到草原、天空、海洋的颜色，使人感到神清气爽、心旷神怡；更深一些的颜色如深蓝、青色、紫色等，这些色彩使人感到凉爽甚至寒冷，被称为冷色调。一种感觉（视觉）引起另一种感觉（温度觉）的心理现象，称"联觉"。

6. A【解析】血管神经性水肿是一种急性局部反应型的黏膜皮肤水肿，发病机制属于Ⅰ型变态反应，特点是突然发作局限性水肿，但消退也较迅速。

7. D【解析】由于乳牙牙根可能未完全形成或已经开始吸收，加之乳牙牙周支持组织结构疏松，故乳牙外伤移位常见而冠折少见。

8. C【解析】患牙周炎时，在X线片上主要显示牙齿近、远中的骨质情况，而颊舌侧牙槽骨因与牙齿重叠而显示不清晰。在标准根尖片上，当牙槽嵴顶到釉质牙骨质界的距离超过2mm时，则可认为有牙槽骨吸收。

9. A【解析】年轻恒牙外伤发病率较高，最常见的年轻恒牙牙外伤为上颌中切牙，其次是上颌侧切牙，下颌切牙较少见。

10. A【解析】理想的刷毛应具有适当弹性、硬度，以及表面光滑、不易吸收水分、容易洗涤干燥、无臭无味等特点。

11. A【解析】年轻恒牙是指恒牙已萌出，但在形态结构上尚未完全形成成熟的恒牙。年轻恒牙无继承牙胚，应注意观察邻牙及邻牙胚的状态。

12. D【解析】口腔预防医学以人群为主要研究对象，以研究群体的口腔疾病患病情况、群体预防措施和个人预防保健方法为基本要素，通过研究发现并掌握预防口腔疾病的发生与发展的规律，促进整个社会口腔健康水平的提高。

13. E【解析】口腔单纯性疱疹是由单纯疱疹病毒感染所致的皮肤黏膜病，主要通过飞沫、唾液及疱疹液直接接触传播，也可以通过食具和衣物间接传染。传染途径主要为直接经呼吸道、口腔、鼻、眼结膜、生殖器黏膜或破损皮肤进入人体。

14. C【解析】乳牙慢性牙槽脓肿的排脓途径可经由根尖区穿通骨髓腔，突破唇侧骨壁，排脓于唇侧牙龈。

15. C【解析】Bass刷牙又称水平颤动法，是目前国际卫生组织认为能最有效去除龈缘附近及龈沟内菌斑的方法。

16. E【解析】注意酸蚀过程中不要擦拭酸蚀牙面，擦拭酸蚀牙面容易破坏被酸蚀的牙釉面，降低黏结力。

17. D【解析】牙震荡患牙即刻进行牙髓活力测验反应不一。通常受伤后无反应，而在数周或数月后反应开始恢复。

18. E【解析】唇裂是口腔颌面部最常见的先天性畸形，常与腭裂伴发。我国唇腭裂的患病率有上升趋势。据统计，发生唇腭裂的男女之比为1.5∶1，男性多于女性。

19. D【解析】群体牙龈指数为2.2属于重度流行。

20. E【解析】扁平苔藓的病因不明，一般认为发病可能与心理因素、内分泌因素、病毒感染、自身免疫和遗传有关。

21. C【解析】单侧唇腭裂整复术在出生后3~6个月即可进行。双侧唇腭裂整复术复杂，术中出血较多，手术时间较长，一般宜出生后6~12个月时施行手术。

22. C【解析】症状较轻者、敏感区广泛或位于龈下者，可首选家中自用脱敏剂，如抗牙本质过敏牙膏；中、重度患者，可由医师使用药物脱敏治疗或激光治疗；长期不愈的重症患者，必要时采取有创性的治疗如根管治疗等。

23. E【解析】样本应该代表总体。

24. B【解析】曲面体层片可显示双侧上颌骨、下颌骨、上颌窦、颞下颌关节及全口牙齿，重要解剖标志有下颌孔、下颌小舌、下颌管、髁突、喙突、硬腭、上颌窦、颧弓、颧骨。根尖片能显示牙及牙周组织的图像，还可见颌骨正常解剖结构。①上颌中切牙位根尖片可见切牙孔、腭中缝、鼻腔及鼻中隔。②上颌磨牙位根尖片可见上颌窦底部、颧骨、喙突、上颌结节及翼钩。③下颌中切牙位根尖片可见颏棘、颏嵴、营养管。④下颌前磨牙位根尖片可见颏孔。⑤下颌磨牙位根尖片可见下颌骨外斜线、下颌管、下颌骨下缘。

25. C【解析】常模来自常模团体，常模团体的分数分布是我们理解测验分数的基础。我国修订韦氏儿童智力量表适用于6~16岁中国儿童。其常模来自参加修订取样的6~16岁儿童。测验所有儿童来建立常模是不太可能的，且此测验只适用于6~16岁中国儿童。

26. D【解析】下颌下腺导管走行于下颌舌骨肌下方和下颌下唾液腺深部向前到口腔底部，刚好位于下颌横断𬌗片的投照范围以内，其可显示下颌体和牙弓的横断面影像。

27. E【解析】穿髓孔探诊可直接评估牙髓生活状态。

28. D【解析】下颌骨开口后前位片常用于检查双侧髁突内外径向的病变。

29. C【解析】双侧颏孔区骨折时，两侧后部骨折段因升颌肌群牵拉而向上前方移位，前部骨折段则因降颌肌群的作用而向下后方移位，致颏部后缩及舌后坠，引起呼吸道阻塞。

30. C【解析】唾液腺造影的适应证：唾液腺慢性炎症、舍格伦综合征、唾液腺良性肥大、肿瘤、涎瘘、导管阴性结石以及需要明确唾液腺周围组织病变是否已侵及腺体及导管。

31. B【解析】镁不具有抗龋作用。

32. A【解析】与CT相比磁共振的优点：对人体无放射损害，不用造影剂增强即能显示肌肉、血管以及肿瘤的浸润范围。

33. B【解析】较晚期上颌窦癌最好先用放射治疗或化学治疗，待肿瘤初步被控制后再行上颌骨根治性切除术，术后再用放射治疗或化学治疗。

34. A【解析】甲硝唑对缺氧情况下生长的细胞和厌氧微生物起杀灭作用，它在人体中还原时生成的代谢物，也具有抗厌氧菌作用，但对需氧菌和兼性厌氧菌无作用。四环素、米诺环素、螺旋霉素、氯己定都有广谱抗菌的作用。

35. E【解析】理想的桩冠外形要求是与根管壁贴合的外形一致的圆锥体，即从根管口到根尖逐渐缩小的锥形，桩的各部横径都不超过根径的1/3，以在横切面360°的各个位置均有足够的根管壁厚度。

36. A【解析】常发生在舌缘、舌腹、口底、颊舌、软腭等处，一般对称出现。黏膜上皮明显增厚突起，呈白色斑块状，有时为皱褶状，不容易擦拭去除，组织病理学检查发现上皮突起，伴有不同程度的角化与肌层增厚界限不清。

37. E【解析】观察力、理解力、想象力是描述智力在某一方面的能力，是构成智力不可分割的关键要素。自制力更多反映了一个人心理成熟的水平，心理成熟程度高，自制力强；心理成熟水平低，自制力弱。前面提及的4个概念并不涉及对自身精神状态和能力的分析、评价的内容，只有自知力在精神病学中专指患者对精神疾病的认识和判断能力。

38. A【解析】第一级预防是针对病因所采取的预防措施。它既包括针对健康个体的措施也包括针对整个公众的社会措施。地方病、传染病、职业病均以阻断病因为重点。

39. E【解析】牙膏中的摩擦剂可帮助清洁与磨光牙面，使牙面清洁、光滑、发亮，去除色素沉着、菌斑。理想的摩擦剂清洁能力强，对牙面无损伤，提供高度磨光，能防止色素再沉着。摩擦剂占牙膏含量的20%~60%。常用的摩擦剂有碳酸钙、焦磷酸钙、磷酸氢钙、氢氧化铝、二氧化硅、硅酸盐等。酸性物质对牙齿有害，一般不作为牙膏中摩擦剂的成分。

40. B【解析】本题通过对各医院口腔科近3年牙外伤病例进行分析，这是一种从现在分析以前资料的方法，这种回顾性研究只出现在两种情况时，一种是病例-对照研究，另一种是常规资料分析。而病例-对照研究需要设立病例组和对照组，常规资料分析则只从病历资料中分析即可。

41. E【解析】合理补充营养素可提高宿主抵抗力。

42. D【解析】含牙囊肿又称滤泡囊肿，是指囊壁包含一个未萌牙的牙冠并附着于该牙的牙颈部的囊肿。镜下见纤维结缔组织囊壁内衬较薄的复层鳞状上皮，仅由2~5列扁平细胞或矮立方细胞构成，无角化，没有上皮钉突，类似于缩余釉上皮，纤维囊壁内炎症不明显。

43. C【解析】WHO规定以12岁儿童的龋均作为患病水平衡量标准。

44. E【解析】光纤照射辅助诊断龋病与牙菌斑

控制无关。

45. D【解析】感染急性期可因手术创伤造成感染扩散且麻醉效果不好，故应暂缓拔牙。

46. A【解析】上颌骨牙槽骨唇颊侧骨质较疏松。

47. D【解析】医疗卫生机构有下列行为之一的，由卫生行政主管部门责令改正、通报批评、给予警告；情节严重的吊销《医疗机构执业许可证》；对主要负责人、负有责任的主管人员和其他直接责任人员依法给予降级或者撤职的纪律处分，造成传染病传播、流行或者对社会公众健康造成其他严重危害结果，构成犯罪的，依法追究其刑事责任：①未依照本条例的规定履行报告职责，隐瞒、缓报或者谎报的。②未依照本条例的规定及时采取控制措施的。③未依照本条例的规定履行突发事件监测职责的。④拒绝接诊患者的。⑤拒不服从突发事件应急处理指挥部调度的。

48. C【解析】根据骨切开后的愈合过程及其生物力学特点，术后的追踪观察至少应持续6个月。

49. D【解析】基牙为患者的天然牙，不属于可摘局部义齿。

50. D【解析】判断有无异常增生的首选诊断方法是活检。

51. C【解析】捷径调查为WHO推荐的一种调查方法，其目的是在较短时间内了解某群体的口腔健康状况。

52. B【解析】术前正畸、制定手术计划、正确施术、术后正畸、追踪观察是正畸正颌联合治疗程序。

53. E【解析】牙体预备关系到冠的固位、美观、牙周和牙体组织的健康、冠边缘的封闭作用及其远期效果。

54. E【解析】其面积应为烟盒的30%~50%。

55. A【解析】根尖周囊肿是颌骨内最常见的牙源性囊肿、属于炎症性囊肿。萌出囊肿、始基囊肿、含牙囊肿均属于发育性囊肿。鼻腭囊肿是由胚胎发育过程中残留的上皮发展而来，亦非炎症性囊肿。

56. B【解析】平均值是反映一组性质相同的观察值集中趋势的指标；构成比是说明事物内部各构成部分所占的比重；百分率是用来说明事物发生的频率或强度。而标准差是说明一组观察值的变异程度。

57. E【解析】口腔颌面部检查包括颌面部皮肤颜色、营养状态；颌面部外形的对称性；颌面各部分之间的比例关系；侧面轮廓的面型。

58. A【解析】外渗性黏液囊肿通常是机械性外伤致唾液腺导管破裂，黏液外溢进入结缔组织内，黏液池被炎性肉芽组织和结缔组织包绕或局限，没有衬里上皮。

59. D【解析】牙龈结合上皮的细胞和细胞间隙较大，细胞之间的联系较松弛，上皮通透性较高，因此，易被机械力穿透或撕裂。在牙周探针探诊健康龈沟时，探针常会穿透到结合上皮内，致使临床探诊深度大于组织学的龈沟深度。

60. A【解析】Atwood根据无牙颌牙槽嵴的形态，将牙槽嵴吸收程度分为四级。一级：牙槽嵴吸收较少，有一定的高度和宽度，形态丰满。二级：高度降低，尤其是宽度明显变窄呈刀刃状的牙槽嵴。三级：高度明显降低，牙槽嵴大部分吸收而低平。四级：牙槽嵴吸收达基骨，牙槽嵴后部形成凹陷。

61. C【解析】牙周膜面积越大，牙周储备力越大，基牙的支持力越强，牙周膜面积的大小受牙根的形状和数量的影响。

62. A【解析】恶性肿瘤患者放射治疗前至少7~10天即应完成患牙拔除或治疗。放射治疗后，对治疗区中牙的拔除应持慎重态度，因可能导致放射性骨坏死发生。一般认为，在放疗后3~5年不应拔牙。必须拔牙时，术前、术后应给予大剂量抗生素，以预防感染，并向患者说明创口可能不愈合，甚至可能发生放射性骨坏死、放射性骨髓炎等。

63. D【解析】正常人可以与艾滋病患者接触，对艾滋病患者不应带有歧视。

64. C【解析】婴儿牙萌出后即可开始口腔检查与保健。

65. D【解析】龈上菌斑是未矿化的细菌性沉积物牢固地黏附于牙面和修复体表面，由黏性基质和嵌入其中的细菌构成的膜样物质。基质的主要成分是唾液糖蛋白和细菌的胞外聚合物。

66. C【解析】现况调查即横断面研究，调查目标人群中某种疾病或现象在某一特定时间点（较短的时间内）的情况。它的作用在于了解疾病的患病情况和分布特点，以便制定预防措施和为研究病因提供线索。

67. D【解析】病理切片在恶性肿瘤诊断中正确率最高。

68. D【解析】母婴保健技术服务包括有关母婴保健的科普宣传、教育和咨询；婚前医学检查；产前诊断和遗传病诊断；助产技术；实施医学上需要的节育手术；新生儿疾病筛查；有关生育、节育、不育的其他生殖保健服务。

69. B【解析】口腔颌面部损伤患者发生的休克主要为创伤性休克和失血性休克两种。抗休克治疗的目的在于恢复组织灌流量。创伤性休克的处理原则为安静、镇痛、止血和补液，可用药物协助恢复和维持血压。对失血性休克则以补充有效血容量、彻底消除出血原因，制止血容量继续丢失为根本措施。休克早期或代偿期，应迅速建立输液通道，快速补充血容量，输入晶体液和胶体液。

70. B【解析】目前世界龋病分布的特点与生活水平和饮食习惯有关。

71. B【解析】黏膜相关淋巴组织（MALT）淋巴瘤是一种结外淋巴瘤。肿瘤由形态多样的小B细胞组成，其中可有边缘带细胞、单核样细胞等。当患者有自身免疫病如舍格伦综合征、桥本甲状腺炎时，发生MALT淋巴瘤危险性显著增加。

72. A【解析】氟牙症是牙形成和矿化期摄入过量氟引起的一种釉质矿化不全。0~5岁是牙的形成和矿化期，当地饮水氟浓度在0.5ppm以下属于低氟地区（没有其他氟污染情况），此12岁男孩虽然迁居高氟地区（1.2ppm）也不会产生氟牙症。

73. B【解析】2岁以下幼儿适宜使用氟滴剂。

74. B【解析】某颗指数牙的龈上牙石覆盖面积为牙面的1/3~2/3，根据简化牙石指数，应记为2。

75. B【解析】《中华人民共和国医师法》第十六条规定，有下列情形之一的，不予注册：（一）无民事行为能力或者限制民事行为能力；（二）受刑事处罚，刑罚执行完毕不满二年或者被依法禁止从事医师职业期限未满；（三）被吊销医师执业证书不满二年；（四）因医师定期考核不合格被注销注册不满一年；（五）法律、行政法规规定不得从事医疗卫生服务的其他情形。受理申请的卫生健康主管部门对不予注册的，应当自受理申请之日起二十个工作日内书面通知申请人和其所在医疗卫生机构，并说明理由。

76. D【解析】DMFT在4.5~6.5时，龋病流行等级为高。

77. E【解析】多形性低度恶性腺癌常表现为缓慢生长的无痛性肿块，偶见表面黏膜毛细血管扩张、出血或溃疡。其特征是镜下可见细胞形态的一致性、组织结构的多样性及浸润性生长方式。不同病例或同一病例内组织结构的多形性，包括小叶状结构、乳头或乳头囊状结构、筛状结构、条索状结构和小导管样结构。

78. E【解析】龋面均指受检查人群中每人口腔中平均龋、失、补牙面数。计算公式为龋面均=龋、失、补牙面数之和/受检人数。所以龋失补牙面数=210+10+15=235，龋面均=235/50=4.7

79. B【解析】龈缘附近的牙面上堆积的牙菌斑是慢性龈炎的始动因子，其他如牙石、食物嵌塞等因素可促进菌斑的积聚。

80. C【解析】因为|4松动，支持力稍差，而患者牙槽嵴条件好，故可以减小|4的受力，采用近中𬌗支托。

81. D【解析】8|正位且无对颌牙，使78|边缘嵴高度不一致，造成垂直型食物嵌塞。

82. B【解析】皮瓣转移需断蒂者，一般在术后17~21天进行。

83. D【解析】慢性氟中毒预防可以从以下三方面入手：①寻找适宜氟浓度的饮水来源和对含氟浓度较高的水源采取除氟措施。②消除因生活燃煤带来的氟污染。③预防工业氟污染。在本题中饮水氟浓度不高，最有可能的则是由于生活燃煤造成的煤油污染。

84. E【解析】哨音产生的原因是后部牙弓狭窄，尤其在前磨牙区，使舌活动间隙减小；舌活动受限，舌背与腭面之间形成空气溢出道变小；基托前部的腭面太光滑，前牙舌面过于光滑。

85. E【解析】《母婴保健法实施办法》规定，从事遗传病诊断、产前诊断的医疗保健机构，须经省、自治区、直辖市人民政府卫生行政部门许可。

86. E【解析】患儿年龄小，若完全利用修复的手段则损伤太大。所以应该利用正畸关闭中切牙间隙，再修复侧切牙的畸形。

87. E【解析】大多数髁突骨折可采用保守治疗，即在手法复位并恢复咬合关系后行颌间固定。有轻度开𬌗者，可在患侧磨牙区垫上2~3mm厚的橡皮垫，用颌间弹性牵引复位固定，使下颌支下降，髁突复位，恢复咬合关系。然后撤除橡皮垫，继续颌间固定3周。

88. E【解析】在冠修复的牙体预备后至最终冠修复完成前需制作暂时冠修复以保护牙髓，维持牙体预备间隙，恢复一定的咀嚼功能。暂时冠一般为塑料全冠，制作方法有直接法与间接法。

89. C【解析】吸烟是牙周炎发生发展的一个重要危险因素，不仅提高了牙周炎的发病率，还会加重病变的严重程度，也影响牙周炎的治疗效果，使牙周炎易复发。

90. B【解析】挫伤是由钝性物体直接作用于人体软组织而发生的非开放性损伤。擦伤是由于钝器（略有粗糙）机械力摩擦的作用，造成表皮剥脱、翻卷为主要表现的损伤。皮肤撕脱伤是由于车轮或机器传动带等产生的外力作用，致皮肤和皮下组织从深筋膜深面或浅面强行剥脱，同时伴有不同程度的软组织碾锉损伤。

91. E【解析】发生可能与用药有关的严重不良反应，应向省级药品监督管理部门和卫生行政部门报告。

92. C【解析】患者仅行桩冠修复，使用X线片检查即可，不必进行曲面断层片检查。

93. C【解析】患者出现两侧后牙早接触，前牙开骀，是髁突颈部骨折的特征性表现，表明双侧下颌升支变短。同时患者有颏部着地受撞击病史，考虑双侧髁突颈部骨折。

94. B【解析】树脂全冠强度不足，无法用于后牙全冠修复。

95. A【解析】条件操作法，又称为奖励强化法。这是根据斯金纳的操作条件反射原理而设计出来的。目的是通过强化（即奖励）而形成某种期望出现的良好行为。

96. D【解析】面神经有5组分支，分别是：①颞支，受损时同侧额纹消失。②颧支，损伤后眼睑不能闭合。③颊支，损伤可出现鼻唇沟变浅或消失、鼓腮无力、上唇运动力减弱或偏斜以及食物积存于颊龈沟等症状。④下颌缘支，损伤可导致患侧口角下垂及流涎。⑤颈支。本题中患者出现口角偏斜，鼻唇沟变浅，属于颊支和下颌缘支受损表现。

97. C【解析】患者下颌为Kennedy分类法第二类牙列缺损，为了减小义齿游离端水平向移动，可以采用双侧联合设计、缺牙区对侧设计间接固位体、扩大基托面积，末端基牙设计RPI卡环组，减少基牙扭力、选用牙尖斜度小的人工牙等方法。

98. A【解析】唇舌部由于血供丰富，组织脆嫩。活动度大，侧支循环较多，损伤后需要尽快结扎缝合以减少出血，并尽量恢复外部形态；侧支循环较多，所以阻断止血、压迫止血效果不明显；药物止血和低温止血对于外部形态的恢复不利。

99. A【解析】全口义齿修复后咀嚼效率的高低与牙槽骨的丰满度、义齿固位力、义齿垂直距离的高低、咬合接触面积、人工牙的型号大小均有关，而与患者的年龄无直接相关联系。

100. E【解析】颏部正中粉碎性骨折造成的窒息，实际上是由于口底降颌肌群的牵拉，使下颌骨前部向后下移位，引起舌后坠而发生的阻塞性窒息，所以将后坠的舌牵引出口外并托下颌向前为最合理的急救方法。

101. D【解析】因为患者主诉有自发痛和温度敏感，为牙髓炎的疼痛特点，明确诊断必须用温度测验确定患牙。

102. E【解析】因为患者牙痛的病史长达1年多，3天前开始加重，因夜间痛而来就诊，检查叩痛（+），表明患牙的诊断应是慢性牙髓炎急性发作。

103. D【解析】因为患牙检查结果“左上第一磨牙骀面似有近远中方向越过边缘嵴的细裂纹，颊尖高陡，无龋洞，不松动”表明牙髓的感染不是通过龋损和牙周疾病引起。“近1年多来，左上磨牙进食时咬到某特定位置时出现撕裂样痛，冷热敏感，平时咬物不适”提示患牙可能有牙隐裂。唯有牙髓电活力测验对明确致病因素没有帮助。

104. D【解析】患者临床表现既有牙髓炎症状，即自发痛、牙髓无活力，又有牙周炎症状，探近颊侧深大10mm的周袋深，X线见骨密度降低处。牙髓牙周联合病变定义为同一个牙并存牙周病变或牙髓病变，且相互融合连通，感染可来源于牙髓也可来源于牙周，或二者独立发生，然而是相通的。该病可诊断为牙髓牙周联合病变。

105. E【解析】由于患者未见龋及根尖病变，感染多由于牙周通过根尖孔、副根管、侧支根管逆行性引起牙髓病变。

106. B【解析】根管治疗是牙髓治疗的首选。

107. C【解析】牙髓牙周联合病变时，应尽量找出原发病变，积极地处理牙周、牙髓两方面的病灶，彻底消除感染源。该患者牙髓活力测验无反应应尽早进行根管治疗，有深牙周袋，在治疗牙髓病的同时要进行牙周治疗。

108. E【解析】该患者的第三磨牙部分萌出，周围软组织红肿，是智齿冠周炎的典型临床表现。而当智齿冠周炎的感染扩散波及翼下颌间隙时，可出现吞咽疼痛以及翼下颌皱襞处黏膜水肿的情况，且该患者右下颌后区压痛，与咽旁间隙和咬肌间隙感染的疼痛位置不同。

109. A【解析】智齿冠周炎急性期的治疗以局部处理为主，清除龈袋内食物残渣、坏死组织、脓液，常用3%过氧化氢反复冲洗龈袋，至溢出液清亮。再在龈袋内放入少量碘酒或碘甘油。

110. B【解析】翼下颌间隙感染切开引流的方法有口内、口外两种。口内的切口选择在翼下颌皱襞稍外侧纵行切开膜层后，黏膜下通过钝性分离顺下颌支内侧进入脓腔；口外切口选择在下颌支后缘绕过下颌角，在其内侧切开部分翼内肌附着后，进入间隙放出脓液。

111. A【解析】此穿刺抽出的液体应为脓液。颌面部间隙感染多由于金黄色葡萄球菌引起，脓液为黄色黏稠脓液。

112. E【解析】从题干所给出的症状“右颌下皮肤红，皮温高，压痛明显，触有波动感”来看，患者右颌下区出现了炎症，有红、肿、热、痛的表现，而触有波动感显示脓肿已经形成。X线检查见根尖周X线透射区，是根尖周脓肿的表现，未见化脓性颌骨骨髓炎。结核性淋巴结炎如果形成脓肿的话应是冷脓肿。最可能的诊断为右颌下间隙感染。

113. E【解析】过敏药物史与口腔修复专科史无关。

114. B【解析】缺损情况、邻接触点情况、牙髓治疗情况与咬合状态均为固定修复基牙情况，是治疗确定修复方案必须检查的主要内容。

115. E【解析】临床上造成食物嵌塞的原因有牙修复后形态不良，牙龈退缩，对颌牙有充填式牙尖，拔牙后未能及时修复而导致邻牙向缺牙间隙倾斜或对颌牙下垂（或挺出）、牙齿边缘嵴高度不一致、有邻面龋等原因。

116. D【解析】本题中患者固定修复后牙，其修复设计与患者职业无关。

117. D【解析】由于牙冠缺损大，未行根管治疗，根长大，因此最适合的修复方案为根管治疗后桩核+全冠修复。

118. B【解析】下颌第一磨牙远中根管较大较直，最适宜桩冠修复利用。

119. B【解析】纤维桩优点是弹性模量小于金属桩，与天然牙接近，可减少应力集中，避免牙根折裂；同时由于树脂核为牙色，适用于全瓷冠修复，避免金属核透色。

120. B【解析】能够采用充填法修复的牙体缺损原则上都可以采用嵌体修复。与充填治疗相比，嵌体的机械强度和边缘密合性更好，能够更好地恢复咬合与邻面接触关系。

121. E【解析】增大外展隙，不能减小基牙负担，反而容易造成食物嵌塞。

122～123 B、C【解析】颞下间隙感染深在，外观改变不明显，只有颧弓上下和下颌支后方有微肿，伴有不同程度的张口受限，与此患者症状相符，所以此患者为颞下间隙感染。颞下间隙感染来源于邻近间隙的感染，或者上颌结节、卵圆孔、圆孔阻滞麻醉时的带入感染，或由上颌磨牙的根周感染或拔牙后感染引起，所以问诊上颌后牙拔牙史最有必要。

124. A【解析】颞下间隙的感染可造成邻近间隙的感染和海绵窦血栓性静脉炎，引起眼球运动障碍、头痛、恶心等颅内感染特点。因为颞下间隙感染发生位置向上，不靠近下颌，不会引起下颌骨骨髓炎；颞下间隙与颞下颌关节以及上颌窦没有交通，不会引起C、D、E的情况，所以排除。

125. C【解析】Kennedy分类法第二类牙列缺损为牙弓一侧后部牙缺失，远中为游离端、无天然牙存在。

126. C【解析】因前述口腔检查发现，义齿密合，固位稳定良好；咬合无早接触，基托伸展不影响软组织活动，缺隙区黏膜无明显压痛、红肿或溃疡。则造成压痛的原因可能是义齿设计不当，牙槽嵴负担过重。

127. E【解析】据题干信息可知造成义齿压痛的原因是牙槽嵴负担过重，故应行人工牙减径或减数、此外增加右下尖牙舌支托，使义齿更稳定。

128. E【解析】鼻腭管囊肿可见纤维囊壁中含有较大的血管和神经束。

129. D【解析】牙源性角化囊性瘤可见纤维囊壁中含有微小子囊。

130. B【解析】静脉畸形体位移动试验阳性。

131. C【解析】动静脉畸形听诊有吹风样杂音。

132. D【解析】囊性水瘤主要发生于颈部、锁骨上区，内有透明、淡黄色水样液体。

133. B【解析】静脉畸形可用激光治疗、硬化剂注射治疗和手术治疗，以硬化剂注射治疗为主要的治疗手段。

134. C【解析】动静脉畸形主要是手术治疗，也可介入行动脉栓塞治疗。

135. A【解析】成釉细胞瘤X线表现为下颌骨体有大小不等的多房阴影。

136. D【解析】慢性边缘性颌骨骨髓炎的X线表现为下颌角和升支有骨密质增生。

137. B【解析】颌骨囊肿的X线表现为下颌骨内有单房透明阴影，四周有白色骨质线。

138. B【解析】2|2 切缘高于殆平面0.5～1.0mm。

139. C【解析】3|3 支撑口角。

140. A【解析】1|1 位于中线两侧，接触点与中线一致。

141. B【解析】2|2 颈部向舌侧和远中倾斜程度大于中切牙，唇面稍向远中旋转，与殆平面平行。

142. E【解析】后堤区作为上颌义齿后缘的封闭区，起到边缘封闭的作用。当破坏边缘封闭，使空气进入基托与黏膜之间，则易造成义齿脱位。若患者咳嗽时义齿容易脱落，考虑为后堤区封闭不良所致。

143. B【解析】副承托区是指上、下颌牙槽嵴的唇、颊、舌侧及腭侧，但不包括上颌硬区。此区有黏膜、疏松的黏膜下组织、腺体、脂肪组织及肌肉附着点。此区不能承受较大的压力，只能辅助主承托区分担部分咀嚼压力。

144. D【解析】边缘封闭区是指基托边缘接触的软组织区域：唇、颊、舌沟区；上颌后堤区；下颌磨牙后垫区。该区黏膜下有大量疏松结缔组织，不能承受咀嚼压力，但可紧密贴合、包裹基托边缘，形成良好的边缘封闭作用，保证义齿固位。

145. A【解析】主承托区是指上、下牙槽嵴顶的部分。其表面覆盖着高度角化的鳞状上皮，下方有致密的黏膜下层，坚韧而有弹性，是承受力的主要部位。

146. A【解析】戴入过程中出现疼痛，最可能由于牙本质敏感导致。由于牙体预备后暴露了牙本质，受刺激后会出现牙本质敏感现象。同时预备时牙髓处于充血激惹整体，导致戴入时出现疼痛。

147. D【解析】固定桥黏固后出现冷热刺激痛等牙本质敏感现象，可能由于继发性龋、牙龈退缩、水门汀脱落或溶解导致。

148. C【解析】固定桥黏固后短期内出现咬合疼痛，多为早接触点引起创伤性牙周膜炎，经过调磨处理，疼痛会很快消失。

149. E【解析】固定桥黏固后使用一段时间后出现咬合疼痛，应检查牙松动度，并拍摄X线片，确定是否为创伤性牙周炎或是根尖周炎。

150. B【解析】固定桥使用后出现食物嵌塞，可能由于修复体与邻牙或修复体与修复体之间无接触或接触不良；修复体轴面外形不良；𬌗面形态不良等原因。

# 预测试卷四

## 第 一 单 元

### 【$A_1$ 型题】

**答 题 说 明**

每一道考题下面有 A、B、C、D、E 五个备选答案，请从中选择一个最佳答案。

1. 髁突骨折最可能损伤的动脉是
A. 颌外动脉
B. 颌内动脉
C. 颞浅动脉
D. 耳后动脉
E. 面横动脉

2. 下述关于翼丛的叙述中哪项描述有误
A. 分布于颞肌及翼内、外肌之间
B. 凡与上颌动脉分支伴行的静脉均参与此丛的构成
C. 其血液主要汇入面深静脉
D. 该丛与颅内、外静脉有广泛的交通
E. 施行上牙槽后神经阻滞麻醉时应注意避免刺破翼丛

3. 牙本质龋的病理变化不包括
A. 牙本质小管扩张，充满细菌
B. 牙本质小管断裂，出现裂隙
C. 牙本质小管融合，出现崩解
D. 牙本质小管溶解，钙盐沉积
E. 牙本质小管矿化，呈串珠状

4. 基因工程中实现目的基因与载体 DNA 共价拼接的酶是
A. DNA 聚合酶
B. RNA 聚合酶
C. DNA 连接酶
D. RNA 连接酶
E. 限制性核酸内切酶

5. 关于翼静脉丛交通描述哪项是正确的
A. 向后外经上颌静脉汇入下颌后静脉
B. 向前经面深静脉汇入面静脉
C. 向上经卵圆孔网和破裂孔导血管等与海绵窦交通
D. 收集口腔颌面及眼的静脉血
E. 以上均正确

6. 下列属于糖酵解途径关键酶的是
A. 6-磷酸葡萄糖酶
B. 柠檬酸合酶
C. 葡萄糖激酶
D. 异柠檬酸脱氢酶
E. 6-磷酸葡萄糖脱氢酶

7. 无釉柱牙釉质位于
A. 近托姆斯突处
B. 牙釉质表层 30μm
C. 近牙釉质生长线处
D. 牙釉质最内层和表层 30μm
E. 牙釉质钙化程度较低处

8. 有关颅内、外静脉的交通，下列描述有误的是
A. 导血管是颅内、外通过颅骨直接相连的短静脉
B. 板障静脉穿行于颅顶骨内、外板之间的板障之中，在颅骨薄的部位可缺少板障
C. 眼上静脉向前与内眦静脉相交通，向后经眶上裂与海绵窦相交通
D. 枕骨大孔周围的静脉网与椎管内静脉丛不相通
E. 眼下静脉一支经眶上裂注入眼上静脉，另一支经眶下裂与翼丛相交通

9. 由上皮细胞分泌矿化而不含细胞成分的组织是

A. 骨组织
B. 牙釉质
C. 牙本质
D. 牙骨质
E. 固有牙槽骨
10. 脂肪酸β氧化和酮体生成的共同中间产物是
A. 乙酰乙酰 CoA
B. 甲基二羟戊酸
C. HMG-CoA
D. 乙酰乙酸
E. β羟丁酸
11. 关于早期釉质龋病变，说法错误的是
A. 肉眼观察为灰白色不透明区
B. 透明层位于病损前沿
C. 脱矿主要发生在表层
D. 暗层孔隙增加，占釉质容积的2%~4%
E. 病损体部生长线及横纹较清楚
12. 含有3种以上纤维成分的混合性神经是
A. 三叉神经
B. 上颌神经
C. 腭前神经
D. 舌下神经
E. 面神经
13. ELISPOT 测定法多被用于检测
A. 补体产生细胞
B. 病毒感染细胞
C. 干扰素产生细胞
D. 组织胺产生细胞
E. 分泌片产生细胞
14. 对前期牙本质的描述不正确的是
A. 是未矿化的牙本质
B. 位于矿化牙本质的内侧
C. 活髓牙中总有一层
D. 发育完成的牙比正在发育的牙厚
E. 是成牙本质细胞分泌的
15. 医师注册后应当由卫生行政部门注销注册的情形是
A. 中止医师执业活动满1年的
B. 受警告行政处罚的
C. 受责令暂停6个月执业活动行政处罚的
D. 受罚款行政处罚的
E. 受吊销执业证书行政处罚的
16.《夏威夷宣言》作出的国际伦理原则，其明确规定主要是针对
A. 老年患者
B. 传染病患者
C. 精神病患者
D. 肿瘤患者
E. 慢性病患者
17. 临床上下颌下区切口多选择平行于下颌下缘以下15mm，其原因是
A. 为了保护面动脉
B. 为了手术进路方便
C. 为了保护舌下神经
D. 为了保护面神经颈支
E. 为了保护面神经下颌缘支
18. 在临床医学研究开始之前，必须要把研究方案提交到哪个部门进行审查
A. 医院党委
B. 科研处
C. 患者所在病房的领导
D. 伦理委员会
E. 科研评定委员会
19. 下列含胶原纤维最少的牙本质是
A. 前期牙本质
B. 球间牙本质
C. 管周牙本质
D. 管间牙本质
E. 修复性牙本质
20. 牙体硬组织的形成始于
A. 帽状期晚期
B. 帽状期早期
C. 钟状期晚期
D. 钟状期早期
E. 牙板形成期
21. 牙本质中由于钙化不良而形成的结构是
A. 管周牙本质
B. 管间牙本质
C. 球间牙本质
D. 罩牙本质
E. 透明层
22. IgM
A. 是在胃肠道局部大量分泌的免疫球蛋白
B. 是初次体液免疫应答中最早出现的抗体
C. 能够穿过胎盘屏障
D. 介导 ADCC 作用
E. 介导Ⅰ型变态反应
23. 以下哪一组神经属纯感觉神经
A. 眼神经、颊神经、舌咽神经
B. 耳颞神经、舌神经、鼓索
C. 上颌神经、迷走神经、舌咽神经
D. 鼻腭神经、面神经、舌神经

E. 上牙槽后神经、耳颞神经、舌神经

24. 下列用于研究的人胚胎干细胞获得方式中，错误的是

A. 体外受精时多余的配子或囊胚

B. 体细胞核移植技术所获得的囊胚和单性分裂囊胚

C. 自然或自愿选择流产的胎儿细胞

D. 自愿捐献的生殖细胞

E. 人的生殖细胞与其他物种的生殖细胞结合得到的囊胚

25. 关于根尖周脓肿切开引流说法错误的是

A. 最佳切排时机是急性炎症的2~3天

B. 局部应有明显波动感

C. 患牙髓腔开放引流

D. 脓肿位置深，可放置引流条

E. 可用表面麻醉药

26. 下列哪一项不是关于面神经的叙述

A. 面神经有2根，其中运动根较大

B. 其副交感纤维支配泪腺、舌下腺和下颌下腺

C. 其味觉纤维司舌前2/3味觉

D. 其运动纤维支配面部表情肌及大部分咀嚼肌

E. 以茎乳孔为界，可将面神经分为面神经管段和颅外段

27. 上颌神经依其行程可分为4段，其中不包括

A. 颅中窝段

B. 翼腭窝段

C. 眶下管段

D. 面段

E. 翼肌段

28. 下列除哪项外均是医学伦理学的研究对象

A. 医际之间的关系

B. 医务人员和社会的关系

C. 政府行政部门之间的关系

D. 医务人员和患者的关系

E. 医务人员和医学科学发展之间的关系

29. 拔除上颌尖牙时需麻醉

A. 上牙槽中神经、腭前神经

B. 上牙槽后神经、腭前神经

C. 上牙槽中神经、上牙槽后神经

D. 上牙槽前神经、腭前神经、鼻腭神经

E. 上牙槽中神经、鼻腭神经、腭前神经

30. 下列关于面神经走向的描述，不正确的是

A. 穿内耳道底入面神经管

B. 在面神经管内无分支

C. 经茎乳孔出颅

D. 以茎乳孔为界，分为面神经管段和颅外段

E. 穿腮腺后内侧面，终支分布于面部表情肌

31. 关于髓腔形态的生理和病理变化，描述错误的是

A. 髓腔的大小随着年龄的增长而不断缩小

B. 乳牙髓腔比恒牙髓腔大

C. 青少年的恒牙髓腔比老年者大

D. 髓室顶、髓角随着牙的不断磨耗而降低

E. 外伤、龋病对牙体的侵袭使髓腔缩小

32. 在高科技时代强调医学伦理教育的必要性，最主要的原因在于医学高新技术

A. 促进了医学发展

B. 给患者带来了福音

C. 应用中的双重效应提出了新的医德要求

D. 在西方被严重滥用的教训

E. 应用中出现了许多医德两难选择问题

33. 下列哪一项不是分布于下颌牙齿、牙龈的神经

A. 下牙槽神经

B. 颏神经

C. 舌神经

D. 颞深神经

E. 颊神经

34. 关于生物-心理-社会医学模式，下列说法中错误的是

A. 人们关于健康和疾病的基本观点

B. 21世纪建立起来的一种全新医学模式

C. 临床实践活动和医学科学研究的指导思想

D. 不仅重视人的生物生存状态，而且更加重视人的社会生存状态

E. 在更高层次上实现了对人的尊重

35. 下列属于无功能牙骨质的是

A. 无细胞无纤维牙骨质

B. 无细胞外源性纤维牙骨质

C. 有细胞固有纤维牙骨质

D. 无细胞固有纤维牙骨质

E. 有细胞混合性分层牙骨质

36.《希波克拉底誓言》的内容不涵盖以下哪一点

A. 为患者保密

B. 尊重同道

C. 强调医师的品德修养

D. 要有好的仪表和作用

E. 为患者谋利益

37. 不属于下颌神经分支的是

A. 颊神经

B. 舌神经

C. 耳颞神经
D. 蝶腭神经
E. 咬肌神经
38. 在临床医学研究中必须尊重受试者的知情同意权，下面做法中错误的是
A. 必须获得受试者的知情同意
B. 无行为能力者需获得代理同意
C. 禁止用欺骗的手法获得受试者同意
D. 获得同意前需要用受试者能够理解的语言向受试者提供基本的信息
E. 可以利诱受试者，让他同意
39. 蛋白质变性的主要特点是
A. 不易被蛋白酶水解
B. 分子量降低
C. 溶解性增加
D. 生物学活性丧失
E. 共价键被破坏
40. 可产生和分泌抗体的细胞是
A. 浆细胞
B. 中性粒细胞
C. 巨噬细胞
D. NK 细胞
E. CTL
41. 正常情况下，牙骨质与骨组织的区别是牙骨质
A. 无细胞
B. 呈层板状排列
C. 只有新生，没有吸收
D. 有神经分布
E. 有血管
42. 分布于口轮匝肌的面神经分支是
A. 颞支
B. 颧支
C. 下颌缘支
D. 颊支
E. 颈支
43. 1946 年诞生的人体实验的医学伦理文件是
A.《赫尔辛基宣言》
B.《悉尼宣言》
C.《阿拉木图宣言》
D.《日内瓦协议法》
E.《纽伦堡法典》
44. 下列哪项不属于面神经
A. 鼓索
B. 岩大神经
C. 颊支
D. 颧支
E. 耳颞神经
45. 不属于医学心理学相关学科的是
A. 变态心理学
B. 健康心理学
C. 神经心理学
D. 药物心理学
E. 教育心理学
46. 牙周膜内的上皮剩余来源于
A. 牙板上皮
B. 前庭板上皮
C. 缩余釉上皮
D. 上皮根鞘
E. 口腔黏膜上皮
47. 下列哪条神经不是上颌神经的分支
A. 鼻腭神经
B. 上牙槽后神经
C. 蝶腭神经
D. 腭前神经
E. 颞深神经
48. 下列物质可以作为合成 DNA 原料的是
A. dAMP、dGMP、dTMP、dUMP
B. dATP、dGTP、dCTP、dTTP
C. dADP、dGDP、dCDP、dTDP
D. dATP、dGTP、dCTP、dUTP
E. dAMP、dGMP、dCMP、dUMP
49. 引导性组织再生术治疗可以实现牙周组织的再生，其引导形成牙周组织再生的关键细胞是
A. 牙龈上皮细胞
B. 牙龈上皮基底细胞
C. 牙龈结缔组织纤维细胞
D. 牙周膜内的前体细胞
E. 牙槽骨内的成骨细胞
50. 医学心理学的研究任务不包括
A. 研究自我调节对防病、治病和康复的作用
B. 研究个性的形成和发展
C. 研究心理因素对人体健康的影响及其机制
D. 研究疾病过程中的心理反应
E. 研究心理因素在疾病发展过程中的作用
51. 牙周膜中来源于上皮的细胞成分是
A. 成纤维细胞
B. 牙周上皮剩余
C. 成骨细胞
D. 成牙骨质细胞
E. 间充质细胞
52. 牙周膜中数量最多，起最主要功能的细胞是

A. 成纤维细胞
B. 上皮剩余
C. 成骨细胞
D. 成牙骨质细胞
E. 间充质细胞

53. 人类心理过程的认识过程不包括
A. 感觉
B. 信念
C. 思维
D. 记忆
E. 想象

54. 以下情形中不予医师执业注册的是
A. 受过刑事处罚的
B. 受刑事处罚，自刑罚执行完毕之日起至申请注册之日止不满3年的
C. 不具有完全民事行为能力的
D. 受过吊销医师执业证书行政处罚的
E. 受吊销医师执业证书行政处罚，自处罚之日起至申请注册之日止不满3年的

55. 下颌神经前干中感觉神经是
A. 咬肌神经
B. 颊神经
C. 颞浅神经
D. 颞深神经
E. 翼外肌神经

56. 预防牙周疾病、提高宿主抵抗力的措施是
A. 降低牙尖高度和斜度
B. 去除不良修复体、去除充填悬突
C. 补充维生素和钙、磷等营养
D. 治疗食物嵌塞
E. 拔除阻生牙

57. 被注销注册，收回医师执业证书的当事人有异议的，依法申请复议或者起诉的期限是自收到注销注册通知之日起
A. 5日内
B. 10日内
C. 15日内
D. 20日内
E. 30日内

58. 参与TD-Ag刺激机体产生抗体的细胞是
A. B细胞
B. T细胞和B细胞
C. 巨噬细胞、B细胞、T细胞
D. 巨噬细胞和B细胞
E. 巨噬细胞和T细胞

59. 氟牙症最理想的预防方法是
A. 家长监督刷牙方法
B. 含氟量适宜的水源
C. 每天至少刷两次牙
D. 从小使用含氟牙膏
E. 幼儿园使用含氟凝胶

60. 关于固有牙槽骨不正确的描述为
A. 衬于牙槽窝的内壁
B. 是一层多孔的骨板，称为筛状板
C. 近牙周膜侧称为束骨
D. X线片表现称为硬骨板
E. 不含骨单位

61. 早期宫颈癌的症状是
A. 反复阴道出血
B. 阴道大量排液
C. 接触性阴道出血
D. 大腿及腰骶部疼痛
E. 恶病质

62. 选用2%利多卡因拔除下颌第一前磨牙时采用
A. 局部浸润麻醉+下牙槽神经阻滞麻醉
B. 颊神经+舌神经阻滞麻醉
C. 下牙槽神经+舌神经阻滞麻醉
D. 颊神经+下牙槽神经阻滞麻醉
E. 颊神经+舌神经阻滞麻醉+局部浸润麻醉

63. 牙槽骨的生物学特点是
A. 形态、结构稳定
B. 对压力有强的耐受性
C. 受牵引力时新生
D. 一般不吸收
E. 不受牙的影响

64. 造成面横裂的原因是
A. 一侧上颌突未能与内侧鼻突融合
B. 上颌突与外侧鼻突未融合
C. 上颌突与下颌突未融合
D. 原发腭突未能在一侧与继发腭突融合
E. 原发腭突未能在两侧与继发腭突融合

65. 若上颌神经在圆孔处受损可能导致
A. 咀嚼肌麻痹
B. 上唇麻木
C. 额部感觉丧失
D. 口角歪斜
E. 下唇麻木

66. 种植体周围软组织在外观和结构上与正常的牙龈相似，但与天然牙不同的是
A. 厚度约0.2mm
B. 种植体周围牙龈沟的外表面被覆连续的沟

上皮

C. 种植体的长结合上皮不向根方移动

D. 种植体的牙龈上皮总是角化性上皮

E. 电镜下长结合上皮与种植体之间基板和半桥粒不连接

67. 关于T淋巴细胞，说法错误的是

A. 活化需要双信号

B. 作用受MHC限制

C. 可直接识别外源性抗原

D. 可产生细胞因子

E. 对B淋巴细胞有辅助作用

68. 面神经出茎乳孔后分成5支，分别是

A. 颞支、颧支、颊支、下颌缘支、颈支

B. 颞支、颧支、下颌缘支、颊支、舌下支

C. 眼神经、上颌神经、下颌神经、颊神经、颈神经

D. 眼神经、耳颞神经、下颌神经、颊神经、颈神经

E. 眼神经、上颌支、下颌支、下颌缘支、颈支

69. 关于中性粒细胞与牙周疾病的关系，下列描述错误的是

A. 中性粒细胞可穿越上皮进入龈沟

B. 中性粒细胞是牙周组织重要的防御细胞

C. 中性粒细胞数量不足容易发生牙周炎

D. 中性粒细胞不引起牙周组织的破坏

E. 中性粒细胞功能不足影响牙周炎发展

70. 患病率只有百万分之一到百万分之四，同时伴有牙周病损和皮损的疾病是

A. 伴1型糖尿病的牙周炎

B. 唐氏综合征

C. 掌跖角化牙周病综合征

D. 牙龈纤维瘤病

E. 侵袭性牙周炎

## 【$A_2$ 型题】

**答 题 说 明**

每一道考题是以一个小案例出现的，其下面都有A、B、C、D、E五个备选答案，请从中选择一个最佳答案。

71. 患者，男性，30岁。颏部外伤，曲面体层片显示其下颌中部及双侧髁突骨折。如果要进一步检查髁突骨折内外方向的移位情况，宜投照

A. 许勒位

B. 经咽侧位

C. 下颌骨侧位

D. 下颌骨开口后前位

E. 下颌体腔片

72. 患者，男性，30岁。面色苍白，无力1年，血红蛋白80g/L，红细胞$3.0\times10^{12}$/L，网织红细胞0.027，白细胞、血小板正常，经用铁剂治疗7天后，血红蛋白不升，网织红细胞0.043。该患者最可能的诊断是

A. 巨幼细胞贫血

B. 缺铁性贫血

C. 溶血性贫血

D. 铁粒幼细胞贫血

E. 以上都不是

73. 患者，女性，25岁。左侧后牙自发性痛1天，夜间加重。检查见左上第一磨牙近中深龋。确定诊断的检查方法为

A. 牙髓电活力测验

B. X线检查

C. 牙髓温度测验

D. 叩诊

E. 探诊

74. 患者，女，22岁。主诉牙不美观数十年。检查发现为重度四环素牙，多数牙呈黄褐色且伴有牙冠发育不全。不考虑经济情况，最好的治疗方案是

A. 烤瓷全冠修复

B. 全瓷冠修复

C. 树脂冠修复

D. 漂白后全瓷冠修复

E. 漂白后贴面修复

75. 在为社区居民进行刷牙指导时，口腔医师指出应使用保健牙刷，并告诉人们

A. 磨圆的刷毛端比平切刷毛端对牙龈损伤更小

B. 尼龙丝刷毛遇高温不易卷曲

C. 天然鬃毛容易干燥、耐磨损

D. 刷牙后应将刷头向下放在口杯中

E. 空气干燥法是清除牙刷上的细菌最完善的方法

76. 患者，男性，53岁。左下后牙食冷酸食物及刷牙时有酸痛感，刺激去除后酸痛感立即消失。检查：⌈6 𬌗面磨损，暴露牙本质，探诊颊𬌗斜面有酸痛区，叩痛（-）。则该患者的诊断是

A. 浅龋
B. 牙本质敏感症
C. 牙隐裂
D. 酸蚀症
E. 磨牙症

77. 患者，女性，51岁。肥胖5年，口渴、多饮3个月，伴进食后4小时左右出现心悸、多汗、饥饿感、进食可缓解。空腹血糖8.5mmol/L，尿糖（+）。最可能的诊断是

A. 糖尿病
B. 1型糖尿病
C. 2型糖尿病
D. 1型糖尿病，反应性低血糖
E. 2型糖尿病，反应性低血糖

78. 患者，男性，47岁。27龋坏尚未充填，25因龋丧失，26因龋已充填，31、41因牙周病失牙。计算DMFT时，按照WFO记录方法，其M为

A. 1
D. 2
C. 3
D. 4
E. 5

79. 患者，男性，40岁。⌈6 邻𬌗银汞充填，剩余颊舌壁牙体组织较多，但牙冠高度较低。若行全冠修复，以下增加固位的措施中错误的是

A. 龈下边缘
B. 颊、舌轴面预备轴沟
C. 增加钉洞或箱型辅助固位形
D. 设计嵌体冠
E. 在轴壁上制备倒凹

80. 患者，女性，25岁。贫血伴周身出血点2周，浅表淋巴结不肿大，胸骨压痛（+），肝轻度大，外周血白细胞$30\times10^9$/L，可见幼稚细胞，血小板$50\times10^9$/L，血红蛋白50g/L。该患者应首先考虑的诊断是

A. 再生障碍性贫血
B. 败血症
C. 过敏性紫癜
D. 急性白血病
E. 恶性淋巴瘤

81. 患者，女性，20岁。⌊6 𬌗面深龋，探诊敏感，未穿髓，牙髓温度测验表现为一过性敏感。临床充填最佳选择为

A. 氧化锌丁香油黏固粉垫底+银汞充填
B. 氧化锌丁香油黏固粉+磷酸锌黏固粉分层垫底+银汞充填
C. 氢氧化钙+氧化锌丁香油黏固粉双层垫底+银汞充填
D. 氢氧化钙垫底+银汞充填
E. 磷酸锌黏固粉垫底+银汞充填

82. 患儿，男，11岁。左上颌前牙区膨大2年，X线片见形态及数目不一样的牙样物质堆积在一起。镜下见肿物由许多牙样结构组成。病理诊断为

A. 巨大型牙骨质瘤
B. 成釉细胞瘤
C. 组合性牙瘤
D. 混合性牙瘤
E. 成釉细胞纤维牙瘤

83. 患者，男性，30岁。近一段时期出现心悸、心动过速、怕热、多汗、多食而消瘦、疲乏无力及情绪易激动、性情急躁、失眠、眼球突出、手舌颤抖、甲状腺略肿大。经临床检测血清总甲状腺素（$TT_4$）、总三碘甲状腺原氨酸（$TT_3$）、游离甲状腺素（$FT_4$）、游离三碘甲状腺原氨酸（$FT_3$）升高。血清促甲状腺素（TSH）水平降低。临床诊断为甲状腺功能亢进症。该患者不会出现的症状是

A. 基础代谢率增高
B. ATP分解加快
C. 耗氧量减少
D. 产热量增加
E. 呼吸加快

84. 患者，男性，35岁。下唇囊肿直径约0.5cm。镜下见囊肿无衬里上皮，由炎症肉芽组织和结缔组织包绕，其中见大量泡沫细胞。最可能的病理诊断是

A. 潴留性黏液囊肿
B. 外渗性黏液囊肿
C. 鳃裂囊肿
D. 鼻唇囊肿
E. 表皮样囊肿

85. 患者，女性，52岁。左上后牙突发肿胀4天。1周前刚结束龈下刮治。急诊诊断为急性牙周脓肿。脓肿形成最可能的原因是

A. 食物嵌塞
B. 牙髓炎症
C. 口腔卫生不佳
D. 牙周袋深处牙石未刮净

E. 咬合创伤

86. 患者，男性，31 岁。近 1 个月来出现失眠，难以入睡。食欲缺乏，体重减轻 3kg。自觉无能、没用、孤独、没有人关心自己，对未来也不抱任何希望，偶尔出现生不如死的想法。目前患者存在的突出症状是

A. “三自”症状

B. “三无”症状

C. 思维迟缓

D. 消极观念

E. 睡眠障碍

87. 患儿，女，7 岁。右下第一恒磨牙窝洞着色且能卡住探针，疑有龋坏。医师为该儿童选择的防治措施是

A. 预防性充填

B. 窝沟封闭

C. 局部用氟

D. ART 修复

E. 充填治疗

88. 患者，男性，44 岁。右上第一磨牙腭侧牙龈肿胀，疼痛 3 天。检查：右上第一磨牙腭侧牙龈呈卵圆形红肿、可扪及波动感。若诊断是急性牙周脓肿，首诊应选择的治疗措施如下，不包含

A. 局部牙周袋内用药

B. 调磨明显早接触点

C. 拔除患牙以达彻底引流

D. 切开引流

E. 0.12%氯己定含漱液含漱 3 天

89. 患者，男性，40 岁。右上后牙咬合面有龋坏，龋洞较深，自诉平时无明显疼痛，但有食物嵌入时有剧烈疼痛，检查时探及穿髓孔并引起剧烈疼痛，叩诊不适，则对该患者的诊断正确的是

A. 急性牙髓炎

B. 可复性牙髓炎

C. 慢性闭锁性牙髓炎

D. 慢性溃疡性牙髓炎

E. 慢性增生性牙髓炎

90. 患者，男性，26 岁。发生严重的上颌骨骨折，急救时应首先检查

A. 骨折段移位情况

B. 咬合关系

C. 是否合并颅脑和重要脏器损伤

D. 拍摄 X 线片，了解骨折情况

E. 是否并发颧骨颧弓骨折

91. 患儿，男，8 个月。方颅，多汗，胸骨肋膈沟，血钙正常，血磷低，X 线片可见骨骺软骨增宽，干骺端临时钙化带模糊，并呈毛刷状改变。考虑该患儿为

A. 佝偻病初期

B. 佝偻病活动期

C. 佝偻病恢复期

D. 佝偻病后遗症期

E. 先天性佝偻病

92. 患者，男性，27 岁。腭前部肿胀 2 个月，X 线见腭中线前部一圆形透射区。镜下见衬里上皮为复层鳞状上皮和假复层纤毛柱状上皮。最可能的病理诊断是

A. 鼻腭管囊肿

B. 鼻唇囊肿

C. 球状上颌囊肿

D. 根尖周囊肿

E. 牙源性角化囊肿

93. 患者，男性，45 岁。76⌋、⌊67 颊侧牙龈肿胀突出，半球样，牙龈充血，表面光亮，自觉搏动痛，扪软而有波动，指压龈向外溢脓，牙松动明显，龈袋>5mm，无龋。以下最可能的诊断是

A. 龈乳头炎

B. 快速进展性牙周炎

C. 急性多发性龈脓肿

D. 牙周脓肿

E. 复合性牙周炎

94. 患者，男性，39 岁。左侧以耳垂为中心无痛性肿块，呈结节状。偶可自行消退，但又复发，并有时大时小症状。肿块区皮肤瘙痒，可见局部皮肤粗厚，有色素沉着。末梢血常规嗜酸性粒细胞直接计数为 $1.15\times10^9$/L。对于该病的治疗首选

A. 化疗

B. 手术治疗

C. 抗感染治疗

D. 抗过敏治疗

E. 放疗

95. 患儿，男，7 岁。3 天前出现右耳下疼痛，伴发热，后出现以右耳垂为中心的肿胀。查血常规示白细胞 $5.7\times10^9$/L，淋巴细胞 0.6。最可能的诊断是

A. 急性化脓性腮腺炎

B. 急性腮腺淋巴结炎

C. 慢性复发性腮腺炎

D. 流行性腮腺炎

E. 嚼肌间隙感染

96. 患儿，男，13 岁。2 岁前生活在高氟区，以后随父母迁居低氟区。其相应可能出现氟牙症的恒牙是

A. 前牙和第一磨牙
B. 第一前磨牙和第一磨牙
C. 前牙、第一前磨牙和第一磨牙
D. 全口牙都可能出现氟牙症
E. 没有氟牙症

97. 患者，男性，52 岁。8765|678 缺失，余留牙不松动，牙槽嵴吸收不明显。制作可摘局部义齿时在 4|5 上放置 RPI 卡环组，其作用不包括
A. 减轻牙槽嵴负荷
B. 减小对基牙的扭力
C. 防止义齿向远中移位
D. 不需要舌侧对抗卡环臂
E. 卡环与基牙接触面积小

98. 患者，女性，60 岁。患肺源性心脏病 12 年，出现谵妄、抽搐，欲使用镇静药，下列哪种药物有效
A. 哌替啶
B. 氯丙嗪
C. 异丙嗪
D. 水合氯醛
E. 苯巴比妥

99. 患者，女性，62 岁。口干、眼干伴双侧腮腺肿大 2 年。以下哪项检查最有助于明确诊断
A. B 超
B. CT
C. 细针吸细胞学检查
D. 唇腺组织活检
E. MRI

100. 患者，男性，67 岁。右上后牙牙龈肿痛 3 天。检查：全口牙石（+~++），6| 颊侧牙龈局限性隆起，波动感，有深牙周袋，患牙无龋坏，其他牙牙周袋探诊深度 5~7mm。最可能的诊断是
A. 急性牙龈脓肿
B. 急性龈乳头炎
C. 急性牙周脓肿
D. 急性牙槽脓肿
E. 根分叉病变

## 【$A_3$/$A_4$ 型题】

### 答 题 说 明

以下提供若干个病例，每个病例下设若干道考题。请根据答案所提供的信息，在每一道考题下面的 A、B、C、D、E 五个备选答案中选择一个最佳答案。

（101~103 题共用题干）

王老师给学生示范窝沟封闭防龋措施。在临床操作过程中，每个技术环节，王老师都予以讲解。

101. 下面不需要封闭的是
A. 萌出 3 年无龋的牙
B. 窝沟浅，自洁作用好的牙
C. 对侧同名牙患龋的牙
D. 对侧同名牙有患龋倾向的牙
E. 窝沟深，可以卡住探针的牙

102. 封闭成功的关键是
A. 冲洗牙面 10~15 秒
B. 边冲洗边用排唾器吸干
C. 压缩空气吹 15 秒
D. 干棉卷隔湿
E. 封闭前不被唾液污染

103. 对窝沟封闭描述正确的是
A. 清洁牙面建议使用含氟牙膏
B. 酸蚀干燥后牙面呈白色雾状外观，否则要重新酸蚀
C. 酸蚀牙面被唾液污染后要反复冲洗牙面 3 次
D. 封闭剂太厚咬合有高点也不必调殆
E. 窝沟封闭的保存时间优于银汞合金充填的寿命

（104~106 题共用题干）

患者，女性，46 岁。既往月经正常，近 1 年来经期延长 10~15 天，量多，此次停经 50 天后阴道流血 20 天。血红蛋白 80g/L，盆腔检查无异常，基础体温呈单相。

104. 为排除子宫内膜癌，下列哪项辅助检查是必要的
A. CA125 测定
B. 超声检查
C. 分段诊刮并送病理
D. 腹腔镜检查并做活检
E. 子宫输卵管造影

105. 如已通过检查排除子宫内膜癌，下列诊断最可能的是
A. 排卵性功能失调性子宫出血

B. 子宫内膜息肉
C. 子宫内膜炎
D. 无排卵性功能失调性子宫出血
E. 子宫黏膜下肌瘤
106. 此患者最佳的治疗是
A. 雌激素-孕激素联合周期治疗
B. 雌激素周期疗法，以调整周期
C. 促进卵巢功能恢复
D. 促排卵药以调整周期
E. 止血、调整月经、减少经量
(107~109 题共用题干)
患者，女性，40 岁。2 周前左侧后牙冷热刺激痛。近 3 天来夜间痛影响睡眠，并引起同侧耳后部痛，自服镇痛药无效。检查时见左侧上、下后牙多个充填体。
107. 为明确主诉牙，应做的检查是
A. 探诊
B. 扪诊
C. 叩诊
D. X 线检查
E. 温度测验
108. 最可能的诊断是
A. 可复性牙髓炎
B. 慢性牙髓炎
C. 急性牙髓炎
D. 急性根尖周炎
E. 慢性根尖周炎急性发作
109. 主诉牙的首诊处理是
A. 拔除患牙
B. 开髓拔髓开放
C. 局部封闭、观察
D. 服用非甾体抗炎药
E. 针灸治疗并服中草药
(110~112 题共用题干)
患者，男性，35 岁。体重 50kg，因食管癌进食困难 1 个月余。主诉：乏力、极度口渴、尿少而色深。检查：血压、体温均正常，眼窝凹陷、舌干燥、皮肤弹性差。
110. 该患者的水、电解质失衡诊断为
A. 等渗性脱水
B. 低渗性脱水
C. 轻度高渗性脱水
D. 中度高渗性脱水
E. 重度高渗性脱水
111. 该患者当天补液量约为（不包括当天生理需水量）
A. 1000ml
B. 2000ml
C. 3000ml
D. 4000ml
E. 4500ml
112. 补液后口渴减轻，尿量增多，测血清钾浓度为 3.0mmol/L，应在尿量达下列哪项指标时补给钾盐
A. 20ml/h
B. 25ml/h
C. 30ml/h
D. 35ml/h
E. 40ml/h
(113~116 题共用题干)
患者，男性。主诉牙龈出血半年。
113. 若该患者为 4 岁儿童，全口乳牙松动，应考虑的全身疾病为
A. 心肌炎
B. 掌跖角化牙周病综合征
C. 糖尿病
D. 艾滋病
E. 急性肾小球肾炎
114. 如该患者为 35 岁。临床检查发现全口牙龈缘处有明显的鲜红的宽约 3mm 的红边，在附着龈上呈瘀斑状，极易出血。应考虑的全身疾病为
A. 掌跖角化牙周病综合征
B. 唐氏综合征
C. 艾滋病
D. 糖尿病
E. 急性肾小球肾炎
115. 若诊断为急性坏死溃疡性龈炎，以下临床体征中不包括
A. 牙龈增生
B. 牙龈乳头和龈缘坏死
C. 晨起时枕头上有血迹
D. 下颌下淋巴结肿大
E. 口腔腐败性恶臭
116. 如果该患者左下第一磨牙为种植体修复，该种植牙的探诊深度为 5mm，有脓液溢出，最佳的治疗方法是
A. 格雷西（Gracey）刮治器清除种植牙周围的菌斑、牙石即可
B. 选择合适的器械清除种植牙周围的菌斑、牙石外，还应使用氯已定治疗
C. 必须先进行机械治疗和应用氯已定，并全身大剂量使用抗生素

D. 引导性骨再生术治疗
E. 牙龈切除

（117~118题共用题干）

患者，男性，42岁。检查：右上第一、二磨牙间颊侧牙龈形成半球状肿胀，扪诊有波动感。

117. 该患者若诊断为牙龈脓肿，有以下诊断依据，除外
A. 龈乳头及龈缘红肿
B. 龈乳头胀痛可定位
C. 脓肿局限于龈乳头或龈缘
D. 有附着丧失
E. 牙槽骨无吸收

118. 该患者若诊断为牙周脓肿，有以下诊断依据，除外
A. 无深牙周袋
B. 患牙有“浮起感”
C. 伴有搏动性疼痛
D. 有牙槽骨吸收
E. 牙齿松动

（119~121题共用题干）

患者，男性，46岁。近1年来反复出现左鼻旁、左颊部、左侧下唇短暂剧烈电灼样疼痛，最近发作次数增多，疼痛难以忍受。起初服用卡马西平有效，但最近服药效果较差。

119. 该患者应诊断为
A. 三叉神经第Ⅰ支痛
B. 三叉神经第Ⅱ支痛
C. 三叉神经第Ⅲ支痛
D. 三叉神经第Ⅰ、Ⅱ支痛
E. 三叉神经第Ⅱ、Ⅲ支痛

120. 根据患者的病情，最佳治疗方案是
A. 加大卡马西平剂量
B. 2%普鲁卡因三叉神经病变支封闭
C. 95%乙醇三叉神经病变支封闭
D. 行三叉神经病变支神经撕脱术
E. 行三叉神经病变支射频电凝术

121. 疼痛发作时，患者常用手搓面部，可能出现
A. 皮肤潮红
B. 皮肤光亮
C. 皮肤粗糙、色素沉着
D. 皮肤破溃
E. 皮肤色素斑增多

（122~123题共用题干）

患儿，女，13岁。因外伤引起1冠部折断，髓室暴露，叩痛（±），前牙区咬合关系正常，X线检查显示根尖未完全形成。

122. 该患儿应立即采用的最佳处理方法是
A. 根管充填后，做暂时性桩冠修复
B. 根管充填后，做永久性桩冠修复
C. 拔除患牙后，做固定桥修复
D. 拔除患牙后，做活动义齿修复
E. 拔除患牙后，做种植义齿修复

123. 如果患儿须做桩冠修复，在根管充填后，选择桩冠修复的时间是
A. 立即
B. 3天
C. 1周
D. 3周
E. 3个月

（124~127题共用题干）

患者，女性，22岁。左上中切牙因外伤牙冠切1/2横断，近中髓角暴露24小时，无松动，口内余牙无异常。咬合关系正常。

124. 最需做的辅助检查是
A. 牙周组织检查
B. 叩诊检查
C. X线牙片检查
D. 牙髓活力测验
E. 以上均是

125. 最需做的治疗是
A. 干髓术
B. 拔髓术
C. 活髓切断术
D. 直接盖髓术
E. 塑化治疗

126. 以下修复方式中，哪项是最合适的
A. 嵌体
B. 烤瓷熔附金属全冠
C. 铸造全冠
D. 部分冠
E. 锤造全冠

127. 戴入修复体后3天出现咬合痛的处理方法为
A. 拆除修复体
B. 调䄐
C. 牙周治疗
D. 药物治疗
E. 根管治疗

## 【B 型题】

### 答 题 说 明

以下提供若干组考题，每组考题共用在考题前列出的 A、B、C、D、E 五个备选答案，请从中选择一个与问题关系最密切的答案。某个备选答案可能被选择一次、多次或不被选择。

（128~129 题共用备选答案）

A. 含糖饮食摄入频率过高

B. 菌斑和牙石堆积

C. 增龄的变化

D. 饮水中含钙量过高

E. 体内免疫功能低下

128. 与龋病患病关系密切的是

129. 与牙周病患病关系密切的是

（130~132 题共用备选答案）

A. 3 个月以内

B. 3~6 个月

C. 6 个月以上

D. 8 个月以上

E. 12 个月

130. 佝偻病临床表现颅骨软化多见于

131. 佝偻病临床表现方颅多见于

132. 佝偻病临床表现胸廓畸形多见于

（133~135 题共用备选答案）

A. 冠折

B. 根折

C. 冠根折

D. 牙脱位

E. 牙脱臼

133. 拔除适用于

134. 牙再植适用于

135. 复位固定适用于

（136~138 题共用备选答案）

A. 空腹静脉血糖

B. 糖化血红蛋白

C. 空腹指尖血血糖

D. 葡萄糖耐量试验

E. 胰岛素释放试验

136. 调整胰岛素剂量最简便的检查是

137. 判断糖尿病控制程度的指标是

138. 诊断糖尿病最好的指标是

（139~140 题共用备选答案）

A. 0.18~0.25mm

B. 3.0~3.5mm

C. 2.5~3.5mm

D. 1~2mm

E. 2mm

139. 在标准 X 线片上，当牙槽嵴顶到釉质牙骨质界的距离超过多少时，可认为有牙槽嵴顶骨吸收

140. 在 X 线片上牙周膜间隙的正常宽度为

（141~144 题共用备选答案）

A. 慢性颌骨骨髓炎

B. 新生儿颌骨骨髓炎

C. 化学性骨髓炎

D. 化脓性颌骨骨髓炎

E. 放射性颌骨骨髓炎

141. 由急性冠周炎或根尖周炎等原因引起的骨髓炎为

142. 由放射治疗引起的骨髓炎为

143. 有口内或口外瘘管形成时称

144. 好发于上颌骨的是

（145~146 题共用备选答案）

A. 0.5mm

B. 1.0mm

C. 1.5mm

D. 2.0mm

E. 3.0mm

145. 金属烤瓷全冠唇颊侧肩台的宽度一般为

146. 卫生桥桥体龈面至牙槽嵴黏膜的距离至少为

（147~150 题共用备选答案）

A. 1mm

B. 1.5mm

C. 2mm

D. 2.5mm

E. 3mm

147. 牙体预备时应尽量保证的牙本质肩领为

148. 金属烤瓷固定桥桥体支架应留的瓷层厚度为

149. 金属烤瓷固定桥桥体金属龈端与牙槽嵴黏膜之间至少为瓷层留有的间隙是

150. 悬空式桥体与牙槽嵴黏膜之间应留有的间隙为

# 参考答案与解析

## 第一单元

1. B【解析】颌外动脉起自颈外动脉前壁发出后向上走行，继而弯曲向下绕过下颌骨向上跨过颊部，与髁突较远，所以A不选。颞浅动脉是颈外动脉的浅部终末支，在髁突上面发出，所以不容易损伤，所以C不选。颞浅动脉在腮腺深面发出面横动脉，然后越颧弓至邻区，不经过髁突，所以E不选。耳后动脉表浅，髁突骨折不易损伤到，所以D不选。颌内动脉通过乙状切迹水平线和髁突颈部后缘，所以髁突骨折移位后很容易伤到颌内动脉。

2. C【解析】翼丛位于颞下窝内，相当于上颌结节后上方处，凡与上颌动脉分支伴行的静脉均参与此静脉丛的构成。该静脉丛向后汇集成上颌静脉，回流到下颌后静脉。

3. E【解析】牙本质龋的病理表现包括四层：透明层位于最深层，牙本质小管内充满矿物盐，管内与管外折光率接近一致而成透明状，管间和管周无机盐溶解，存在脱矿现象。第二层是脱矿层。脱矿层表面是细菌侵入层，此层中牙本质无机物丢失，剩余有机物收缩，部分坏死区形成裂隙，这种裂隙可能是相邻小管融合崩解造成的。最表层为坏死崩解层，牙本质完全坏死崩解。在这四层结构中，牙本质小管均不会出现矿化。

4. C【解析】把目的基因连接到载体上，要经过一系列酶促反应，需要几种工具酶，这中间最为重要的是如下两大类酶。①限制性核酸内切酶：把载体DNA片段切开。②DNA连接酶：用于连接载体和外源DNA片段。

5. E【解析】翼静脉丛与颅内外静脉有广泛的交通，其血液主要是向后外经上颌静脉汇入下颌后静脉，向前也可经面深静脉通入面静脉，亦可向上通过卵圆孔网和破裂孔导血管等处的静脉，与海绵窦交通。

6. C【解析】6-磷酸葡萄糖酶参与糖异生，柠檬酸合酶、异柠檬酸脱氢酶参与三羧酸循环，6-磷酸葡萄糖脱氢酶参与磷酸戊糖途径，葡萄糖激酶是糖酵解途径的关键酶。

7. D【解析】无釉柱釉质可能是成釉细胞最初分泌釉质或分泌停止时，托姆斯突尚未形成或退缩所致，因此仅见于釉质最内层和表层30μm。

8. D【解析】枕骨大孔周围也有错综复杂的静脉网，这些静脉网连接着椎管内静脉丛。

9. B【解析】牙釉质是全身唯一无细胞性、由上皮细胞（成釉细胞）分泌继而矿化的组织。

10. A【解析】乙酰乙酰CoA是脂肪酸β氧化和酮体生成的共同中间产物。脂肪酸β氧化的最后阶段所产生的含有4个碳的β-酮脂酰CoA即乙酰乙酰CoA。在酮体生成过程中，2分子乙酰CoA在乙酰乙酰CoA硫解酶催化下，也可生成乙酰乙酰CoA，乙酰乙酰CoA进一步生成羟甲基戊二酸单酰CoA（HMG-CoA），然后裂解后生成酮体。乙酰乙酸和β羟丁酸是酮体的主要成分。

11. C【解析】典型的早期釉质龋常呈三角形改变，病变的深部与正常釉质相连接处为透明层（脱矿较轻），其表面依次为暗层、病变体部和表层。这层病变中，病变体部脱矿最严重，常常在生长线和横纹处较明显，表现为纹理明显。

12. E【解析】面神经为混合性神经，由特殊内脏运动纤维、副交感纤维、味觉纤维和一般躯体感觉纤维合并而成。

13. E【解析】酶联免疫斑点试验（ELISPOT）测定法多用于检测分泌性抗体和细胞因子。

14. D【解析】牙本质的形成是一个有序的过程，即成牙本质细胞分泌基质并进一步矿化。由于牙本质在一生中始终在形成，因此，成牙本质细胞和矿化牙本质之间总有一层尚未矿化的牙本质存在，称为前期牙本质。发育完成的牙正在发育的牙牙本质形成慢，所以前者的前期牙本质较后者薄。

15. E【解析】应当由卫生行政部门注销注册的情形：死亡或者被宣告失踪的；受刑事处罚的；受（吊销医师执业证书）行政处罚的；依照本法第三十一条规定暂停执业活动期满，再次考核仍不合格的；中止医师执业活动满2年的。

16. C【解析】《夏威夷宣言》是指关于确立精神病学的道德内容和精神病科医生应有的社会责任及道德准则的医学伦理文件。

17. B【解析】临床在行下颌下区切口时，为避免损伤下颌缘支，应在下颌骨下缘下方15mm处切口。

18. D【解析】伦理委员会及其审查是涉及人的生物医学研究伦理得以运行并发挥作用的重要载体和机制。

19. C【解析】在镜下观察牙本质的横剖磨片时，可清楚地见到围绕成牙本质细胞突起的间质与其余部分不同，其间质呈环形的透明带，称为管周牙本质，它构成牙本质小管的壁。管周牙本质矿化程度高，含胶原纤维极少。在观察脱矿切片时，由于脱矿后该处结构消失，故在成牙本质细胞突起周围呈现一环形的空隙。备选答案中其他的牙本质类型中均含较多的胶原纤维。

20. C【解析】在牙胚发育中，成釉器首先形成，成釉器的发育是一个连续的过程，可以分为三个时期：蕾状期、帽状期、钟状期。钟状期晚期时，成釉器内釉细胞开始分化为成釉细胞，釉质开始形成。

21. C【解析】牙本质主要是球形钙化，由很多钙质小球融合而成。在牙本质钙化不良时，钙质小球之间遗留一些未被钙化的间质，称为球间牙本质。

22. B【解析】IgM 是初次体液免疫应答中最早出现的抗体。血清中检出 IgM，提示新近发生感染。而再次免疫应答中由于发生免疫球蛋白（Ig）的类别转换，主要产生 IgG 类抗体。膜表面 IgM 也是 B 细胞抗原受体的主要成分。选项 A 是 IgA 的功能；选项 C、D 是 IgG 的功能，选项 E 是 IgE 的功能。

23. E【解析】眼神经、上颌神经、上牙槽后神经、腭前神经、耳颞神经、颊神经、舌神经、鼻腭神经为感觉性神经，鼓索、下牙槽神经、面神经、舌咽神经、迷走神经为混合性神经。

24. E【解析】根据 2003 年我国科技部和卫生部联合下发的《人胚胎干细胞研究伦理指导原则》中第五条规定，用于研究的人胚胎干细胞获得方式中 A、B、C、D 选项都是明文规定而符合要求的；根据第六条规定，E 选项是不被允许的。

25. A【解析】急性根尖周脓肿切排的时机是在急性炎症的第 4~5 天，局部有较为明确的波动感。

26. D【解析】面神经运动纤维支配面部表情肌、颈阔肌、镫骨肌、二腹肌后腹和茎突舌骨肌。咀嚼肌大部分由三叉神经的运动纤维支配。

27. E【解析】上颌神经依其行程分为 4 段，包括颅中窝段、翼腭窝段、眶下管段、面段。

28. C【解析】医学伦理学以医学领域中医务人员的医德意识和医德活动为研究对象。故 C 选项属于应被排除的选项。

29. D【解析】鼻腭神经、腭前神经分布于上颌尖牙腭侧的黏骨膜及牙龈，上牙槽前神经分布于上颌尖牙的牙髓及其牙周膜、牙槽骨、唇侧牙龈。故拔除上颌尖牙时需麻醉上牙槽前神经、腭前神经、鼻腭神经。

30. B【解析】面神经管段的分支为岩大神经、镫骨肌神经、鼓索。

31. B【解析】乳牙髓腔占据乳牙牙冠的比例比恒牙髓腔占据恒牙牙冠的比例大，但是乳牙髓腔比恒牙髓腔小。

32. C【解析】高新技术应用中双重作用提出了新的道德要求。一方面，医学目的及其道德本质得到了越来越充分的体现；另一方面，医学呈物化趋势，技术造成医患隔阂，并带来许多医学难题。

33. D【解析】颞深神经为分布于颞肌的运动神经，其余选项均为支配下颌牙齿、牙龈的神经。

34. B【解析】医学模式是人们关于健康和疾病的基本观点，是医学临床实践活动和医学科学研究的指导思想和理论框架。1977 年，美国的医学教授恩格尔提出生物-心理-社会医学模式，是 20 世纪建立起来的医学模式。生物-心理-社会医学模式取代生物医学模式，不仅反映着医学技术进步，而且标志着医学道德进步。生物-心理-社会医学模式在更高层次上实现了对人的尊重，不仅重视人的生物生存状态，而且更加重视人的社会生存状态。人区别于狭义的动物，就在于能够以社会的方式生存，只有具有社会价值的生命才是真正的人的生命。

35. A【解析】无细胞外源性纤维牙骨质是含牙周膜穿通纤维的牙骨质，有细胞固有纤维牙骨质中无牙周膜纤维插入，如修复牙本质缺损的牙骨质；无细胞固有纤维牙骨质形成于对外力的适应性反应，其内不含牙骨质细胞。有细胞混合性分层牙骨质由无细胞外源性纤维牙骨质和有细胞固有纤维牙骨质不规则交替沉积而成，通常分布在根分叉区及根尖区。无细胞无纤维牙骨质内不含纤维和细胞，属无功能牙骨质，如覆盖釉质的牙骨质。

36. D【解析】《希波克拉底誓言》强调尊重老师同行和医学传承，强调为患者谋利益，强调医师的品行修养，强调保守医学秘密。

37. D【解析】蝶腭神经亦称上颌神经的神经节支，为上颌神经的分支。

38. E【解析】知情同意是涉及人的生物医学研究进行的前提。凡是采取欺骗、强迫、经济诱惑等手段使受试者接受涉及人的生物医学研究，都是违背道德或法律的行为。

39. D【解析】在某些物理和化学因素作用下，其特定的空间构象被破坏，即有序的空间结构变成无序的空间结构，从而导致其理化性质的改变和生物活性的丧失，称为蛋白质的变性。变性的蛋白质水溶性降低，结晶能力消失，溶液黏度增加，易被蛋白酶水解，生物学活性往往丢失。

40. A【解析】浆细胞专门合成和分泌抗体分子。

41. C【解析】牙骨质的矿化基质呈层板状排列，在其陷窝内有牙骨质细胞，与骨相似。但牙骨质内没有血管，牙骨质细胞的分布不如骨细胞规则。生理情况下，骨组织是不断地既有吸收又有新生现象，而牙骨质只有新生。正常情况下，牙骨质是不被吸收的。

42. D【解析】颞支主要分布于额肌；颧支主要分布于眼轮匝肌；下颌缘支主要分布于降口角肌、降下唇肌；颈支支配颈阔肌；颊支位于腮腺导管上方的称上颊支，位于导管下方的称为下颊支。颊支分布于颧肌、笑肌、提上唇肌、提口角肌、口轮匝肌和颊肌。

43. E【解析】《纽伦堡法典》是在1946年公布的有关人体实验的医学伦理文件。第二次世界大战后，德国战败，战犯被交给纽伦堡国际军事法庭审判，其中有23名医学方面的战犯。同时，纽伦堡法庭制定了人体实验的基本原则，作为国际上进行人体实验的行为规范，即《纽伦堡法典》，并于1946年公布于世。

44. E【解析】耳颞神经属三叉神经分支下颌神经的分支。

45. E【解析】医学心理学是心理学与医学相结合的交叉学科，不仅涉及几乎所有的心理学分支学科，如基础心理学、变态心理学、神经心理学、生理心理学、药物心理学、临床心理学及健康心理学等，也涉及基础医学、临床医学、预防医学和康复医学有关知识和技能，还涉及人类学、社会学、生态学等人文社科领域广泛知识。

46. D【解析】在牙根部发育时，来自成釉器内釉上皮和外釉上皮交界处的上皮形成的桶状结构，称为上皮根鞘。上皮根鞘诱导牙乳头细胞分化为成牙本质细胞，形成根部的牙本质，此后上皮根鞘断裂并被吸收。部分断裂的上皮根鞘未被吸收而残留在牙周膜中，称上皮剩余。

47. E【解析】颞深神经属于下颌神经的分支。

48. B【解析】DNA合成的原料是4种三磷酸水平的脱氧核苷酸，即dATP、dTTP、dCTP和dGTP。

49. D【解析】在引导性组织再生术中，牙周膜内的前体细胞可分化成牙骨质细胞、成纤维细胞、成骨细胞，形成牙周新附着。

50. B【解析】医学心理学的研究对象是人，是研究在人类健康和疾病相互转化过程中所涉及的各种心理行为问题，以及解决这些问题的方法。

51. B【解析】牙周上皮剩余位于牙周膜中，邻近牙骨质的纤维间隙中，是牙根发育期上皮根鞘残留下的上皮细胞。

52. A【解析】成纤维细胞是牙周膜中数量最多，起最主要功能的细胞。镜下观察细胞核大，胞质嗜碱性，细胞排列方向与纤维束的长轴平行。功能是合成胶原纤维，此细胞也可以吞噬变性、老化的胶原纤维。因此，该细胞与胶原纤维的合成及吸收有关。

53. B【解析】认识过程，即认知过程，指人们获取知识和运用知识的过程，包括感觉、知觉、记忆、思维想象和言语等。不包括信念。

54. C【解析】不予注册主要有3种情形：不具有完全民事行为能力；因受刑事处罚，自刑罚执行完毕之日起至申请注册之日止不满2年的；受吊销医师执业证书行政处罚，自处罚决定之日起至申请注册之日止不满2年的。

55. B【解析】下颌神经前干中大部分为运动纤维，颊神经是唯一的感觉神经。

56. C【解析】预防牙周疾病、提高宿主抵抗力的措施是补充维生素和钙、磷等营养。其他选项均属于控制牙周疾病的相关局部促进因素措施。

57. C【解析】卫生行政部门对不符合条件不予注册的，应当自收到申请之日起30日内书面通知申请人，并说明理由。本题是申请人有异议的，可以自收到通知之日起15日内，依法申请复议或者向人民法院提起诉讼。

58. C【解析】体液免疫应答主要由B细胞介导，但也（除TI抗原外）需要Th细胞和APC（巨噬细胞、树突状细胞）的帮助。刺激B细胞产生抗体需要有巨噬细胞和T淋巴细胞协助的抗原称为T细胞依赖性抗原（TD-Ag），又称胸腺依赖性抗原。天然抗原大多为TD-Ag。

59. B【解析】氟牙症最理想的预防方法是改善水源，降低氟摄入量。

60. E【解析】固有牙槽骨衬于牙槽窝内壁，包绕牙根与牙周膜相邻；是一层多孔的骨板，又称筛状板；在X线片表现为围绕牙周膜外侧的一条白色阻射线，称硬骨板；由于有大量的穿通纤维埋入，又称为束骨。邻近骨髓侧的固有牙槽骨由骨板和骨单位构成。

61. C【解析】宫颈癌阴道流血常表现为接触性出血，即性交或妇科检查后阴道流血，量少；也可表现为不规则阴道流血，或经量增多、经期延长。老年患者可出现绝经后不规则阴道流血。随着病灶扩大，阴道流血量可逐渐增多，一旦病灶侵蚀大血管，可导致阴道大流血，甚至危及生命。

62. C【解析】下牙槽神经分布于下颌第一前磨牙的牙髓及其牙周膜、牙槽骨、颊侧牙龈，舌神经分布于下颌第一前磨牙的舌侧牙龈。

63. C【解析】牙槽骨是人体内代谢最活跃的骨组织。在生理状况下它既有新生又有吸收，受压力则吸收，受牵引力则新生。因此，牙槽骨可以不断地进行改建和重塑，以适应功能需要。

64. C【解析】上颌突与下颌突未能融合则形成面横裂。上颌突与外侧鼻突未能融合则形成面斜裂。

65. B【解析】若上颌神经在圆孔处受损，则在上颌神经分布的区域均会受累，上唇有上颌神经的分支（上唇支），故会出现上唇麻木。

66. C【解析】种植体周围软组织在外观和结构上与正常的牙龈相似，厚度为2mm至数毫米。种植体周围牙龈沟的内表面被覆连续的沟上皮，沟上皮底部的根尖部分延续为长结合上皮。电镜下长结合上皮与种植体之间有基板和半桥粒连接。中性粒细胞和单核细胞也可以穿过长结合上皮进入龈沟。与天然牙不同，种植体的长结合上皮并不向根方移动。种植体的牙龈上皮也不总是角化性上皮。

67. C【解析】T细胞活化需要双信号，第一信号来自抗原与其受体的结合，即TCR与抗原肽-MHC分子复合物的结合，第二信号来自协同刺激分子，即抗原递呈细胞上的协同刺激分子与T细胞表面的相应受体结合。T细胞不能直接识别可溶性的游离蛋白抗原，只能通过T细胞表面的特异性受体识别与MHC分子结合并表达于细胞表面的抗原肽片段，即T细胞抗原识别MHC限制。T细胞具有多种生物学功能，如直接杀伤靶细胞，辅助或抑制B细胞产生抗体，对特异性抗原和促有丝分裂原的应答反应，以及产生细胞因子等。

68. A【解析】面神经出茎乳孔后分成颞支、颧支、颊支、下颌缘支、颈支。

69. D【解析】中性粒细胞虽是防御细胞，但其在发挥防御作用时释放的一些酶等，也会损伤牙周组织，导致牙周组织的破坏。

70. C【解析】患病率只有百万分之一到四，同时伴有牙周病损和皮损的疾病是掌跖角化牙周病综合征。掌跖角化牙周病综合征表现为手掌和脚掌部位的皮肤过度角化和脱屑，牙周组织严重破坏。

71. D【解析】许勒位、经咽侧位和下颌骨侧位都可以看到髁突前后向的移位情况，下颌体腔片主要用于下颌前部病变的投照。下颌骨开口后前位可以显示髁突内外方向的移位情况。

72. B【解析】该患者口服铁剂7天，表现为网织红细胞增多，血红蛋白较前无变化，考虑为缺铁性贫血。缺铁性贫血患者口服铁剂有效，首先表现为外周血网织红细胞增多，高峰在开始服药后5～10天，2周后血红蛋白浓度上升。

73. C【解析】根据患者表现，考虑为牙髓炎，进行牙髓炎的诊断及鉴别诊断，牙髓的温度测验必不可少。

74. D【解析】对于前牙修复，烤瓷冠可能存在龈缘染色的问题，美观效果不佳；全瓷冠修复的遮色能力较差。树脂冠仅用于临时修复；由于患者存在牙冠发育不全，因此也不考虑贴面修复。最佳的治疗方案是漂白后全瓷冠修复。

75. A【解析】磨圆的刷毛端比平切刷毛端对牙龈损伤更小。正确的保管方法应该是牙刷头向上放置，空气干燥法并不是清除牙刷细菌最完善的方法。

76. B【解析】左下颌第一磨牙𬌗面磨损，暴露牙本质，探诊颊𬌗斜面有酸痛区，叩痛（-），均为牙本质敏感症的临床表现。这些主诉和检查体征无浅龋患牙色、形、质的变化，无牙隐裂的定点咬物痛和牙面上隐裂纹的描述，无磨牙症的夜磨牙史和多数牙重度磨损的表现，无酸蚀症的饮用特殊饮料史和前牙唇舌面的酸蚀表现。

77. E【解析】51岁患者，肥胖5年，空腹血糖8.5mmol/L，提示2型糖尿病。部分2型糖尿病患者因餐后胰岛素分泌延迟，可出现反应性低血糖，表现为心悸、出汗、乏力。

78. C【解析】DMFT中的M为失牙数，25因龋丧失，31、41因牙周病丧失，共失牙3颗，故M=3。

79. E【解析】在轴壁制备倒凹会影响全冠就位。

80. D【解析】此患者表现为贫血、出血、胸骨痛，化验示白细胞、血红蛋白及血小板均降低，且可见幼稚细胞，符合急性白血病的特征，故最可能为急性白血病。

81. C【解析】诊断为可复性牙髓炎，最佳方案为安抚充填。

82. C【解析】组合性牙瘤是由大小不同、形态各异、数量不等的如同正常牙的排列方式所组成的牙样结构团块，好发于前牙区。

83. C【解析】线粒体氧化磷酸化可以受到许多因素的影响，如抑制剂（包括呼吸链抑制剂、氧化磷酸化抑制剂和解偶联剂）、ADP的含量、甲状腺素的含量以及线粒体DNA突变等。甲状腺激素可激活许多组织细胞膜上的$Na^+$,$K^+$-ATP酶，使ATP加速分解为ADP和Pi，ADP进入线粒体数量增多，因而使ATP/ADP比值下降，促进氧化磷酸化速度加快。由于ADP的合成和分解速度均增加，导致机体氧耗量和产热量增加，基础代谢率提高，基础代谢率偏高是甲状腺功能亢进症患者最主要的临床指征之一。

84. B【解析】外渗性黏液囊肿通常是机械性外伤导致涎腺导管破裂，黏液外溢进入结缔组织内，黏液池被炎症肉芽组织和结缔组织包绕或局限，没有衬里上皮，邻近涎腺组织呈非特异性慢性炎症。

85. D【解析】若牙周刮治时只去除了牙周袋浅层牙石，遗留牙周袋深处的牙石，由于浅层牙石去除，牙龈消肿，牙周袋口收缩，可能导致深层脓肿引流不畅。

86. B【解析】“三无”症状即无望、无助和无价值。无望是指患者对自己的现在和未来都感到没有信心、失望甚至是绝望；无助是指尽管周围的人都在给予关心和帮助，患者仍感到自己孤立无援；无价值是指患者感到自己的存在无论对自己、对家庭还是对社会都没有任何价值。“三自”症状即自责、自罪和自杀。自责是指患者过分地责备自己，夸大自己的错误和缺点；自罪是指患者毫无根据地认定自己有罪，甚至是罪大恶极，应该受到相应的惩罚；自杀是指患者主动采取以结束自己生命为目的的行动。该患者存在睡眠障碍、食欲缺乏、体重减轻、孤独无助、对未来不抱有希望、自觉无用和偶尔消极观念，其主要表现为“三无”症状。

87. B【解析】窝沟封闭适应证：①窝沟深，特别是可以插入或卡住探针，包含可疑龋。②其他牙，特别对侧同名牙患龋或有患龋倾向。

88. C【解析】急性牙周脓肿并非拔牙的适应证，由于牙周脓肿通常较表浅，一般可通过切开引流的方式缓解。

89. D【解析】患者的症状和检查完全符合慢性溃疡性牙髓炎：食物嵌入性痛，有穿髓孔并且探痛，叩诊不适。

90. C【解析】外伤的治疗原则是首先排除颅脑和重要脏器损伤，如有颅脑和重要脏器损伤，则需相应科室优先急诊处理。

91. B【解析】佝偻病活动期（激期）X线片显示长骨钙化带消失，干骺端呈毛刷样、杯口状改变；骨骺软骨盘（生长板）增宽（>2mm）；骨质稀疏，骨皮质变薄；可有骨干弯曲畸形或青枝骨折，骨折可无临床症状。严重佝偻病可有肋膈沟或郝氏沟、方头。血钙稍降低，血磷明显降低。患儿临床表现、体征、化验检查均符合“佝偻病活动期”的诊断。

92. A【解析】鼻腭管囊肿发生于腭中线前部，可内衬复层鳞状上皮，含黏液细胞的假复层纤毛柱状上皮、立方上皮或柱状上皮，这些上皮可单独或混合存在。邻近口腔的囊肿常常内衬复层鳞状上皮，邻近鼻腔的囊肿常常内衬假复层纤毛柱状上皮。

93. D【解析】本题题干描述的临床症状有明显的牙齿松动，故为牙周疾病，可排除龈乳头炎、急性多发性龈脓肿。“扪软而有波动，指压龈向外溢脓”符合脓肿的表现，因此，本病最有可能的就是牙周脓肿。

94. B【解析】腮腺区无痛性肿块，呈结节状，可自发性消退，初步考虑为沃辛瘤。嗜酸性粒细胞正常占白细胞总数的0.5%～5.0%；其绝对值为（0.05～0.50）$\times 10^9$/L。嗜酸性粒细胞偏高可有变态反应性疾病、皮肤病等。所以首选手术治疗。

95. D【解析】白细胞正常值为4～$10^9$/L，淋巴细胞为0.2～0.4，患儿白细胞在正常值范围内，淋巴细胞比例升高，考虑病毒性感染，即流行性腮腺炎。

96. A【解析】2岁时前牙和第一磨牙牙胚形成中，其中，中切牙的硬组织于3～4个月时开始形成，侧切牙的硬组织于10～12个月时开始形成，中切牙和侧切牙均于4～5岁完成釉质发育。尖牙的硬组织于4～5个月时开始形成，6～7岁时完成发育，第一磨牙于出生时开始形成，2.5～3.0岁完成发育，因此2岁前生活在高氟区可能会对前牙和第一磨牙的牙釉质造成影响。

97. A【解析】RPI卡环组主要目的是减小对基牙的扭力，避免义齿向远中黏膜承托区下沉时对末端基牙产生过大扭力，从而防止义齿向远中移位。RPI卡环组不能减轻牙槽嵴的负荷。

98. D【解析】水合氯醛为抗惊厥催眠药，其催眠作用温和，不缩短快速动眼睡眠，无明显后遗作用。苯巴比妥为常用的长效镇静催眠药，具有镇静、催眠、抗癫痫及抗惊厥作用。氯丙嗪属二甲胺族吩噻嗪类药物，镇静作用明显。异丙嗪较易进入脑组织，故有明显的镇静作用，能加强催眠药、镇痛药及麻醉药的中枢抑制作用。哌替啶是一种镇痛药，镇静、麻醉作用较小。肺源性心脏病患者使用镇静药易诱发肺性脑病，因此，此患者应使用作用温和的水合氯醛。

99. D【解析】根据临床表现，初步诊断为舍格伦综合征，唇腺组织活检最有助于明确诊断。

100. C【解析】患者全口牙周状况较差，患牙牙龈局限性隆起，有深牙周袋，考虑为牙周脓肿。

101. B【解析】窝沟封闭的适应证：窝沟深，可以插入或卡住探针的牙，以及患者其他牙，特别是对侧同名牙患龋或有患龋倾向的牙。窝沟不深自洁作用好的牙属于窝沟封闭的非适应证。

102. E【解析】封闭前保持牙面干燥，不被唾液污染是封闭成功的关键。

103. B【解析】窝沟封闭前要对牙面彻底清洁，清洁剂可用浮石粉或不含氟牙膏。酸蚀干燥后牙面呈白色雾状外观，如果酸蚀后的牙釉质没有这种现象，应重新酸蚀。操作中要确保酸蚀牙面不被唾液污染，如果发生唾液污染，则应再冲洗牙面，彻底干燥后反复酸蚀60秒。如果封闭剂没有填料可不调𬌗，如果使用含有填料的封闭剂，又咬合过高，则必须调𬌗。

研究证明窝沟封闭的保存时间与汞合金充填的寿命相似。

104. C【解析】分段诊刮适应证：子宫异常出血或阴道排液者，证实或排除子宫内膜癌或其他病变（如子宫内膜炎、流产等）；功能失调性子宫出血或怀疑子宫性闭经者，了解子宫内膜变化及其对性激素的反应；女性不孕症患者，了解有无排卵及子宫内膜病变；功能失调性子宫出血或疑有宫腔内组织残留致长期多量出血者，刮宫有助于诊断并可快速止血。

105. D【解析】患者45岁，不规则阴道流血1年多，加重20天，伴贫血，且排除器质性病变，基础体温单相，无排卵性功能失调性子宫出血的可能性大。

106. E【解析】无排卵性功能失调性子宫出血患者治疗原则：青春期和育龄期功能失调性子宫出血应以止血、调整月经、促使卵巢功能恢复为原则；绝经过渡期功能失调性子宫出血以止血、调整月经、减少经量，防止子宫内膜病变为原则。

107. E【解析】对于牙髓炎患牙的确定，应使用温度测验。

108. C【解析】患牙冷热刺激痛，夜间痛，放散痛，镇痛药无效，符合急性牙髓炎的诊断。

109. B【解析】对于急性牙髓炎的急诊处理原则是开髓开放。

110. D【解析】高渗性脱水的表现程度如下。①轻度：失水多于失钠，细胞外液量减少，渗透压升高。当失水量达体重的2%~3%时，渴感中枢兴奋，刺激抗利尿激素释放，水重吸收增加，尿量减少，尿比重增高。如伴有多饮，一般不造成细胞外液容量不足和渗透压异常，如伴渴感减退，可发生高渗性脱水。②中度：当失水量达体重的4%~6%时，醛固酮分泌增加和血浆渗透压升高，此时口渴严重，咽下困难，声音嘶哑；有效循环容量不足，心率加快；皮肤干燥、弹性下降；进而因细胞内失水出现乏力、头晕、烦躁。③重度：当失水量达7%~14%时，脑细胞失水严重，出现神经系统异常症状如躁狂、谵妄、定向力失常、幻觉、晕厥和脱水热。当失水量超过15%时，可出现高渗性昏迷、失血性休克、尿闭及急性肾衰竭。

111. C【解析】补液总量应包括已丢失液体量及继续丢失的液体量两部分。已丢失量有4种计算方法，若依据失水程度，轻度失水相当于体重的2%~3%；中度失水相当于体重的4%~6%，即2400~3600ml；重度失水相当于体重的7%~14%，更严重者可达15%以上。继续丢失量是指就诊后发生的继续丢失量，包括生理需要量（约1500ml/d）及继续发生的病理丢失量（如大量出汗、肺呼出、呕吐等）。本题不包括当天生理需要量，依据脱水程度估算，该患者符合中度脱水，失水相当于体重的4%~6%，即2400~3600ml。

112. C【解析】宜在尿量>30ml/h后补钾，一般浓度为3g/L，当尿量>500ml/d时，日补钾量可达10~12g。

113. B【解析】掌跖角化牙周病综合征常皮损及牙周病损在4岁前共同出现，牙周病损在乳牙萌出不久即可发生，因此本病例应检查该患儿是否手掌、足底、膝部以及肘部存在局限性的过度角化及鳞屑、皲裂等，以排除掌跖角化牙周病综合征。

114. C【解析】病例全口牙龈缘处有明显的鲜红的宽约2mm的红边，极易出血，应考虑线性牙龈红斑。因此务必提高警惕，排除患有艾滋病的可能性。

115. A【解析】急性坏死溃疡性龈炎往往不伴有牙龈增生，而是出现龈缘虫蚀样坏死，伴有口腔腐败性恶臭，晨起时枕头上有血迹和下颌下淋巴结肿大。

116. B【解析】种植体的维护需要特制的专门器械，无须全身使用抗生素。

117. D【解析】附着丧失是牙周炎的诊断标准，并非牙龈脓肿的诊断标准。

118. A【解析】牙周脓肿的诊断标准包括附着丧失，即临床上可以检查到深牙周袋。

119. E【解析】患者出现三叉神经上颌支和下颌支支配区域的疼痛症状，卡马西平有效，考虑三叉神经第Ⅱ、Ⅲ支痛。

120. E【解析】三叉神经痛用卡马西平无效，可首选三叉神经射频消融。

121. C【解析】三叉神经痛发作时，由于患者常用手揉搓面部，可出现局部皮肤粗糙、色素沉着。

122. A【解析】本题未提示患牙有根折或根纵裂等情况，对于这样的年轻恒牙必须保留，不能拔除。但患儿年龄小，不适合永久修复，根管充填后做暂时性桩冠修复是正确选择。

123. C【解析】经过成功的根管治疗后，应观察1~2周，确定无临床症状时，才可以开始做桩冠修复。如患儿有瘘管，须等到瘘管完全闭合后，而且无临床根尖周症状时才开始做桩冠修复。

124. C【解析】患牙冠折露髓，需首先拍X线片排除根折及牙槽突折。

125. B【解析】患者22岁，上中切牙牙根已发育完全，对于根尖孔已闭合的恒牙冠折露髓的首选治疗是根管治疗，首先应拔髓。

126. B【解析】对于前牙，选项中的5个修复体最合适的是烤瓷冠。铸造冠、锤造冠的美学效果不佳，嵌体往往用于后牙，部分冠的抗力不佳。

127. B【解析】戴入修复体即刻出现的咬合创伤需要调𬌗治疗。

128. A【解析】含糖饮食摄入频率过高，细菌发酵产酸致龋的概率大大增高。

129. B【解析】菌斑微生物是牙周疾病的始动因素。

130. B【解析】颅骨软化：多见于3~6个月的婴儿，此时颅骨发育最快，软化部分常发生在枕骨或顶骨中央，约6个月时颅骨软化逐渐消失。

131. D【解析】8个月以上的婴儿，其两侧额骨、顶骨骨膜下骨样组织堆积过多，可形成方颅。

132. E【解析】胸廓畸形多见于1岁左右小儿，如佝偻病肋骨串球、肋膈沟、鸡胸、漏斗胸。

133. C【解析】冠根折时，折断面在龈下，多需拔除。

134. E【解析】外伤脱臼牙在30分钟内做牙再植，90%患牙可以不发生外吸收。

135. D【解析】牙脱位需复位后做结扎固定4周。

136. C【解析】指尖血糖可快速得出结果，能够准确反映患者的血糖情况，适用于患者在家中或医院测定，调整胰岛素剂量。

137. B【解析】糖化血红蛋白（HbA1c）能够反映出患者3个月内的平均血糖水平，是目前衡量长期血糖控制的金标准。

138. D【解析】诊断糖尿病最好的标准是葡萄糖耐量试验。

139. E【解析】牙槽嵴顶到釉质牙骨质界的距离正常应为2mm，即生物学宽度，若超过此距离，可以认为有牙槽嵴顶吸收。

140. A【解析】牙周膜间隙宽度为0.18~0.25mm。

141. D【解析】由急性冠周炎或根尖周炎等原因引起的骨髓炎为化脓性颌骨骨髓炎。

142. E【解析】放射性颌骨骨髓炎是由放疗引起的骨髓炎。

143. A【解析】瘘管形成时，称为慢性颌骨骨髓炎。

144. B【解析】新生儿的颌骨骨髓炎好发于上颌骨，往往为血行感染。

145. B【解析】金属烤瓷全冠（PFM）唇侧预备1.2~1.5mm的间隙，而肩台宽度只需1.0mm。

146. E【解析】卫生桥桥体龈面至牙槽嵴黏膜的距离至少为3mm。

147. B【解析】牙本质肩领的高度约为1.5mm。

148. B【解析】桥体支架的瓷层厚度应为1.5mm，避免崩瓷。

149. A【解析】龈端瓷层不承担咬合力，余留1mm瓷层即可。

150. E【解析】卫生桥桥体龈面至牙槽嵴黏膜的距离至少为3mm。

# 第二单元

## 【$A_1$ 型题】

**答题说明**

每一道考题下面有 A、B、C、D、E 五个备选答案，请从中选择一个最佳答案。

1. 下列那一项不是关于颊神经的叙述
A. 是下颌神经的分支
B. 分布于颊黏膜及皮肤
C. 分布于下颌前磨牙和磨牙颊侧牙龈
D. 分布于颊肌，支配颊肌的运动
E. 属于感觉神经

2. 三叉神经痛患者疼痛部位在一侧眶下及上唇区者，其诊断为三叉神经
A. 第Ⅰ支痛
B. 第Ⅱ支痛
C. 第Ⅲ支痛
D. 第Ⅰ、Ⅱ支痛
E. 第Ⅰ、Ⅱ、Ⅲ支痛

3. 半月板位于以下哪种结构中
A. 浆液腺泡
B. 黏液腺泡
C. 混合性腺泡
D. 闰管
E. 分泌管

4. 肌上皮细胞
A. 包绕分泌管表面
B. 位于基膜下方
C. 主要具有分泌功能
D. 可能为上皮来源
E. 不具有收缩功能

5. 鳃瘘形成的原因是
A. 颈窦未消失
B. 拉特克囊未消失
C. 甲状舌管未消失
D. 鼻泪管病变
E. 鼻鳍未消失

6. 戊型肝炎病毒的主要传播途径为
A. 垂直传播
B. 输血传播
C. 唾液传播
D. 蚊虫叮咬传播
E. 粪-口传播

7. 关于医疗损害责任的赔偿主体，下列说法正确的是
A. 患者在诊疗活动中受到损害，医务人员有过错的，由医务人员承担赔偿责任
B. 患者在诊疗活动中受到损害，医疗机构无过错的，也应适当承担民事赔偿比例
C. 患者在诊疗活动中受到损害，医务人员无过错的，也应适当承担民事赔偿比例
D. 患者在诊疗活动中受到损害，医疗机构及其医务人员有过错的，由医疗机构医务人员承担连带赔偿责任
E. 患者在诊疗活动中受到损害，医疗机构及其医务人员有过错的，由医疗机构承担赔偿责任

8. 变异型心绞痛患者首选药物是
A. 胺碘酮
B. ACEI
C. 利多卡因
D. 硝苯地平
E. 普萘洛尔

9. 对于病毒生物学性状的描述，不正确的是
A. 测量大小的单位为纳米（nm）
B. 含有 DNA 和 RNA 两种核酸
C. 以复制方式增殖
D. 必须寄生于活细胞内
E. 属于非细胞型微生物

10. 在中线处可以联合的结构是
A. 第六鳃弓
B. 第一和第二鳃弓
C. 第三鳃弓
D. 第四螺弓
E. 第五鳃弓

11. 舌体起源于

A. 第二鳃弓
B. 第三鳃弓
C. 第四鳃弓
D. 第一鳃弓
E. 第二、三鳃弓

12. 牙釉质的基本结构是
A. 无釉柱牙釉质
B. 釉基质
C. 釉柱
D. 釉丛
E. 釉板

13. 纠正不良习惯属于牙周病预防的
A. 一级预防中的促进健康
B. 一级预防中的特殊性保护措施
C. 二级预防中的早期诊断治疗
D. 二级预防中的防止功能障碍
E. 三级预防中的康复

14. 患者有损害，医疗机构不承担赔偿责任的情形不包括
A. 限于当时的医疗水平难以诊疗
B. 患者不配合医疗机构进行符合诊疗规范的诊疗
C. 医务人员在抢救生命垂危的患者等紧急情况下已经尽到合理诊疗义务
D. 医务人员无明显医疗过错
E. 患者的近亲属不配合医疗机构进行符合诊疗规范的诊疗

15. 三叉神经的分支中属于混合性成分的是
A. 眼神经
B. 上颌神经
C. 下颌神经
D. 眼神经和下颌神经
E. 上颌神经和下颌神经

16. 不属于原核细胞型的微生物是
A. 螺旋体
B. 放线菌
C. 衣原体
D. 真菌
E. 立克次体

17. 梅-罗综合征的临床表现为
A. 裂舌、口角炎、腺性唇炎
B. 地图舌、口角炎、贫血
C. 裂舌、面瘫、面部肿胀
D. 地图舌、面瘫、贫血
E. 舌乳头炎、面瘫、肉芽肿性唇炎

18. 最先发育的唾液腺是
A. 腮腺
B. 颌下腺
C. 舌下腺
D. 唇腺
E. 舌腺

19. 下颌支的发育是骨化迅速向第几鳃弓后方扩展而成的
A. 第一鳃弓
B. 第二鳃弓
C. 第三鳃弓
D. 第四鳃弓
E. 第五鳃弓

20. 根部牙本质的形成取决于
A. 成釉器
B. 牙乳头
C. 牙囊
D. 上皮根鞘
E. 上皮隔

21. 颞下颌关节检查不包括
A. 外形与动度
B. 咀嚼肌检查
C. 咀嚼效率检查
D. 下颌运动检查
E. 咬合关系检查

22. 需要考虑增加固定义齿基牙数目的情况是
A. 基牙牙周膜增宽
B. 基牙轻度倾斜
C. 牙槽骨吸收1/3以上
D. 牙槽骨吸收1/2以上
E. 缺牙间隙处对颌牙齿伸长

23. 舌后1/3淋巴回流的淋巴结是
A. 下颌下淋巴结
B. 颈二腹肌淋巴结
C. 颈肩胛舌骨肌淋巴结
D. 颈深上淋巴结
E. 以上均不对

24. 不是侵权责任法规定的关于医疗机构及其医务人员填写与保管病历资料的是
A. 住院志、医嘱单、检验报告
B. 病理资料、护理记录
C. 手术及麻醉记录
D. 医疗费用
E. 会诊意见

25. 下列检测病毒感染的方法中，不是检查病毒抗体的试验方法为
A. 直接免疫荧光

B. 酶联免疫吸附试验（ELISA）
C. 血凝试验
D. 中和试验
E. 血凝抑制试验

26. 能够干扰谷氨酰胺参与合成嘌呤核苷酸的物质是
A. 氮杂丝氨酸
B. 6-巯基嘌呤
C. 氟尿嘧啶
D. 甲氨蝶呤
E. 阿糖胞苷

27. 钟状期晚期成釉器外釉上皮的形态特点是
A. 直线排列的低柱状细胞
B. 直线排列的假复层柱状上皮
C. 与牙囊组织无明显关系
D. 皱褶样排列的低立方细胞
E. 皱褶样排列的高柱状细胞

28. 下列哪项不是艾滋病的口腔表现
A. 念珠菌病
B. 毛状白斑
C. 坏死性龈炎
D. 卡波西肉瘤
E. 慢性盘状红斑狼疮

29. 肿瘤细胞团块周边细胞主要呈栅栏状排列的涎腺肿瘤是
A. 腺淋巴瘤
B. 多形性腺瘤
C. 嗜酸性腺瘤
D. 腺泡细胞癌
E. 基底细胞腺瘤

30. 关于龋齿缺损的治疗方法，正确的是
A. 药物涂擦
B. 充填治疗
C. 离子导入
D. 自行修复
E. 再矿化疗法

31. 腭部淋巴主要引流至
A. 下颌下淋巴结
B. 耳前淋巴结
C. 颈深上淋巴结
D. 锁骨上淋巴结
E. 以上都不对

32. 精神卫生工作的方针、原则和管理机制说法有误的是
A. 精神卫生工作实行预防为主的方针
B. 坚持预防和治疗相结合的原则
C. 实行综合管理机制
D. 实行家庭和单位尽力尽责、全社会共同参与
E. 实行政府组织领导、部门各负其责

33. 不属于硝酸甘油作用机制的是
A. 降低室壁肌张力
B. 降低心肌氧耗量
C. 扩张心外膜血管
D. 降低左心室舒张期末压
E. 降低交感神经活性

34. 洁净剂约占牙膏含量的
A. 1%~2%
B. 2%~4%
C. 20%~40%
D. 20%~60%
E. 0.1%~0.5%

35. 腺泡细胞癌的病理学特征是
A. 肿瘤细胞含特征性嗜碱性颗粒
B. 由肿瘤上皮与黏液样、软骨样结构构成
C. 细胞形态学上的一致性与组织结构的多样性
D. 由含嗜酸性颗粒的柱状细胞和淋巴样组织构成
E. 由黏液细胞，表皮样细胞和中间细胞构成

36. 在以下关于沟固位形的说法中，错误的是
A. 深度一般为 2mm
B. 可抗水平脱位和殆向脱位
C. 分有肩台式和无肩台式
D. 对修复体有加固作用
E. 与就位道方向一致

37. 排列于腮腺浅叶前缘的解剖结构不包括
A. 面横动脉
B. 面神经
C. 腮腺导管
D. 副腮腺
E. 下颌后静脉前支

38. 开展精神障碍诊断、治疗活动应当具备的条件说法有误的是
A. 有与从事的精神障碍诊断、治疗相适应的主任医师
B. 有完善的精神障碍诊断、治疗管理制度和质量监控制度
C. 有满足开展精神障碍诊断、治疗需要的设施和设备
D. 有与从事的精神障碍诊断、治疗相适应的护士
E. 从事精神障碍诊断、治疗的专科医疗机构还应当配备从事心理治疗的人员

39. 唾液腺黏液表皮样癌的细胞成分为
A. 黏液细胞、表皮样细胞和未分化细胞
B. 表皮样细胞、中间细胞和未分化细胞
C. 黏液细胞和表皮样细胞
D. 黏液细胞、表皮样细胞和中间细胞
E. 表皮样细胞和中间细胞
40. 下列对沟纹舌的描述正确的是
A. 病因明确
B. 沟底黏膜不完整
C. 患者疼痛明显
D. 沟底丝状乳头缺如
E. 需手术后缝合
41. 下列关于腮腺咬肌区的描述，不正确的是
A. 前界为咬肌前缘
B. 下为下颌骨下缘
C. 上为颧弓及外耳道
D. 后界为下颌骨后缘
E. 内容包括腮腺及咬肌
42. 关于窝沟封闭剂，以下说法不正确的是
A. 光固化封闭花费时间少
B. 光固化封闭可以在合适的时候开始固化
C. 光固化封闭不易产生气泡
D. 紫外光固化封闭效果较自凝固化好
E. 光固化封闭剂采用的引发剂不同于自凝固化封闭剂
43. 下列蛛网膜下腔出血的特点，不包括
A. 急骤起病
B. 侧视麻痹
C. 脑膜刺激征
D. 血性脑脊液
E. 剧烈头痛、呕吐
44. 药物的不良反应是
A. 毒物产生的药理作用
B. 是一种变态反应
C. 因用药量过大引起
D. 在治疗量时产生的与治疗无关的反应
E. 是一种停药反应
45. 精神障碍的诊断说法有误的是
A. 诊断应当以精神健康状况为依据。除法律另有规定外，不得违背本人意志进行确定其是否患有精神障碍的医学检查
B. 除个人自行到医疗机构进行精神障碍诊断外，疑似精神障碍患者的近亲属可以将其送往医疗机构进行精神障碍诊断。对查找不到近亲属的流浪乞讨疑似精神障碍患者，由当地人民政府按照职责分工，帮助送往医疗机构进行精神障碍诊断
C. 医疗机构接到送诊的疑似精神障碍患者，不得拒绝为其作出诊断
D. 疑似精神障碍患者发生伤害自身、危害他人安全的行为，或者有伤害自身、危害他人安全的危险的，其近亲属、所在单位、当地公安机关应当立即采取措施予以制止，并将其送往医疗机构进行精神障碍诊断
E. 精神障碍的诊断应当由精神科执业医师作出
46. 下列哪项不是肠道杆菌的共同特征
A. 呈杵状
B. 过氧化氢酶阳性
C. 大多有菌毛
D. 不形成芽孢
E. 革兰染色阳性
47. 桥体船面形态应满足以下要求
A. 边缘嵴形态要正确恢复
B. 桥体船面应形成颊沟和舌沟
C. 桥体与固位体之间应形成一定的外展隙及邻间隙
D. 船面功能牙尖与对颌牙的接触应均匀
E. 以上都是
48. 腮腺导管的体表投影为
A. 外耳孔至鼻翼与口角之间中点连线的中1/3段
B. 耳屏至鼻翼与口角之间中点连线的中1/3段
C. 耳垂至鼻翼与口角之间中点连线的中1/3段
D. 外耳孔至鼻翼连线的中1/3段
E. 耳垂至鼻翼连线的中1/3段
49. 以下用具中没有清洁牙齿邻面菌斑作用的是
A. 牙间刷
B. 牙签
C. 牙间冲洗器
D. 牙线
E. 橡胶按摩器
50. 如下有关颞肌的描述，有误的是
A. 起于颞窝及颞深筋膜的深面
B. 止于喙突及下颌支前缘直至第三磨牙远中
C. 止于下颌角内侧面及翼肌粗隆
D. 参与侧方运动
E. 可上提下颌骨
51. 以下哪块肌肉不参与软腭的构成
A. 腭帆提肌
B. 腭帆张肌
C. 咽上缩肌
D. 腭舌肌

E. 腭垂肌

52. 关于人工牙以下说法正确的是

A. 非解剖式人工牙咀嚼效能差，侧向力小

B. 非解剖式人工牙咀嚼效能好，侧向力小

C. 解剖式人工牙咀嚼效能差，侧向力大

D. 解剖式人工牙咀嚼效能好，侧向力小

E. 非解剖式人工牙咀嚼效能差，侧向力大

53. 下列关于医疗机构擅自从事精神障碍诊断、治疗的法律责任说法有误的是

A. 不符合本法规定条件的医疗机构擅自从事精神障碍诊断、治疗的，由县级以上人民政府卫生行政部门责令停止相关诊疗活动

B. 不符合本法规定条件的医疗机构擅自从事精神障碍诊断、治疗，有违法所得的没收违法所得

C. 不符合本法规定条件的医疗机构擅自从事精神障碍诊断、治疗的，由县级以上人民政府卫生行政部门给予警告，并处五千元以上一万元以下罚款

D. 对直接负责的主管人员和其他直接责任人员依法给予或者责令给予降低岗位等级或者吊销其执业证书

E. 对有关医务人员，吊销其执业证书

54. 组织细胞增生症在电镜下见细胞质内伯贝克（Birbeck）颗粒，提示病变细胞为

A. 组织细胞

B. 朗格汉斯细胞

C. 嗜酸性粒细胞

D. 泡沫细胞

E. 肥大细胞

55. 未经医师（士）亲自诊查患者或亲自接产，医疗机构不得出具以下证明文件，除了

A. 疾病诊断书

B. 健康证明书

C. 死亡证明书

D. 死产报告书

E. 医疗纠纷分析证言

56. 有机磷酸酯类急性中毒表现为

A. 腺体分泌减少、胃肠平滑肌兴奋

B. 膀胱逼尿肌松弛、呼吸肌麻痹

C. 支气管平滑肌松弛、唾液腺分泌增加

D. 神经节兴奋、心血管作用复杂

E. 脑内乙酰胆碱水平下降、瞳孔扩大

57. 再矿化治疗时，调制的再矿化液的 pH 为

A. 3

B. 5

C. 7

D. 8

E. 9

58. 下列对面部表面标志的描述有误的是

A. 睑裂为上下眼睑之间的裂隙

B. 睑内侧联合为上下眼睑在内侧的结合处

C. 内眦为睑内侧联合的最内侧点

D. 鼻根为外鼻上端连于额部的位置

E. 鼻面沟与唇面沟合称鼻唇沟

59. 小儿腹泻时口服补液盐（ORS）的电解质渗透压，张力约为

A. 1/4 张

B. 1/3 张

C. 等张

D. 1/2 张

E. 2/3 张

60. 眶下孔的体表投影为

A. 鼻尖至眼内角连线的中点

B. 鼻翼至耳屏连线的中点

C. 眶下缘中点下方 1.5cm

D. 鼻尖至耳屏连线的中点

E. 鼻尖至眼外角连线的中点

61. 关于急性龋的临床表现，正确的是

A. 中老年人多见

B. 龋腐质地湿软

C. 龋坏组织色深

D. 多伴有釉质发育异常

E. 早期出现酸痛症状

62. 恶性黑色素瘤首选的治疗方法是

A. 手术治疗

B. 放射治疗

C. 免疫治疗

D. 化疗

E. 以手术为主的综合治疗

63. 不属于卫生行政部门对医疗机构诊疗活动超出登记范围的处罚为

A. 没收非法所得

B. 警告

C. 情节严重的，吊销其《医疗机构执业许可证》

D. 责令其改正

E. 可以根据情节处以 3000 元以下的罚款

64. Dean 法分类依据中不包括

A. 釉质的光泽

B. 釉质的颜色

C. 釉质缺损的面积

D. 釉质的硬度

E. 釉质的透明度

65. 关于"腮腺床"正确的是

A. 寰椎横突位于乳头尖端与下颌角连线的中、下1/3处

B. 颈内动、静脉位于寰椎横突的后方

C. 颈内动脉和颈外动脉位于茎突的浅面

D. Ⅸ～Ⅻ对脑神经位于茎突的深面

E. 舌下神经在下颌角下方，向前穿过颈内外动脉之间

66. 以下不属于全口种植义齿上部结构的种类的是

A. 人工牙

B. 桥体

C. 金属支架

D. 基托

E. 附着体

67. 病历资料封存后医疗纠纷已经解决，或者患者在病历资料封存满多少年未再提出解决医疗纠纷要求的，医疗机构可以自行启封

A. 1年

B. 3年

C. 4年

D. 5年

E. 6年

68. 下列哪一项不是关于面侧深区的描述

A. 位于腮腺咬肌区前部的深面

B. 前为上颌骨的后面

C. 后界为腮腺深叶

D. 内为翼内板

E. 外以下颌支为界

69. 奶瓶龋最常见于

A. 上颌乳切牙

B. 下颌乳切牙

C. 上颌乳磨牙

D. 下颌乳磨牙

E. 全部乳牙

70. 金属基托的优点不包括

A. 温度传导好

B. 舒适

C. 强度好

D. 美观

E. 易自洁

## 【$A_2$ 型题】

**答题说明**

每一道考题是以一个小案例出现的，其下面都有A、B、C、D、E五个备选答案，请从中选择一个最佳答案。

71. 患者，女性，60岁。慢性咳嗽20年，现有呼吸困难、发热、发绀、嗜睡等症状。血气分析：$PaO_2$ 40mmHg，$PaCO_2$ 65mmHg。首先考虑的诊断是

A. DIC

B. 呼吸衰竭

C. 代谢性酸中毒

D. 高碳酸血症型呼吸衰竭肺性脑病

E. 心力衰竭

72. 患者，女性，75岁。上下颌牙列缺失，上下颌总义齿修复8年，要求重新修复。检查：牙尖交错位时面下1/3垂直距离过低，人工牙殆面严重磨损，义齿固位力差，稳定性不佳。如继续戴用这样的义齿对患者咀嚼运动造成的影响是

A. 义齿易脱落

B. 咀嚼效率低，不易嚼碎硬韧性食物

C. 剩余牙槽骨骨密度降低

D. 影响味觉

E. 以上影响都有

73. 患者，男性，50岁。反复发作口腔溃疡30余年，多见于唇、颊、舌等部位，每次10余个不等。近3年来发作频繁，几乎无间歇期。溃疡较大，愈合时间长，舌部有瘢痕形成。此次腭垂出现一大面积的溃疡已4周，疼痛影响进食来诊。眼、外阴、生殖器无病损。该病所属类型是

A. 轻型口疮

B. 口炎型口疮

C. 贝赫切特综合征

D. 腺周口疮

E. 唇疱疹

74. 患者，男性，70岁。主因胸骨后压榨性疼痛5小时急诊就诊，自行含服硝酸甘油效果不佳，血压170/100mmHg，心率105次/分，心电图示胸导T波

高尖，应给予以下哪种治疗
A. 口服卡托普利
B. 口服地尔硫䓬
C. 静脉注射利多卡因
D. 口服利尿药
E. 静脉注射美托洛尔，继以口服

75. 患儿，男，6 岁。$\overline{V|}$深龋洞，探诊感疼痛，叩痛（-）。治疗中去净腐质后制备洞形，发现洞底有一针尖大小穿髓点。治疗方法宜采用
A. 间接盖髓术
B. 活髓切断术
C. 直接盖髓术
D. 干髓术
E. 根管治疗术

76. 某患者因右侧下颌第三磨牙水平阻生，经翻瓣凿骨后给予拔除。术后出现右侧下唇麻木，下颌尖牙处口内黏膜创伤性溃疡。可能损伤的神经是
A. 舌神经
B. 下牙槽神经
C. 下牙槽神经的下颌舌骨肌支
D. 颞神经
E. 颊神经

77. 患者，女性，52 岁。主诉：牙龈增生半年余。自诉有高血压病史，诊断为药物性牙龈增生。该患者的治疗方案，除外
A. 牙周基础治疗
B. 口腔卫生宣教
C. 必须大剂量全身应用抗生素
D. 更换降压药物
E. 必要时，行牙龈成形手术

78. 某患者拔除$\overline{7|}$，2 小时后仍出血不止。检查发现$\overline{7|}$颊侧牙龈撕裂，渗血明显。最好采用的止血方法是
A. 吸收性明胶海绵+纱球压迫
B. 碘仿纱条填塞
C. 全身应用止血药
D. 缝合撕裂牙龈
E. 结扎颈外动脉

79. 患儿，男，12 岁。6 岁前生活在低氟区，6 岁后迁入高氟区，可能出现氟牙症的牙是
A. 第二前磨牙
B. 第一前磨牙
C. 第二恒磨牙
D. 第一恒磨牙
E. 不会出现氟牙症

80. 关于在学校为期 2 年的含氟牙膏防龋临床试验中用哪种龋病指数，课题组的正确意见是
A. dmft
B. dmfs
C. DMFT
D. DMFS
E. DEFT

81. 患者，男性，66 岁。经唾液腺专家门诊以“左腮腺多形性腺瘤”收入院。以下与此诊断无关的是
A. 患者有 20 年大量吸烟史
B. 肿物增大缓慢
C. 左腮腺表面均可触及结节状，质硬肿物
D. 肿物活动度较好
E. 该肿瘤女性发病率高于男性

82. 患儿，男，9 岁。骑自行车摔倒，右上中切牙脱出口腔，掉在地上，嘴唇磕破、出血。患儿及家长应采取何种措施有利于医师治疗
A. 马上到就近医院清理伤口
B. 出血伤口涂上云南白药，若能止血，回家观察
C. 把牙泡在牛奶或含在口中立即上医院就诊
D. 用水和软刷把捡回的牙擦干净，立即就诊
E. 捡起牙，用干净的纸包裹立即送至医院治疗

83. 患者，男性，63 岁。诊断为急性胆囊炎，经非手术治疗已 5 天。目前仍疼痛加剧，伴高热。右上腹广泛压痛、反跳痛、腹肌紧张，肠音减弱。体温 39℃，白细胞计数 $18\times10^9$/L。应做
A. 胆囊切除术
B. 胆总管十二指肠引流术
C. 胆囊切除及胆总管引流
D. 胆囊切除及腹腔引流术
E. 胆囊造瘘及腹腔引流术

84. 一外伤昏迷患者运送时不应采取的措施是
A. 采取俯卧位
B. 采取侧卧位
C. 额部垫高
D. 随时观察伤情变化，防止窒息和休克的发生
E. 疑有颈椎损伤的患者，颈下应放置小枕，头部左右两侧用小枕固定

85. 患者，男性，41 岁。2 个月前开始左上后牙遇冷热酸痛，咀嚼不适，咬到牙齿某一点时引起剧痛。近 1 周出现阵发性自发痛。检查发现$\underline{|6}$叩痛明显，牙齿不松动，冷热刺激疼痛，未发现龋坏、咬诊出现定点疼痛。根据患者的症状和临床检查，引起患牙疼痛最可能的原因是
A. 牙震荡

B. 牙周炎
C. 牙隐裂
D. 重度磨损
E. 咬合创伤

86. 患者，女性，45岁。患糖尿病多年，现饮食控制并服用格列本脲治疗中，糖尿病控制良好。近日受凉后出现高热、咳嗽，X线证实为肺内炎症，尿糖（+++），住院治疗。除按照肺炎常规处理外，对糖尿病应如何调整治疗

A. 改用胰岛素
B. 改用二甲双胍
C. 加大格列苯脲用量
D. 格列苯脲+二甲双胍
E. 加强饮食控制，继续服用格列苯脲

87. 一患者颧骨严重粉碎性骨折，应选用的复位方法是

A. 颌间牵引
B. 上颌窦纱布填塞
C. 切开复位内固定
D. 颅颌固定
E. 手法复位

88. 患者，女性，40岁。牙龈鲜红、光亮，表面粗糙。镜下见上皮与结缔组织间形成上皮下疱，结缔组织内大量炎症细胞浸润。该疾病是

A. 炎症水肿型慢性龈炎
B. 剥脱性龈病损
C. 牙龈增生
D. 纤维增生型慢性龈炎
E. 药物性牙龈肥大

89. 患者，女性，66岁。下颌义齿基托边缘锐利，下后牙前庭沟处可见一处深在溃疡，边缘隆起，疼痛不明显。最可能的诊断是

A. 自伤性溃疡
B. 结核性溃疡
C. 癌性溃疡
D. Riga病
E. 压疮性溃疡

90. 患者，男性，40岁。左上后牙自发性剧烈疼痛2天，疼痛为放射性、夜间痛。检查：左上后牙未见牙体病损，但左上第一磨牙颊侧近中可探及达根尖部的深牙周袋，冷诊（++），松动Ⅰ度，有叩痛。可能的诊断为

A. 急性牙髓炎
B. 急性根尖周炎
C. 逆行性牙髓炎
D. 可复性牙髓炎
E. 上颌窦炎

91. 患者，女性，58岁。4天前出现左下后第三磨牙疼痛，昨日出现左面部肿胀及张口受限。检查：左面部以下颌角为中心肿胀明显，皮肤红、热，张口度约一横指。此时应诊断为

A. 颊间隙感染
B. 咬肌间隙感染
C. 下颌骨边缘性骨髓炎
D. 下颌下间隙感染
E. 急性颞下颌关节炎

92. 患者，男性，36岁。右肾绞痛后尿闭1天，腹部平片可见双侧输尿管中部各有结石一枚，约1cm大小，左肾内可见鹿角形结石，应优先如何处理

A. 中药排石
B. 中西医结合解痉排石
C. 膀胱镜下输尿管插管引流尿液缓解肾功能损伤
D. 立即手术输尿管切开取石
E. 利尿药物应用

93. 患者，男性，42岁。出现口腔溃疡1周，经检查舌背有一钱币大小的孤立溃疡，表面有棕色薄痂，触之有软骨样感觉。患者承认与另一梅毒患者有性接触史。该患者的病损属于

A. 二期梅毒损害
B. 胎传梅毒损害
C. 一期梅毒损害
D. 获得性梅毒损害
E. 晚期梅毒损害

94. 某市计划进行一次大规模的口腔健康教育，在大量的调查研究基础上制定了口腔健康教育目标。下列属于口腔健康教育目标基本内容的是

A. 可被衡量的尺度
B. 保证目标实现的措施和策略
C. 口腔健康意识的变化
D. 评估效果
E. 环境变化

95. 患者，女性，35岁。因智齿冠周炎造成颞间隙、颞下间隙、翼下颌间隙脓肿。切开引流的最佳部位是

A. 于上颌结节外侧前庭沟切开
B. 于翼下颌韧带稍内侧切开
C. 于口内咽旁部切开
D. 于颞部及下颌角下方切开并行贯通引流
E. 于颞部切开

96. 女性多见，多牙或全口牙的牙龈表面呈结节状或分叶状，探诊极易出血。镜下见结缔组织内浆细

胞密集浸润，呈片状或灶性聚集。上皮不全角化。该疾病可能是

A. 急性坏死溃疡性龈炎

B. 浆细胞龈炎

C. 边缘性龈炎

D. 剥脱性龈病损

E. 药物性龈炎

97. 患者，女性，51 岁。月经周期紊乱 2 年，现停经 40 天，基础体温单相，宫颈黏液“羊齿”状结晶明显，相应的子宫内膜表现最可能的是

A. 分泌期图像

B. 增生期图像

C. 萎缩图像

D. 分泌早期图像

E. 增生过长图像

98. 患儿，男，12 岁。2 天前碰伤$\lfloor 4$，轻度松动，自觉有伸长感。检查：牙髓活力测验同正常牙，轻叩痛，无咬合创伤。诊断为

A. 牙周炎

B. 牙震荡

C. 牙髓坏死

D. 牙轻度脱位

E. 根折

99. 患者，男性，66 岁。因下前牙急性骨膜下脓肿就诊。不属于第一次处理措施的是

A. 根管机械预备

B. 脓肿切开引流

C. 消炎和镇痛药

D. 开髓拔髓

E. 荡洗封药

100. 患儿，男，12 岁。2 天前碰伤$\lfloor 1$，牙轻度松动，自觉有伸长感。检查牙髓活力测验同正常牙，轻叩痛，无咬合创伤。诊断为

A. 牙周炎

B. 牙髓坏死

C. 牙震荡

D. 牙轻度脱位

E. 根折

## 【$A_3/A_4$ 型题】

### 答 题 说 明

以下提供若干个病例，每个病例下设若干道考题。请根据答案所提供的信息，在每一道考题下面的 A、B、C、D、E 五个备选答案中选择一个最佳答案。

（101～103 题共用题干）

患者，女性，28 岁。妊娠 4 个月余，主诉有坠感，下腹始有阵痛，后持续加重。半小时前阴道有流液，量较多，遂急诊来院

101. 下列诊断最可能的是

A. 先兆流产

B. 难免流产

C. 完全流产

D. 不全流产

E. 复发性流产

102. 下列哪项检查最有助于该诊断

A. 测宫缩

B. 尿人绒毛膜促性腺激素（hCG）定性

C. 测阴道液体 pH

D. 听胎心

E. 血常规

103. 如确诊胎膜已破，此时最适当的处理是

A. 刮宫

B. 抗炎

C. 用宫缩药物尽早使胚胎，胎盘组织排出

D. 安胎

E. 输血

（104～106 题共用题干）

患者，男性，60 岁。$\overline{876|5678}$ 缺失，铸造支架式义齿，$\overline{5|4}$ RPI 卡环组，舌杆大连接体。义齿戴用 1 周后，主诉义齿压痛、基牙咬合痛。检查：舌系带根部小溃疡，$\lceil 4$ 叩痛（+），义齿各部分密合，咬合不高。

104. 舌系带出现溃疡的原因是

A. 义齿下沉

B. 舌杆未缓冲

C. 义齿前后翘动

D. 义齿摘戴困难

E. 舌杆位置过低

105. $\lceil 4$ 基牙疼痛的原因是

A. 牙周病

B. 𬌗创伤
C. 根尖周炎
D. 受力过大
E. 牙本质敏感

106. 对⌈4基牙疼痛的处理为
A. 调𬌗
B. 牙髓失活
C. 根管治疗
D. 牙周治疗
E. 人工牙减径或减数

（107~109题共用题干）

患者，男性，27岁。2周前发现左下后牙牙龈有小包，平时无明显不适。检查见⌈6𬌗面龋深，穿髓孔探无感觉，叩痛（±），⌈7根尖处牙龈有瘘管开口，挤压可见少许脓液溢出。X线片示左下第一磨牙近中根尖不规则透射影，边界模糊。

107. 主诉牙应诊断为
A. 慢性牙髓炎
B. 根尖周囊肿
C. 慢性牙周炎
D. 慢性根尖周炎
E. 根尖周肉芽肿

108. 为确诊牙龈瘘管的病牙，应做
A. 诊断性X线片
B. 牙周袋诊断性X线片
C. 瘘管探诊
D. 温度测验
E. 牙周袋探诊

109. 主诉牙的治疗为
A. 拔除
B. 充填治疗
C. 塑化治疗
D. 根管治疗
E. 根尖手术

（110~113题共用题干）

患者，女性，60岁。主诉口内多个牙松动伴咬合无力2年。检查：双侧上下第一磨牙缺失，双侧前磨牙即第二磨牙松动Ⅱ度。X线片示全口牙牙槽骨水平型骨吸收达根长1/3~1/2。

110. 初步诊断为
A. 青少年后期牙周炎
B. 慢性牙周炎
C. 侵袭性牙周炎
D. 快速进展型牙周炎
E. 菌斑性龈炎

111. 牙松动的最主要因素为
A. 相邻牙是否缺失
B. 牙根的形态
C. 牙根的数目
D. 牙槽骨吸收程度
E. 相邻牙缺失时间的长短

112. 此患者前牙唇向移位，牙间隙增大，最主要的原因是
A. 女性激素水平变化
B. 外伤
C. 牙周翻瓣手术后
D. 牙周膜的急性炎症
E. 牙周支持组织的破坏与咬合力的改变

113. Ⅱ度牙松动是指
A. 牙松动超过生理动度，幅度在1mm以内
B. 牙松动超过生理动度，幅度在1~2mm
C. 牙松动超过生理动度，幅度在2mm以上
D. 牙松动超过生理动度，幅度在0.5mm以内
E. 牙松动超过生理动度，幅度在1cm以内

（114~118题共用题干）

患者，男性，32岁。6天前感冒后出现左下后牙区胀痛，进食、吞咽时加重。昨日起出现局部自发性跳痛，张口受限，低热，头痛。检查：左下颌角区颊部稍肿胀，无压痛，张口度两指，左下第三磨牙近中阻生，牙龈红肿充血，挤压可见远中盲袋内少量脓液溢出，颊侧前庭沟丰满、充血，压痛明显，叩诊（-），无松动，咽侧壁稍充血，无压痛。

114. 此患者的正确诊断为
A. 根尖周脓肿
B. 左咬肌间隙感染
C. 急性根尖周炎
D. 急性智齿冠周炎
E. 左咽旁间隙感染

115. 颊侧肿胀原因为
A. 根尖周脓肿
B. 牙周脓肿
C. 根尖周囊肿继发感染
D. 炎症流注引起
E. 颊间隙感染引起

116. 颊侧肿胀处理方法应为
A. 切开引流
B. 开髓扩通根管引流
C. 拔除
D. 牙周治疗
E. 口服抗生素，局部可不处理

117. 此患者如处理不当，可引起下列间隙感染，但不包括

A. 咽旁间隙
B. 翼下颌间隙
C. 眶下间隙
D. 咬肌间隙
E. 颊间隙

118. 患者如出现明显张口受限，面部肿胀不明显，仅口外升支后缘稍红肿、压痛明显，此时应怀疑合并

A. 翼下颌间隙感染
B. 咬肌间隙感染
C. 咽旁间隙感染
D. 下颌下间隙感染
E. 颞间隙感染

（119～120 题共用题干）

患者，女性，60 岁。全口义齿初戴后 5 天，主诉左右侧方运动时感牙槽嵴顶痛。检查：上下全口义齿固位较好，前伸咬合无痛感，侧方咬合时有痛感。在左侧牙槽嵴颊斜面黏膜上发现有弥散发红处。

119. 对于引起该患者疼痛描述正确的一项是

A. 基托组织面有“小瘤子”
B. 基托组织面缓冲不足
C. 咬合不平衡
D. 人工牙排列偏舌侧
E. 压痛处黏膜较薄，对痛敏感

120. 下一步针对该义齿正确的处理是

A. 局部垫软衬材料
B. 局缓冲基托组织面
C. 调磨组织面“小瘤子”
D. 调磨牙尖交错殆干扰牙尖
E. 调磨侧方殆运动时的干扰牙尖

（121～124 题共用题干）

患者，女性，38 岁。金属全冠黏固 1 周后脱落。咬合时常有瞬间性疼痛。口腔检查见患者咬合紧，牙冠短，对颌牙面有银汞合金充填物，脱落的全冠完整。

121. 全冠脱落最不可能的原因是

A. 黏固面积过小
B. 修复体不密合
C. 殆力过大
D. 牙体预备聚合度过大
E. 修复体黏结面未清洁干净

122. 下列关于全口义齿唇、颊侧基托折断的修理方法，处理不当的是

A. 将折断的基托在口内复位后，取模，灌注石膏模型，在模型上进行义齿修理
B. 如折断的唇、颊侧基托断端较小，可用黏接剂（如 502 胶）将断端黏住，然后灌石膏模型，口外修补
C. 如折断的基托断端丢失或呈碎块，不能对合时，可用蜡或印模膏放在基托折断的部位，在口内修整外形后，灌模型，装盒，用自凝塑料或热凝塑料恢复
D. 如折断的唇、颊侧基托断端较小，对义齿的使用情况无影响时，可以不做任何处理
E. 如折断的唇、颊侧基托断端较小，可用自凝塑料直接在口内修复

123. 铸造金属全冠的修复体设计，可不考虑的因素是

A. 全冠的边缘位置
B. 全冠的殆面形态
C. 黏固剂的种类
D. 患者的年龄
E. 患者的收入

124. 若采用桩冠修复，应进一步做的必要检查是

A. X 线检查了解根周状况
B. 松动度检查
C. 黏膜状况
D. 牙齿的颜色变化
E. X 线检查了解根管充填的状况

（125～127 题共用题干）

患者，男性，46 岁。右侧腮腺反复肿大 3 年，自述每于进食时右侧腮腺憋胀感，并伴轻微疼痛，晨起时自觉口腔内有咸味分泌物，口干不明显。检查：右侧腮腺轻度增大，中等硬度，轻微压痛；导管口稍红，可触及发硬、呈条索状的导管，挤压腺体可从导管口流出混浊的“雪花样”唾液。

125. 该病最可能的诊断是下列哪项

A. 腮腺淋巴结炎
B. 慢性阻塞性腮腺炎
C. 流行性腮腺炎
D. 腮腺良性肥大
E. 腮腺结核

126. 腮腺造影检查一般使用的造影剂是

A. 40%泛影葡胺
B. 60%泛影葡胺
C. 80%碘化油
D. 60%碘化油
E. 10%碘化油

127. 该患者最可能的腮腺造影表现为下列哪项

A. 导管移位，呈密集线束状，腺体内有充盈缺损
B. 导管中断，或圆形、卵圆形充盈缺损

C. 主导管呈葱皮状改变，末梢导管变细或消失
D. 主导管部分扩张，粗细不均，似腊肠样改变；末梢导管扩张
E. 造影剂外溢

## 【B型题】

**答题说明**

以下提供若干组考题，每组考题共用在考题前列出的A、B、C、D、E五个备选答案，请从中选择一个与问题关系最密切的答案。某个备选答案可能被选择一次、多次或不被选择。

（128~130题共用备选答案）
A. 龋病一级预防
B. 龋病二级预防
C. 龋病三级预防
D. 龋病临床预防
E. 属于治疗，不是预防
128. 窝沟封闭属于
129. 预防性树脂充填属于
130. 氟化物防龋属于
（131~133题共用备选答案）
A. 上下颌单尖牙和前磨牙
B. 同一时期萌出的牙
C. 上颌前牙
D. 上颌磨牙
E. 下颌前磨牙
131. 牙隐裂易发生的牙位为
132. 楔状缺损易发生于
133. 牙釉质发育不全易发生于
（134~137题共用备选答案）
A. 氟牙症
B. 四环素牙
C. 牙釉质发育不全
D. 牙骨质发育不全
E. 遗传性乳光牙本质
134. 在牙齿发育阶段，由于服用过量的四环素族药物造成牙着色的是
135. 在牙齿发育阶段，由于局部和全身因素造成牙釉质结构异常的是
136. 属于常染色体遗传病，牙冠呈微黄半透明，光照下呈现乳光色
137. 在牙的发育阶段，如果饮用水中氟含量高于百万分之一，或经其他途径摄入过多的氟可导致牙釉质形成不全和钙化不全的是
（138~139题共用备选答案）
A. 黏性放线菌
B. 伴放线聚集杆菌
C. 螺旋体
D. 乳酸杆菌
E. 牙龈类杆菌
138. 青少年牙周炎的优势菌是
139. 成人牙周炎的优势菌是
（140~142题共用备选答案）
A. 一段式种植体
B. 两段式种植体
C. 2个月
D. 3~4个月
E. 每隔3个月
140. 拟行左侧下颌第一磨牙的种植手术，应选择哪种种植体
141. 一期手术后多长时间进行二期手术
142. 种植义齿修复后第1年多长时间复查1次
（143~146题共用备选答案）
A. 正中𬌗位
B. 息止颌位
C. 息止𬌗间隙
D. 颌间距离
E. 垂直距离
143. 上、下牙列不接触，下颌处于安静状态时的位置是
144. 下颌处于安静状态时，上、下牙列之间的距离称
145. 上、下牙列最广泛接触，下颌所处的位置是
146. 牙列缺失者，下颌处于正中𬌗位上时，上、下牙槽嵴之间的距离是
（147~150题共用备选答案）
A. 𬌗面嵌体
B. 单面嵌体
C. 颊𬌗嵌体
D. 高嵌体

E. 嵌体冠

147. 嵌体覆盖牙冠的大部分或全部者称为

148. 为增加嵌体固位力，采用钉洞固位者称为

149. 嵌体覆盖并抬高𬌗面；用于恢复患牙咬合的是

150. 涉及牙冠颊面和𬌗面的嵌体称为

# 参考答案与解析

## 第二单元

1. D【解析】颊神经是下颌神经前干中唯一的感觉神经，没有与运动相关的功能。

2. B【解析】三叉神经痛患者疼痛部位在一侧眶下及上唇区者，其诊断为三叉神经第Ⅱ支痛，即上颌支痛。

3. C【解析】混合性腺泡由黏液细胞和浆液细胞组成。黏液细胞组成腺泡大部分，紧接闰管；浆液细胞呈新月状位于腺泡的盲端表面，又名半月板。

4. D【解析】肌上皮细胞位于腺泡和小导管的腺上皮与基膜之间。电镜下有肌微丝，类似平滑肌细胞。免疫组化等证实该细胞内含肌动蛋白和肌球蛋白，刺激肌上皮细胞可使导管内压力发生变化，均提示它有收缩功能。但又因该细胞位于腺上皮细胞与基膜之间；借桥粒与腺上皮细胞相连接，并具有角蛋白等上皮细胞的特征性结构与免疫组化反应，提示为上皮性。

5. A【解析】在发育过程中，如果某些原因造成颈窦未消失就会形成颈部囊肿。如果囊肿与外部相通，即形成鳃瘘。

6. E【解析】甲型肝炎主要由粪-口途径传播。乙型肝炎病毒的主要传播途径有：①母婴传播。②血液、体液传播。③其他途径传播。丙型肝炎病毒主要传播途径有：①输血及血制品。②注射、针刺、器官移植、骨髓移植、血液透析。③生活密切接触传播。④性传播。⑤母婴传播。丁型肝炎病毒传播途径与乙型肝炎病毒相似。戊型肝炎病毒传播途径与甲型肝炎病毒相似。

7. E【解析】行为人因过错侵害他人民事权益，应当承担侵权责任。根据法律规定推定行为人有过错，行为人不能证明自己没有过错的，应当承担侵权责任。患者在诊疗活动中受到损害，医疗机构及其医务人员有过错的，由医疗机构承担赔偿责任。

8. D【解析】变异型心绞痛为动脉痉挛所诱发，钙通道阻滞药硝苯地平可舒张血管、解除痉挛，是变异型心绞痛的首选药。

9. B【解析】病毒属于非细胞型微生物，其形体最小，测量大小的单位为纳米（nm），必须寄生于活细胞内才能复制增殖。其结构中仅含有 DNA 或 RNA 一种核酸。

10. B【解析】第一和第二鳃弓在中线处联合，其中第一鳃弓又叫颌弓，发育成下颌骨，第二鳃弓又叫舌弓，发育成舌骨。

11. D【解析】人舌的发育始于胚胎第四周，由第一对鳃弓内面形成三个突起。位于中央的奇结节，体积较小；两侧的为舌隆突，体积较大，左右各一个。

12. C【解析】牙釉质的基本结构是釉柱。

13. B【解析】纠正不良习惯属于牙周病预防的一级预防中的特殊性保护措施。

14. D【解析】患者有损害，因下列情形之一的，医疗机构不承担赔偿责任：患者或者其近亲属不配合医疗机构进行符合诊疗规范的诊疗；医务人员在抢救生命垂危的患者等紧急情况下已经尽到合理诊疗义务；限于当时的医疗水平难以诊疗。

15. C【解析】参见第 2 题解析。

16. D【解析】真菌属于真核细胞型微生物，具有完整的细胞核、核膜及核仁，且细胞器完整。其他微生物均属于原核细胞型微生物，其结构均为仅含 DNA 和 RNA 的核质（或称拟核），无核膜与核仁，细胞器亦不完善，仅有核糖体（亦称核蛋白体）。

17. C【解析】梅-罗综合征以复发性口面部肿胀、复发性面瘫、裂舌三联征为临床特点。

18. A【解析】腮腺在胚胎第 6 周、下颌下腺在第 6 周末、舌下腺在第 7~8 周开始发育，小唾液腺发育较晚，约在第 12 周。

19. A【解析】下颌支的发育是骨化迅速向第一鳃弓后方扩展而成的。

20. D【解析】因为牙胚冠向生长，上皮根鞘诱导其内侧的牙乳头细胞分化为成牙本质细胞，进而形成根部牙本质，使牙根发育。

21. C【解析】颞下颌关节检查包括外形与动度、咀嚼肌检查、下颌运动检查及咬合关系检查。

22. C【解析】固定义齿所承担的力通过牙周膜而为牙槽骨所支持，牙槽骨的健康与否，直接影响固定义齿的支持作用，牙槽突吸收超过根长的 1/3，牙松动在二度以上者，不应选做基牙，除非增添基牙数目，按牙周病夹板治疗的原则处理。

23. D【解析】舌前 2/3 的边缘或外侧淋巴管一部分至下颌下淋巴结，另一部分淋巴管引流至颈深上淋巴结。舌后 1/3 的淋巴管引流至两侧颈深上淋巴结。

24. E【解析】医疗机构及其医务人员应当按照规定填写并妥善保管住院志、医嘱单、检验报告、手术及麻醉记录、病理资料、护理记录、医疗费用等病历资料。

25. C【解析】血凝试验亦称红细胞凝集试验，是利用某些正黏病毒科（如流感病毒和人感染高致病性禽流感病毒等）和副黏病毒科（如麻疹病毒等）病毒在组织细胞培养液（如鸡胚尿囊液等）中，能使鸡或豚鼠的红细胞发生凝集现象，借以判断培养液中是否有某类病毒存在。在病毒的血清学试验中，直接免疫荧光、血凝抑制试验和中和试验均是检查病毒特异性抗体的检验方法，酶联免疫吸附试验（ELISA）既可应用包被的已知抗原检测未知抗体，又可应用已知标记的抗体检测未知抗原。

26. A【解析】嘌呤核苷酸和嘧啶核苷酸的从头合成过程可以被一些抗代谢物所拮抗，从而影响核苷酸乃至核酸的代谢。如氮杂丝氨酸能够干扰谷氨酰胺参与合成嘌呤核苷酸的代谢；6-巯基嘌呤可通过反馈抑制嘌呤核苷酸代谢的关键酶而干扰嘌呤核苷酸的合成。氟尿嘧啶可以转变成 FdUMP，FdUMP 与 dUM 结构相似，是胸苷酸合酶的抑制剂，使 dTMP 合成受到阻断。甲氨蝶呤是叶酸的类似物，能竞争性抑制二氢叶酸还原酶而抑制一碳单位代谢，从而影响核苷酸的合成。阿糖胞苷能抑制 CDP 还原成 dCDP，从而影响 DNAD 的合成。

27. D【解析】在钟状期晚期，成釉器的体积增大，外釉上皮由先前的立方状转变为低立方状并呈皱褶样排列，以增大与牙囊的接触面积；同时包绕在皱褶中的牙囊组织中有较多的血管。此种结构有利于成釉器从牙囊中吸取营养。为釉质的形成创造条件。

28. E【解析】艾滋病的口腔表现为口腔念珠菌病、口腔毛状白斑、坏死性龈炎、HIV 牙周炎、口腔卡波西肉瘤、非霍奇金淋巴瘤。

29. E【解析】基底细胞腺瘤由肿瘤性上皮细胞和少量结缔组织构成。肿瘤细胞密集成团或呈条索状，细胞为圆形、卵圆形或梭形，胞质少，呈嗜碱性，核圆形、染色深，核仁不明显。有时上皮团块的外周部位呈单层栅栏状排列，颇似皮肤的基底细胞癌。

30. B【解析】牙体组织因龋病造成牙体缺损后，不能自行修复，唯一的治疗方法是充填治疗。而牙面无实质缺损的早期釉质龋病变可用药物涂擦、离子导入或再矿化疗法。

31. C【解析】腭分为前 2/3 的硬腭及后 1/3 的软腭两部分，淋巴回流主要引流至颈深上淋巴结。

32. B【解析】精神卫生工作实行预防为主的方针，坚持预防、治疗和康复相结合的原则。

33. C【解析】硝酸甘油松弛平滑肌，降低心脏前负荷，降低心脏氧耗量，并降低心室壁张力，降低左室舒张期末压力，使心内膜血管阻力减小，利于血液由心外膜流向心内膜缺血区。

34. A【解析】洁净剂占 1%~2%。

35. A【解析】腺泡细胞癌病理可见肿瘤细胞呈圆形或多边形，大小一致，多具有特征性的嗜碱性颗粒状胞质，似正常腺泡细胞。颗粒 PAS 染色阴性。无颗粒的细胞也可存在，甚至可成为肿瘤的主要成分。瘤细胞核小而深染，偏心位，核仁偶见，核分裂象罕见。瘤细胞多排成片块、软骨样或腺泡状，并具有分泌功能。

36. A【解析】固位形常用于患牙轴面的表面上，沟的深度一般为 1mm，过深则易损伤牙髓。如果在一个患牙上有两条以上的沟，那么它们必须彼此平行并与就位道方向一致，两条沟之间的距离越大，则固位越好。可抗水平向和殆向脱位。

37. E【解析】腮腺浅叶前缘有多根神经血管及腮腺导管，从上向下依次为面横动脉、面神经颧支、面神经上颊支、腮腺导管、面神经下颊支及下颌缘支。在腮腺前缘，有时有副腮腺，但下颌后静脉前支在腮腺下缘。

38. A【解析】有与从事的精神障碍诊断、治疗相适应的精神科执业医师、护士；有满足开展精神障碍诊断、治疗需要的设施和设备；有完善的精神障碍诊断、治疗管理制度和质量监控制度。从事精神障碍诊断、治疗的专科医疗机构还应当配备从事心理治疗的人员。

39. D【解析】唾液腺黏液表皮样癌由黏液细胞、表皮样细胞和中间细胞构成。

40. D【解析】沟纹舌的病因目前尚无统一意见，沟纹舌临床表现为舌背不同形态、不同数目的沟纹或裂纹；沟底黏膜连续完整，丝状乳头缺如；其治疗以局部抗感染为主；无症状者一般不需治疗，应向患者解释病情，以消除患者恐惧心理。

41. D【解析】腮腺咬肌区后界为胸锁乳突肌、乳突及二腹肌后腹的前缘。

42. D【解析】紫外光固化（第一代封闭剂）不如化学固化（自凝固化属于第二代封闭剂）效果好。

43. B【解析】皮质侧视中枢（额中回后部）受损可产生双眼侧视麻痹。破坏性病变（如脑室出血）出现双眼向病灶对侧凝视麻痹，故表现双眼向病灶侧共同偏视；刺激性病变（如癫痫）可引起双眼向病灶对侧共同偏视。蛛网膜下腔出血不会出现侧视麻痹，其他选项症状均会出现。

44. D【解析】药物不良反应系指正常剂量的药物用于预防、诊断、治疗疾病或调节生理功能时出现的有害的和与用药目的无关的反应。

45. B【解析】①除个人自行到医疗机构进行精神障碍诊断外，疑似精神障碍患者的近亲属可以将其送往医疗机构进行精神障碍诊断。对查找不到近亲属的流浪乞讨疑似精神障碍患者，由当地人民政府等有关部门按照职责分工，帮助送往医疗机构进行精神障碍诊断。②疑似精神障碍患者发生伤害自身、危害他人安全的行为，或者有伤害自身、危害他人安全的危险的，其近亲属、所在单位、当地公安机关应当立即采取措施予以制止，并将其送往医疗机构进行精神障碍诊断。③医疗机构接到送诊的疑似精神障碍患者，不得拒绝为其作出诊断。

46. E【解析】肠道杆菌革兰染色阴性。

47. E【解析】桥体殆面设计应能满足：①能够恢复缺失牙的形态和功能，维护牙弓的完整性。②具有良好的自洁作用，有易于清洁的外形和良好的光洁度。③具有良好的机械强度，材料化学性质稳定，经久耐用，有良好的生物安全性。④大小及形态与基牙的支持和固位力相适应。

48. C【解析】腮腺导管的体表投影为耳垂至鼻翼与口角之间中点连线的中1/3段。

49. E【解析】牙间刷、冲牙器、牙签及牙线均具有清洁牙齿邻面菌斑的作用。橡胶按摩器没有清洁牙齿邻面菌斑的作用。

50. C【解析】颞肌起于颞窝及颞深筋膜的深面，通过颧弓深面，止于喙突及下颌支前缘直至第三磨牙远中。功能：上提下颌骨，也参与侧方运动。

51. C【解析】腭肌位于软腭的后2/3，前续腭腱膜，共5对，分别是腭帆张肌、腭帆提肌、腭舌肌、腭咽肌和腭垂肌。

52. A【解析】非解剖式人工牙其颌面无牙尖及斜面，故又称无尖牙，其颊舌轴面形态与解剖式牙类似，其殆面具有溢出沟。正中殆时，上下面不发生尖凹扣锁关系，咬合时，侧向力小，对牙槽骨的损害小。

53. D【解析】不符合本法规定条件的医疗机构擅自从事精神障碍诊断、治疗的，由县级以上人民政府卫生行政部门责令停止相关诊疗活动，给予警告，并处五千元以上一万元以下罚款，有违法所得的，没收违法所得；对直接负责的主管人员和其他直接责任人员依法给予或者责令给予降低岗位等级或者撤职、开除的处分；对有关医务人员，吊销其执业证书。

54. B【解析】电镜下朗格汉斯细胞的胞质内可见特征性的朗格汉斯颗粒，又称伯贝克（Birbeck）颗粒。

55. E【解析】未经医师（士）亲自诊查患者，医疗机构不得出具疾病诊断书、健康证明书或者死亡证明书等证明文件；未经医师（士）、助产人员亲自接产，医疗机构不得出具出生证明书或者死产报告书。

56. D【解析】有机磷酸酯类急性中毒机制为水解乙酰胆碱的胆碱酯酶活性被不可逆抑制，从而呈现体内乙酰胆碱堆积过多，引起中毒。主要表现为M、N胆碱受体过度兴奋的效应。因此回答此题的关键是必须了解M、N胆碱受体过度兴奋效应的具体表现。其中A、B、C和E选项均有部分或全部内容不对，只有D是对的，而D选项要求考生分析乙酰胆碱对神经节N受体的效应，由于交感神经节N受体和副交感神经节N受体激动后其节后神经末梢释放递质不同，因而对心血管作用不同。

57. C【解析】再矿化液的pH一般调至7。酸性环境可减弱再矿化液对釉质的再矿化作用。

58. C【解析】睑内侧联合为上下睑在内侧的结合处。内眦为睑内侧联合处所成的角点。

59. E【解析】口服补液盐（DRS）传统配方：每袋粉剂含氯化钠3.5g，碳酸氢钠2.5g，枸橼酸钾1.5g，葡萄糖20g，每袋加温开水至1000ml即可。其张力约为2/3张。

60. E【解析】眶下孔位于眶下缘中点下约0.5cm，其体表投影为自鼻尖至睑外侧联合连线的中点。

61. B【解析】急性龋多见于儿童或青年人。病变进行较快，数月内即可形成龋洞。洞内病变组织颜色较浅，呈浅棕色；质地较软而且湿润，很容易用挖器剔除，因此又称作湿性龋。由于病变进展快，髓腔内来不及形成修复性牙本质，或修复性牙本质很少，若治疗不及时，容易引起牙髓感染。

62. A【解析】恶性黑色素瘤首选的治疗方法是手术治疗。恶性黑色素瘤对放射治疗不敏感。

63. A【解析】卫生行政部门对医疗机构诊疗活动超出登记范围的处罚有：警告、责令其改正，并可以根据情节处以3000元以下的罚款；情节严重的，吊销其《医疗机构执业许可证》。

64. D【解析】Dean法分类是根据牙釉质颜色、光泽和缺损的面积确定损害的程度，并不包括其硬度。

65. D【解析】茎突诸肌及颈内静脉紧邻腮腺深叶的深面，更深层则为颈内动脉和第Ⅸ～Ⅻ对脑神经。

66. B【解析】种植全口义齿包括人工牙、基托（塑料、金属支架、组织面可安放附着体等）。

67. B【解析】病历资料封存后医疗纠纷已经解

决，或者患者在病历资料封存满3年未再提出解决医疗纠纷要求的，医疗机构可以自行启封。

68. D【解析】面侧深区位于腮腺咬肌区前部的深面。前为上颌骨的深面，后界为腮腺深叶，内为翼外板，外以下颌支为界。该区亦即颞下间隙及翼下颌间隙的范围。

69. A【解析】奶瓶龋：由于不良喂养习惯引起的早期广泛性龋齿，如含奶瓶入睡，睡前喝奶后不刷牙，牙齿萌出后夜间喝奶，延长母乳和奶瓶喂养时间，含糖饮食过多等。好发于上颌乳切牙的唇面，而在下颌乳切牙却无龋齿。

70. D【解析】金属基托相对树脂基托，其厚度较薄，舒适度好，温度传感性好，但是美观性稍差。

71. D【解析】患者有慢性咳嗽的病史，此次发病出现呼吸困难、发绀、发热、嗜睡。血气分析：$PaO_2$ 40mmHg（< 60mmHg），$PaCO_2$ 65mmHg（> 50mmHg），结合患者已出现意识障碍，故目前考虑诊断为高碳酸血症型呼吸衰竭、肺性脑病。

72. B【解析】义齿固位和稳定性差，垂直距离过低，必然导致咀嚼效率低，不易咬碎食物。

73. D【解析】溃疡大、愈合时间长、愈合后留有瘢痕为腺周口疮的表现。

74. E【解析】此患者持续胸痛不缓解，心电图示胸导T波高尖，考虑为急性心肌梗死超急性期。在急性心肌梗死最初几个小时，使用β受体阻断药可以缩小梗死面积，并能缓解疼痛，减少镇静药的应用。在无禁忌证的情况下要尽早常规应用。先静脉推注，后改口服。

75. C【解析】深龋去净腐质后表现为针尖大小露髓孔，适宜直接盖髓术。

76. B【解析】下牙槽神经于下颌第一、二前磨牙根尖下方的颏孔出下颌神经管进入下唇软组织，支配半侧下唇感觉，称为颏神经，损伤后出现下唇麻木。

77. C【解析】药物性牙龈增生是由于长期服用某种药物而引起的牙龈增生，最根本的治疗是停药或者更换药物，并通过洁治和刮治来去除局部刺激因素。对于药物治疗无效的严重牙龈增生，应当选择牙龈成形术。

78. D【解析】患者因牙龈撕裂导致拔牙后出血，最佳处理方法是缝合撕裂的牙龈。

79. E【解析】氟牙症是牙在发育期间，长期接受过量的氟，使成釉细胞受到伤害，造成牙釉质的发育不全。若在六七岁之前，长期居住在饮水中氟含量高的流行区，即使日后迁往外地，也不能避免以后萌出的恒牙受累；反之则不出现氟牙症。

80. D【解析】dmft为乳牙的龋面均，DMFS为恒牙的龋面均。临床研究表明含氟牙膏具有明显的防龋效果，2~3年的临床报告显示可降低龋病约25%。在临床应用中，由于6岁以下儿童存在对含氟牙膏的吞咽，因此含氟牙膏少用于6岁以下儿童。6岁以后，恒牙逐渐萌出，此时用含氟牙膏对预防龋病的效果较好，因此用DMFS能较敏感地反映出含氟牙膏的效果。

81. A【解析】多形性腺瘤好发于女性，肿物表面呈结节状，活动度较好。与吸烟史无关。

82. C【解析】首先一定要找回牙，其次要在湿润环境下储存，如生理盐水、牛奶、唾液等，切忌干燥，另外，不要损伤牙。

83. E【解析】患者急性胆囊炎经非手术治疗无好转，病情加重，体温升高，白细胞计数增多，出现腹膜刺激症状，提示可能出现胆囊坏疽、穿孔或胆囊积脓，对高危患者或局部粘连解剖不清者，可先行造口术减压引流，3个月后再行胆囊切除。

84. B【解析】外伤昏迷伤员可采取俯卧位，额部垫高，使口鼻悬空，便于唾液外流和防止舌后坠。

85. C【解析】患者有固定位置的咬合痛，冷热刺激敏感，叩痛明显，无龋坏，牙齿不松动，可排除牙周炎，首先考虑牙隐裂。牙隐裂好发于中老年患者的后牙𬌗面，以上颌第一磨牙最常见。牙隐裂患者最常见的主诉是较长时间的咀嚼不适或咬合痛，病史可长达数月甚至数年。咬在某一特殊部位可引起剧烈疼痛是该病具特征性的症状。

86. A【解析】糖尿病患者在急性应激时，如重症感染、急性心肌梗死、脑卒中或急症手术等，容易促使代谢紊乱迅速恶化。此时不论哪一种类型糖尿病，也不论原用哪一类药物，均应按实际需要，使用胰岛素治疗以度过急性期，待急性并发症痊愈或缓解后再调整糖尿病治疗方案。

87. B【解析】颌间牵引主要用于下颌骨骨折的牵引固定；颅颌固定主要用于上颌骨骨折；手法复位主要用于新鲜的并且移位不大的线性骨折，题中提到粉碎性骨折自然不能用此法；内固定需要考虑放置接骨板的位置及植入后的稳定性，而严重的粉碎性骨折没有可以支撑接骨板的足够大并足够厚的骨片。因此选上颌窦纱布填塞，将骨折片复位后，填塞腔窦给予支持力，防止骨折片的移位。

88. B【解析】剥脱性龈病损的特征是牙龈鲜红、光亮，或表面脱皮，形成粗糙的糜烂面。由于上皮层的剥脱，而形成无上皮的表面。镜下剥脱性龈病损可分为疱型与苔藓型。疱型是上皮与结缔组织间形成基底下疱，结缔组织内有明显的炎症，病变同良性黏膜类天疱疮。如果在上皮内形成上皮内疱，则病变同天疱疮。

89. E【解析】压疮性溃疡是由于持久的非自伤性机械性刺激造成，多见于老年人，残根残冠或不良修复体长期损伤黏膜，溃疡深及黏膜下层，边缘轻度隆起，色泽灰白，疼痛不明显。本例中根据其年龄特征、有不良修复体存在及临床表现，最可能的诊断应为压疮性溃疡。

90. C【解析】患者为急性牙髓炎的典型疼痛症状，临床检查发现患牙无牙体疾病，探及深牙周带，牙周病变严重，故诊断为逆行性牙髓炎。

91. B【解析】下颌角肿胀，伴张口受限，应为咬肌间隙感染。

92. C【解析】一侧输尿管结石合并对侧肾结石时，首先处理输尿管结石，因其对肾功能影响较大。双侧均为输尿管结石时，如果总肾功能正常，应当首先处理肾功能较差一侧的结石，尽早解除梗阻，挽救肾功能；如果总肾功能较差，应先治疗肾功能较好一侧的结石，亦可同时做对侧经皮肾穿刺造瘘，目的在于运用有限的残存肾功能来纠正氮质血症、改善全身状况以挽救患者生命。双侧输尿管结石的情况相似时，应先处理主观症状较重的或技术上容易处理的一侧，如果患者全身条件许可，亦可将双侧结石同时处理。题中此患者出现尿闭，首先解除尿路梗阻，膀胱镜下输尿管插管引流尿液缓解肾功能损伤。

93. C【解析】一期梅毒主要表现为硬下疳和淋巴结肿大，硬下疳初起为小片红斑，以后发展为丘疹或结节，表面发生坏死，形成圆形或椭圆形的单个无痛性溃疡，边界清楚，周边微隆起，基底平坦，呈肉红色，触之有软骨样硬度，表面有浆液性分泌物。

94. A【解析】口腔健康教育目标应包括以下4个内容，即特定人群、具体指向、可被衡量的尺度和目标预期实现的时间。

95. D【解析】多间隙感染应在最低点切开引流，充分钝性分离脓腔，以达到最佳的引流效果。

96. B【解析】浆细胞龈炎的特征性病理表现是镜下可见到大量浆细胞浸润于结缔组织内，形态正常，呈片状或灶性聚集，还可伴少量淋巴细胞。多发于年轻女性，表现为牙龈鲜红、肿大、松软易碎，表面似半透明状、颗粒状或肉芽组织状，极容易出血。

97. E【解析】患者停经40天，基础体温未升高，提示无排卵，且年龄51岁，无排卵性功血可能性大。宫颈黏液涂片可见“羊齿植物叶”状结晶，提示雌激素水平增高，子宫内膜呈增生过长图像。

98. B【解析】牙冠无缺损，轻度松动和叩痛，牙髓活力测验同正常牙，符合牙震荡的诊断。

99. A【解析】老年人急性骨膜下脓肿第一次就诊，患者痛苦较大，常伴有全身症状，不宜做根管机械预备，应在炎症控制后做。

100. C【解析】牙冠无缺损，轻度松动和叩痛，牙髓活力测验同正常牙。虽然自觉牙有伸长感，但无创伤。上述临床表现都是牙震荡的诊断指标，而不支持其他干扰选项的诊断。

101. B【解析】难免流产是指不可避免流产，发生在保胎过程中，一般由先兆流产发展而来。难免流产与普通流产相比，阴道流血更多、阵发性腹痛更加剧烈，同时可伴有胎膜破裂。

102. C【解析】现应检测阴道液体pH，以明确是否发生胎膜早破。

103. C【解析】患者现在妊娠4个月余，若发生胎膜早破，不可能继续妊娠，所以应该行引产术。

104. E【解析】舌系带根部可能由于舌杆位置过低造成创伤性溃疡。

105. D【解析】基牙疼痛的可能原因是受到过大的侧向力和殆力。

106. E【解析】基牙受力过大的处理方法是人工牙减径或减数，从而减少殆力。

107. D【解析】患者主诉牙可见深龋，牙髓无活力，根尖瘘管，挤压有脓液，符合慢性根尖周炎的诊断。

108. A【解析】为诊断牙龈瘘管的病源牙，可插入诊断丝拍摄X线片。

109. D【解析】对于慢性根尖周炎，优先进行根管治疗。

110. B【解析】患者主诉为多牙松动，咬合无力，临床检查见多牙松动缺失，牙槽骨水平吸收，符合慢性牙周炎的诊断。

111. D【解析】牙齿松动的主要原因是牙槽骨吸收，牙齿松动的程度取决于牙槽骨吸收的程度。

112. E【解析】由于牙槽骨吸收，上前牙承担咬合力时更易向唇侧扇形移位，同时由于后牙缺失及松动，前牙承担过大殆力，加重前牙扇形移位。

113. B【解析】Ⅱ度牙松动是指牙松动超过生理动度，幅度在1～2mm，或在近远中、颊舌向存在松动超过生理动度。

114. D【解析】患者左下第三磨牙近中阻生牙龈红肿充血，挤压可见远中盲袋内少量脓液溢出，张口受限，无牙髓症状，可诊断为急性智齿冠周炎。

115. D【解析】颊侧肿胀是智齿冠周炎脓液流注引起。

116. A【解析】患者出现局部自发性跳痛，张口受限，低热等全身症状，应切开引流脓液。

117. C【解析】智齿冠周炎不会引起眶下间隙感染。

118. A【解析】张口受限，面部肿胀不明显，仅口外升支后缘稍红肿、压痛明显，是翼下颌间隙感染的表现。

119. C【解析】侧方咬合不平衡，导致下颌侧方运动时总义齿受力不平衡，牙槽嵴黏膜受力过大。

120. E【解析】对于咬合不平衡，需要调磨侧方𬌗运动时的干扰牙尖，去除𬌗干扰。

121. A【解析】牙冠黏固后1周脱落，且牙冠短，可能由于修复体不密合、𬌗力过大、预备体聚合度过大等原因，也有可能由于修复体内面未清洁干净。

122. D【解析】如折断的唇、颊侧基托断端较小，对义齿的使用情况无影响时，需要将断端打磨圆钝。

123. E【解析】修复体的设计需要考虑边缘位置、𬌗面形态、黏固剂等，对于青年患者，需要考虑尽量使用龈下边缘，而患者收入并非常规考虑因素。

124. E【解析】桩冠修复需明确根管充填的质量、根管数目、长度、弯曲度等。

125. B【解析】根据临床表现：进食时腮腺区肿胀，临床检查腮腺肿大，中等硬度，导管口稍红，可触及质硬、呈条索状的导管，挤压腺体可从导管口流出混浊的“雪花样”唾液。可初步诊断为慢性阻塞性腮腺炎。

126. B【解析】腮腺造影检查一般使用的造影剂是60%泛影葡胺或40%碘化油，泛影葡胺是水溶性造影剂，碘化油为脂溶性造影剂。

127. D【解析】慢性阻塞性腮腺炎腮腺造影显示：主导管、叶间、小叶间导管部分狭窄、部分扩张，呈腊肠样改变。

128. A【解析】窝沟封闭属于针对病因的预防，为龋病一级预防。

129. B【解析】预防性树脂充填属于针对龋病早期病变的治疗，属于龋病二级预防。

130. A【解析】氟化物防龋属于针对病因的预防，为龋病一级预防。

131. D【解析】上颌磨牙的牙体结构可存在薄弱环节，在过大或异常咬合力作用下，可产生隐裂。

132. E【解析】前磨牙位于牙列转角处，易发生楔状缺损。

133. B【解析】同一时期釉质形成障碍时，可表现为同一时期萌出的牙釉质发育障碍。

134. B【解析】因四环素导致的为四环素牙。

135. C【解析】牙齿发育过程中牙釉质结构异常，为牙釉质发育不全。

136. E【解析】遗传性乳光牙本质即Ⅱ型牙本质发育不全，为常染色体显性遗传病，患牙牙冠呈微黄半透明，光照下呈现乳光色。

137. A【解析】因摄入氟过多导致的牙齿釉质发育不全为氟牙症。

138. B【解析】伴放线聚集杆菌为青少年牙周炎的优势致病菌。

139. E【解析】牙龈类杆菌与成人牙周炎关系紧密。

140. B【解析】后牙承担𬌗力较重，需使用两段式种植体，一期植入种植体后，二期进行修复。

141. D【解析】一期手术后3~4个月即可行二期手术。

142. E【解析】种植义齿修复后第1年应每隔3个月复查1次。

143. B【解析】下颌休息时所处的位置叫做息止颌位。

144. C【解析】下颌休息时上下牙列间的距离称为息止𬌗间隙。

145. A【解析】上下牙列接触最广泛时下颌的位置称作正中𬌗位。

146. D【解析】无牙列患者正中𬌗位时上下颌牙槽嵴之间的距离称为颌间距离。

147. E【解析】嵌体覆盖牙冠大部分或全部，称为嵌体冠。

148. D【解析】高嵌体是覆盖到牙尖的嵌体，为增加固位力，采用钉洞固位。

149. A【解析】𬌗面嵌体覆盖𬌗面，可以恢复咬合高度。

150. C【解析】涉及牙冠颊面和𬌗面的嵌体称为颊𬌗嵌体。

# 第三单元

## 【$A_1$ 型题】

### 答题说明

每一道考题下面有 A、B、C、D、E 五个备选答案，请从中选择一个最佳答案。

1. 关于牙骨质龋的发生机制叙述错误的是
A. 牙骨质龋的发生始于菌斑下
B. 早期病变为表层脱矿
C. 细菌产酸导致牙骨质脱矿
D. 脱矿后的牙骨质可以重新矿化
E. 牙骨质深层矿化程度高于表层

2. 银汞合金从调制到充填完毕的时间范围是
A. 1 分钟以内
B. 2~3 分钟
C. 4~5 分钟
D. 6~7 分钟
E. 8~9 分钟

3. 以下属于医师在执业活动中，依法享有的权利的是
A. 努力钻研业务，及时更新知识
B. 尊重患者隐私权
C. 人格尊严、人身安全不受侵犯
D. 宣传普及卫生保健知识
E. 爱岗敬业，努力工作

4. 氟牙症的临床特点是
A. 乳恒牙都多见
B. 氟牙症严重程度和氟过量水平成反比
C. 牙釉质变脆，牙本质正常
D. 牙釉质耐磨性差，抗酸能力强
E. 患氟牙症牙数的多少和在高氟区生活时间的长短相关

5. 某学龄儿童采用 0.05%NaF 漱口水预防龋齿，其使用方法应为
A. 每月含漱 1 次，每次 10ml，含漱 1 分钟
B. 每周含漱 1 次，每次 10ml，含漱 1 分钟
C. 每天含漱 1 次，每次 10ml，含漱 1 分钟
D. 隔周含漱 1 次，每次 10ml，含漱 1 分钟
E. 隔天含漱 1 次，每次 10m1，含漱 1 分钟

6. 正态分布的位置参数是
A. s
B. μ
C. P
D. u
E. t

7. 患者有损害，不是推定医疗机构有过错的法定情形的是
A. 隐匿与纠纷有关的病历资料
B. 违反法律、行政法规、规章以及其他有关诊疗规范的规定
C. 拒绝提供与纠纷有关的病历资料
D. 伪造、篡改、销毁病历资料
E. 医疗事故造成患者死亡的

8. 对完整萌出的恒牙进行窝沟封闭时，若采用含磷酸的凝胶酸蚀后，需要用水枪加压冲洗牙面的时间是
A. 5 秒内即可
B. 5~9 秒
C. 10~15 秒
D. 40~60 秒
E. 20~30 秒

9. 釉质发育不全常发生在
A. 下颌第一磨牙
B. 上颌第一磨牙
C. 对称性的牙
D. 上颌侧切牙
E. 全口牙

10. 下列不是乳牙金属成品冠修复法适应证的是
A. 牙体缺损范围广
B. 一颗牙有多个牙面龋者
C. 牙颈部龋蚀，可制备龈壁者
D. 牙釉质发育不全牙
E. 间隙保持器中作固位体

11. 关于医疗机构承担的义务及赔偿责任的情形，下列说法不准确的是
A. 医务人员在诊疗活动中应当向患者说明病情

和医疗措施。医务人员未尽到说明义务，造成患者损害的，医疗机构应当承担赔偿责任

B. 医务人员在诊疗活动中未尽到与当时的医疗水平相应的诊疗义务，造成患者损害的，医疗机构应当承担赔偿责任

C. 医疗机构及其医务人员应当对患者的隐私保密。泄露患者隐私或者未经患者同意公开其病历资料，应当承担侵权责任

D. 不宜向患者说明的，应当向患者的近亲属说明，并取得其书面同意

E. 需要实施手术、特殊检查、特殊治疗的，医务人员应当及时向患者说明医疗风险、替代医疗方案等情况，并取得其书面同意

12. 下列关于精神障碍患者合法权益保护的说法有误的是

A. 精神障碍患者的教育、劳动、医疗以及从国家和社会获得物质帮助等方面的合法权益受法律保护

B. 精神障碍患者的人格尊严、人身和财产安全不受侵犯

C. 有关单位和个人应当对精神障碍患者的姓名、肖像、住址、工作单位、病历资料以及其他可能推断出身份的信息完全保密，不得泄露

D. 全社会应当尊重、理解、关爱精神障碍患者

E. 精神障碍患者的监护人应当履行监护职责，维护精神障碍患者的合法权益

13. 下列精神障碍诊断、治疗原则的说法有误的是

A. 应当遵循尊重患者人格尊严的原则

B. 应当遵循维护患者合法权益的原则

C. 保障患者在现有条件下获得良好的精神卫生服务

D. 精神障碍分类、诊断标准和治疗规范，由国务院卫生行政部门组织制定

E. 精神障碍分类、诊断标准和治疗规范，由省级以上卫生行政部门组织制定

14. 颏部双侧骨折时，下列何种描述是错误的

A. 正中骨折段多因降颌肌群的作用而向下后方移位

B. 双侧骨折段多向中线移位

C. 常发生下颌牙弓缩窄

D. 常发生呼吸困难和窒息，其主要原因是伴发的牙龈和口底软组织创伤引起口底血肿，进而导致舌后坠

E. 常引起咬合关系紊乱

15. 关于牙震荡的临床表现的说法，下列错误的是

A. 患牙微酸痛感

B. 患牙可对于冷刺激一过性敏感

C. 牙冠完整，通常不伴有牙体组织的缺损

D. 大幅松动，患牙有移位

E. 叩痛（±）~（+）

16. 乳牙患龋的最早年龄

A. 生后6个月

B. 6岁

C. 1岁

D. 3岁

E. 7~8岁

17. 下列关于妊娠期龈瘤的描述中，不正确的是

A. 间质水肿

B. 妊娠后期多见

C. 病变血管丰富

D. 类似血管瘤

E. 属于血管性牙龈瘤的一型

18. 衡量人群中在短时间内新发病例的频率，采用的指标为

A. 罹患率

B. 发病率

C. 患病率

D. 感染率

E. 发病比

19. 口腔修复材料的性能包括

A. 物理性能

B. 化学性能

C. 生物性能

D. 机械性能

E. 以上都对

20. 糖尿病患者拔牙，空腹血糖控制的上限是

A. 6.7mmol/L

B. 7mmol/L

C. 8.88mmol/L

D. 10mmol/L

E. 11.1mmol/L

21. 研究某口腔医院过去几年来初诊主诉变化的流行病学方法，称为

A. 横断面研究

B. 纵向研究

C. 常规资料分析

D. 病例-对照研究

E. 群组研究

22. 关于桩冠，不正确的说法是

A. 桩冠是用冠桩固位的

B. 桩冠符合美观要求

C. 可以用铸造金属冠
D. 冠桩不能用来做固定桥的固位体
E. 可以用成品钢丝制作简单桩冠

23. 关于可摘局部义齿基托延展范围，以下说法错误的是
A. 在系带处做切迹缓冲
B. 上颌可摘局部义齿的远中游离端的基托颊侧覆盖上颌结节
C. 上颌可摘局部义齿的远中游离端的基托后缘应到硬腭上
D. 上颌可摘局部义齿两侧延伸至翼上颌切迹
E. 基托的唇、颊侧边缘应延伸至黏膜转折处

24. 若一患者行龈上洁治术，术后出现牙本质过敏的症状，应该选用的脱敏药物是
A. 氨硝酸银
B. 凝胶
C. 晶体麝香草酚
D. 碘化银
E. 75%氟化钠糊剂

25. 在心理测验中，主试人要对所有被试者使用统一的指导语及方法指导其完成测验，这遵从的心理测验原则为
A. 保密原则
B. 标准化原则
C. 统一原则
D. 客观性原则
E. 指导原则

26. 成釉细胞纤维瘤最常见的部位是
A. 上颌磨牙区
B. 上颌尖牙区
C. 下颌尖牙区
D. 下颌前磨牙区
E. 下颌磨牙区

27. 血友病患者必须拔牙时，首要处理原则是。
A. 拔牙创内填塞止血材料
B. 注射促凝血药
C. 麻醉药中多量肾上腺素
D. 操作轻柔，减少创伤，缝合拔牙创
E. 术前、术后多次输新鲜血

28. 思维的两大特征是
A. 概括性和间接性
B. 逻辑性和层次性
C. 比较性和判断性
D. 抽象性和综合性
E. 分析性和理解性

29. 始基囊肿属于
A. 胚胎性软组织囊肿
B. 潴留囊肿
C. 牙源性囊肿
D. 面裂囊肿
E. 血外渗性囊肿

30. 棘层细胞松解主要见于
A. 白斑
B. 红斑
C. 扁平苔藓
D. 类天疱疮
E. 天疱疮

31. 下列确定颌位关系的方法中，可以客观观察下颌后退程度的方法是
A. 哥特式弓
B. 后牙咬合法
C. 卷舌后舔法
D. 吞咽咬合法
E. 面部外形观察法

32. 前牙一般不使用以下除哪项外的修复方法
A. 烤瓷全冠
B. 瓷全冠
C. 部分冠
D. 嵌体
E. 金属全冠

33. 最常用的血管瘤硬化剂是
A. 无水乙醇
B. 5%鱼肝油酸钠
C. 福尔马林
D. 碘化油
E. 泛影葡胺

34. 以下关于上前牙金瓷冠牙体预备的描述，正确的是
A. 切缘预备成与牙体长轴唇面成45°角
B. 唇面不分两个平面磨除
C. 保留舌隆突外形
D. 唇侧形成龈上肩台
E. 形态锐直

35. 情绪是与何种需要相联系的
A. 生理需要
B. 认知需要
C. 交际需要
D. 安全需要
E. 自我实现需要

36. 若辅助检查穿刺抽出血性液体，结合临床诊断，治疗应采用
A. 激光治疗

B. 放射治疗
C. 低温治疗
D. 激素治疗
E. 注射硬化剂治疗

37. 全口义齿制作有误，患者做正中咬合时，不可能出现下列哪种现象
A. 与𬌗架上完成排牙状态一样
B. 下颌偏斜
C. 下颌后退
D. 垂直距离增高
E. 前牙开𬌗

38. 固定义齿设计冠外固体位时，与义齿固位力最直接相关的因素是
A. 基牙临床牙冠
B. 基牙牙根
C. 缺牙间隙
D. 缺牙区牙槽嵴
E. 缺失牙对颌牙

39. 牙拔除后至少多长时间，重建过程基本完成，出现正常骨结构
A. 1~2 个月
B. 3~6 个月
C. 7~9 个月
D. 10~12 个月
E. 12 个月以上

40. 外伤性牙折伴牙周膜撕裂伤时若要行桩冠修复，根管治疗后应至少观察
A. 3 天
B. 5 天
C. 1 周
D. 2 周
E. 1 个月

41. 总体率 95%可信区间的意义是
A. 95%的正常值在此范围
B. 95%的样本率在此范围
C. 95%总体率在此范围
D. 总体率在此范围内的可能性为 95%
E. 样本率在此范围内的可能性为 95%

42. 牙拔除后至少多长时间，拔牙创内形成凝血块而将创口封闭
A. 10 分钟
B. 10~15 分钟
C. 15~30 分钟
D. 30~45 分钟
E. 45 分钟

43. 全口义齿的固位是指义齿抵抗哪个方向的脱位力
A. 垂直向
B. 侧向
C. 前后向
D. 转动
E. 水平向

44. 成人下颌下间隙感染的来源多为
A. 化脓性下颌下腺炎
B. 淋巴结核
C. 牙源性炎症的扩散
D. 颏下间隙感染所波及
E. 血源性感染

45. 固定桥修复时，如果缺牙间隙小于对侧同名牙，为改善美观，可选择以下方式，除了
A. 适当磨除基牙近缺隙侧邻面
B. 将桥体与邻牙重叠
C. 将桥体突度增加
D. 将桥体适当扭转
E. 改变桥体颊轴嵴的位置

46. 下列关于全口义齿印模的叙述，错误的有
A. 根据取印模的次数，可以分为一次印模法和二次印模法
B. 根据取印模时患者张口或闭口，分为开口式印模和闭口式印模
C. 根据取印模时是否对黏膜造成压力，分为黏膜静止式印横和黏膜运动式印模
D. 二次印模法又称联合印模法，是指在患者口中制取两次印模后完成工作印模的方法
E. 用成品托盘所取印模为初印模，用个别托盘所取印模为终印模

47. 黏接固定桥适用于以下情况，除了
A. 单个牙缺失
B. 基牙残存釉质少
C. 缺失牙对𬌗为可摘局部义齿
D. 基牙龈炎经过治疗
E. 前牙浅覆𬌗

48. 关于拔牙创的处理，说法错误的是
A. 刮除拔牙创内的碎牙片、牙石和肉芽组织
B. 与骨膜、牙龈相连的骨折片应予复位
C. 拔牙创常规用大量生理盐水冲洗
D. 扩大的牙槽窝要压迫复位
E. 复位、缝合撕裂的牙龈

49. 制取无牙颌下颌印模时，远中的范围是
A. 暴露磨牙后垫
B. 盖过磨牙后垫的前 1/3~1/2
C. 盖过磨牙后垫的 1/2~2/3

D. 盖过磨牙后垫的2/3
E. 盖过磨牙后垫

50. 下列做法中不违背医学伦理学不伤害原则的是
A. 因急于手术抢救患者，未由家属或患者签手术同意书
B. 发生故意伤害
C. 造成本可避免的残疾
D. 造成本可避免的人格伤害
E. 造成本可避免的患者自杀

51. 细菌进入创口、尚未大量繁殖而易于清除的时间是
A. 6~12小时
B. 14小时内
C. 20小时内
D. 24小时内
E. 32小时内

52. 关于前牙3/4冠邻沟的说法，以下除哪项外都是正确的
A. 可向切方聚合2°~5°
B. 位于邻面唇1/3与中1/3交界处
C. 位于邻面舌1/3与中2/3交界处
D. 深度应大于或等于1mm
E. 可防止3/4冠舌向脱位

53. 以下关于根折牙的临床表现的描述有误是
A. 根折牙中外伤性的纵折最多见
B. 根尖1/3折断为最常见的根折形式
C. 根折牙多见于牙根完全形成的成人牙齿
D. 根折恒牙的牙髓坏死率为20%~24%
E. 部分根折患牙可出现“休克”现象

54. 根管治疗完成后，一般多长时间可行桩冠修复
A. 可即刻修复
B. 1天后
C. 3天后
D. 1周后
E. 1个月

55. 取功能性印模的目的是
A. 精确反映口周肌肉功能活动时的位置和形态
B. 使口腔组织受压均匀
C. 使印模边缘圆滑
D. 看清解剖标志
E. 边缘及黏膜转折处清晰

56. 慢性边缘性颌骨骨髓炎如已明确骨质破坏的部位和范围，一般施行病灶清除术的时间是在病程
A. 1周以后
B. 2~4周后
C. 5~6周后
D. 7~8周后
E. 9~10周后

57. 保守患者的秘密，其实质是（或体现了什么原则）
A. 尊重患者自主
B. 不伤害患者自尊
C. 医患双方平等
D. 保护患者隐私
E. 人权高于一切

58. 眶下间隙感染向颅内扩散，并发海绵窦血栓性静脉炎，其扩散途径通常是
A. 面静脉，颈内静脉
B. 颞浅静脉，内眦静脉
C. 面前静脉，颞浅静脉，颈内静脉
D. 面静脉，内眦静脉，眼静脉
E. 眶内静脉，面静脉

59. 乳牙氟牙症少见的原因是
A. 所有乳牙发育矿化在胚胎期完成
B. 母体含氟量低
C. 乳牙抗氟能力强
D. 母乳中不含氟
E. 胎盘对氟有一定的屏障作用

60. 固定桥修复缺失牙，为预防继发龋，固位体需
A. 正确地恢复患牙的解剖形态
B. 恢复患牙的功能
C. 尽可能厚，隔绝细菌侵入
D. 边缘线置于自洁区
E. 以上均是

61. 引起小儿下颌下间隙感染的最多来源是
A. 外伤性
B. 牙源性
C. 血源性
D. 腺源性
E. 医源性

62. 最先提出“不伤害原则”的西方医学家是
A. 希波克拉底
B. 盖仑
C. 维萨里
D. 桑德斯
E. 白求恩

63. 眶下间隙感染最常见的病灶牙是
A. 上颌磨牙
B. 上颌侧切牙

C. 上颌第三磨牙
D. 下颌磨牙
E. 下颌前磨牙

64. 小儿大多数面颈部淋巴结炎的感染来源是
A. 牙源性感染
B. 口腔黏膜感染
C. 颜面部皮肤损伤
D. 面部疖痈
E. 上呼吸道感染及扁桃体炎

65. 重视残疾人口腔保健，根据我国国情，应该采取的措施是
A. 国家建立残疾人口腔保健网络
B. 全社会资助建设口腔医院
C. 以家庭口腔保健为主
D. 口腔医院免费提供保健
E. 医院对残疾人就诊给予优惠

66. 上颌磨牙桩冠修复时最可能利用的根管是
A. 近中颊根管
B. 近中舌根管
C. 腭根管
D. 远中颊根管
E. 远中根管

67. 下列对阻生第三磨牙的命名中哪项是错误的
A. 48 低位水平阻生
B. 48 舌向阻生
C. 48 高位远中阻生
D. 48 远中垂直阻生
E. 48 中位近中阻生

68. 口腔健康调查前的准备阶段，技术组专家告诫调查人员，出现信息偏性的重要原因是
A. 漏查了一些受检者
B. 检查对象代表性差
C. 检查器械不统一
D. 标准掌握不一致
E. 受检者回忆有偏差

69. 关于年轻恒牙龋坏治疗的描述错误的是
A. 尽早发现，尽早治疗
B. 年轻恒牙硬组织弹性好，易形成固位型
C. 髓腔大、髓角高、易穿髓
D. 以恢复解剖形态为目的，不强调恢复接触点
E. 急性龋多见，去腐易穿髓

70. 两样本均数比较的 $t$ 检验，其目的是检验
A. 两样本均数是否相等
B. 两样本所属的总体均数是否相等
C. 两样本所属总体的均数相差有多大
D. 两样本所属总体的均数为多大
E. 两样本均数相差有多大

## 【$A_2$ 型题】

**答 题 说 明**

每一道考题是以一个小案例出现的，其下面都有 A、B、C、D、E 五个备选答案，请从中选择一个最佳答案。

71. 患者，女性，60 岁。因牙周病拔除 $\overline{86|34}$ 3 个月余，$\overline{5|}$ Ⅱ度松动，轴面平直，无可利用倒凹。余牙正常。可摘局部义齿修复时，右下颌固位体应采用
A. $\overline{5|}$倒钩卡环
B. $\overline{5|}$对半卡环
C. $\overline{54|}$延伸卡环
D. $\overline{4|}$ RPI 卡环组
E. $\overline{5|}$ RPA 卡环组

72. 患者，男性，48 岁。右下后牙遇酸甜食物痛 2 周。检查见$\overline{5|}$颈部缺损约 1mm，探诊光滑坚硬，且敏感，冷测同对照牙，右侧上下前磨牙咬合呈对刃状，其余牙未见异常。平时注意刷牙方法。该患牙的治疗方法是
A. 改善饮食习惯
B. 充填和调𬌗
C. 牙髓治疗
D. 脱敏治疗
E. 充填治疗

73. 某地区准备对 6 岁年龄组儿童进行窝沟封闭防龋效果研究，实验设计不包括
A. 受试地区目标人群的流动性
B. 选择窝沟龋易感儿童为受试对象
C. 确定样本含量
D. 确定试验组与对照组
E. 制定统一的措施、方法与标准

74. 一患者被硬物击伤面部，拍片证实上颌前部

牙槽骨骨折，并伴有牙龈撕裂伤。以下处理方法正确的是

A. 颌间结扎固定

B. 去除活动的牙槽骨，缝合软组织

C. 复位牙槽骨，单颌固定，缝合软组织

D. 将牙及牙槽骨复位，缝合软组织

E. 单纯缝合软组织

75. 为了提高老年人的口腔保健意识，口腔医院在社区进行了一次口腔保健知识讲座，专家建议在老年人中提倡

A. 叩齿

B. 使用硬毛牙刷

C. 清洁牙间隙

D. 人老牙好胃口好

E. 保持全口功能牙

76. 患者，女性，22岁。自觉3年来晨起时口中有血丝。若诊断为慢性龈炎，治疗原则除外

A. 口腔卫生宣教

B. 牙周洁治

C. 局部药物治疗

D. 全身应用抗生素

E. 定期复查，防止复发

77. 患者，男性，20岁。近2天突发高热、畏寒。口腔黏膜、咽喉部各有一坏死性溃疡。外周血中性粒细胞绝对数为$1.5\times10^9$/L。该患者应首先考虑的诊断是

A. 白血病

B. 粒细胞缺乏症

C. 再生障碍性贫血

D. 粒细胞减少症

E. 血小板减少性紫癜

78. 患者，女性，22岁。主诉自初中毕业后，越来越不能与陌生人接触，近1年来发展为见到熟人也紧张，不敢与之说话，且一说话就脸红。对于该患者，心理治疗首选的方法为

A. 生物反馈

B. 系统脱敏

C. 自由联想

D. 催眠治疗

E. 人本主义

79. 患者，女性，32岁。右腮腺肿物4年，近半年来生长加快。镜下见部分区域呈典型的多形性腺瘤的结构。肿瘤的一侧见瘤细胞表现明显的异型性，大量玻璃样变和灶性坏死。最可能的病理诊断是

A. 腺样囊性癌

B. 黏液表皮样癌

C. 腺泡细胞癌

D. 恶性混合瘤

E. 上皮-肌上皮瘤

80. 患者，男性，45岁。长期吸烟，每日吸烟量在20支以上，有饮酒习惯，医师建议其定期进行口腔检查，以早期发现可能的癌变。检查间隔时间一般为

A. 6个月

B. 9个月

C. 12个月

D. 15个月

E. 18个月

81. 患者，男性，42岁。发现腭部包块半年，伴有明显疼痛。肉眼观察肿物与周围组织无明显界线。镜下见瘤细胞包括腔上皮细胞和肌上皮细胞，结构上以瘤细胞排列成筛状结构为主，此外肿瘤细胞可构成管状、实性小条索或团块，并可见瘤细胞小条索浸润神经。上述所见最符合的诊断是

A. 肌上皮癌

B. 腺样囊性癌

C. 多形性低度恶性腺癌

D. 恶性混合瘤

E. 上皮-肌上皮癌

82. 患者，女性，25岁。1型糖尿病。今日因感冒，食欲缺乏、少食，餐前按常规注射胰岛素，近午时突然心悸、出汗，继而头晕、视物模糊。急诊处理应采用

A. 葡萄糖静脉滴注

B. 静脉滴注生理盐水

C. 碳酸氢钠注射

D. 胰岛素静脉注射

E. 急查血糖待结果后处理

83. 某医院执业医师罗某辞职后，申请开办个体诊所，未获批准。于是自设诊所行医，被取缔并处以罚款和没收非法所得后，又擅自到邻县的乡镇开办诊所行医。罗某的行为违反了

A. 医疗机构管理条例

B. 中华人民共和国职业病防治法

C. 医疗事故处理条例

D. 中华人民共和国母婴保健法

E. 公共场所卫生管理条例

84. 一患者，左上4舌尖部分折断，牙髓活力正常，无松动，咬合较紧。拟行3/4冠修复，其牙体预备正确的是

A. 冠的𬌗边缘终止于𬌗缘嵴下方

B. 冠的𬌗边缘一定要覆盖颊尖以保护牙尖

C. 殆面应至少预备大于 1.0mm 的殆面沟
D. 沿中央沟预备成宽深各 0.5mm 的殆面沟
E. 邻轴沟位于邻面舌侧的 1/3 与中 2/3 交界处

85. 患者，女性，60 岁。口腔黏膜反复起疱半年，疱破后出现疼痛。可显示棘细胞层间的抗细胞黏结物质的抗体的方法是
A. 直接免疫荧光检查
B. 间接免疫荧光检查
C. 血清免疫球蛋白检查
D. 脱落细胞培养
E. 组织病理学检查

86. 患儿，男，12 岁。6 岁前生活在低氟区，6 岁后迁入高氟区，可能出现氟牙症的牙是
A. 第一恒磨牙
B. 第二恒磨牙
C. 第一前磨牙
D. 第二前磨牙
E. 不会出现氟牙症

87. 患者，男性，22 岁。右上颌第一前磨牙邻殆面银汞充填物部分脱落，X 线片显示根充完善。最佳修复设计方案是
A. 铸造嵌体
B. 贵金属全冠
C. 桩核+PFM
D. 树脂 MOD 嵌体
E. 贵金属 MOD 嵌体

88. 患者，男性，34 岁。下前牙龈处有瘘管口，通向根尖区，探诊深度 6mm，牙松动Ⅰ度，X 线片显示有典型的烧瓶形病变，根尖区阴影与牙槽骨吸收相连。可能诊断为
A. 根尖周炎
B. 慢性牙周炎
C. 牙周脓肿
D. 根折
E. 牙髓牙周联合病变

89. 患者，男性，58 岁。5 天前开始出现下颌前部牙痛，急剧加重，因医疗条件有限，未予治疗。3 天前开始出现舌上抬，颈前部剧烈疼痛、肿胀，迅速蔓延至双侧颌下区，患者明显感到憋气，急诊求治。检查：患者端坐呼吸，双侧颈部肿胀明显，皮肤色暗红，可扪及捻发音。该患者的正确诊断是
A. 化脓性舌下腺炎
B. 下颌下间隙感染
C. 化脓性口底蜂窝织炎
D. 腐败坏死性口底蜂窝织炎
E. 腐败坏死性牙龈炎

90. 患者，男性，75 岁。上下颌牙列缺失 7 年，上下全口义齿使用 5 年，近半年上颌义齿易脱落，希望再次修复。检查：上颌剩余牙槽骨中度吸收，下颌剩余牙槽骨重度吸收。临床义齿修复确定面下 1/3 距离时，患者下颌所在的颌位应是
A. 肌位
B. 下颌姿势位
C. 后退接触位
D. 牙尖交错位
E. 正中颌位

91. 患者，男性，35 岁。右下颌骨急性中央性骨髓炎，松动牙周溢脓。下列治疗方法错误的是
A. 全身使用足量有效的抗生素
B. 尽量保留患牙及其余松动牙
C. 形成骨膜下脓肿后应尽早切开
D. 引流不畅时可去除部分骨外板
E. 营养支持

92. 患者，女性，23 岁。问她“你是哪里人?”患者快速回答说：“我是中国人，祖国在我心中，我三中毕业，到山中去，矿务局山中，我在矿山当会计……人类进入新的历史阶段，新的时代，培养一代新人，我们都是革命接班人……”此症状是
A. 思维奔逸
B. 思维松弛
C. 思维扩散
D. 思维破碎
E. 思维不连贯

93. 患者，男性，22 岁。右下后牙自发痛 1 天，否认咬硬物史。检查：局部牙龈乳头充血水肿，牙间有食物嵌塞，探痛明显。最可能诊断为
A. 妊娠期龈炎
B. 急性坏死性龈炎
C. 牙根折裂
D. 急性龈乳头炎
E. 逆行性牙髓炎

94. 李某因要报考研究生，欲向单位请假复习，遂找到其中学同学、现就职于县医院的执业医师王某，请王某为其开具病假条。王某为李开出了“病毒性心肌炎，全休 1 个月”的诊断证明书。对于王某的行为，县卫生行政部门可以
A. 吊销其医师执业证书
B. 给予警告或责令其暂停执业活动 3～6 个月，并接受培训和继续教育
C. 给予警告或责令其暂停执业活动 6 个月至 1 年
D. 将其调离医师岗位

E. 给予行政或纪律处分

95. 患者，男性，32岁。右侧下颌下区进食时肿痛1个月，口内右舌下腺触及黄豆大小之硬结。对该患者应首先选择的检查是

A. 曲面体层片

B. 右下颌下腺造影

C. 下颌骨正位片

D. 舌下区活检

E. 右下颌下腺造影+右侧口底横断𬌗片

96. 患者的牙龈边缘缺损呈蚕食状，坏死组织为腐肉，表面覆盖假膜，伴严重口臭。镜下见密集的炎症及坏死区域，伴大量中性粒细胞浸润。龈沟液涂片可见梭形杆菌。可能的疾病是

A. 青春期龈炎

B. 边缘性龈炎

C. 急性坏死溃疡性龈炎

D. 剥脱性龈病损

E. 药物性龈炎

97. 患者，60岁，女性。间断性心前区疼痛3天，常在休息或清晨时发作，含服硝酸甘油后数分钟可缓解。疼痛发作时，心电图胸前导联ST段抬高，胸痛缓解后，ST段恢复至等电位线，运动负荷试验阴性。目前考虑的诊断为

A. 初发型心绞痛

B. 卧位型心绞痛

C. 稳定型心绞痛

D. 变异型心绞痛

E. 恶化型心绞痛

98. 患者，男性，51岁。诉右下颌后牙肿痛溢脓1周余，张口困难4天。检查：右下第三磨牙近中中位阻生，远中牙龈红肿，探诊出血，远中牙周袋内有脓液溢出。翼下颌皱襞处黏膜水肿，下颌支后缘稍内侧有深压痛。拟诊断为

A. 眶下间隙感染

B. 颞间隙感染

C. 颞下间隙感染

D. 颊间隙感染

E. 翼下颌间隙感染

99. 患儿，男，14岁。检查发现前牙牙龈乳头呈球状突起，松软光亮。如果诊断为青春期龈炎，该疾病不受下列哪一因素影响

A. 口呼吸

B. 错𬌗拥挤

C. 乳恒牙更替

D. 夜磨牙

E. 戴矫治器

100. 患者，男性，30岁。医源性右翼下颌间隙脓肿，切开引流出大量灰白色稀薄腐臭脓液，此感染的病原菌是

A. 大肠埃希菌

B. 变异链球菌

C. 结核分枝杆菌

D. 肺炎链球菌

E. 混合性感染

## 【$A_3$/$A_4$ 型题】

### 答题说明

以下提供若干个病例，每个病例下设若干道考题。请根据答案所提供的信息，在每一道考题下面的A、B、C、D、E五个备选答案中选择一个最佳答案。

(101~103题共用题干)

在含氟牙膏的研讨会上，对低氟地区学龄前儿童使用含氟牙膏的问题提出了不同的意见。

101. 关于含氟牙膏的浓度，说法正确的是

A. 浓度越高越好

B. 500mg/kg较为合适

C. 城市和农村使用含氟牙膏浓度应该不同

D. 选用市售1000mg/kg的含氟牙膏即可

E. 儿童最好不使用含氟牙膏

102. 关于幼儿园儿童牙膏的使用，说法正确的是

A. 适宜选用氟化钠牙膏

B. 适宜选用单氟磷酸的牙膏

C. 可以与成人一样使用市售一般含氟的牙膏

D. 每次使用牙膏的用量要小

E. 适宜选用氟化亚锡牙膏

103. 使用含氟牙膏的同时

A. 不能再使用全身用氟措施

B. 可以结合具体情况同时使用其他氟防龋措施

C. 只能与窝沟封闭配合使用

D. 要定期更换其他类型的牙膏

E. 不能再采用其他局部用氟措施

（104~106 题共用题干）

患者，男性，15 岁。左下后牙冷、热敏感 3 周。检查：⌈7 龋坏，龋洞较深，未探及穿髓孔，病变组织颜色较浅，质地较软，且可用挖匙剔除。

104. 这种龋坏称为

A. 干性龋

B. 慢性龋

C. 静止龋

D. 继发龋

E. 急性龋

105. 应该与之鉴别的主要疾病是

A. 慢性增生性牙髓炎

B. 慢性溃疡性牙髓炎

C. 慢性闭锁性牙髓炎

D. 急性牙髓炎

E. 牙隐裂

106. 若该牙腐质未去净时已经露髓，穿髓孔直径<0. 5mm，则对该患牙最好的处理方法是

A. 氢氧化钙直接盖髓且用氧化锌丁香油黏固粉安抚

B. 局部麻醉下开髓，封失活剂

C. 氧化锌丁香油黏固粉安抚

D. 双层垫底后永久充填

E. 用聚羧酸锌黏固粉垫底后永久充填

（107~109 题共用题干）

患者，女性，49 岁。自觉右颊黏膜粗糙感 1 个月，伴有刺激痛。检查：双颊黏膜有白色条纹，呈树枝状。

107. 下列可作为本病诊断依据的内容是

A. 眼结膜充血

B. 鼻黏膜充血

C. 生殖器溃疡史

D. 月经紊乱

E. 皮损有威克姆（Wickham）纹

108. 下列对诊断最为重要的检查是

A. 间接免疫荧光检查

B. 病损组织细胞培养

C. 脱落细胞学检查

D. 甲苯胺蓝染色检查

E. 组织病理学检查

109. 下列不属于该病发病特点的是

A. 女性多发

B. 口腔病损多部位发生

C. 男性多发

D. 口腔病损具有对称性

E. 皮损有威克姆（Wickham）纹

（110~111 题共用题干）

患者，男性，39 岁。下颌右下第一、第二磨牙及第二前磨牙缺失（无右下第三磨牙），右下尖牙和第一前磨牙重度楔状缺损，Ⅰ度松动。X 线片显示：根尖病变，牙周膜增宽，牙槽骨吸收 1/3。

110. 右下第一前磨牙的最佳处理方案是

A. 拔除后活动义齿修复

B. 分别桩核冠修复

C. 截冠

D. 充填楔状缺损

E. 与右下尖牙行连冠修复

111. 对于右下第一前磨牙的合理的治疗方案是

A. 可摘局部义齿修复缺失牙后，根管治疗、牙周治疗并修复右下第一前磨牙

B. 可摘局部义齿修复缺失牙后，根管治疗并修复右下第一前磨牙

C. 右下第一前磨牙经牙周治疗后，然后可摘局部义齿修复缺失牙

D. 右下第一前磨牙经根管治疗、牙周治疗并修复，然后可摘局部义齿修复缺失牙

E. 右下第一前磨牙经根管治疗并修复，然后可摘局部义齿修复缺失牙炎

（112~115 题共用题干）

患者，男性，39 岁。可摘局部义齿修复后 3 周，主诉义齿压痛。检查：65|45 缺失，余留牙正常，义齿基托覆盖区域黏膜红肿、压痕，74|6 均为双臂卡环，义齿贴合，固位尚可。

112. 该义齿的支持方式为

A. 牙槽嵴支持式

B. 牙支持式

C. 黏膜支持式

D. 混合支持式

E. 殆支托支持式

113. 患者出现黏膜压痛的原因是

A. 基托翘动

B. 基托摆动

C. 义齿下沉

D. 咬合高

E. 基托过小

114. 引起压痛的原因是

A. 设计错误

B. 制作工艺问题

C. 初戴义齿不适应

D. 患者黏膜薄弱

E. 义齿使用不当

115. 解决方法为

A. 义齿组织面重衬

B. 坚持戴用

C. 调𬌗，人工牙减径

D. 修改设计

E. 按原设计重新制作义齿

（116~118题共用题干）

患者，女性，37岁。右侧面部发作性电击样疼痛3个月。临床拟诊为三叉神经痛。

116. 在检查时，寻找扳机点的方法不包括

A. 叩诊

B. 拂诊

C. 触诊

D. 压诊

E. 揉诊

117. 三叉神经功能检查不包括

A. 感觉功能

B. 味觉功能

C. 角膜反射

D. 腭反射

E. 运动功能

118. 若对其采用肠线埋藏治疗，该疗法属于

A. 药物治疗

B. 封闭疗法

C. 理疗

D. 组织疗法

E. 手术治疗

（119~121题共用题干）

患者，女性，20岁。发现左颈肿块1个月，无不适。查体：左侧甲状腺扪及肿块2cm，质硬，表面不光滑，行肿块穿刺，找到恶性细胞。

119. 采用哪种治疗方法较适宜

A. 化学治疗

B. 甲状腺激素

C. 放射线外照射

D. 甲状腺切除术

E. 放射性碘内照射

120. 患者最大的并发症是

A. 一侧喉返神经损伤

B. 喉上神经外支损伤

C. 喉上神经内支损伤

D. 甲状旁腺损伤

E. 切口血肿

121. 如果是甲状腺乳头状癌，最合适的手术方案是

A. 肿瘤局部切除

B. 全甲状腺切除术

C. 甲状腺大部切除

D. 一侧腺叶部分切除

E. 一侧腺叶切除+峡部切除

（122~125题共用题干）

患者，男性，23岁。牙龈疼痛、自动出血4天。检查：腐败性口臭，多牙的牙龈乳头尖端消失变平，下切牙的龈缘虫蚀状坏死，有灰白假膜覆盖。

122. 最可能的诊断是

A. 边缘性龈炎

B. 增生性龈炎

C. 急性坏死性龈炎

D. 慢性牙周炎

E. 快速进展性牙周炎

123. 以下对诊断最有帮助的辅助检查是

A. 涂片革兰染色

B. 查血白细胞

C. 拍曲面断层片

D. 咬合检查

E. 肌电图检查

124. 导致该病的主要病原体为

A. 牙龈卟啉单胞菌

B. 伴放线聚集杆菌

C. 葡萄球菌

D. 梭形杆菌和螺旋体

E. 放线菌

125. 若已明确诊断，并认为治疗中应使用全身药物，最佳药物选择是

A. 青霉素

B. 阿莫西林

C. 吲哚美辛

D. 甲硝唑

E. 增效联磺片

（126~127题共用题干）

患者，男性，48岁。既往体健，半年来经常出现左侧咽部及舌根部阵发性剧痛。近2个月来发作频繁，间歇期缩短，疼痛剧烈难忍，有夜间疼痛发作，未经治疗。

126. 该病诊断应为

A. 三叉神经第Ⅰ支痛

B. 三叉神经第Ⅱ支痛

C. 三叉神经第Ⅲ支痛

D. 舌咽神经痛

E. 不典型面痛

127. 患者目前宜首选以下哪种治疗方法

A. 卡马西平
B. 神经撕脱术
C. 麻醉药封闭疗法
D. 无水乙醇注射治疗
E. 射频温控热凝术

## 【B型题】

**答题说明**

以下提供若干组考题，每组考题共用在考题前列出的A、B、C、D、E五个备选答案，请从中选择一个与问题关系最密切的答案。某个备选答案可能被选择一次、多次或不被选择。

（128～129题共用备选答案）

A. 牙线
B. 牙签
C. 牙间隙刷
D. 水平颤动刷牙法
E. 电动牙刷刷牙

128. 适合牙周病患者清除龈沟附近菌斑的方法是

129. 适合于龈乳头退缩、邻面凹陷处的菌斑清除方法是

（130～132题共用备选答案）

A. 雌二醇
B. 雌三醇
C. 孕激素
D. 睾酮
E. 促性腺激素（FSH、LH）

130. 下列哪种激素是卵巢主要合成且生物活性最强

131. 月经周期中，哪种激素只有一个峰值

132. 哪种激素由垂体分泌并可调控卵巢功能

（133～134题共用备选答案）

A. 体内免疫功能低下
B. 菌斑和牙石堆积
C. 增龄的变化
D. 饮水中含钙量过高
E. 含糖饮食摄入频率过高

133. 与龋病关系密切的是

134. 与牙周病关系密切的是

（135～140题共用备选答案）

A. 关节弹响为主
B. 关节区疼痛为主
C. 开口受限为主
D. 不能闭口为主
E. 以上都不是

135. 咀嚼肌紊乱病以

136. 颞下颌关节可复性关节盘前移位以

137. 颞下颌关节不可复性关节盘前移位以

138. 急性颞下颌关节滑膜炎以

139. 慢性颞下颌关节滑膜炎以

140. 慢性骨关节病以

（141～145题共用备选答案）

A. 基托与黏膜不密合
B. 上下后牙覆盖过小
C. 咬合早接触，基牙负担过重
D. 垂直距离过低
E. 卡环体部进入基牙倒凹区

141. 可摘局部义齿戴用后出现食物嵌塞，可能的原因是

142. 可摘局部义齿试戴时就位困难，可能的原因是

143. 可摘局部义齿戴用后4天出现基牙疼痛，可能的原因是

144. 可摘局部义齿戴用后经常咬颊部，可能的原因是

145. 可摘局部义齿戴用后咀嚼无力，可能的原因是

（146～148题共用备选答案）

A. 唇舌径在牙颈部最大
B. 髓室顶与髓室底相距较近
C. 牙冠向舌侧倾斜，髓室偏向颊侧
D. 近远中径在𬌗面宽而近颈部窄
E. 根管较小，根管侧壁薄，仅厚1mm

146. 上颌前牙开髓时应从舌面窝中央向牙颈方向钻入，因为

147. 上颌前磨牙开髓时要防止从近中面或远中面穿孔，因为

148. 下颌第一恒磨牙开髓时应防止穿通髓室底，因为

（149~150 题共用备选答案）

A. 2%氯亚明

B. 碳酸氢钠溶液

C. 75%氟化钠甘油糊剂

D. 复方碘液

E. 氧化锌丁香油糊剂

149. 根管冲洗用

150. 牙龈窦道口上药用

# 参考答案与解析

## 第三单元

1. E【解析】牙骨质龋的发生始于菌斑下，早期病变为表层下脱矿。病变开始时，牙骨质表面菌斑下细菌产酸使牙骨质脱矿。而唾液、菌斑中的矿物离子可以在脱矿后的牙骨质表面沉积，同时氟容易被牙骨质摄取，也加强了表层的再矿化，造成表层矿化相对增高。此时的病变为潜行性牙骨质龋。

2. D【解析】银汞合金从调制到充填完毕，应在6~7分钟内完成。如搁置时间太长，则易变硬，可塑性降低，影响其与洞壁的密合。

3. C【解析】医师在执业活动中享有下列权利：（一）在注册的执业范围内，按照有关规范进行医学诊查、疾病调查、医学处置、出具相应的医学证明文件，选择合理的医疗、预防、保健方案；（二）获取劳动报酬，享受国家规定的福利待遇，按照规定参加社会保险并享受相应待遇；（三）获得符合国家规定标准的执业基本条件和职业防护装备；（四）从事医学教育、研究、学术交流；（五）参加专业培训，接受继续医学教育；（六）对所在医疗卫生机构和卫生健康主管部门的工作提出意见和建议，依法参与所在机构的民主管理；（七）法律、法规规定的其他权利。

4. D【解析】氟牙症多发生在恒牙，乳牙较少。牙釉质和牙本质变脆，耐磨性差，但对酸蚀的抵抗力较强。患氟牙症牙数的多少取决于牙发育矿化时期在高氟地区生活时间的长短，其严重程度取决于过量摄入氟的程度。

5. C【解析】常用的氟化钠漱口水浓度为0.005%和0.2%两种。浓度为0.05%的用于每天含漱1次，0.2%的用于每周含漱1次。一般来说，浓度越高应用间隔越长。

6. B【解析】正态分布由2个参数 $\mu$ 和 $\sigma$ 决定，其中 $\mu$ 为位置参数，$\sigma$ 为形状参数，分别决定着曲线的位置和形状。

7. E【解析】患者有损害，因下列情形之一的，推定医疗机构有过错：违反法律、行政法规、规章以及其他有关诊疗规范的规定。隐匿或者拒绝提供与纠纷有关的病历资料。伪造、篡改或者销毁病历资料。

8. E【解析】牙面酸蚀后应用蒸馏水彻底冲洗，通常用水枪或注射器加压冲洗牙面10~15秒，边冲洗边用排唾器吸干。如用含磷酸的凝胶酸蚀，冲洗时间应加倍。

9. C【解析】下颌第一磨牙是全口牙列中萌出的第一颗恒牙，点隙沟裂多，因此在恒牙列中患龋率最高；釉质发育不全根据发育障碍的时间，受累牙往往呈对称性。

10. C【解析】乳牙金属成品冠修复的适应证：此修复法适用于牙体缺损范围广、难以获得抗力形和固位形者；牙颈部龋蚀致窝洞已无法制备龈壁者；一颗牙患有多个牙面龋者；釉质发育不全牙或部分冠折牙；龋病活跃性强，易发生继发龋者；在间隙保持器中作固位体等。

11. C【解析】医疗机构及其医务人员应当对患者的隐私保密。泄露患者隐私或者未经患者同意公开其病历资料，造成患者损害的，应当承担侵权责任。

12. C【解析】①精神障碍患者的人格尊严、人身和财产安全不受侵犯。②精神障碍患者的教育、劳动、医疗以及从国家和社会获得物质帮助等方面的合法权益受法律保护。③有关单位和个人应当对精神障碍患者的姓名、肖像、住址、工作单位、病历资料以及其他可能推断出其身份的信息予以保密；但是，依法履行职责需要公开的除外。

13. E【解析】精神障碍的诊断、治疗，应当遵循维护患者合法权益、尊重患者人格尊严的原则，保障患者在现有条件下获得良好的精神卫生服务。精神障碍分类、诊断标准和治疗规范，由国务院卫生行政部门组织制定。

14. D【解析】引起窒息的原因是降颌肌群牵引正中骨折段向后下移位继发舌后坠。

15. D【解析】牙震荡临床表现有：患牙轻微酸痛感，可有对于冷刺激一过性敏感症状；牙冠完整，通常不伴牙体组织的缺损；轻微松动或不松动，无移位；垂直向或水平向叩痛（±）~（+）；冷测患牙从略敏感到无反应不一；X线片表现正常或根尖牙周膜增宽。

16. A【解析】乳牙在萌出不久即可患龋，生后6个月乳牙可萌出时就可患龋。

17. B【解析】妊娠期龈瘤通常出现在妊娠第3个月，为多血管的、大量炎细胞浸润的炎症性肉芽组织。

18. A【解析】罹患率和发病率均为衡量新发病例频率的指标，两者区别主要为罹患率一般多用于小范围、短时间的发病频率。

19. E【解析】口腔修复材料的性能包括物理性能、机械性能、化学性能、生物性能四个方面。

20. C【解析】应控制空腹血糖小于8.88mmol/L，方可拔牙，避免感染。

21. C【解析】常规资料分析即对已有的资料或者疾病监测记录做分析或总结。如病史记录、疾病监测资料等。

22. D【解析】桩冠可以用作固定桥的固位体。

23. C【解析】上颌可摘局部义齿的远中游离端的基托后缘应到软、硬腭交界处稍后的软腭上。

24. E【解析】龈上洁治术后遗留的牙根暴露及敏感区，可用氟化物或氢氧化钙等药物做脱敏治疗。

25. B【解析】统一原则、指导原则不能准确概括心理测验的某方面原则，保密原则是测验工具和测验结果的保密，客观性原则是指对试验结果的理解应当遵循客观性原则。

26. E【解析】成釉细胞纤维瘤与成釉细胞瘤相似，好发于下颌磨牙区。

27. E【解析】血友病是遗传性的血液凝固异常的疾病，多为凝血因子Ⅷ缺乏的出血性疾病。如必须拔牙，术前、术后需输少量新鲜血或输入抗血友病球蛋白。

28. A【解析】思维的两大特征是概括性和间接性。

29. C【解析】始基囊肿发生于成釉器发育的早期阶段，牙釉质和牙本质形成之前，在炎症和损伤刺激后，成釉器的星形网状层发生变性，并有液体渗出，蓄积其中而形成囊肿。

30. E【解析】棘层细胞松解主要见于天疱疮。天疱疮的病理特征为棘层松解和上皮内疱形成。

31. A【解析】能够客观观察下颌后退程度的确定颌位关系的方法为哥特式弓。

32. E【解析】前牙修复除了应恢复其功能外，还应考虑患者的美观要求，因此前牙的牙体缺损一般不考虑金属全冠修复。

33. B【解析】血管瘤的硬化治疗中选用的较常用的硬化剂包括聚桂醇、聚多卡醇、5%鱼肝油酸钠等。

34. C【解析】前牙金瓷冠牙体预备时，切缘预备成与牙长轴成45°的面向腭侧的小斜面，下前牙切缘斜面斜向舌侧，唇面分为两个平面磨除，唇侧形成龈下肩台，形态圆钝。

35. A【解析】情绪是人们对客观事物是否符合自身需要的态度体验，是脑的神经机制活动过程。情绪是和有机体的生理需要能否得到满足相联系的体验，如饮食需要是否得到满足所引起的愉快或不愉快的体验。

36. E【解析】穿刺抽出血性液体可考虑为海绵状血管瘤。对于海绵状血管瘤一般采取硬化剂治疗，如果疗效不好再采取外科切除及低温治疗。

37. A【解析】若全口义齿制作有误，则正中咬合时可能会出现咬合紊乱。

38. A【解析】冠外固定体固位作用与基牙的牙冠形态有密切关系，当基牙牙冠有足够的牙体组织、适当的形态和良好的牙体结构时，能够获得理想固位。但当牙冠缺损面积过大、牙冠形态不良、临床牙冠过短等，均必须采取增强固位力的措施。

39. B【解析】拔牙后，牙槽骨改建完成在3个月以后。

40. C【解析】外伤性牙折伴牙周膜撕裂伤者，可能有根尖周反应，根充后应至少观察1周。

41. D【解析】总体率95%可信区间就是总体率会有95%的可能性落在所得到的区间内，即总体率在此范围内的可能性为95%。

42. C【解析】拔牙创后，拔牙窝内充满的血液于15~30分钟即可形成血凝块而将创口封闭，此血块的存在有保护创口、防止感染、促进创口自然愈合的功能。

43. A【解析】固位是指全口义齿抵抗垂直向脱位的能力，即抵抗重力、黏性食物和开闭口运动时使义齿脱落的作用力（脱位力）而不脱位。

44. C【解析】下颌下间隙感染的来源，成人常见为下颌磨牙根尖感染及智齿冠周炎（牙源性感染）。婴幼儿常继发于化脓性下颌下淋巴结炎（腺源性感染）。

45. C【解析】缺牙间隙小于同名牙时，应该是减小桥体唇面突度，制作近远中向横沟纹，使桥体的大小和形态接近同名牙。

46. E【解析】在二次印模法中，第一次取得的印模为初印模，在初印模翻制的初模型的基础上制作个别托盘取得的印模为终印模。第一次印模可以使用个别托盘，也可以使用成品托盘。

47. B【解析】黏接固定桥固位力主要来自黏接效果，基牙残存釉质少会直接影响黏接效果。

48. C【解析】牙拔除后应该用刮匙去除异物、肉芽组织及根端小囊肿，所以A正确；检查牙槽骨有无折断，折断骨片有骨膜的要予以复位，所以B正确；扩大的牙槽窝用手指垫以纱卷，压迫复位，所以D正确；牙龈若游离外翻应拉拢缝合，所以E正确；拔牙创不应该用生理盐水冲洗以免冲出凝血块，造成拔牙窝出血。

49. B【解析】制取无牙颌的下颌印模时，远中的范围应到磨牙后垫的前1/3~1/2。

50. A【解析】不伤害原则在实践中应努力使患者免受不应有的医疗伤害，包括身体上、精神上的伤害和经济上的损失。因急于手术抢救患者，未由家属或患者签署知情同意书，这并不违背不伤害原则，因为：①拖延或拒绝对急诊患者进行抢救在临床上可能对患者造成伤害。②为了使患者真正不受到伤害，就要纠正片面的绝对理想化的自主性。③为了使患者不受到伤害，有时需要否定患者及其家属的错误决定。

51. A【解析】细菌进入创口、尚未大量繁殖而易于清除的时间是6~12小时。

52. D【解析】邻面轴沟的深度，在龈端为1mm，在切端应稍浅。

53. A【解析】引起根折的外力多为直接打击和面部着地时的撞击。最常见者为根尖1/3，其折裂线与牙长轴垂直或有一定斜度，外伤性纵折很少见。外伤性根折多见于牙根完全形成的成人牙，因为年轻恒牙的支持组织不如根形成后牢固。部分根折患牙牙髓活力测验无反应，但6~8周后可出现反应。据推测，无活力反应是牙髓在外伤时血管和神经受损伤所引起的"休克"所致，随其"休克"的逐渐恢复而再出现活力反应。根折恒牙的牙髓坏死率为20%~24%，而无根折外伤恒牙的牙髓坏死率为38%~59%。

54. D【解析】由于根管治疗过程中对根尖周的局部刺激，多伴有根尖周炎症，因此桩冠修复应在根管治疗1周后进行为宜。

55. A【解析】取功能性印模的目的是精确反映口周肌肉功能活动时的位置和形态，有利于后期修复。

56. B【解析】慢性边缘性骨髓炎，如已明确骨质破坏的边界和范围，一般在病程2~4周后，即可施行病灶清除术。

57. A【解析】保守患者的秘密，其本质是尊重患者自主的原则。

58. D【解析】眶下间隙内有行走于肌间的内眦动脉、面前静脉及其与眼静脉、眶下静脉、面深静脉的交通支，感染可沿其扩散。

59. E【解析】氟牙症多见于恒牙，发生在乳牙者甚少，程度亦较轻。这是由于乳牙的发育分别在胚胎期和哺乳期，胎盘对氟有一定的屏障作用。母亲乳汁中的氟含量较稳定，并不因母体摄氟量高而增高。

60. D【解析】修复体边缘要求与基牙密合，增加厚度并不能防止细菌侵入；A，B答案与预防继发龋无关。

61. D【解析】引起小儿下颌下间隙感染的最多来源是腺源性感染。

62. A【解析】最先提出"不伤害原则"的西方医学家是希波克拉底。不伤害原则是指在诊治过程中不使患者的身心受到损伤。这是医务工作者应遵循的基本原则。

63. B【解析】眶下间隙感染多来自上颌尖牙、切牙和第一前磨牙的根尖化脓性炎症和牙槽脓肿。

64. E【解析】小儿面颈部淋巴结炎大多数由上呼吸道感染及扁桃体炎引起。

65. C【解析】国家重视残疾人群的口腔保健，应以家庭口腔保健为主，除此之外，还需社会的共同参与。

66. C【解析】因上颌磨牙腭侧根管较粗大，桩冠修复时一般选用其作为预备根管。

67. D【解析】远中阻生与垂直阻生是相互矛盾的一组诊断。

68. C【解析】进行口腔健康调查时要避免信息偏性，所有检查器械必须统一。

69. B【解析】年轻恒牙的牙体硬组织硬度比成熟恒牙者差，弹性、抗压性及抗屈挠力低，宜用金刚砂车针减速切削，以减少牙质发生裂纹；年轻恒牙牙髓腔宽大、髓角尖高，而龋蚀多为急性龋，龋组织染色淡，分界不清，故制备洞型时应小心操作以免穿髓。年轻恒牙在混合牙列期的牙列中，有活跃的垂直向和水平向的移动度，所以在修复牙体时以恢复牙冠的解剖形态为目的，不强调恢复牙齿间的接触点。

70. B【解析】在调查研究时通过随机抽样或实验研究时随机分组得到两个样本的资料，通过两样本均数比较的$t$检验推断两个样本所代表的两个总体均数是否相等。

71. C【解析】5|作为末端基牙，Ⅱ度松动，轴面平直，无可利用倒凹，可将卡环设计到4|，制作延伸卡环。

72. B【解析】充填缓解症状，调整对刃咬合关系，消除病因。

73. B【解析】试验设计不包括选择窝沟龋易感儿童为受试对象。

74. C【解析】对于牙槽骨骨折及软组织撕裂伤的患者，应复位牙槽骨，弹性固定，缝合软组织。

75. C【解析】为避免创伤性𬌗力对牙周组织造成的损害，不应提倡叩齿，为避免牙齿磨损，应使用软毛牙刷。在老年人中，因牙龈退缩导致黑三角间隙，可鼓励使用牙间隙刷等间隙清洁措施。

76. D【解析】慢性龈炎的治疗原则为去除病因，手术治疗和防止复发，对于牙龈炎症较重的患者可配合局部药物治疗，对于不伴有全身系统性疾病的慢性龈炎患者，不应全身使用抗菌药物。

77. D【解析】各种原因导致外周血白细胞数持续低于 $3.5\times10^9/L$ 称为白细胞减少症。外周血中性粒细胞绝对值在成人低于 $2\times10^9/L$ 称为粒细胞减少症。当中性粒细胞低于 $0.5\times10^9/L$ 称为粒细胞缺乏。

78. B【解析】患者出现了类似恐惧症的表现。对于这种行为表现，系统脱敏疗法效果较好。

79. D【解析】患者肿瘤一部分区域为多形性腺瘤的结构，另一部分出现异型性，为多形性腺瘤恶变，又称为恶性混合瘤。

80. A【解析】40岁以上长期吸烟、吸烟量在20支/日以上者、既吸烟又有饮酒习惯者、因烟酒刺激口腔已有白斑者及长期嚼槟榔者，应定期进行口腔检查。一般来说每隔3个月到半年进行一次检查，最长不能超过1年。

81. B【解析】腺样囊性癌临床可表现为早期神经浸润症状，具有嗜神经性。镜下可见瘤细胞包括腔上皮细胞和肌上皮细胞，结构上以瘤细胞排列成筛状结构为主，此外肿瘤细胞可构成管状、实性小条索或团块，并可见瘤细胞小条索浸润神经。

82. A【解析】患者进食减少后仍按原剂量注射胰岛素而出现低血糖症，急诊处理应滴注葡萄糖以纠正低血糖。

83. A【解析】《医疗机构管理条例》第九条规定，单位或者个人设置医疗机构，必须经县级以上地方人民政府卫生行政部门审查批准，并取得设置医疗机构批准书，方可向有关部门办理其他手续。

84. A【解析】3/4冠的𬌗边缘终止于𬌗缘嵴下方。

85. A【解析】直接免疫荧光检查能定位显示棘细胞层间的抗细胞黏接物质的抗体。间接免疫荧光法是检测患者血清中是否存在抗基底细胞、棘细胞层的细胞间质以及棘细胞的循环抗体。

86. E【解析】氟牙症是牙在发育期间，长期接受过量的氟，使成釉细胞受到伤害，造成牙釉质的发育不全。若在六七岁之前，长期居住在饮水中氟含量高的流行区，即使日后迁往外地，也不能避免以后萌出的恒牙受累；反之则不出现氟牙症。

87. C【解析】左上颌第一前磨牙邻𬌗面银汞充填物部分脱落，X线片显示根充完善。最佳修复设计方案是桩核+PFM。死髓牙一般不做嵌体，第一前磨牙出于美观要做烤瓷冠，由于牙体缺损大所以要桩核+PFM。

88. E【解析】X线片显示有典型的烧瓶形病变，根尖区阴影与牙槽骨吸收相连，最可能的诊断是牙髓牙周联合病变。患牙特征性的X线表现结合临床体征可明确诊断。

89. D【解析】患者下前牙病变，可导致口底蜂窝织炎，为腐败坏死性病原菌引起的口底蜂窝组织炎，软组织的副性水肿非常广泛，水肿的范围可上及面颊部，下至颈部锁骨水平，严重可达胸上部。

90. B【解析】临床修复总义齿时，应在息止颌位，也即下颌姿势位时确定垂直距离。

91. B【解析】急性中央性骨髓炎的治疗原则是一旦判定骨髓腔内有化脓性病灶时，即应及早拔除病灶牙及相邻的松动牙，使脓液从拔牙窝内排出；这样既可防止脓液向骨髓腔内扩散、加重病情，又能通过减压而减轻剧烈的疼痛。

92. A【解析】思维奔逸指思维联想速度加快、数量增多和转换加速。患者表现为特别健谈，说话滔滔不绝，口若悬河，感到脑子特别灵活，就像机器加了"润滑油"一样难以停顿下来。患者说话的语速快，语量多，主题极易随环境而发生改变（随境转移），也可有音韵联想（音联），或字意联想（意联）。

93. D【解析】患者局部牙龈乳头充血，有食物嵌塞，应为龈乳头炎。

94. C【解析】违反《中华人民共和国医师法》规定，医师在执业活动中有下列行为之一的，由县级以上人民政府卫生健康主管部门责令改正，给予警告，没收违法所得，并处一万元以上三万元以下的罚款；情节严重的，责令暂停六个月以上一年以下执业活动直至吊销医师执业证书：（一）泄露患者隐私或者个人信息；（二）出具虚假医学证明文件，或者未经亲自诊查、调查，签署诊断、治疗、流行病学等证明文件或者有关出生、死亡等证明文件；（三）隐匿、伪造、篡改或者擅自销毁病历等医学文书及有关资料；（四）未按照规定使用麻醉药品、医疗用毒性药品、精神药品、放射性药品等；（五）利用职务之便，索要、非法收受财物或者牟取其他不正当利益，或者违反诊疗规范，对患者实施不必要的检查、治疗造成不良后果；（六）开展禁止类医疗技术临床应用。

95. E【解析】患者右侧下颌下区进食时肿痛1个月，口内右舌下腺触及黄豆大小之硬结，怀疑舌下腺结石，优选口底横断𬌗片，也可行下颌下腺造影。

96. C【解析】患者牙龈边缘呈蚕食状，覆盖假膜，严重口臭，镜下可见梭形杆菌，考虑为急性坏死溃疡性龈炎。

97. D【解析】本例心绞痛常在休息或清晨发作，发作时胸前导联ST段抬高，运动负荷试验阴性，符合变异型心绞痛的诊断。变异型心绞痛是由于冠状动脉痉挛所致，心绞痛发生在休息时，发作有定时，多在半夜或凌晨，伴心电图相关导联 ST 段抬高，呈单相曲线，缓解期 ST 段即恢复。运动或情绪刺激不会诱发，运动负荷试验常呈阴性。卧位型心绞痛虽也发生在卧位休息时，但不伴心电图 ST 段升高，而且运动试验呈阳性结果。

98. E【解析】患者智齿冠周炎导致下颌支后缘稍内侧深压痛，考虑为翼下颌间隙感染。

99. D【解析】青春期龈炎的主要病因是牙菌斑。青春期少年经常由于口呼吸习惯、牙齿排列不齐、乳恒牙更替、戴矫治器等，造成牙齿不易清洁，导致菌斑滞留，引起牙龈炎。目前尚无磨牙症与青春期龈炎有关的相关结论。

100. E【解析】混合性细菌感染为灰白或灰褐色脓液，有明显的腐败坏死臭味。

101. B【解析】含氟牙膏的浓度在 500mg/kg 较为合适，并非浓度越高越好。

102. D【解析】幼儿园儿童可以使用含氟牙膏，每次用量豌豆粒大小。

103. B【解析】含氟牙膏可以与其他局部用氟措施相结合。

104. E【解析】急性龋病变进展较快，病变组织颜色较浅，质地较软而且湿润，很容易用挖器剔除。

105. C【解析】慢性闭锁性牙髓炎无明显自发痛，有长期的冷、热刺激痛，去净腐质后无肉眼可见的穿髓孔。可查及深龋洞等牙体硬组织疾病。

106. A【解析】因穿髓孔较小，又是年轻恒牙，最好的处理是保髓治疗，最常用的盖髓剂是氢氧化钙。

107. E【解析】皮损有威克姆（Wickham）纹是口腔扁平苔藓的诊断依据和临床表现之一。

108. E【解析】组织病理学检查是口腔扁平苔藓确诊的金标准。

109. C【解析】口腔扁平苔藓女性多发，余正确。

110. E【解析】右下尖牙和第一前磨牙重度楔状缺损，Ⅰ度松动，有牙槽骨吸收及牙周病变，应行连冠修复以修复牙体缺损并固定患牙。

111. D【解析】右下第一前磨牙经根管治疗、牙周治疗并修复，然后可摘局部义齿修复末端游离缺失的第一磨牙和第二磨牙。用可摘义齿修复磨牙的原因是，基牙无法承受咬合力。

112. C【解析】基牙上均为双臂卡环，没有殆支托，所以是黏膜支持式义齿。

113. C【解析】因为没有殆支托，所以靠黏膜支持，义齿就会下沉，产生黏膜压痛。

114. A【解析】引起压痛的原因是义齿下沉，主要是因为没有设计殆支托，导致黏膜压痛。

115. D【解析】因设计不佳导致义齿压痛，可重新设计义齿。

116. A【解析】三叉神经痛扳机点的检查方法不包括叩诊。

117. B【解析】舌前 2/3 味觉来自面神经鼓索，舌后 1/3 味觉来自舌咽神经。三叉神经与味觉功能无关。

118. D【解析】肠线埋藏治疗属于组织疗法。

119. D【解析】肿块内细胞活检找到恶性细胞，说明可以诊断为甲状腺癌，应该进行手术切除治疗。

120. D【解析】全甲状腺切除最大的并发症是甲状旁腺损伤后造成血钙下降，全身抽搐等症状。

121. E【解析】对分化性癌（乳头状和滤泡状癌）在进行手术时，一般应行患侧腺体和峡部切除及对侧腺体的大部切除。

122. C【解析】龈乳头丧失伴假膜覆盖，可诊断为急性坏死性龈炎。

123. A【解析】涂片可进行致病微生物检测。

124. D【解析】梭形杆菌和螺旋体是急性坏死性龈炎的主要致病菌，镜下可见梭形杆菌和螺旋体。

125. D【解析】甲硝唑抑制专性厌氧菌，对本病致病菌效果最佳。

126. D【解析】患者左咽部及舌根痛，考虑为舌咽神经痛。

127. A【解析】舌咽神经痛的首选药物是卡马西平。

128. D【解析】Bass 刷牙法又称为水平颤动法或龈沟法。作为一种有效的清除龈缘附近及龈沟内菌斑的方法，Bass 刷牙法最为广泛接受，因为这个部位对控制牙龈与牙周感染最为重要。能去除龈缘附近与龈沟内的牙菌斑，特别是邻间区、牙颈部与暴露的根面区，适用于所有人群及实施过牙周手术的患者。

129. C【解析】适合于龈乳头退缩、邻面凹陷处的菌斑清除方法是牙间隙刷。

130. A【解析】卵巢主要合成雌二醇和雌酮。雌二醇的生物活性最强。雌三醇是雌二醇和雌酮的降解产物，生物活性很弱。

131. C【解析】在排卵前和排卵后雌激素的分泌有两个高峰。孕激素只有在排卵后由黄体分泌出现一个高峰。

132. E【解析】垂体在下丘脑分泌促性腺激素释放激素的作用下，分泌促性腺激素（FSH、LH），调节卵巢的生殖和内分泌功能。

133. E【解析】含糖饮食摄入频率过高，细菌发酵产酸致龋的概率大大增高。

134. B【解析】菌斑微生物是牙周疾病的始动

因素。

135. B【解析】颞下颌关节紊乱中的咀嚼肌紊乱的主要症状是咀嚼肌疼痛，表现为关节区疼痛为主。

136. A【解析】颞下颌关节可复性盘前移位主要表现为开闭口运动时关节弹响。

137. C【解析】由于关节盘挤压变形，开闭口时均位于髁突前，颞下颌关节不可复性关节盘前移位主要表现为开口受限。

138. B【解析】滑膜炎症表现为关节区疼痛。

139. C【解析】慢性滑膜炎往往疼痛反复发作，疾病迁延，影响开口运动，导致不同程度的张口受限。

140. C【解析】慢性骨关节病可表现为关节强直，开口受限。

141. A【解析】基托与黏膜不密合可导致食物嵌塞。

142. E【解析】卡臂尖应为与基牙倒凹区，以起到固位作用，但卡环体部进入基牙倒凹可导致就位困难。

143. C【解析】𬌗力过大可导致基牙负担过重，基牙疼痛，由于咬合早接触，可导致局部𬌗力过大。

144. B【解析】后牙覆盖过小可导致咬颊。

145. D【解析】垂直距离过低，可导致咀嚼无力。

146. A【解析】上颌前牙开髓时应从舌面窝中央向牙颈方向钻入，因为唇舌径在牙颈部最大，防止在牙颈部侧方穿通。

147. D【解析】上颌前磨牙开髓时要防止从近中面或远中面穿孔，因为近远中径在𬌗面宽而近颈部窄。

148. B【解析】下颌第一恒磨牙开髓时应防止穿通髓室底，因为髓室顶与髓室底相距较近。

149. A【解析】根管冲洗用2%氯亚明可以起到化学预备和消毒的作用。

150. D【解析】碘具有消炎镇痛和腐蚀上皮及肉芽组织的作用，用于牙龈炎、牙周炎、冠周炎、牙周袋的局部用药。

# 第四单元

## 【$A_1$ 型题】

**答题说明**

每一道考题下面有 A、B、C、D、E 五个备选答案，请从中选择一个最佳答案。

1. 牙中牙是
A. 融合牙
B. 双生牙
C. 牙内陷
D. 额外牙
E. 畸形中央尖

2. 楔状缺损的常见牙齿顺序是
A. 磨牙、前磨牙、尖牙、中切牙、侧切牙
B. 侧切牙、中切牙、尖牙、磨牙、前磨牙
C. 侧切牙、前磨牙、中切牙、尖牙、磨牙
D. 前磨牙、尖牙、磨牙、侧切牙、中切牙
E. 尖牙、中切牙、磨牙、前磨牙、侧切牙

3. 不用于充填前牙楔状缺损的材料是
A. 复合体
B. 玻璃离子黏固粉
C. 流动树脂
D. 银汞合金
E. 光固化复合树脂

4. 年轻恒牙牙髓炎的治疗原则是
A. 根管治疗
B. 根尖手术
C. 拔除
D. 根尖诱导成形术
E. 尽量保髓治疗

5. 医学伦理学的学科性质属于
A. 元伦理学
B. 医德学
C. 应用伦理学
D. 道德哲学
E. 生命伦理学

6. 复发性口腔溃疡治疗措施中，远期疗效最佳的是
A. 口腔局部消炎、镇痛、促愈合
B. 手术切除
C. 注射转移因子或口服左旋咪唑
D. 补充营养
E. 针对与发病有关的全身和局部因素治疗

7. 关于窝沟封闭剂，以下说法错误的是
A. 光固化封闭花费时间少
B. 光固化封闭可以在合适的时候开始固化
C. 光固化封闭不易产生气泡
D. 光固化封闭剂采用的引发剂不同于自凝固化封闭剂
E. 紫外光固化封闭效果较自凝固化好

8. 以下关于牙线的描述正确的是
A. 使用牙线时可将其两端绕在左右手的示指上
B. 使用牙线前应去除邻面充填体的悬突
C. 如两牙间接触点较紧可向下加力进入牙间隙
D. 含蜡牙线较不含蜡牙线更容易去除邻面菌斑
E. 牙周病患者不必进行洁治就可使用牙线

9. 导致老年人牙缺失的问题主要是因为
A. 牙龈炎和牙龈出血
B. 牙周袋形成
C. 牙龈萎缩和牙槽骨吸收
D. 牙石和牙周袋溢脓
E. 牙龈萎缩和牙石

10. WHO 口腔健康标准中，下面错误的是
A. 牙无龋洞
B. 无疼痛感
C. 牙无松动
D. 牙龈颜色正常
E. 无出血现象

11. 乳牙龋齿治疗原则如下，除外
A. 去除病变组织
B. 降低咬合高度
C. 恢复牙体外形
D. 提高咀嚼功能
E. 利于恒牙列的形成

12. 捷径调查所查的年龄组是
A. 5 岁、12 岁、35~44 岁、65~74 岁

B. 5岁、12岁、15岁、35~44岁、65~74岁
C. 5岁、12岁、15岁、18岁、35~44岁、65~74岁
D. 12岁、15岁、18岁、35~44岁、65~74岁
E. 15岁、18岁、35~44岁、65~74岁
13. 创伤性溃疡的治疗错误的是
A. 保留残根
B. 使用含漱剂
C. 防止感染和镇痛
D. 修改或拆除不合适的修复体
E. 磨改锐利的牙尖或切嵴
14. 乳牙龋病好发牙是
A. 下颌乳切牙
B. 下颌乳尖牙
C. 上颌乳尖牙
D. 下颌乳磨牙
E. 上颌乳磨牙
15. 口腔健康教育的最终目的是
A. 建立口腔健康行为
B. 增长口腔保健知识
C. 定期口腔健康检查
D. 了解口腔保健措施
E. 积极治疗口腔疾病
16. 属于窝沟封闭适应证的是
A. 患较多窝沟龋
B. 牙面自洁作用好
C. 患较多光滑面龋
D. 牙面窝沟已做充填
E. 牙面窝沟可疑龋
17. 牙髓电活力测验是通过检查
A. 牙髓血流来反映牙髓的生活状态
B. 牙髓血流来反映牙髓的病变过程
C. 牙髓血流来反映牙髓的病理状态
D. 牙髓神经的兴奋性来反映牙髓的生活状态
E. 牙髓神经的兴奋性来反映牙髓的病理状态
18. 种植体旋入的扭力为多少时早期固位良好
A. ≥0.25N·m
B. ≥0.35N·m
C. ≥0.45N·m
D. ≥0.55N·m
E. ≥0.65N·m
19. 婴幼儿口腔保健母亲应注意给孩子
A. 睡前清洁口腔
B. 睡前喂甜牛奶
C. 教会孩子刷牙
D. 少吃水果蔬菜
E. 多吃奶糖糕点
20. 下列有关白斑的描述，不正确的是
A. 白斑是一个临床病名
B. 白斑的恶变潜能随上皮异常增生程度的增加而增大
C. 白斑上皮异常增生是指原位癌
D. 非均质型白斑比均质型白斑恶变风险高
E. 白斑上皮表面过度角化或过度不全角化
21. 三叉神经功能检查项目中不包括
A. 三叉神经分布区皮肤与黏膜的触、温、痛觉
B. 咀嚼肌运动功能检查
C. 腭反射
D. 希尔墨试验
E. 角膜反射
22. 临床最常见的牙髓疾病是
A. 慢性牙髓炎
B. 急性牙髓炎
C. 牙髓充血
D. 牙髓钙化
E. 牙内吸收
23. 医师告知糖尿病患者坚持吃药，多运动，注意饮食，属于
A. 一级预防
B. 二级预防
C. 三级预防
D. 四级预防
E. 以上均错
24. 根尖周肉芽肿的典型X线表现是
A. 根尖周密度减低区，边界清楚
B. 根尖周密度减低区，边界模糊
C. 根尖周密度减低区，边界清楚，有骨密质白线
D. 根尖周密度减低区，边界清楚，无骨密质白线
E. 根尖周锐利的密度减低区，密度不均匀
25. 医学伦理学原则中的最高层次是
A. 尊重患者的自主性
B. 有利于患者
C. 全心全意为人民身心健康服务
D. 不伤害患者
E. 公正地对待患者
26. 涎腺造影检查的禁忌证为
A. 外伤性涎瘘
B. 急性化脓性腮腺炎
C. 阴性涎石症
D. 腮腺恶性肿瘤

E. 腮腺慢性反复肿胀

27. 急性牙髓炎的诊断步骤是

A. 先麻醉镇痛，后查患牙和问诊

B. 先温度测验，后查患牙和问诊

C. 先问诊，后做麻醉镇痛和检查

D. 先查患牙，后问诊做温度测验

E. 先问诊，再查牙，后做温度测验

28. 关于下颌骨多发性骨折的X线片诊断，最好的投照位置是

A. 下颌骨后前位

B. 下颌骨斜侧位

C. 曲面断层片

D. 下颌咬合片

E. 下颌支切线位

29. 下列下颌骨骨折的好发部位中，发生比率最低的是

A. 下颌体

B. 正中联合

C. 颏孔区

D. 下颌角

E. 髁突颈

30. X线片上判断牙槽骨高度降低的标准是骨嵴顶

A. 与釉质牙骨质界平齐

B. 与釉质牙骨质界的距离<1mm

C. 与釉质牙骨质界的距离<2mm

D. 与釉质牙骨质界的距离>2mm

E. 与釉质牙骨质界的距离>3mm

31. 窝沟封闭酸蚀牙面的面积为

A. 牙尖斜面的2/5

B. 牙尖斜面的1/3

C. 牙尖斜面的3/4

D. 牙尖斜面的1/5

E. 牙尖斜面的2/3

32. 下列有关腮腺造影侧位片及后前位片可见影像描述不正确的是

A. 侧位片可显示腮腺导管系统及腺实质的侧位影像

B. 侧位片上导管系统在腺体内逐渐由粗至细

C. 侧位片上主导管在下颌支上斜向后上走行

D. 后前位片上主导管在距下颌支外缘约1cm处，转向后方并向上、下分支

E. 后前位片上腺体紧贴下颌支外侧，上下两端较薄，中间较厚

33. 颌骨骨折的治愈标准是

A. 骨性愈合

B. 纤维性愈合

C. 骨折线上的牙齿不松动

D. 恢复原有咬合关系

E. 无感染发生

34. 对于1~3岁儿童，氟的适宜和安全摄入量（mg/d）是

A. 0.1~0.4

B. 0.5~1.5

C. 1.6~2.6

D. 2.7~3.7

E. 3.8~4.8

35. 某学校的保健老师在家长课堂讲课时，旁听的口腔专家指出下面说法容易引起误导的是

A. 氟化物的使用可减少光滑面龋的发生

B. 窝沟封闭可有效预防窝沟龋的发生

C. 替牙期要特别注重第一恒磨牙的保护

D. 10岁以前儿童需要家长帮助刷牙

E. 刷牙可以有效预防窝沟龋和光滑面龋

36. 沟纹舌的治疗应采用

A. 清除牙菌斑

B. 去除残根、残冠

C. 无症状者一般无须治疗

D. 需切除沟纹

E. 服用抗生素

37. 关于医学伦理规范，下列提法中错误的是

A. 调节医务人员人际关系的出发点和根本准则

B. 医务人员行为的具体医德标准

C. 医德原则的具体体现和补充

D. 社会对医务人员行为的基本要求

E. 把医德理想变成医德实践的中间环节

38. 口腔健康教育的方法一般是

A. 个别交谈、网络交流、大众传播渠道、组织社区活动

B. 个别交谈、小型讨论会、大众传播渠道、组织社区活动

C. 个别交谈、小型讨论会、学校授课、组织社区活动

D. 专家咨询、小型讨论会、大众传播渠道、组织社区活动

E. 专家咨询、网络交流、大众传播渠道、组织社区活动

39. 在对学校保健老师进行培训时，教授指出口腔健康教育与口腔健康促进相结合，才能有效地实施口腔预防措施，并指出口腔健康促进的原则是

A. 发挥专业人员的优势指导

B. 发挥领导部门的主导作用

C. 发挥学校的优势

D. 发挥社会舆论的作用
E. 发挥家长的参与作用
40. 关于口腔健康状态的调查方法，叙述错误的是
A. 调查应在特定时间范围内进行
B. 按经济条件抽样属于整群抽样
C. 抽样方法有单纯随机抽样、系统抽样等
D. 捷径调查的优点是省时、省力
E. 预调查通常选择12岁组加另一个年龄组
41. 龋病的三级预防包括
A. 应用氟化物
B. 窝沟封闭
C. 预防并发症发生
D. 合理饮食
E. 口腔健康教育
42. 下列治疗颜面部疖痈的方法错误的是
A. 保守治疗
B. 10%高渗盐水纱布湿敷
C. 及早切开引流
D. 全身运用大剂量有效抗生素
E. 全身支持治疗
43. 牙周病一级预防的确切内容是
A. 义齿修复，防止功能丧失
B. 早发现、早治疗，减少牙周病的严重程度
C. 以药物与牙周手术治疗牙周病损
D. 控制牙菌斑，减轻牙龈出血
E. 健康教育、定期保健、保持牙周健康
44. 对1年前做过口腔检查的200名患者进行口腔健康检查时，发现了40个新龋需治疗。描述这种情况的指标是
A. 龋均
B. 患龋率
C. 发病率
D. 构成比
E. 充填率
45. 关于三叉神经痛的治疗方法中，哪种复发率最低，且可重复应用
A. 药物治疗
B. 封闭疗法
C. 无水乙醇注射疗法
D. 三叉神经撕脱术
E. 半月神经节射频温控热凝术
46. 贵金瓷冠的金属基底冠有瓷覆盖部位的厚度最少为
A. 0.1mm
B. 0.3mm
C. 0.5mm
D. 0.7mm
E. 1.0mm
47. "健康所系，性命相托"这一提法出自
A. 1991年《中国医学生誓词》
B. 1995年《中国医学生誓词》
C. 1996年《临床医师公约》
D. 2002年《临床医师公约》
E. 1999年《中华人民共和国医师法》
48. 三叉神经痛患者在疼痛发作时的痛性抽搐不包括
A. 痛区潮红
B. 眼结膜充血
C. 出汗、流涎
D. 流泪
E. 患侧鼻腔黏液减少
49. 金瓷冠不透明瓷的厚度一般为
A. 0.1mm
B. 0.2mm
C. 0.3mm
D. 0.4mm
E. 0.5mm
50. 下列哪项不是舌乳头炎常见的病因
A. 贫血
B. 滥用抗生素
C. 遗传因素
D. 内分泌失调
E. 维生素缺乏
51. 在一种分析性研究中，计算了某值，可说明暴露因素与发病的关联程度，该指标为
A. 发病率
B. 发病密度
C. 归因危险度
D. 患病率
E. 相对危险度
52. 以下关于穿刺说法正确的是
A. 脓肿穿刺选用8号或9号粗针
B. 血管瘤穿刺选用7号针
C. 唾液腺肿瘤用6号针头穿刺行细胞学检查
D. 某些深部肿瘤也可用6号针头穿刺行细胞学检查
E. 以上都对
53. 为减少对发音的影响，宜将上颌基托的哪个部分做薄
A. 腭前2/3
B. 腭前1/2

C. 腮前1/3
D. 腮后2/3
E. 腮后1/3

54. 以下哪种治疗对于特发性面神经麻痹急性期的患者是不适当的
A. 给予阿司匹林
B. 给予地塞米松
C. 给予维生素 $B_1$、$B_{12}$
D. 强的针刺或电针
E. 局部热敷、按摩

55. 描述性口腔流行病学最常用的研究方法是
A. 横断面调查
B. 纵向调查
C. 常规资料分析
D. 病例-对照研究
E. 群组研究

56. 急性化脓性腮腺炎的主要致病菌是
A. 链球菌
B. 大肠埃希菌
C. 肺炎链球菌
D. 金黄色葡萄球菌
E. 白念珠菌

57. 某市卫生行政部门计划对该市65周岁以上老年人进行口腔健康状况调查，并依据调查结果制定今后的口腔疾病控制规划。进行标准一致性检验后，某检查者的Kappa值为0.61，说明可靠度为
A. 不可靠
B. 不合格
C. 中等
D. 优
E. 完全可靠

58. 全口义齿的𬌗平面平分颌间距离主要是为了
A. 增强基托的吸附力作用
B. 防止人工牙和基托的折断
C. 获得正确的垂直距离
D. 加强义齿的平稳和固位
E. 防止颌位前伸

59. 下列关于急性化脓性腮腺炎的叙述，错误的是
A. 病原菌主要是金黄色葡萄球菌
B. 常为单侧受累，双侧同时发生者少见
C. 腮腺导管口红肿，可挤压出脓液
D. 肿胀以耳垂为中心
E. 局部皮肤红热现象不显著

60. 下面不属于控制牙菌斑的药物特点为
A. 能杀灭特异性致病菌
B. 不受口腔和菌斑中其他成分的影响
C. 不易引起细菌的耐药性
D. 能长时间停留在口腔中发挥作用
E. 对口腔和全身无毒副作用

61. 以下关于松软牙槽嵴的认识，除哪项以外都是错误的
A. 由于长期缺牙，骨质大量吸收引起
B. 该组织对义齿有很好的支持作用
C. 该组织由于牙槽嵴压迫性吸收形成
D. 该组织受压后不会产生炎症和疼痛
E. 该组织在修复前不必切除

62. 以下关于金瓷冠的描述，除哪项外都是正确的
A. 上釉在空气中完成
B. 镍铬合金基底冠较金合金强度好
C. 多次烧结可提高瓷的热膨胀系数
D. 体瓷要在真空中烧结
E. 瓷层越厚越好

63. 腮腺良性肿瘤中最常见的是
A. 腺瘤
B. 混合瘤
C. 肌上皮瘤
D. 腺淋巴瘤
E. 神经纤维瘤

64. 最应具备公正廉洁医德素质的是
A. 医院后勤保障人员
B. 医疗资源的管理和分配者
C. 妇产科医师
D. 临床护士
E. 内科医师

65. 老年人不断上升的牙体疾病主要是
A. 楔状缺损
B. 根面龋坏
C. 牙冠部龋
D. 牙缺失
E. 牙畸形

66. 信度是标准化心理测验的基本要求之一，主要是指测量结果的可靠性或一致性。一般能力与成就测验的信度系数通常要在
A. 0.90以上
B. 0.85~0.90
C. 0.80~0.85
D. 0.75~0.80
E. 0.70~0.75

67. 下列哪项不是牙源性角化囊肿复发的原因
A. 囊肿沿骨小梁之间生长

B. 囊肿上皮衬里增生明显
C. 纤维囊壁中含有微小囊肿
D. 纤维囊壁中含有上皮团块
E. 手术难以完整摘除

68. 不利于医院整体效应发挥的是群体间的
A. 互补
B. 控制
C. 师承
D. 离心
E. 合作

69. 关于急性化脓性腮腺炎切开引流指征，不正确的是
A. 局部明显凹陷性水肿
B. 穿刺有脓液
C. 扪及波动感
D. 腮腺导管口有脓液排出
E. 出现暂时性面瘫

70. 适用于牙龈相对健康、组织外形正常、掌握Bass刷牙法困难的儿童，用什么方法做一般性清洁
A. 改良的 Stillman 法
B. Charter 法
C. 圆弧法
D. 旋转刷牙法
E. 以上均不是

## 【$A_2$ 型题】

### 答题说明

每一道考题是以一个小案例出现的，其下面都有 A、B、C、D、E 五个备选答案，请从中选择一个最佳答案。

71. 某市准备开展口腔流行病学调查，使用的指数应具备的条件不包括
A. 简单
B. 价廉
C. 有效
D. 灵活
E. 能进行统计学处理

72. 可能引起氟中毒的人体摄入剂量是
A. 3mg/kg
B. 4mg/kg
C. 5mg/kg
D. 6mg/kg
E. 8mg/kg

73. Ⅱ类洞制备时鸠尾峡应位于
A. 窝洞轴髓线角中线侧
B. 窝洞轴髓线角边缘嵴侧
C. 殆面的中央
D. 窝洞轴髓线角处
E. 窝洞的中央

74. 患者有维生素 C 缺乏病史。牙龈色紫、肿胀，质地柔软，易出血。镜下见上皮下结缔组织水肿明显，毛细血管增生、扩张、充血。该疾病是
A. 纤维增生型慢性龈炎
B. 炎症水肿型慢性龈炎
C. 维生素 C 缺乏性龈炎
D. 浆细胞龈炎
E. 药物性龈炎

75. 某患者要做腰椎穿刺检查，有恐惧感。从医德要求考虑，临床医师应向患者做的主要工作是
A. 要得到患者知情同意
B. 因诊断需要，先动员，后检查
C. 告知做腰穿时应注意的事项
D. 告知做腰椎穿刺的必要性，嘱患者配合
E. 动员家属做患者思想工作

76. 对含氟牙膏的防龋效果进行研究。将若干名学生随机分成两组。一组用含氟牙膏，另一组用普通牙膏。三年后观察其防龋效果。这种研究方法为
A. 常规资料分析
B. 病例对照研究
C. 横断面研究
D. 实验研究
E. 群组研究

77. 一严重颧骨复合体损伤的患者，最不可能出现的是
A. 眶周淤血
B. 眶下区麻木
C. 复视
D. 张口受限
E. 脑脊液漏

78. 检查某班 15 岁学生 50 人，其中患龋病者

10人，龋失补牙数：D70，M5，F10。这班学生的患龋率为

A. 10%

B. 20%

C. 30%

D. 40%

E. 50%

79. 患者，男性，45岁。长期吸烟，每日吸烟量在20支以上，有饮酒习惯，医师建议其定期进行口腔检查，以早期发现可能的癌变。检查间隔时间一般为

A. 6个月

B. 9个月

C. 12个月

D. 15个月

E. 18个月

80. 患儿，男，12岁。由饮水含氟量0.3ppm地区迁居饮水含氟量1.2ppm地区。氟牙症发生的可能性为

A. 0

B. 25%

C. 50%

D. 75%

E. 100%

81. 患者龈缘红肿光亮，质地松软，探诊易出血，无探痛。牙龈沟内上皮下方可见中性粒细胞浸润，其下方为大量的淋巴细胞。病理诊断为

A. 慢性牙周炎

B. 浆细胞龈炎

C. 龈增生

D. 慢性龈炎

E. 急性坏死溃疡性龈炎

82. 患儿，男，6岁。双侧腮腺反复肿大2年，临床检查怀疑为儿童复发性腮腺炎。关于儿童复发性腮腺炎的唾液腺造影表现，下列说法错误的是

A. 多数主导管无改变

B. 副腺体末梢导管扩张

C. 临床痊愈后仍可有末梢导管扩张

D. 主导管可有扩张

E. 病变可累及下颌下腺

83. 患儿，女，5岁。来院进行口腔健康检查并咨询有关口腔保健知识。家长向医师了解幼儿刷牙能否用含氟牙膏时，医师的回答是

A. 最好不用

B. 应该不用

C. 监督使用

D. 间断使用

E. 长期使用

84. 患者，32岁，$\underline{5|}$缺失，间隙约4mm；$\underline{6|}$银汞充填体，已做根管治疗；$\underline{4|}$位置正常。以下最理想的修复设计是

A. $\underline{64|}$双端固定桥

B. 半固定桥

C. $\underline{6|}$单端固定桥

D. 直接做可摘局部义齿

E. $\underline{6|}$全冠修复后制作可摘局部义齿

85. 一位年轻的住院医师建议一位高血压患者要注意清淡饮食，这位患者认为自己的生活经验比这位医师多得多，故而没有听从，出现这种情况最根本的原因是

A. 患者常常自以为是

B. 患者的角色行为缺如

C. 医师太年轻，说话没有分量

D. 没建立良好信任的医患关系

E. 医师没有丰富的经验

86. 患者，女性，80岁。全口义齿修复后10年，因进食疼痛、黏膜不适1个月就诊。检查：上腭义齿承托区相对应的黏膜充血发红，上腭义齿基托组织面细菌涂片见白念珠菌菌丝。对于该患者的治疗，以下药物不合适的为

A. 制霉菌素

B. 克霉唑

C. 碳酸氢钠漱口液

D. 金霉素含漱液

E. 复方氯己定

87. 患者，男性，37岁。右下颌下区胀痛2周。进食时痛加剧，继而可减轻。该患者体检中最可能发现的是

A. 开口困难

B. 下颌下区波动

C. 下颌舌沟隆起、舌上抬

D. 下颌下腺导管口唾液分泌增多

E. 可扪及下颌下腺导管结石

88. 患者，男性，30岁。右上6大面积银汞充填。检查：MOD大面积银汞充填体，牙冠剩余牙体组织少，仅残留颊舌侧壁，无松动，无叩痛，已行完全根管治疗。设计行桩核冠修复，牙体预备首先要

A. 制备倒凹固位

B. 按照全冠预备体的要求进行磨除

C. 去除颊舌侧壁

D. 制备固位沟

E. 制备箱状洞形

89. 患者，男性，29岁。前牙牙龈肿大2年。检查：上下前牙龈肿大，龈乳头呈球状，质硬，有弹性，牙不松，袋深3~5mm，附着无丧失。有慢性鼻炎，有口呼吸习惯。此患者最可能的诊断为

A. 青春期龈炎
B. 单纯性肥大性龈炎
C. 慢性龈炎
D. 药物性龈炎
E. 成人牙周炎

90. 患者，男性，55岁。左腮腺有鸡蛋大小的肿块5年。肿块生长缓慢，无明显不适，但近2个月来肿块生长变快，并伴轻度疼痛，无发热。检查：肿块位于下极，6cm×5cm大小，结节状，质地偏硬，局部囊性变，活动度差，面神经颊支轻微瘫痪，腮腺导管口不红肿，分泌液清亮。该肿块首先应考虑为

A. 良性肿瘤伴感染
B. 良性肿瘤恶性变
C. 恶性肿瘤伴感染
D. 肿瘤坏死
E. 肿瘤囊性变

91. 据报道，现在有些医院已采取了一些隔离措施，使体格检查置于一个相对封闭的环境中，以免受检患者曝光于众人面前。更确切地说这些措施反映了医院和医师哪一种医德意识

A. 服务意识
B. 管理意识
C. 保护患者隐私意识
D. 热爱医学事业的意识
E. 有利于患者的意识

92. 患者，女性，20岁。$\underline{1|1}$ 缺失，余牙牙周健康。固定义齿应采用

A. 单端固定桥
B. 双端固定桥
C. 半固定桥
D. 复合固定桥
E. 特殊固定桥

93. 患者，女性，56岁。右耳前发现核桃大小肿物近1年，有疼痛，渐进性长大史，偶发疼痛，向耳颞部放射，触肿物扁平，质硬，动度差，与周围组织似有粘连，界线不十分清楚。最有可能的诊断是

A. 腮腺混合瘤
B. 腮腺黏液表皮样癌
C. 腮腺区结核
D. 腮腺腺样囊性癌
E. 慢性阻塞性腮腺炎

94. 患者，女性，64岁。检查：上颌牙列缺失，$\underline{|345}$ 唇颊侧骨突明显，前庭沟处倒凹较大。其骨突修整的最佳时机是在 $\underline{|345}$ 拔出后的

A. 2周
B. 3周
C. 1个月
D. 3个月
E. 4个月

95. 某女性患者头痛数月，遇上呼吸道感染和月经来潮时疼痛加重，于是出于彻底检查的目的来院，坚决要求做CT检查，被医师拒绝。医师开出脑电图检查单和请耳鼻喉科会诊单。患者大为不满。为形成正常医患关系，该医师应该

A. 维持契约关系，完全按患者要求办，开单做CT检查
B. 维持契约关系，坚决按医师意见办，脑电图检查后再定
C. 维持契约信托关系，说服患者先行体格检查再定
D. 维持信托关系，先查CT和脑电图、进行会诊，然后体检
E. 维持信托关系，对不信赖者拒绝接诊

96. 患者，女性，33岁。上颌前部被硬物撞击。经X线片检查证实为上颌前部的牙槽突骨折伴牙龈撕裂伤。该患者不必进行的处理是

A. 缝合牙龈创口
B. 局部麻醉下将牙槽突及牙复位
C. 单颌结扎固定
D. 有早接触时调磨对颌牙
E. 颌间结扎

97. 患者，男性，40岁。在试戴金属冠时，反映戴上右侧后牙冠咬合时下颌有偏移，去除冠后无上述情况发生。临床检查发现；右侧上颌第一磨牙金属冠的颊尖舌斜面有咬合滑走印迹。导致患者下颌在咬合时发生偏移的主要原因是

A. 患者对冠不适应，使用一段时间，偏移会消失
B. 冠的颊尖舌斜面上有早接触，从而导致下颌偏移
C. 患者精神紧张，是一种下意识的动作
D. 由于冠还处于试戴期，没有磨光和黏固，经磨光和黏固后，下倾偏移能消失
E. 冠解剖形态不佳

98. 患者，男性，27岁。在某医院被确诊为慢性腮腺炎，并进行腮腺导管扩张术。进行这种手术的原因主要是由于

A. 导管有涎石
B. 导管或管口狭窄
C. 腮腺肿大不明显
D. 腺体有萎缩
E. 腺体有感染

99. 患者，男性，26 岁。外伤致 2| 冠折伴牙周膜撕裂伤，断面位于龈上。昨日行根管治疗，今来医院要求桩冠修复，一般说来开始修复的时间是
A. 随时可以备牙取模
B. 观察 1 周后复诊
C. 观察 1 个月后复诊
D. 诊观察 2 周后复诊
E. 观察 3 个月后复诊

100. 患者，女性，45 岁。近 1 年来出现左侧腮腺肿大，口内黏膜灼热感，吞咽食物困难，饮水增多，眼干。查口内黏膜干燥，舌乳头萎缩，口内大量残根残冠。腮腺造影显示唾液腺末梢导管扩张，排空功能减退。最可能的诊断是
A. 慢性复发性腮腺炎
B. 腮腺混合瘤
C. 舍格伦综合征
D. 腮腺黏液表皮样癌
E. 以上均不对

## 【$A_3$/$A_4$ 型题】

### 答 题 说 明

以下提供若干个病例，每个病例下设若干道考题。请根据答案所提供的信息，在每一道考题下面的 A、B、C、D、E 五个备选答案中选择一个最佳答案。

(101~102 题共用题干)

患儿，女，5 岁。左下后牙食物嵌塞痛 1 周。检查：|Ⅳ 远中边缘嵴完整发黑，未探及龋洞，叩痛(-)，不松动，牙龈正常。|Ⅴ 𬌗面龋洞，探不敏，叩痛（-），不松动，牙龈正常。余牙未见异常。

101. 为明确诊断还应进行的检查是
A. 拍摄 X 线片
B. 牙髓电活力测验
C. 碘染色法
D. 冷测
E. 咬诊

102. |Ⅴ 龋齿腐质去净后洞底达牙本质深层，下一步治疗应选
A. 光敏复合树脂充填
B. 氢氧化钙制剂间接盖髓
C. 磷酸锌水门汀垫底
D. 氧化锌丁香油糊剂充填
E. 玻璃离子水门汀充填

(103~106 题共用题干)

患者，男性，23 岁。主诉刷牙出血，牙松动半年。否认全身疾病。曾接受洁治和刮治治疗。口腔检查：左下颌第一磨牙颊侧中央仍有 8mm 深牙周袋，探诊出血。

103. 最可能的诊断是
A. 青少年后期牙周炎
B. 侵袭性牙周炎
C. 慢性牙周炎
D. 快速进展型牙周炎
E. 成人牙周炎

104. 经过牙周龈上、龈下机械治疗后，仍存在深牙周袋的原因应除外
A. 牙周洁治不彻底
B. 自我牙菌斑控制不良
C. 不良修复体
D. 釉突
E. 咬合创伤

105. 相应的治疗方案，除外
A. 牙周翻瓣术
B. 引导组织再生术
C. 半牙切除术
D. 调𬌗
E. 拔除所有松动牙

106. 如果右下后牙咬合不适半个月。检查：探针可进入 6| 根分叉区，且探诊后出血。诊断为根分叉病变。诊断根分叉病变分度的主要依据是
A. 牙松动度
B. 叩诊
C. 探诊和 X 线片
D. 扪诊
E. 视诊

（107～108题共用题干）

患者，女性，57岁。眼干、口干4年，右腮腺肿物2年，逐渐加重，现已出现咀嚼及吞咽困难。右腮腺肿物2.5cm×3.0cm，表面光滑，无压痛，未见面瘫征象。有类风湿关节炎病史15年。

107. 若对该患者行腮腺造影检查，其表现中不正确的是

A. 主导管可呈花边样或葱皮样改变

B. 腺体排空功能差

C. 分支导管数目减少、变细

D. 末梢导管不同程度萎缩

E. 肿瘤样改变

108. 首选的治疗方法是

A. 保存面神经的腺叶与肿块切除

B. 0.5%甲基纤维素对症治疗

C. 激素治疗

D. 漱口水含漱

E. 中医中药治疗

（109～112题共用题干）

患者，男性，35岁。进食时左侧下颌下区肿胀疼痛，进食后数小时方可逐渐消退。检查：左侧下颌下腺导管开口处红肿，导管呈条索状，轻压腺体导管口有少量脓液流出。

109. 哪项检查应作为首选

A. 下颌骨侧位片

B. 下颌骨后前位片

C. 曲面断层片

D. 下颌下腺造影

E. 下颌横断𬌗片

110. 进行触诊检查时，应

A. 从导管前部向后单手单指触诊

B. 从导管后部向前双手合诊

C. 从导管后部向前单手单指触诊

D. 从导管前部向后双手触诊

E. 从导管后部向前单手双指触诊

111. 最可能的诊断是

A. 急性下颌下淋巴结炎

B. 下颌下腺结石并发下颌下腺炎

C. 下颌下间隙感染

D. 舌下间隙感染

E. 舌下腺结石

112. 本病的鉴别诊断包括下列哪项

A. 慢性硬化性下颌下腺炎

B. 舌下腺囊肿口外型

C. 下颌下间隙感染

D. 下颌下腺肿瘤

E. 以上都是

（113～116题共用题干）

某患者初戴全口义齿时，发现下颌总义齿存在左右翘动，上下牙咬合时有痛感。

113. 下列对可能引起翘动的原因描述不恰当的是

A. 基托伸展过长

B. 义齿进入倒凹区基托缓冲不足

C. 印模不准确

D. 基托变形

E. 与硬区相应的基托组织面缓冲不足

114. 在以下可能造成义齿翘动的原因中，首先考虑应是

A. 基托伸展过长

B. 基托变形

C. 模型不准确

D. 印模不准确

E. 与硬区相应的基托组织面缓冲不足

115. 检查出翘动原因后，合理的处理方法应是

A. 调短过长基托

B. 重新制作义齿

C. 重衬义齿组织面

D. 缓冲压痛处硬区的基托组织面

E. 调𬌗

116. 如果仍有翘动，应做的处理是

A. 调𬌗

B. 修复基托边缘

C. 加衬垫底

D. 重新制作义齿

E. 缓冲唇颊系带

（117～121题共用题干）

患者，女性，35岁。$\overline{6|}$因大面积龋坏拔除3个月，要求修复。

117. 决定能否行固定桥修复的因素，除外

A. 邻牙牙周支持能力

B. 邻牙牙冠大小、形态

C. 缺牙区黏膜厚度

D. 咬合关系

E. 邻牙的位置

118. 如果$\overline{7|}$近中倾斜，该牙作为固定桥基牙的最大障碍是

A. 牙本质敏感

B. 共同就位道的获得

C. 牙周应力集中

D. 牙髓损害

E. 以上都不是

119. 一般情况下，倾斜牙做基牙，其倾斜度不能超过
A. 10°
B. 20°
C. 30°
D. 40°
E. 以上都不是

120. 如果 7| 近中倾斜，可采用的改良方法不包括
A. 正畸后再行修复
B. 采用改良近中 3/4 冠固位体
C. 套筒冠
D. 设计单端桥
E. 以上都可以

121. 如果缺牙间隙牙槽嵴吸收严重，则固定桥的桥体龈端应设计为
A. 鞍式
B. 改良鞍式
C. 盖嵴式
D. 卫生桥
E. 船底式

（122~124 题共用题干）

患者，男性，39 岁。右颌下反复肿胀 1 年。进食时肿胀加重，口底黏膜颜色正常，口底导管处可扪及索条状改变。

122. 最可能的诊断是下列哪项
A. 黏液腺囊肿
B. 舌下腺囊肿
C. 表皮样囊肿
D. 皮样囊肿
E. 下颌下腺结石

123. 怀疑下颌下腺导管较前部的涎石，应该首选哪种检查方法
A. CT
B. B 超
C. 下颌横断殆片
D. 下颌下腺侧位片
E. 下颌全景片

124. 唾液腺造影的禁忌证是哪项
A. 肿瘤
B. 涎瘘
C. 慢性炎症
D. 急性化脓性腮腺炎
E. 口干

（125~127 题共用题干）

患者，男性，51 岁，左上后牙已行治疗要求修复。检查：|7 远中邻殆面见大面积树脂充填体，不松动，叩痛（-）。X 线片示根管治疗完善，牙周情况良好。拟金属烤瓷全冠修复。

125. 正确的牙体预备方法是
A. 尽可能保存牙体组织，不磨牙尖，维持牙冠高度
B. 将最大周径降至中下 1/3
C. 可尽量磨除牙体组织
D. 可将髓室制备成箱状固位形
E. 保持牙髓不受刺激

126. 如果|7 冠修复 7 个月后牙龈萎缩明显，最可能的原因是
A. 冠边缘在龈沟内 0.5mm
B. 牙尖高度过于低平
C. 轴面突度恢复过小
D. 冠边缘在龈上
E. 冠边缘过长

127. 如果要减小|7 冠修复后所受的殆力，不能采用的方法是
A. 减小颊舌径
B. 减小牙尖斜度
C. 加大邻间隙
D. 加深排溢沟
E. 加大外展隙

## 【B 型题】

### 答题说明

以下提供若干组考题，每组考题共用在考题前列出的 A、B、C、D、E 五个备选答案，请从中选择一个与问题关系最密切的答案。某个备选答案可能被选择一次、多次或不被选择。

（128~132 题共用备选答案）
A. 下颌骨有骨质破坏及死骨形成
B. 下颌骨内有大小不等的多房阴影，各房大小相差悬殊

C. 颌骨内虫蚀状骨质破坏区，牙槽骨有破坏，无死骨形成

D. 下颌骨呈扇形骨质破坏，边缘虫蚀状，口大底小

E. 下颌骨内有单房阴影，周围有致密骨白线包绕

128. 颌骨囊肿的X线表现为哪项

129. 成釉细胞瘤的X线表现为哪项

130. 中央性颌骨癌的X线表现为哪项

131. 中央性颌骨骨髓炎的X线表现为哪项

132. 牙龈癌的X线表现为哪项

（133~137题共用备选答案）

A. 上颌窦内侧壁

B. 上颌窦外侧壁

C. 上颌窦上壁

D. 上颌窦下壁

E. 上颌窦后壁

133. 出现流泪现象说明癌症病变侵犯了

134. 出现面颊部膨隆、前庭沟饱满及感觉迟钝或麻木现象时说明癌症病变侵犯了

135. 出现复视时提示癌症病变侵犯了

136. 出现牙齿松动、疼痛、龈颊沟肿胀提示癌症病变侵犯了

137. 出现张口困难时提示癌症病变侵犯了

（138~140题共用备选答案）

A. 恶心

B. 哨音

C. 咬舌

D. 咬颊

E. 弹响

138. 上颌义齿基托后缘伸展过长

139. 下颌前牙排列过于向舌侧倾斜

140. 后牙排列覆盖过小

（141~143题共用备选答案）

患者，男性，46岁。321|123 缺失，选择 4|4 做基牙，4| 三臂卡环，|4 间隙卡环。|67 牙间隙2mm，检查见食物嵌塞。

141. 此下颌牙列缺损的类型足

A. Kennedy 分类法第一类

B. Kennedy 分类法第二类

C. Kennedy 分类法第三类

D. Kennedy 分类法第四类

E. Kennedy 分类法第一类型第一亚类

142. 此时义齿最容易出现的不稳定现象是

A. 游离端基托下沉

B. 游离端基托沿 4|4 支点线翘动

C. 游离端基托沿 4| 支点摆动

D. 游离端基托沿 |4 支点摆动

E. 游离端基托沿左侧牙槽嵴纵轴旋转

143. 为减小义齿的不稳定现象，较为合理的设计是

A. 改用金属基托

B. 人工牙减数排牙

C. 前牙排列深覆𬌗

D. |4 根管治疗桩冠修复

E. 增加 |67 联合卡环

（144~147题共用备选答案）

A. 完全固定桥

B. 单端固定桥

C. 半固定桥

D. 复合固定桥

E. 固定-可摘联合桥

144. 仅一端有固位体，桥体与固位体之间为固定连接的是

145. 桥体一端的固位体为固定连接，另一端为活动连接的是

146. 桥体两端的固位体为套筒冠，患者可以自行摘戴的是

147. 两端固位体与桥体之间均为固定连接的是

（148~150题共用备选答案）

A. 上下颌牙槽嵴的唇侧和舌腭侧区域，不能承受较大的压力

B. 包括上下颌牙槽嵴顶的区域，能承担咀嚼压力，抵抗义齿基托的碰撞

C. 义齿边缘接触的软组织部分

D. 为了增加上领义齿后缘的封闭作用，对组织稍加施压，以便制作后堤的区域

E. 无牙颌的上颌隆突、颧突等部位，不能承受咀嚼压力

148. 边缘封闭区是指

149. 主承托区

150. 副承托区

# 参考答案与解析

## 第四单元

1. C【解析】牙中牙：是牙内陷较严重的一种。牙齿呈圆锥状，且较其固有形态稍大；X 线片可见一颗牙包于牙中，其实陷入部分的中央不是牙髓，而是含有残余成釉器的空腔。

2. D【解析】楔状缺损多见于中年以上患者，由于其不恰当的刷牙方法、特殊牙弓形态、酸蚀等造成，所以最常发生于前磨牙，其次为尖牙、第一恒磨牙，有时范围涉及第二恒磨牙以前的全部牙，侧切牙、中切牙也可发生。

3. D【解析】由于美观原因，银汞合金不适用于充填前牙楔状缺损。其他的材料均可选用。

4. E【解析】年轻恒牙萌出后，牙根的继续发育有赖于牙髓的作用。因此，在牙髓病的治疗中，保存生活牙髓应是最有益于年轻恒牙的首选治疗。

5. C【解析】医学伦理学属于应用伦理学。

6. E【解析】复发性口腔溃疡治疗措施中，远期疗效最佳的是针对与发病有关的全身和局部因素治疗。针对病因进行有针对性的局部和全身治疗，可使远期疗效最大化。

7. E【解析】紫外光固化（第一代封闭剂）不如化学固化（自凝固化属于第二代封闭剂）效果好。

8. B【解析】使用牙线前应去除邻面充填体的悬突，使用时应将其绕在中指和示指上，避免用力压入牙间隙。

9. C【解析】导致老年人牙缺失的主要原因是牙龈萎缩、牙槽骨吸收。

10. C【解析】口腔健康标准是：牙清洁、无龋洞、无疼痛感，牙龈颜色正常、无出血现象。

11. B【解析】减低咬合高度会造成咬合关系紊乱，不可取。

12. B【解析】捷径调查是 WHO 推荐的一个调查方法。其目的是为在较短时间内了解某群体口腔健康状况，并估计在该群体中开展口腔保健工作所需的人力、物力。该方法所查的有代表性的指定年龄组为 5 岁、12 岁、15 岁、35~44 岁、65~74 岁。

13. A【解析】首先应去除局部刺激因素，如拔除残根，修改或拆除不合适的修复体，磨改锐利的牙尖或切嵴。磨钝乳切牙嵴，溃疡未愈合时可用汤匙喂养。更换橡皮奶嘴。

14. D【解析】乳牙龋病，以上颌乳切牙、下颌乳磨牙多见，其次是上颌乳磨牙、上颌乳尖牙，下颌乳尖牙和下颌乳切牙较少。

15. A【解析】口腔健康教育的最终目的是建立口腔健康行为。

16. E【解析】深窝沟包括可疑龋，属于窝沟封闭的适应证。

17. D【解析】牙髓电活力测验用来验证牙髓神经对电流刺激的反应，对于判断牙髓是否有活力较为可靠。

18. B【解析】种植体植入后，扭矩应大于等于 0. 35N · m，可获得良好的初期稳定性。

19. A【解析】B、D 和 E 是不利于口腔保健的，C 也不是婴幼儿能做到的，只有 A 是母亲可以做到的婴幼儿口腔保健措施。

20. C【解析】白斑是指黏膜表面的白色斑块，不能被擦掉，也不能诊断为其他任何疾病，是一个临床病名，属癌前病变。一般情况下，非均质型白斑比均质型白斑发生恶变的危险高。其主要病理改变为上皮增生，有过度角化或过度不全角化，可表现为上皮单纯性增生、上皮疣状增生或上皮异常增生，其中重度上皮异常增生实际上就是原位癌。

21. D【解析】希尔墨试验是用于检查泪液分泌的临床检查，可用于鉴别诊断干燥综合征。

22. A【解析】临床最多见的牙髓疾病是慢性牙髓炎。

23. C【解析】①一级预防：是针对病因所采取的预防措施。②二级预防：在疾病的临床前期做好早期发现、早期诊断、早期治疗的“三早”预防工作，以控制疾病的发展和恶化。③三级预防：对已患某些疾病者，采取及时、有效的治疗和康复措施，使患者尽量恢复生活和劳动能力，能参加社会活动并延长寿命。

24. D【解析】根尖周肉芽肿的典型 X 线表现是根尖周密度减低区，边界清楚，无骨密质白线。

25. C【解析】为人民健康服务是分层次的。为人民身心健康服务是基本要求、基本境界。全心全意为人民身心健康服务是最高要求、最高境界。

26. B【解析】涎腺造影检查的禁忌证为急性化脓性腮腺炎。涎腺造影技术用于检查涎腺的慢性炎症、肿瘤、涎瘘，以及涎腺周围组织病变是否已侵入腺体与导管，并决定病变位置和性质。就目前观点来说涎腺造影技术用于涎腺慢性炎症、涎瘘、舍格伦综合征最好。涎腺肿瘤用B超或CT检查与诊断更确切，对于急性炎症应视为禁忌证，因易引起感染扩散，同时造影操作会给患者增加痛苦。

27. E【解析】急性牙髓炎的诊断步骤是先问诊，再查牙，后做温度测验。

28. C【解析】曲面断层片可以较好地观察下颌骨多发性骨折。

29. A【解析】下颌骨骨折有四个好发部位，分别为正中联合、颏孔区、下颌角及髁突颈。

30. D【解析】正常情况之下牙槽嵴顶与釉质牙骨质界的距离约为2mm，而釉质牙骨质界的位置是恒定的，距离增大则表示牙槽骨高度降低。

31. E【解析】酸蚀面积为接受封闭的范围，一般为牙尖斜面2/3。

32. C【解析】侧位片上主导管在下颌支上斜向后下走行。

33. D【解析】骨折的治愈标准为回复原有咬合关系。

34. B【解析】氟的适宜摄入量和安全摄入量的标准难以统一，因此只提供一个范围，即每千克体重每天的摄氟量在0.05~0.07mg为适宜，一般不应超过上限。氟的适宜和安全摄入量（mg/d）：①初生至6个月0.1~0.5。②6~12个月0.2~1.0。③1岁以上0.5~1.5。④4岁以上1.0~2.5。⑤7岁以上1.5~2.5。⑥11岁以上1.5~2.5。

35. E【解析】刷牙可以预防光滑面龋，但对于深窝沟龋损的预防效果较差，对于深窝沟，需要窝沟封闭进行预防。

36. C【解析】对于沟纹舌的患者，无症状者一般不需治疗，应向患者解释病情，局部治疗以抗感染为主。

37. A【解析】医学伦理规范从维护医学伦理主体和客体的利益出发，确定相应的义务、责任，集中体现医德的本质属性，是医学伦理的主要内容与核心机制。通过规范与良心自律的途径，医学伦理规范体系约束医者个人的行为，调整医学领域中各种利益关系，在医学伦理的整体结构中发挥着极为重要的作用。

38. B【解析】口腔健康教育是口腔健康促进的核心组成部分，是一个过程而不是结果。其方法一般包括个别交谈、小型讨论会、大众传播渠道、组织社区活动。

39. B【解析】口腔健康促进的原则是发挥领导部门的主导作用。

40. B【解析】分层抽样：先将总体按某种特征分成若干个"层"，再在每个层中用随机方式抽取调查对象，再将每个层所有抽取的调查对象合成一个样本。常用的分层因素有年龄、性别、居住地、文化程度、经济条件等。将调查人群分成若干组。整群抽样：以整群为抽样单位，从总体中随机抽取若干群为调查单位，然后对每个群内所有对象进行检查。

41. C【解析】龋病的三级预防包括预防并发症发生，其他为龋病的一级预防内容。

42. C【解析】应在脓肿形成后切开引流。

43. E【解析】牙周病一级预防的确切内容是健康教育、定期保健、保持牙周健康。牙周疾病的一级预防指在牙周组织受到损害之前防止病源因素的侵袭，或者虽然病源因素已经侵袭到牙周组织，但在其还未对牙周组织产生损害之前就将其去除。包括对大众进行健康教育，学会促进牙周组织健康的有效的口腔卫生措施，同时提高机体的抗病能力。

44. C【解析】在本题中衡量人群患龋病多少的指标只有患龋率和发病率，龋均用于衡量人群患龋病的严重程度，充填率衡量人群患龋后接受口腔治疗的情况，构成比反映龋、失、补的构成比例。而在患龋率和发病率中只有后者反映新发龋的情况。

45. E【解析】三叉神经半月节射频消融是治疗三叉神经痛的常用方法，复发率低，可以重复应用。

46. B【解析】金瓷冠的金属基底冠厚度约0.3~0.5mm。

47. A【解析】1991年，国家教委颁布《中国医学生誓词》，指出：健康所系，性命相托。

48. E【解析】三叉神经痛性抽搐：三叉神经痛发作时常常伴有颜面部表情肌的痉挛性抽搐，口角被牵向患侧。有时还可出现痛区潮红，结膜充血，流泪、出汗、流涎以及患侧鼻腔黏液增多等症状。

49. B【解析】瓷的厚度在0.85~1.20mm，不透明瓷厚度以0.2mm为宜。

50. C【解析】舌乳头炎的病因包括全身因素和局部因素。全身因素多见，如营养不良、贫血、血液性疾病、真菌感染、滥用抗生素、内分泌失调、维生素缺乏等；局部因素有牙尖过锐、牙结石、不良修复体、进食辛辣或过烫食物以及咽部感染。

51. E【解析】相对危险度是反映暴露因素与发病（死亡）关联强度最有用的指标。

52. E【解析】脓肿穿刺选用8号或9号粗针，血管瘤穿刺选用7号针，唾液腺肿瘤用6号针头穿刺行细胞学检查，某些深部肿瘤也可用6号针头穿刺行细胞学检查。

53. C【解析】上腭前1/3，即腭皱襞处对发音较为重要，制作上颌可摘局部义齿时，可考虑适当减少此处基托厚度，以减少对发音的影响。

54. D【解析】特发性面神经麻痹急性期为起病1~2周，此阶段的治疗原则为控制组织水肿，改善局部血液循环减少神经受压，不宜应用强烈针刺、电针等治疗，以免导致继发性面肌痉挛。

55. A【解析】口腔流行病学可用于对人群口腔健康状况进行描述，横断面调查是描述性口腔流行病学最常用的方法。横断面研究指调查目标人群中某种疾病或现象在某一特定点（较短时间内）的情况。

56. D【解析】急性化脓性腮腺炎的主要致病菌是金黄色葡萄球菌，少数是链球菌，肺炎双球菌和奋森疏螺旋体少见。免疫低下者可能由革兰阴性的肠道菌和厌氧菌感染所致。

57. D【解析】Fleiss 规定 Kappa 值的大小与可靠度的关系：0.40 以下可靠度不合格，0.41~0.60 可靠度中等，0.61~0.80 可靠度优，0.81~1.00 完全可靠。

58. D【解析】全口义齿的𬌗平面平分颌间距离主要是为了加强义齿的平稳和固位。

59. E【解析】急性化脓性腮腺炎局部皮肤红肿热痛明显，肿胀以耳垂为中心，可见腮腺导管口红肿，可以挤压出脓。

60. D【解析】D 项不属于控制牙菌斑的药物特点。

61. E【解析】松软牙槽嵴（纤维性牙槽嵴）多因总义齿修复不当，上颌或下颌前弓区受力过重，导致牙槽嵴过度吸收，被纤维组织所代替，使牙槽骨失去原有的支持作用，而形成移动性较大的纤维组织，需要进行必要的修复前手术。

62. E【解析】瓷层过厚会增加崩瓷的风险。

63. B【解析】多形性腺瘤又名混合瘤，是唾液腺肿瘤中最常见者。

64. B【解析】医疗资源的分配是一个经典的社会管理问题。医疗资源，兼有公共资源稀缺性、供给对象广泛性、自身性质敏感性以及日常耗费庞杂性等特点。其管理者的医德素质尤其重要。

65. B【解析】由于增龄性变化，老年人牙龈逐渐萎缩、牙根暴露，根面龋患病率开始明显上升。所以老年人不断上升的牙体疾病主要是牙龈萎缩、牙根暴露、根面龋坏。

66. A【解析】一般能力与成就测验的信度系数要在 0.90 以上，人格、兴趣测验的信度系数在 0.80~0.85 之间。信度系数大于 0.70 时，可以用于团体间比较；信度系数大于 0.85 时，可以用于鉴别个人。

67. B【解析】牙源性角化囊肿的囊壁薄、易破碎，手术难以完整摘除，而残留囊壁的上皮具有高度增殖的能力，因而残留囊壁的上皮具有高度的增殖能力，因而易引起复发。

68. D【解析】在医院这个整体中，如果医务人员相互关系和谐，每个人的积极性、主动性和创造性得以充分发挥，工作效率就会大大提高；同时，通过互补、师承和控制，群体会产生一种超乎个体能力简单相加的集体能力，从而可以充分发挥出整体的正效应。相反，如果医务人员之间相互关系紧张、松散，医院矛盾丛生、是非不断，就会产生整体负效应。

69. E【解析】局部凹陷性水肿、穿刺有脓、扪及波动感或导管有脓液排出代表脓液形成，可以切开引流，暂时性面瘫并非切开引流适应证。

70. D【解析】旋转刷牙法适用于牙龈相对健康，组织外形正常，掌握 Bass 刷牙法困难的儿童，用颤动方法进行一般性清洁。圆弧刷牙法：圆弧刷牙法又称 Fones 刷牙法，这种方法最易为年幼儿童学习理解和掌握。

71. D【解析】在口腔流行病学中，指数是起到指标作用或指示作用的标识，常用一组序数作代号加上某种记述标准来说明口腔疾病在个体或群体中的表现程度，用数值级差作标准，测量和比较疾病的扩展范围和严重程度。这些指数应符合以下要求。①简单：易于学习、理解和操作。②价廉：以最少的器材，快速完成检查程序。③有效：指数测量能达到反映疾病状态的准确程度。④可靠：测量标准必须客观。⑤能进行统计学处理。

72. C【解析】可能引起氟中毒的人体摄入剂量是 5mg/kg。

73. A【解析】Ⅱ类洞鸠尾峡宽度不得少于 1.5mm，且位于轴髓线角的近中线侧。

74. C【解析】维生素 C 缺乏的最重要和最早的表现是龈炎、龈出血和龈肿胀。牙龈肥大过长，松软如海绵，暗紫红色，稍按压即出血，肿大的牙龈可覆盖牙冠，可能出现表面糜烂、溃疡及继发感染，常有疼痛和血腥样口臭。

75. A【解析】知情同意是尊重患者自主性的具体体现，是指在临床过程中，医务人员为患者做出诊断和治疗方案后，应当向患者提供包括诊断结论、治疗决策、病情预后及诊治费用等方面的真实、充分的信息。尤其是诊疗方案的性质、作用、依据、损伤、风险及不可预测的意外等情况，使患者或其家属经过深思熟虑自主地做出选择，并以相应的方式表达其接受或拒绝此种诊疗方案的意愿和承诺。

76. D【解析】实验流行病学又称现场实验，是指在研究者的控制下对人群采取某项干预措施或施加某种因素或消除某种因素以观察其对人群疾病发生或健康状态的影响。因此，本题的方法属于实验研究。

77. E【解析】颧弓复合体骨折不会累及颅底，因此一般不会出现脑脊液漏。

78. B【解析】检查某班15岁学生50人，其中患龋病者10人，龋失补牙数：D70，M5，F10，这班学生的患龋率为20%。患龋率计算以个体为单位。

79. A【解析】对40岁以上长期吸烟、吸烟量在20支/日以上者、既吸烟又有饮酒习惯者、因烟酒刺激口腔已有白斑者及长期嚼槟榔者，应定期进行口腔检查。一般来说每隔3个月到半年进行一次检查，最长不能超过1年。

80. A【解析】氟牙症是牙形成和矿化期摄入过量氟引起的一种釉质矿化不全。0~5岁是牙的形成和矿化期，当地饮水氟浓度在0.5ppm以下属于低氟地区（没有其他氟污染情况），因此这个12岁男孩虽然迁居高氟地区（1.2ppm）也不会产生氟牙症。

81. D【解析】慢性龈炎的病理表现为牙龈结缔组织内有大量毛细血管增生、扩张、高度充血，有大量炎症细胞浸润和液体渗出，形成炎性肉芽组织。

82. E【解析】儿童复发性腮腺炎一般不累及下颌下腺，造影表现为主导管一般无改变，可出现扩张，末梢导管扩张。

83. C【解析】牙膏本身含有甜味剂，儿童使用时常会吞食一部分，为身体所吸收，吞咽量可达27%。经常过多使用含氟牙膏有导致氟牙症的可能，因此，3~6岁儿童应该在家长监督下使用含氟牙膏。

84. A【解析】牙弓中牙齿缺失可采用种植修复或双端固定桥修复。

85. D【解析】良好的医患关系是医疗活动顺利开展的必要基础，是患者遵从医嘱、治疗成功的重要基础。

86. D【解析】义齿性口炎应使用具有抗真菌作用的药物，金霉素无抗真菌作用。

87. E【解析】根据病史，患者下颌下区胀痛，进食加剧，考虑下颌下腺导管结石可能性大。

88. B【解析】桩核冠牙体预备首先做初始全冠预备，不论保留有多少牙体组织，都应按全冠预备要求与方法进行牙体预备，但此时不必做龈沟内边缘，也不必修整。

89. B【解析】该病最可能的诊断为单纯性肥大性龈炎。

90. B【解析】患者腮腺肿物，生长缓慢，无明显症状，病程慢性，近2个月来肿物加速生长，出现疼痛，且临床检查发现活动度差，面神经受侵犯，首先考虑良性肿瘤恶变。

91. C【解析】医院已采取了一些隔离措施，使体格检查置于一个相对封闭的环境中，以免受检患者曝光于众人面前。反映了医院保护患者隐私意识。

92. B【解析】1|1缺失，余牙正常。固定义齿应采用双端固定桥。选择32|23作为基牙，采用双端固定桥修复。

93. D【解析】腮腺区疼痛性肿物，与周围组织粘连，界限不清，考虑恶性肿瘤可能性大，由于出现早期神经侵犯症状，优先考虑腺样囊性癌。

94. C【解析】骨隆突修整的时机是拔牙后1个月。

95. C【解析】说服患者先行体格检查更符合患者利益。医师有权拒绝患者的不合理要求。

96. E【解析】单颌牙槽突骨折无须颌间结扎，复位固定牙槽突即可。

97. B【解析】患者牙冠试戴时出现下颌咬合时偏移，说明牙冠上存在咬合高点，触发下颌避让机制。

98. B【解析】由于腮腺导管狭窄，可行导管扩张术。

99. B【解析】外伤后根管治疗徐观察1周复诊，若无症状可开始修复。

100. C【解析】患者口眼干燥，腮腺造影显示末梢导管扩张，排空功能减退，为舍格伦综合征的典型表现。

101. A【解析】邻面龋齿应拍摄X线咬合翼片诊断。洞底达牙本质深层，应该诊断为深龋。应该先间接盖髓，后进行充填。

102. B【解析】乳牙深龋，可考虑氢氧化钙间接盖髓，树脂充填修复。

103. B【解析】侵袭性牙周炎的临床特点为快速的牙周附着丧失和骨吸收，本病患者一般年龄较小、发病可开始于青春期前后，局限型侵袭性牙周炎的特征是"局限于第一恒磨牙或切牙的邻面有附着丧失，至少波及两个恒牙，其中一个为第一磨牙。其他患牙不超过两个。"

104. E【解析】本题主要提示并不是所有患者牙周龈上洁治、龈下洁治后，深牙周袋仍存在，都需要采取牙周手术治疗。应仔细分析其原因，如可能是：①牙周洁治不彻底，残留牙石，未完全控制牙周组织炎症。②患者菌斑控制差，牙周组织炎症复发。③存在釉突，牙周膜无法附着在牙釉质表面，仅有结合上皮，故在牙龈有炎症时，牙龈和牙体组织之间易形成盲袋，菌斑易滞留，刺激牙周组织，致使炎症难以控制。④存在充填体悬突、不良修复体等，易滞留牙菌斑，刺激牙周组织，致使炎症难以控制。然后根据不同的原因，采取不同的治疗方法。

105. E【解析】根据牙周龈上、龈下洁治后，深牙周袋仍存在的原因，采取不同的治疗方法。如牙周洁治不彻底，则再次进行彻底的牙周洁治；患者菌斑控制差，则加强口腔卫生宣教；釉突，则修改外形，考虑牙龈切除手术；不良修复体，则纠正不良修复体边缘；根分叉病变，则查找根分叉病变产生原因并纠正，根据需要考虑牙周手术，如GTR、半牙切除术、调𬌗等。

106. C【解析】诊断根分叉病变分度的主要依据是探诊和X线检查。

107. D【解析】舍格伦综合征腮腺造影的典型表现应为末梢导管扩张，而不是萎缩。其余选项的描述是正确的。

108. A【解析】根据题目提供的情况，应属结节性舍格伦综合征。为防止病变恶化，首选手术切除，其余治疗措施均为对症处理，不能作为对本病例首选的治疗方法。

109. E【解析】据临床表现进食时肿胀、疼痛，导管呈条索状，导管口脓性分泌物，考虑为下颌下腺导管结石伴下颌下腺炎，下颌下腺涎石投照下颌横断𬌗片和下颌下腺侧位片。

110. B【解析】为了避免在检查时把下颌下腺导管结石推向深处，双合诊应遵循从下颌下腺导管后部向前双手触诊的原则。

111. B【解析】下颌下腺导管结石及其导致的下颌下腺炎的特征性表现：进食肿胀，食后一段时间消失。本病符合这样的表现，考虑是上述疾病。而本病的鉴别诊断中，不包括舌下腺炎症，后者在临床上亦十分少见。

112. E【解析】上述均需与下颌下腺结石并发下颌下腺炎鉴别。

113. A【解析】基托伸展过长可能引起压痛，但不会导致翘动。

114. E【解析】一般翘动都是由于硬组织受压引起。

115. D【解析】基托组织面缓冲不足，需缓冲压痛处硬区的基托组织面。

116. D【解析】如果缓冲了基托还是翘动可能是由于印模变形，只能重做。

117. C【解析】固定桥无须黏膜支持，不需考虑缺牙区黏膜厚度。

118. B【解析】基牙向缺隙侧倾斜，会影响共同就位道的取得。

119. C【解析】一般情况下，倾斜牙做基牙，其倾斜度不能超过30°。

120. D【解析】因咬合力较大，后牙不可使用单端桥修复。

121. D【解析】牙槽嵴吸收严重时，可考虑设计卫生桥，与牙槽嵴顶黏膜之间预留一定间隙，便于口腔卫生维护。

122. E【解析】根据临床表现进食时肿胀，导管条索状改变初步考虑为颌下腺结石。

123. C【解析】下颌横断𬌗片适合下颌下腺导管较前部的结石，下颌下腺侧位片适用于下颌下腺导管后部及腺体内的涎石。

124. D【解析】急性化脓性腮腺炎不宜做造影检查，因造影剂可通过薄弱的导管壁进入导管周围组织，使炎症扩散。

125. D【解析】全冠修复的牙体预备时尽量保存牙体组织符合修复原则，但必须为修复体预备出足够的修复空间，而且为了使全冠顺利就位，边缘密合，最大周径必须降至颈缘。因患牙为无髓牙，不需要保护牙髓。为了增强固位可利用髓室作固位形。

126. C【解析】无论冠边缘位于龈下0.5mm、齐龈、龈上，只要边缘密合，都不会刺激牙龈导致牙龈萎缩。𬌗面形态的恢复会影响患牙的受力和咀嚼功能，但不会导致牙龈萎缩。只有当全冠轴面突度过小时，咀嚼时食物对龈缘的冲击会损伤牙龈，导致牙龈萎缩。

127. C【解析】A、B、D、E均可以减小患牙的𬌗力，但加大邻间隙会破坏修复体与邻牙的接触关系，导致食物嵌塞。

128. E【解析】颌骨囊肿X线表现为：单房阴影，周围可见骨白线。

129. B【解析】典型的成釉细胞瘤X线表现：早期呈蜂房状，以后形成多房性囊肿样阴影，单房比较少，因其呈多房性及局部浸润性，故周围囊壁边缘常不整齐、呈半月形切迹，在囊内的牙根尖不同程度吸收现象。

130. C【解析】中央性颌骨癌X线早期表现为：病损局限于根尖区骨松质内，呈不规则虫蚀状破坏，无死骨形成。

131. A【解析】中央性颌骨骨髓炎X线表现：骨质破坏及死骨形成。

132. D【解析】牙龈癌X线表现：下颌骨呈扇形骨质破坏，边缘虫蚀状，口大底小。

133. A【解析】上颌窦肿瘤侵犯上颌窦内壁时常先出现鼻塞、鼻出血、一侧鼻腔分泌物增多，鼻泪管阻塞有流泪现象。

134. B【解析】上颌窦肿瘤侵犯上颌窦外壁时表现为：面颊部唇颊沟肿胀，眶下神经受累，发生面颊部感觉迟钝或麻木。

135. C【解析】上颌窦癌侵犯上颌窦上壁时常先使眼球突出、向上移位，可能引起复视。

136. D【解析】上颌窦肿瘤侵犯上颌窦下壁则出现牙齿松动、疼痛、龈颊沟肿胀。

137. E【解析】上颌窦肿瘤侵犯上颌窦后壁时可侵入翼腭窝而引起张口困难。

138. A【解析】上颌义齿基托后缘伸展过长，超过软腭颤动线，刺激软腭可能引起恶心。

139. B【解析】下颌前牙排列舌倾，前牙覆盖增加，可出现哨音。

140. D【解析】后牙覆盖过小会出现咬颊现象。

141. D【解析】越过中线的缺失属于 Kennedy 分类法第四类。

142. B【解析】选择 4|4 做基牙，4| 三臂卡环，|4 间隙卡环，义齿最容易出现的不稳定现象游离端基托沿 4|4 支点线翘动。

143. E【解析】|67 设计联合卡环，防止食物嵌塞并提供间接固位。

144. B【解析】仅一端有固位体，桥体与固位体之间为固定连接的是单端固定桥。

145. C【解析】桥体一端的固位体为固定连接，另一端为活动连接的是半固定桥。

146. E【解析】桥体两端的固位体为套筒冠，患者可以自行摘戴的是固定-可摘联合桥。

147. A【解析】两端固位体与桥体之间均为固定连接的是完全固定桥。

148. C【解析】义边缘封闭区是指齿边缘接触的软组织部分。

149. B【解析】主承托区是指包括上下颌牙槽嵴顶的区域，能承担咀嚼压力，抵抗义齿基托的碰撞。

150. A【解析】副承托区是指上下颌牙槽嵴的唇侧和舌腭侧区域，不能承受较大的压力。

# 预测试卷五

## 第 一 单 元

### 【$A_1$ 型题】

**答 题 说 明**

每一道考题下面有 A、B、C、D、E 五个备选答案，请从中选择一个最佳答案。

1. 面侧深区内神经、血管走行复杂，以下说法有误的是
A. 当下颌支去除后首先看到的是翼丛
B. 下颌神经位于翼外肌的深面
C. 颞深前后神经和咬肌神经自翼外肌两头之间穿出
D. 颊神经自翼外肌两头之间穿出
E. 舌神经和下牙槽神经自翼外肌下缘穿出

2. “腮腺床”不包括
A. 颈外动脉
B. 颈内动脉
C. 颈内静脉
D. 迷走神经
E. 舌下神经

3. 上皮异常增生不包括
A. 上皮钉突呈滴状
B. 细胞黏着力增加
C. 有丝分裂象增加
D. 上皮浅层 1/2 出现有丝分裂
E. 细胞多形性

4. 以下不属于牙髓切断术适应证的是
A. 龋源性露髓的年轻恒牙
B. 外伤冠折露髓的年轻恒牙
C. 深龋去净腐质后露髓的年轻恒牙
D. 局限性牙髓炎的成熟恒牙
E. 意外露髓的年轻恒牙

5. 下列关于颌面部软组织的特点的叙述中哪项是正确的
A. 皮肤薄而柔软，但不易伸展移动
B. 皮脂腺、毛囊和汗腺较少
C. 血运不丰富，出血较少
D. 有皮肤皱纹，走向有一定规律
E. 以上均不对

6. 下列属于组织缺铁的临床表现是
A. 头晕
B. 心悸
C. 视物模糊
D. 异食癖
E. 气短

7. 原位癌区别早期浸润癌的病理判断标准是
A. 上皮层轮廓完整
B. 上皮层表面有角化
C. 上皮棘层细胞完好
D. 上皮基底细胞完好
E. 上皮基膜完好

8. 腮腺浅叶上缘自后向前排列的神经血管是
A. 耳颞神经、颞浅静脉、颞浅动脉、面神经颞支及颧支
B. 耳颞神经、颞浅动脉、颞浅静脉、面神经颞支及颧支
C. 颞浅动脉、耳颞神经、颞浅静脉、面神经颞支及颧支
D. 颞浅动脉、颞浅静脉、耳颞神经、面神经颞支及颧支
E. 颞浅静脉、耳颞神经、颞浅动脉、面神经颞支及颧支

9. 以下关于上颌窦癌的叙述，错误的是
A. 以鳞癌为最常见

B. 早期无症状而不易发觉
C. 肿瘤发生的部位不同，可出现不同临床症状（如鼻塞、复视、张口受限等）
D. 早期即有明显的骨质破坏
E. 远处转移较少见

10. 下列关于受体与配体结合特点选项中错误的是
A. 高度专一性
B. 高度亲和力
C. 可饱和性
D. 不可逆性
E. 非共价键结合

11. 鳞状细胞癌癌前病变的病理表现为
A. 上皮增生
B. 上皮萎缩
C. 上皮脱落
D. 上皮不典型增生
E. 上皮内疱

12. 关于颈部的分区有误的是
A. 颈部上界有下颌下缘、乳突尖、上颞线、枕外隆突
B. 颈部以斜方肌为界，将颈部分为前后两部分及斜方肌覆盖的区域
C. 颈前区包括颏下三角、下颌下三角、颈动脉三角、肌三角
D. 颈后三角包括枕三角和锁骨上三角
E. 颈侧区包括颈前和颈后三角

13. 以下不属于抗原提呈细胞的是
A. B 细胞
B. T 细胞
C. 巨噬细胞
D. 树突状细胞
E. 红细胞

14. 唾液腺黏液表皮样癌与鳞状细胞癌的鉴别要点是
A. 表皮样细胞
B. 黏液细胞
C. 中间细胞
D. 鳞状化生
E. 未分化细胞

15. 情感对于情绪来说具有的特点是
A. 伴有明显的行为变化
B. 强烈而冲动
C. 伴有明显的生理变化
D. 稳定而深刻
E. 带有明显的情境性

16. 艾森克认为人格的维度有
A. 气质性维度、内外向维度和稳定性维度
B. 情绪性维度、内外向维度和精神质维度
C. 情绪性维度、气质性维度和稳定性维度
D. 理智性维度、情绪性维度和意志性维度
E. 理智性维度、内外向维度和精神质维度

17. 关于颈部体表标志，下列叙述正确的是
A. 舌骨高度相当于第 1 颈椎平面，舌骨大角是寻找或结扎舌动脉的重要标志
B. 颈总动脉分叉处约平甲状软骨下缘
C. 环状软骨位置相当于第 6 颈椎平面
D. 颈总动脉位于胸锁乳突肌浅面
E. 颈外静脉位于胸锁乳突肌深面

18. 心理过程包括哪 3 个过程
A. 动力、活动和评价
B. 气质、性格和能力
C. 认识、情感和意志
D. 认识、人格和活动
E. 动力、情感和意志

19. 唾液腺腺样囊性癌恶性程度最高的是
A. 筛状型
B. 腺性型
C. 管状型
D. 实性型
E. 以上都不是

20. 下列哪项不是纤维结构不良的病理特点
A. 骨小梁形态类似英文字母
B. 骨小梁彼此缺乏连接
C. 骨小梁周围有成骨细胞排列
D. 骨小梁周围没有成骨细胞排列
E. 骨小梁周围有大量纤维组织

21. 以下关于颌骨骨髓炎说法错误的是
A. 边缘性颌骨骨髓炎感染来源以下颌智齿冠周炎为主
B. 中央性颌骨骨髓炎以龋病、牙周膜炎、根尖周炎为主
C. 中央性颌骨骨髓炎的病源牙多无明显松动
D. 边缘性颌骨骨髓炎多发生在下颌角及下颌支
E. 边缘性颌骨骨髓炎临床表现多为局限的，弥散型较少

22. 被 T 细胞识别的表位需预先结合
A. 抗体分子
B. 补体分子
C. 细胞因子
D. MHC 分子
E. 黏附分子

23. 关于腮腺咬肌筋膜的说法错误的是
A. 筋膜在腮腺后缘分为浅深两层，包被腮腺，形成腮腺鞘
B. 腮腺鞘浅层特别致密，但其深层薄弱
C. 腮腺鞘与其腺体紧密结合，并发出许多间隔，伸入腺体
D. 腮腺鞘上部与外耳道紧密相连，并发出索状纤维束，伸入外耳道前下壁软骨部的裂隙
E. 来源于颈深筋膜中层
24. 胆汁质气质的人，其高级神经活动类型属于
A. 强、均衡而不灵活的安静型
B. 强、均衡而灵活的活泼型
C. 强、不均衡而灵活的兴奋型
D. 弱、不均衡、不灵活的抑制型
E. 弱、均衡、灵活的灵活型
25. 骨皮质表面有反应性新骨形成，新生骨小梁间为纤维结缔组织，少量淋巴细胞和浆细胞浸润，无化脓和死骨的表现见于
A. 结核性骨髓炎
B. 放射性骨坏死
C. 致密性骨炎
D. 家族性巨颌症
E. 慢性骨髓炎伴增生性骨膜炎
26. 下列哪一项不是关于颈筋膜5层的叙述
A. 颈浅筋膜为全身浅筋膜的一部分，包绕颈部，颈阔肌在此层内
B. 颈深筋膜浅层形成完整的封套包绕颈部
C. 颈深筋膜中层为一梯形筋膜屏障
D. 颈脏器筋膜包被颈部脏器，如喉、气管、甲状腺、咽及食管等
E. 椎前筋膜位于椎前肌和斜方肌的表面
27. 颈深筋膜浅层又称为
A. 颈浅筋膜
B. 颈深筋膜封套层
C. 颈深筋膜中层
D. 颈鞘
E. 颈脏器筋膜
28. 按照需要起源，可把需要分为
A. 生理性需要和社会性需要
B. 自然需要和精神需要
C. 生理性需要和心理性需要
D. 物质需要和精神需要
E. 物质需要和心理需要
29. 下列选项中不属于颈动脉鞘内的结构是
A. 颈总动脉
B. 颈内动脉
C. 颈内静脉
D. 舌咽神经
E. 迷走神经
30. 下列哪个结构不属于下颌下三角的内容
A. 下颌下腺
B. 舌神经
C. 面静脉
D. 面动脉
E. 舌下腺
31. 下列哪项不是口腔毛状白斑的病理变化
A. 上皮钉突伸长
B. 棘层增生
C. 气球样细胞
D. 上皮表面呈绒毛状
E. 上皮可见真菌菌丝
32. 心理健康标准不包括
A. 情绪乐观稳定
B. 思想内容健康
C. 人格健全
D. 行为和生活方式健康
E. 智力正常
33. 以下哪一项不是关于下颌下淋巴结的表述
A. 主要位于下颌下三角内，下颌下腺与下颌下缘之间
B. 下颌下前淋巴结沿颏下静脉排列，较恒定
C. 口腔颌面部大部分淋巴引流至下颌下淋巴结
D. 在下颌下腺腺体内或腺鞘的浅面没有淋巴结
E. 临床上口腔颌面部恶性肿瘤转移时，常将下颌下淋巴结连同下颌下腺一并摘除
34. 心理卫生应从何时抓起
A. 胎儿期
B. 乳儿期
C. 新生儿期
D. 婴儿期
E. 幼儿期
35. 急性坏死性溃疡性龈炎患者的患处细菌学涂片检查中可见大量的
A. 梭状芽孢杆菌与螺旋体
B. 梭形杆菌与螺杆菌
C. 梭形杆菌与螺旋体
D. 具核梭形杆菌与螺杆菌
E. 梭状芽孢杆菌与螺杆菌
36. 不属于青少年心理健康教育主要内容的是
A. 世界观、人生观、价值观教育
B. 性生理、性心理、性道德教育
C. 友谊观和恋爱观教育

D. 学习策略和方法的教育
E. 自我意识形成教育
37. 下颌下区舌骨舌肌浅面，自上而下依次排列
A. 下颌下腺导管、舌神经和舌下神经
B. 舌神经、下颌下腺导管和舌下神经
C. 舌神经、舌下神经和下颌下腺导管
D. 下颌下腺导管、舌下神经和舌神经
E. 舌下神经，下颌下腺导管和舌神经
38. 青春期自我意识中的主要矛盾不包括
A. 学习与恋爱
B. 理想与现实
C. 本我与超我
D. 独立与依赖
E. 交往与封闭
39. 抗体的多样性决定于
A. 淋巴细胞的凋亡
B. 淋巴细胞的种类
C. 淋巴细胞的数量
D. 淋巴细胞的来源
E. 淋巴细胞的基因
40. 盘状红斑狼疮的临床表现不包括
A. 初期为暗红色丘疹或斑块，随后形成红斑样病损，片状糜烂
B. 病损中心凹下呈盘状
C. 上唇唇红黏膜是该疾病好发部位
D. 病损周边有红晕或可见毛细血管扩张
E. 在红晕外围是呈放射状排列的白色短条纹
41. 根尖周肉芽肿转变为根尖周囊肿的方式有
A. 增生的上皮团中心部分由于营养障碍，液化变性，渗透压增高吸引周围组织液，进而发展成囊肿
B. 增生的上皮被覆脓腔，当炎症缓解后转变为囊肿
C. 增生的上皮包裹的炎性肉芽组织发生退行性病变、坏死形成囊肿
D. 以上均是
E. 以上均不是
42. 根据气管颈段特点，临床上行气管切开术时，下列做法错误的是
A. 采取头正中后仰位，以免伤及颈总动脉并使气管位置变浅
B. 多在第2~3气管软骨环的范围内切开
C. 切开时勿切开环状软骨
D. 不应低于第5气管软骨环
E. 不宜过深，以免刺伤气管后壁
43. 与心身疾病的诊断无关的是
A. 疾病的发生有相平行的心理社会因素
B. 根据临床症状、体征和特殊检查明确器质性改变
C. 排除神经症和精神疾病
D. 单纯的生物医学疗法收效甚微
E. 由某种躯体疾病引发心理障碍
44. 甲状腺峡部在气管颈段前方横过
A. 第2~4气管软骨环
B. 第4~6气管软骨环
C. 第6~8气管软骨环
D. 第1~2气管软骨环
E. 第5~7气管软骨环
45. 关于心身关系，你认为最正确的是
A. 神灵支配论
B. 心身统一论
C. 心身二元论
D. 心身还原论
E. 心身平行论
46. 下列哪项不符合牙髓变性的病理改变
A. 钙盐沉积，形成钙化团块
B. 牙髓细胞退变，中性粒细胞聚集
C. 成牙本质细胞间液体聚集
D. 牙髓细胞减少，纤维成分增多
E. 牙髓细胞减少，出现空泡状间隙
47. 关于颈动脉三角特点的叙述正确的是
A. 由二腹肌前腹、肩胛舌骨肌上腹和胸锁乳突肌围成
B. 颈总动脉平甲状软骨下缘处分为颈内动脉和颈外动脉
C. 有颈内动脉、颈内静脉、颈总动脉、面总静脉、舌下神经及喉上神经等
D. 颈内动脉最初在颈外动脉后内侧，继而转至其后外侧
E. 暂时阻断颈内动脉，同时触摸颞浅动脉或面动脉，如无波动，即可证实被阻断的是颈内动脉
48. 脂肪酸合成过程中，脂酰基的载体是
A. CoA
B. 肉碱
C. ACP
D. 丙二酰 CoA
E. 草酰乙酸
49. 牙骨质龋细菌入侵的主要通道是
A. 穿通纤维
B. 牙骨质层板
C. 生长线

D. 成牙骨质细胞突起
E. 牙骨质细胞陷窝
50. 在相同应激源作用下而产生不同的应激反应，其主要原因是个体的
A. 反应强度不同
B. 认知评价不同
C. 敏感强度不同
D. 体质不同
E. 文化程度不同
51. 关于早期牙釉质龋病变，错误的是
A. 肉眼观察为灰白色不透明区
B. 透明层位于病损前沿
C. 脱矿主要发生在表层
D. 暗层孔隙增加，占釉质容积的 2%~4%
E. 病损体部生长线及横纹较清楚
52. 氟斑牙的病理变化不包括
A. 牙本质矿化不良
B. 牙釉质矿化不良
C. 釉面横纹中断
D. 牙釉质表层矿化良好
E. 釉质牙本质界弧形结构更加明显
53. 不应列为心理应激对健康有消极影响的是
A. 使原有的疾病复发
B. 适应性调整，恢复内稳态
C. 使已有的疾病加重
D. 损害适应能力，引发心身症状
E. 与其他因素共同影响引发新的疾病
54. 不影响个体对应激的认知评价的是
A. 生活经历
B. 人格特征
C. 应激源性质
D. 对应激源的敏感度
E. 当时个体的身心状态
55. 下列哪项不是下颌运动的制约因素
A. 右侧颞下颌关节
B. 左侧颞下颌关节
C. 牙周膜
D. 神经、肌肉
E. 咬合
56. 神经嵴可衍生的细胞不包括
A. 成釉细胞
B. 成牙本质细胞
C. 成牙骨质细胞
D. 牙髓细胞
E. 牙周膜成纤维细胞
57. 应激的概念可理解为
A. 对外界刺激和环境要求的反应
B. 外界刺激和环境要求
C. 对环境不适应或适应的反应
D. 对环境要求与应付能力评估后的状态
E. 内外刺激因素
58. T 细胞分化、发育、成熟的场所是
A. 脾
B. 胸腺
C. 骨髓
D. 淋巴结
E. 心脏
59. 关于氟牙症的描述，错误的是
A. 饮用水含氟量过高
B. 钙氟磷灰石取代羟基磷灰石
C. 成釉细胞受到损害
D. 釉质单纯过度矿化
E. 釉质过度矿化和矿化不良并存
60. 成釉器钟状期的细胞层次不包括
A. 内釉上皮
B. 外釉上皮
C. 中间层
D. 星网状层
E. 颈圈
61. 下列哪项是传染病的诊断依据
A. 临床症状、体检及生化检查
B. 临床资料、流行病学资料、实验室检查
C. 临床症状、流行病学资料、病原学检查
D. 流行病学的检查、病原学检查
E. 临床资料、疫苗注射情况、实验室检查
62. 咀嚼肌收缩所发挥的最大力是
A. 咀嚼肌力
B. 咀嚼压力
C. 最大𬌗力
D. 𬌗力
E. 牙周潜力
63. 参与舌发育的突起不包括
A. 第一鳃弓
B. 第二鳃弓
C. 第三鳃弓
D. 第四鳃弓
E. 第五鳃弓
64. 上颌侧切牙牙冠缺损 1/3 的患者，在修复初诊时不需问诊的内容为
A. 就诊的主要原因
B. 下颌运动是否正常
C. 缺损的原因及目前有无自觉症状

D. 已接受过的检查和治疗
E. 缺损时间的长短

65. 下牙咬合时，牙周组织所承受的实际咀嚼力量称为
A. 咀嚼效率
B. 𬌗力
C. 咀嚼肌力
D. 咀嚼周期
E. 牙周潜力

66. 腭裂发生于胚胎
A. 第 3 周
B. 第 6 周
C. 第 7 周
D. 第 8 周
E. 第 9 周以后

67. 引起超急性排斥反应的是
A. 预存抗体
B. 预存抗原
C. 预存补体
D. 先前病毒感染
E. 先前细菌感染

68. 影响咀嚼效率的主要因素是
A. 牙的数目
B. 牙的体积
C. 牙的功能性接触面积
D. 牙形态是否正常
E. 牙排列是否整齐

69. 菌斑成熟过程中最先吸附到牙面的是
A. 唾液链球菌
B. 变异链球菌
C. 革兰阴性杆菌
D. 革兰阳性球菌
E. 革兰阴性厌氧菌

70. 检测某颗牙的牙周袋深度通常检查位点的个数是
A. 1 个
B. 2 个
C. 4 个
D. 6 个
E. 8 个

## 【$A_2$ 型题】

**答题说明**

每一道考题是以一个小案例出现的，其下面都有 A、B、C、D、E 五个备选答案，请从中选择一个最佳答案。

71. 右侧咬肌间隙脓肿患者，切开引流术后，创口内虽脓液逐渐减少，全身症状减轻，但创口内仍有脓性分泌物。对其进行的换药措施应该
A. 创面宜较长时间暴露
B. 污染伤口，不必严格无菌
C. 严格遵守无菌原则，必要时注意除外下颌骨边缘性骨髓炎
D. 对创面内炎症组织应做较广泛的清创处理
E. 创面宜使用碘酒或乙醇消毒

72. 患者，男性，40 岁。烧伤Ⅱ度、Ⅲ度，面积达 60%，患者体重 60kg。按公式计算，其伤后第 1 个 8 小时应补充所需丢失液体量为
A. 2500ml
B. 2700ml
C. 3000ml
D. 3600ml
E. 4000ml

73. 患者，女性，36 岁。主诉左下后牙残根，要求拔除。平时无不适症状。检查：⌈5 冠呈黄褐色残根状，探诊质硬无龋坏，牙髓活力正常。应诊断为
A. 残根
B. 深龋
C. 静止龋
D. 慢性龋
E. 特纳牙

74. 患者，男性，40 岁。左下第二磨牙𬌗面纵向隐裂且累及牙髓，临床牙冠较短，咬合紧，根管治疗已完成，叩痛（-），根尖周未见异常。该病例的最佳修复体设计是
A. 瓷嵌体
B. 合金嵌体
C. 全瓷冠
D. 金属烤瓷冠
E. 铸造金属全冠

75. 某学校的保健老师在家长课堂讲课时，旁听的口腔专家指出下面说法容易引起误导的是

A. 氟化物的使用可减少光滑面龋的发生

B. 窝沟封闭可有效预防窝沟龋的发生

C. 替牙期要特别注重第一恒磨牙的保护

D. 10 岁以前儿童需要家长帮助刷牙

E. 刷牙可以有效预防窝沟龋和光滑面龋

76. 患者，男性，18 岁。2 天来左上后牙遇甜酸痛，平时无其他不适。检查见$\underline{|4}$近中边缘嵴约小米大小透影区。建议充填材料使用

A. 复合树脂

B. 银汞合金

C. 氧化锌丁香油酚水门汀

D. 玻璃离子水门汀

E. 磷酸锌水门汀

77. 患者，男性，30 岁。诊断为急性阑尾炎，早期腹痛位于脐周，伴恶心、呕吐。其腹痛发生机制最可能的是

A. 牵涉痛

B. 中枢性腹痛

C. 躯体性腹痛

D. 反射性腹痛

E. 内脏性腹痛

78. 口腔预防工作者在研究学龄儿童口腔保健问题时，有人提出首先要做的并得到一致同意的事情是

A. 分析目前存在的问题，找出原因

B. 收集口腔健康状况的资料

C. 寻找适宜的口腔预防措施

D. 取得学校行政领导的支持

E. 如何培养口腔卫生习惯

79. 患者，女性，43 岁。主述左下颌食物嵌塞，经检查发现，左下颌第一磨牙远中颊殆面银汞合金充填，X 线片显示已行根管治疗。此时应做的牙体修复是

A. 暂时冠

B. 金属全冠

C. 3/4 冠修复

D. 重新银汞充填

E. 不需修复

80. 患者，男性，25 岁。发热 37.5℃，伴食欲缺乏、周身乏力，尿色加深如深茶样，检验示：谷丙转氨酶（GPT）500U/L，胆红素 85μmol/L，抗-HAV IgM（+），HBsAg（+），抗-HBc IgM（-），抗-HBc IgG（+）。下列诊断正确的是

A. 急性乙型肝炎，既往感染甲肝病毒

B. 慢性乙型黄疸型肝炎

C. 急性甲型黄疸型肝炎

D. 急性乙型黄疸型肝炎

E. 急性甲型黄疸型肝炎，乙型肝炎病毒携带

81. 患者，男性，30 岁。检查 26 深龋。去净腐质后未穿髓。若行复合树脂充填，则最适合的垫底材料是

A. EDTA

B. 氢氧化钙

C. 磷酸锌黏固粉

D. 聚羧酸锌黏固粉

E. 氧化锌丁香油黏固粉

82. 上前牙区根尖周囊肿刮治术后，应该采用的绷带包扎方法是

A. 弹性绷带

B. 单眼交叉绷带

C. 三角巾

D. 交叉十字绷带

E. 四头带

83. 患者，男性，15 岁。右侧甲状腺有单发冷结节，最佳治疗方案是

A. 手术治疗

B. 放射碘治疗

C. 抗甲状腺药物

D. 镇静药及碘剂

E. 多吃海带、紫菜

84. 腮腺咬肌区手术后，所使用的绷带包扎技术应该是

A. 四头带

B. 单眼交叉绷带

C. 三角巾

D. 交叉十字绷带

E. 弹性绷带

85. 患者，女性，28 岁。妊娠 3 个月。下前牙龈乳头增大呈半球形。镜下见纤维结缔组织增生，胶原纤维变性水肿，毛细血管增生扩张。病理诊断为

A. 慢性牙周炎

B. 慢性龈炎

C. 龈增生

D. 浆细胞龈炎

E. 急性坏死溃疡性龈炎

86. 患者，女性，49 岁。因 2 天前心前区剧烈痛，后出现心悸、气促就诊。怀疑为急性心肌梗死。最能支持心肌梗死的酶学检查是

A. 肌钙蛋白 T

B. 肌酸激酶（CPK）同工酶

C. 谷草转氨酶（GOT）

D. 乳酸脱氢酶（LDH）

E. CPK

87. 某地区自来水氟化3年后防龋效果不明显，需要进一步考虑的干预办法是

A. 加强口腔健康教育

B. 增加食盐加氟措施

C. 提倡使用含氟牙膏

D. 注意合理营养

E. 强化饮水氟浓度的监测和调节

88. 患者前牙区牙龈肿物，镜下见由纤维结缔组织构成，其中见大量成纤维细胞、纤维细胞和多核巨细胞。有出血灶并见巨噬细胞和炎症细胞。病理诊断为

A. 增生性牙龈炎

B. 纤维性牙龈瘤

C. 先天性牙龈瘤

D. 巨细胞性牙龈瘤

E. 肉芽肿性牙龈瘤

89. 患儿，女，11岁。左上颌中切牙及侧切牙受外伤，未发现硬组织折断，叩痛（+），松动（-），诊断为牙齿震荡。下列处置方法中不合理的是

A. 预防感染

B. 减少或避免不良刺激

C. 消除咬合创伤

D. 定期追踪复查

E. 牙釉质若出现裂纹，可用复合树脂修复

90. 患者右侧颞下间隙脓肿引发多间隙感染，行颞部及颌下切口，贯通引流术，有大量脓液流出。此患者应采用的引流方式是

A. 橡皮片引流

B. 负压引流

C. 细油纱条引流

D. 碘仿纱条引流

E. 橡胶管引流

91. 哪种类型的过敏性紫癜最为常见

A. 皮肤型

B. 关节型

C. 腹型

D. 肾型

E. 中枢神经系统受累

92. 患者，女性，68岁。右上第一磨牙残冠需要拔除。有心律失常病史，但近2年病情平稳，少有发作。拔牙时麻醉药宜选用

A. 2%普鲁卡因

B. 2%含肾上腺素普鲁卡因

C. 2%利多卡因

D. 2%含肾上腺素利多卡因

E. 2%丁卡因

93. 患者，女性，35岁。刷牙出血2年余，临床诊断为牙龈炎。建议牙周洁治的周期为

A. 1~2个月

B. 2~3个月

C. 6~12个月

D. 12~24个月

E. 24个月以上

94. 患儿，女，7岁。左下颌乳侧切牙松动Ⅲ度，侧切牙已于舌侧萌出牙冠的1/4。乳牙拔除时应选择的麻药及麻醉方式是

A. 2%普鲁卡因行唇、舌侧局部浸润麻醉

B. 2%利多卡因行唇、舌侧局部浸润麻醉

C. 2%含肾上腺素普鲁卡因行左侧下牙槽神经、舌神经、颊神经阻滞麻醉

D. 2%含肾上腺素利多卡因行左侧下牙槽神经、舌神经、颊神经阻滞麻醉

E. 2%丁卡因行局部表面麻醉

95. 某患者需拔除右上第一磨牙残根。在进行了右侧上牙槽后神经阻滞麻醉及腭大孔麻醉后，分离其颊侧牙龈时患者仍有痛感。最可能的原因是

A. 患者过度紧张

B. 患者过于敏感

C. 解剖变异

D. 分离牙龈时用力过大

E. 没有麻醉右侧上牙槽中神经

96. 为了解小学生龋病的自然变化情况，研究人员制定了一项为期6年的研究计划，每年对学生进行一次口腔健康检查。该研究方法属于

A. 现况调查

B. 群组研究

C. 常规资料分析

D. 纵向研究

E. 现场实验

97. 患者，女性，32岁。$\underline{1|2}$缺失，余牙正常。若行固定义齿修复，应设计

A. 半固定桥

B. 单端固定桥

C. 双端固定桥

D. 特殊固定桥

E. 复合固定桥

98. 患者，女性，22岁。近2月来经常感到不明原因的紧张、害怕、思虑多，不由自主地胡思乱想，患者为此感到苦恼，主动就诊。患者存在的主要症状是

A. 恐惧症状

B. 强迫症状

C. 焦虑症状

D. 惊恐发作

E. 强制思维

99. 患者，男性，48 岁。3 天前出现左上前牙持续剧烈跳痛，昨日疼痛缓解，自下眼睑至鼻旁颧部肿胀明显，皮肤炽热。此时应诊断为

A. 急性上颌窦炎

B. 上唇痈

C. 眶下间隙感染

D. 上颌骨中央性骨髓炎

E. 眶下淋巴结炎

100. 患者，女性，28 岁。自述牙龈肿物 3 个月，缓慢增大，影响进食。检查：肿物位于下前牙唇侧，色暗紫，质软易出血。明确诊断前，应询问

A. 服避孕药史

B. 牙签剔牙习惯

C. 家族史

D. 刷牙史

E. 妊娠史

## 【$A_3/A_4$ 型题】

### 答题说明

以下提供若干个病例，每个病例下设若干道考题。请根据答案所提供的信息，在每一道考题下面的 A、B、C、D、E 五个备选答案中选择一个最佳答案。

（101~103 题共用题干）

患者，男性，55 岁。口腔检查时探及 16、17 有龈下牙石，且探诊出血，16 牙周袋深度大于 6mm，11 探诊无出血及牙石，26、27 探诊出血，有龈上牙石，26 牙周袋深度约 4.5mm，36、37 探诊有出血及牙石，36 牙周袋深度约 4mm，31 探诊出血但无牙石，46、47 探诊出血有牙石，其余牙的牙周袋深度均小于 3.5mm。

101. 该患者 CPI 记分为

A.

| | | |
|---|---|---|
| 4 | 0 | 3 |
| 2 | 1 | 3 |

B.

| | | |
|---|---|---|
| 3 | 0 | 4 |
| 3 | 1 | 2 |

C.

| | | |
|---|---|---|
| 4 | 0 | 3 |
| 2 | 1 | 2 |

D.

| | | |
|---|---|---|
| 3 | 0 | 4 |
| 2 | 1 | 2 |

E.

| | | |
|---|---|---|
| 4 | 1 | 3 |
| 2 | 0 | 3 |

102. 该患者右下区段治疗需要的类型是

A. 不需治疗

B. 需口腔卫生指导

C. 需洁治

D. 需口腔卫生指导+洁治

E. 需口腔卫生指导+洁治+复杂牙周治疗

103. 牙周系统治疗后，医师嘱该患者来进行牙周维护治疗的间隔是

A. 1 个月

B. 3 个月

C. 6 个月

D. 12 个月

E. 24 个月

（104~106 题共用题干）

患者，男性，42 岁。2 月来发热、咳嗽、气短。已用青霉素、环丙沙星 2 周，症状无缓解并出现发绀。既往有血友病史，多次输血制品。查体：体温 38.9℃，颈部、腋下可触及 1cm 左右淋巴结，光滑无压痛，肺部可闻及湿啰音。胸部 X 线示：间质性肺炎，白细胞 $4.0\times10^9/L$，多次血、痰培养无细菌生长。

104. 下列诊断最可能的是

A. 衣原体肺炎

B. 严重急性呼吸综合征
C. 耐药链球菌性肺炎
D. 艾滋病并发卡氏肺孢子菌肺炎
E. 支气管结核
105. 为确定诊断，下列哪项检查应首选
A. 查血清抗-HIV
B. 痰涂片找结核菌
C. 荧光抗体法测衣原体抗体
D. 查血清 SARS 病毒特异性抗体
E. 插管吸痰做细菌培养并做药敏试验
106. 下列治疗措施最有效的是
A. 头孢曲松钠
B. 复方磺胺甲噁唑
C. 链霉素
D. 万古霉素
E. 泰能
(107~109 题共用题干)

患者，女性，40 岁。左下后牙自发性胀痛、咬合痛 2 周。检查发现：⌈6 与⌈7 间有嵌塞的食物残渣，该处牙龈有触痛，⌈6 远中面龋坏达牙本质浅层，叩诊（+），冷诊（+），牙周检查（-）。

107. 该患者可能的主诉诊断为
A. 急性牙髓炎
B. 慢性牙髓炎
C. 龈乳头炎
D. 慢性根尖炎
E. 深龋
108. 该患者的非主诉诊断为
A. 急性牙髓炎
B. 慢性牙髓炎
C. 龈乳头炎
D. 慢性根尖炎
E. 中龋
109. 该患者的治疗方法应该为
A. 去除嵌塞食物冲洗上药
B. 充填龋洞
C. 调磨牙尖，调整咬合
D. 充填龋洞+去除嵌塞食物冲洗上药
E. 根管治疗
(110~112 题共用题干)

患者，男性，20 岁。因车祸致伤来急诊。查体：心率 98 次/分，血压 120/90mmHg，神志朦胧、咯血，口鼻均有泥沙夹血外溢，呼吸困难、烦躁不安。左侧胸部严重擦伤、肿胀，四肢活动尚可，左大腿中下段中度肿胀，有瘀斑和严重擦伤。

110. 该患者最紧迫的抢救措施是
A. 请胸外科医师会诊处理
B. 清除上呼吸道异物，保持呼吸道通畅
C. 吸氧
D. 输血
E. 左下肢夹板固定
111. 不应考虑下列哪项诊断
A. 鼻骨骨折
B. 肋骨骨折
C. 颅脑创伤
D. 左股骨骨折
E. 血气胸
112. 下列哪项处理可不必紧急做
A. 左下肢包扎固定
B. 吸氧
C. 多科会诊处理
D. 颅脑与胸部、左股骨 X 线摄片
E. 输血
(113~114 题共用题干)

老年人口腔保健受到乡政府的高度重视，请口腔保健专家来指导卫生院的工作。经过调查研究，专家指出了老年口腔健康的主要问题。

113. 调查结果显示老年人不断上升的牙体疾病主要是
A. 根面龋坏
B. 楔状缺损
C. 牙冠部龋
D. 牙缺失
E. 牙畸形
114. 调查结果显示导致老年人牙缺失的问题主要是因为
A. 牙龈炎和牙龈出血
B. 牙周袋形成
C. 牙龈萎缩和牙槽骨吸收
D. 牙石和牙周袋溢脓
E. 牙龈萎缩和牙石
(115~118 题共用题干)

患者，男性，47 岁。因刷牙时牙龈出血，口腔有异味来诊。自觉双侧后牙及下前牙轻度松动，伴有咬合痛。

115. 首先应进行的检查为
A. 探诊+叩诊
B. 扪诊+X 线片
C. 松动度检查
D. 温度测验+探诊
E. 牙周袋探诊+X 线片
116. 慢性牙周炎的主要致病菌是

A. 放线菌
B. 牙龈卟啉单胞菌
C. 乳酸杆菌
D. 变形链球菌
E. 嗜二氧化碳噬纤维菌

117. 牙周炎晚期可能出现的伴发症状为
A. 中度深度牙周袋
B. 重度牙龈炎症
C. 急性牙周脓肿
D. 牙槽骨吸收
E. 牙齿咬合痛

118. 慢性牙周炎治疗的基本原则是
A. 控制菌斑+彻底清除牙石
B. 控制菌斑+固定松动牙
C. 松牙固定术
D. 牙周袋及根面药物处理
E. 牙周外科手术+全身治疗

(119~122 题共用题干)

一双侧完全性唇腭裂的患儿，家长否认家族中有类似病史，临床表现提示可能患有某种全身发育畸形综合征。

119. 眼检查应注意
A. 眼睑水肿及巩膜黄染
B. 眼睑动度、睑裂的大小
C. 视力情况及有无复视
D. 瞳孔大小及对光反应
E. 眼球的位置及运动情况

120. 鼻的检查应注意
A. 各鼻窦区有无压痛
B. 鼻腔有无血性分泌物
C. 有无鼻腔阻塞
D. 有无嗅觉异常
E. 鼻翼、鼻尖有无组织缺损

121. 耳检查应注意
A. 邻近部位的畸形
B. 乳突压痛
C. 耳郭缺损及听力情况
D. 邻近部位的炎症
E. 外耳道分泌物

122. 由于存在心脏Ⅱ级收缩期杂音，故在体检时又进行了更为全面的检查，下面哪一项是不必要的
A. 超声心动图
B. 肾功能及泌尿系统影像学
C. 全消化道造影
D. 染色体核型
E. 智力、神经系统发育

(123~127 题共用题干)

患者，女性，40 岁。右下第一前磨牙舌侧尖斜形折断 2 天，松动，颊侧尖不松。叩诊轻度不适，临床牙冠稍短，口内余留牙未见明显异常。

123. 第 1 次就诊时正确的处理是
A. 拔除患牙
B. 拔除舌侧尖
C. 固定舌侧尖
D. 调殆
E. 黏接保留舌侧尖

124. 若计划行金属烤瓷冠修复，殆面为瓷覆盖设计时，牙体预备量至少应为
A. 1.0mm
B. 1.8mm
C. 1.5mm
D. 1.2mm
E. 2.0mm

125. 以下作为修复体黏固剂的材料中，可以作为永久性材料的应除外
A. 氧化锌丁香油黏固粉
B. 聚羧酸锌黏固粉
C. 磷酸锌黏固粉
D. 树脂水门汀
E. 玻璃离子黏固剂

126. 戴入修复体后 2 周出现咬合痛，叩诊（+），触诊唇面咬合时有震动感，X 线片示根尖轻度根周膜增宽，牙周检查无异常。引起咬合痛的可能原因是
A. 急性牙周炎
B. 咬合创伤
C. 急性根尖周炎
D. 急性龈乳头炎
E. 急性冠周炎

127. 正确的处理方法是
A. 拆除修复体
B. 药物治疗
C. 牙周治疗
D. 拔除患牙
E. 调殆

## 【B 型题】

### 答题说明

以下提供若干组考题，每组考题共用在考题前列出的 A、B、C、D、E 五个备选答案，请从中选择一个与问题关系最密切的答案。某个备选答案可能被选择一次、多次或不被选择。

（128~129 题共用备选答案）

A. 受检人群中每人口腔中平均龋、失、补牙数

B. 在调查期间某一人群中患龋病的频率，人口基数以百计算

C. 通常指至少在 1 年时间内，某人群新发生龋病的频率

D. 全口牙列均无龋的人数占全部受检查人数的百分比

E. 包括患根龋的数目和因根龋而充填的数目

128. 龋病发病率

129. 龋均

（130~132 题共用备选答案）

A. 志贺志贺菌

B. 舒密次志贺菌

C. 福氏志贺菌

D. 宋内志贺菌

E. 鲍氏志贺菌

130. 近年来我国最常见引起菌痢的病原菌是

131. 哪种病原菌引起菌痢多数症状轻，非典型病例较多

132. 哪种病原菌能产生神经毒素的志贺菌

（133~135 题共用备选答案）

A. 螺旋充填器

B. 光滑髓针

C. 根管口探针

D. 根管锉

E. 拔髓针

133. 拔髓清创用

134. 扩通根管用

135. 根管充填用

（136~138 题共用备选答案）

A. 中心静脉压很低，尿量多

B. 中心静脉压偏低，尿量少

C. 中心静脉压偏低，尿量多

D. 中心静脉压偏高，尿量多

E. 中心静脉压很高，尿量少

136. 血容量不足

137. 休克液体量已补充足

138. 可能存在心功能不全

（139~140 题共用备选答案）

A. 氟化亚锡

B. 氯己定

C. 血根碱

D. 螺旋霉素

E. 季铵化合物

139. 常用于控制菌斑预防牙周疾病的是

140. 不常用于控制菌斑预防牙周疾病的是

（141~144 题共用备选答案）

A. 下颌升支外侧

B. 下颌升支前缘向上

C. 下颌磨牙舌侧后下方和下颌支内侧面

D. 乙状切迹中点与颧弓中点之间

E. 上颌结节后上方

141. 颞肌前部触诊位置在

142. 翼内肌下部触诊位置在

143. 翼外肌上头触诊位置在

144. 翼外肌下头触诊位置在

（145~146 题共用备选答案）

A. 由前向后

B. 由后向前

C. 垂直向

D. 旋转

E. 侧向

145. Kennedy 分类法第四类牙列缺损，义齿最佳的就位方向为

146. $\underline{|6}$ 缺失，$\underline{|7}$ 松动 Ⅰ 度，以$\underline{|57}$ 为基牙，活动桥修复，就位方向为

（147~150 题共用备选答案）

A. 要求在完成修复后修复体和患牙具有能抵抗殆力而不致破坏或折裂的外形

B. 修复体在行使功能时，能抵御各种作用力而不发生移位或脱落的能力

C. 两个相互接触而又相对运动的物体间所产生的作用力

D. 物体位移时受到一定的条件限制，加给物体这种限制的力

E. 黏结剂与被黏结物体界面上分子间的结合力
147. 固位力是指
148. 约束力是指
149. 抗力形是指
150. 摩擦力是指

# 参考答案与解析

## 第一单元

1. C【解析】在面侧深区，颞深前后神经和咬肌神经从翼外肌上缘穿出，分别布于颞肌和咬肌；颊神经从翼外肌两头之间穿出，翼外肌下缘有舌神经和下牙槽神经穿出。

2. A【解析】腮腺深叶的深面与茎突诸肌及围以蜂窝组织的深部血管、神经（颈内动脉、颈内静脉和第Ⅸ~Ⅻ对脑神经）相毗邻，腮腺犹如侧卧其上，故称上述结构称为“腮腺床”。

3. B【解析】上皮异常增生时细胞黏着力下降。

4. D【解析】牙髓切断术是在局部麻醉下将冠部牙髓组织切断和去除，保留根部生活牙髓的治疗方法。适用于根尖孔未形成，因机械或外伤性因素、龋源性露髓的年轻恒牙；意外穿髓造成的牙髓暴露的年轻恒牙。所用药物为甲醛甲酚、戊二醛、氢氧化钙、硫酸铁、MTA等。

5. D【解析】面部皮肤薄而柔软，易于伸展移动（A错误）；富于皮脂腺毛囊和汗腺（B错误）；血管密集，血运丰富（C错误）；有皮肤皱纹，走向有一定的规律（D正确）。

6. D【解析】异食癖为组织缺铁的表现，其余选项为缺铁性贫血的贫血表现。

7. E【解析】原位癌即上皮重度异常增生，异常增生细胞累及上皮全层，但未突破基底膜。一旦突破基底膜即为浸润癌。

8. E【解析】腮腺浅叶上缘自后向前排列的神经血管是颞浅静脉、耳颞神经、颞浅动脉、面神经颞支及颧支，故选E。

9. D【解析】上颌窦癌初期症状无特异性，病变局限于窦腔时可无明显阳性体征，鼻塞及异常分泌物常为先驱症状，有流涕、鼻出血、嗅觉减退；继则出现牙痛、脱落等口腔症状，如牙痒、牙齿松动、牙齿脱落、出血及牙龈肿块，当肿瘤侵及翼板、翼腭窝时，张口度缩小，直至完全不能张口；眼部症状：突眼、流泪，结膜充血，视力障碍及复视；面部肿胀、疼痛、麻木、充血；少数患者可出现耳痛。常有肝、肺、骨等组织的转移。上颌窦癌早期骨质破坏不明显，因为肿瘤可向窦腔内压力较小的一侧生长，只有后期压迫骨质才会出现明显的吸收。

10. D【解析】受体与配体结合特点为高度专一性、高度亲和力、可饱和性、可逆性、非共价键结合。当受体与配体结合并发挥生物学作用后，两者须解离，受体可恢复到原来的状态被细胞再利用，所以是可逆性的结合。

11. D【解析】上皮细胞不典型增生即上皮细胞丧失正常细胞成熟及分化过程。

12. E【解析】颈侧区包括胸锁乳突肌区和颈后三角。

13. E【解析】抗原提呈细胞（APC）是指能够加工、处理抗原并将抗原信息提呈给T淋巴细胞的一类细胞。专职性APC，包括树突状细胞（DC）、单核-巨噬细胞、B淋巴细胞。非专职性APC包括内皮细胞、成纤维细胞、上皮及间皮细胞、嗜酸性粒细胞等在内的所有有核细胞，虽然它们在静息状态下不表达MHCⅡ分子，但都表达MHCⅠ分子，并且有的细胞在活化状态下还可表达MHCⅡ分子。红细胞既不表达MHCⅡ分子，也不表达MHCⅠ分子，因此既不能作为专职抗原提呈细胞，也不能作为非专职抗原提呈细胞。

14. B【解析】黏液细胞是唾液腺黏液表皮样癌的病理诊断要点。

15. D【解析】情绪是和有机体的生理需要能否得到满足相联系的体验，而情感是指人在社会历史发展过程中产生的，与社会需要相联系的体验，是比较复杂的体验。情绪带有情境性，而感情是对事物的稳定态度，受情境影响小。情绪往往由事物的表面现象引起，因此带有冲动性；情感的产生则与对事物的深刻认识相联系，因而冲动性较少。

16. B【解析】艾森克认为人格是由两个基本维度构成，它们分别是外向-内向维度和情绪稳定-不稳定维度，他还提出人格的第三个维度即精神质维度。

17. C【解析】舌骨位于颈前区的软组织内，其高度约相当于第3颈椎平面，故A错误。舌骨大角是寻找或结扎舌动脉的重要标志。颈总动脉分叉处约平甲状软骨上缘，故B错误。环状软骨位于甲状软骨的下方，其位置约相当于第6颈椎平面，故C正确。颈总动脉位于胸锁乳突肌深面，故D错误。颈外静脉位于胸锁乳突肌浅面，故E错误。

18. C【解析】心理过程是指心理活动发生、发展的过程，也就是人脑对现实的反映过程。整个心理过程包括认识过程、情感过程和意志过程，这三个过程既互相区别又互相联系。

19. D【解析】实性型肿瘤细胞排列成大小不等的上皮团，管状和筛状型结构较少。实性型比其他类型容易复发和早期转移，预后不好，恶性程度最高。

20. C【解析】纤维结构不良中的骨小梁由纤维结缔组织化生而来，故骨小梁周围没有成排的成骨细胞。

21. C【解析】中央性颌骨骨髓炎累及的牙多数松动，牙周有明显的炎症。

22. D【解析】初始 T 细胞膜表面的抗原识别受体与表面的抗原肽 MHC 分子复合物特异结合的过程称为抗原识别，这是 T 细胞特异性活化的第一步。通常 TCR 不能直接结合或识别游离的抗原表位，而只识别 APC 表面经 MHC 分子结合的抗原表位。TCR 在特异性识别 APC 所提呈的抗原多肽的过程中，必须同时识别与抗原多肽形成复合物的 MHC 分子，这种特性称为 MHC 限制性。

23. E【解析】颈深筋膜浅层在斜方肌、胸锁乳突肌、腮腺及下颌下腺四处分为两层包被形成鞘膜。

24. C【解析】四种气质类型的特点如下。①多血质（活泼型）：强而平衡，灵活性高。②胆汁质（兴奋型）：强而不平衡，灵活的兴奋型。③黏液质（安静型）：强而平衡，灵活性低。④抑郁质（抑制型）：弱性，易抑制。

25. E【解析】骨皮质表面有反应性新骨形成，新生骨小梁间为纤维结缔组织，少量淋巴细胞和浆细胞浸润，无化脓和死骨的表现见于慢性骨髓炎伴增生性骨膜炎。

26. E【解析】椎前筋膜又名颈深筋膜深层，覆盖于椎前肌和斜角肌的浅面，上达颅底，下续胸内筋膜。

27. B【解析】颈深筋膜浅层又称为颈深筋膜封套层或包围层。

28. A【解析】需要是个体对生理的和社会的客观需求在人脑的反映，是个体的心理活动与行为的基本动力。按其起源，一般把需要分为生理性需要和社会性需要。当然也可根据需要的对象，把需要分为物质的需要和精神的需要。

29. D【解析】颈动脉鞘或称颈鞘、颈血管鞘，呈管状。在鞘内包含有颈内静脉、颈内动脉、颈总动脉和迷走神经。

30. E【解析】下颌下三角包含有下颌下腺、下颌下淋巴结、面静脉、面动脉、舌神经、下颌下腺管及舌下神经。

31. E【解析】上皮内可见 PAS 染色强阳性的真菌菌丝是口腔念珠菌病的病理变化。毛状白斑在医学上是一种具有很强感染性的由各种病毒引起的口腔类疾病，当然这也是一种比较罕见的病症。有研究表明，此类疾病主要是发生在患有艾滋病的患者身上，所以毛状白斑也被认定为是艾滋病的一种主要临床表现之一。

32. B【解析】心理健康包括智力正常、情绪良好、人际和谐、适应环境、人格完整。但一般不包括思想内容健康。

33. D【解析】由于下颌下淋巴结与下颌下腺关系密切，位置可能位于下颌下腺内，故在口腔颌面部恶性肿瘤转移时，常将下颌下淋巴结连同下颌下腺一并摘除。

34. A【解析】生理发展是心理发展的物质基础，人的生命是从胎儿期开始的。

35. C【解析】急性坏死性溃疡性龈炎的主要致病菌是梭形杆菌与螺旋体。

36. E【解析】青少年期是身体和心理快速发展的时期，主要表现为身体的发育成熟和自我意识发展与完善，人生观逐步成熟，恋人与职业选择。因此，心理卫生教育的内容主要围绕性心理卫生、人格完善、友谊与恋爱等方面。自我意识形成教育主要在儿童期。

37. B【解析】在舌骨舌肌浅面自上而下依次排列为舌神经、下颌下腺导管及舌下神经。

38. C【解析】自我意识：一个人对自己的认识和评价，包括对自己心理倾向、个性心理特征和心理过程的认识与评价。处于青春期的少年正处在自我意识的形成过程中，因此会产生意识矛盾。意识矛盾大致体现在理想与现实、学习与恋爱、独立与依赖、交往与封闭等主要方面。而本我、自我、超我的划分是弗洛伊德人格理论的主要组成部分，与自我意识无关。

39. E【解析】抗体的多样性决定于淋巴细胞的基因。

40. C【解析】盘状红斑狼疮是一种皮肤黏膜的慢性结缔组织疾病，病损主要局限于皮肤及口腔黏膜，下唇唇红是其好发部位，初起为暗红色丘疹或斑块，随后形成红斑样病损，片状糜烂，直径 0. 5cm 左右，中心凹下呈盘状，周边有红晕或可见毛细血管扩张，在红晕外围是呈放射状排列的白色短条纹。

41. D【解析】A、B、C 均为根尖周肉芽肿向根尖周囊肿转变的方式，故选 D。

42. B【解析】临床行气管切开术时应注意下列四点：①采取头正中后仰位，以免伤及颈总动脉并使气管位置变浅。②多在第 3~5 气管软骨环的范围内切开，不宜过深，以免刺伤气管后壁，甚至伤及食管。③勿切环状软骨，以免术后发生喉狭窄。④亦不应低于第5气管软骨环，以免引起头臂干等损伤。

43. E【解析】心身疾病的诊断要点：①疾病的发生包括心理社会因素，其与躯体症状有明确的时间关系。②躯体症状有明确的器质性病理改变，或存在已知的病理生理学变化。③排除神经症性障碍和精神病。

44. A【解析】在气管颈段第2~4气管软骨环的前方，有甲状腺峡部横过，此处因有左右甲状腺上下动脉的分支吻合，故切断后易引起出血。

45. B【解析】现代心身医学是生命科学探索的一个集合体，以研究心理社会与生物因素相互作用对健康与疾病的影响为目的。心身医学反对二元论的观点，应把患者作为一个心身合一的统一体来看。

46. B【解析】中性粒细胞聚集属于牙髓的急性炎症。

47. C【解析】颈动脉三角由二腹肌后腹、肩胛舌骨肌上腹和胸锁乳突肌围成，A错；颈总动脉平甲状软骨上缘处分为颈内动脉和颈外动脉，B错；颈内动脉最初在颈外动脉后外侧，继而转至其后内侧，D错；颞浅动脉或面动脉为颈外动脉分支，E错。

48. C【解析】脂肪酸合成过程中，脂酰基的载体是ACP，即脂酰基载体蛋白。但是脂肪在分解的时候，因为催化脂肪酸氧化的酶系存在于线粒体中，所以胞液中的脂酰辅酶A需经转运进入线粒体被氧化。此转运过程由存在于线粒体外膜与内膜上的脂酰肉碱脂酰转移酶Ⅰ和Ⅱ完成，其中脂酰肉碱脂酰转移酶Ⅰ是脂肪酸氧化的限速酶。

49. A【解析】牙骨质表面有许多小而浅的凹陷，内有大量细菌。细菌通过穿通纤维入侵，牙骨质磷灰石晶体出现程度不同的溶解、破坏，胶原纤维断裂消失。病损相应髓腔处出现修复性牙本质。

50. B【解析】认知评价是指个体从自己的角度对遇到应激源的性质、程度和可能的危害情况作出估计，同时也估计面临应激源时个体可动用的应对应激源的资源。对应激源和资源的认知评价直接影响个体的应对活动和心身反应，因而是应激源是否会造成个体应激反应的关键因素。

51. C【解析】牙釉质龋早期表现为牙表面白垩色不透明区，这种不透光是由于牙釉质的脱钙使其光折射率改变而形成；透明层位于病损的最前沿，和正常牙釉质相连，是龋损最早发生的组织学改变；病损脱矿主要发生在表层下；暗层较透明层孔隙增加，孔隙容积约2%~4%；病损体部纹理明显，脱矿较为严重。

52. A【解析】氟牙症属于一种釉质的发育障碍。在牙发育阶段，由于机体摄入过多的氟，损伤了成釉细胞，导致牙釉质形成不全和钙化不全。但形态学观察发现，牙釉质表层矿化良好、釉质牙本质界弧形结构更加明显。

53. B【解析】B项明显属于积极影响。

54. E【解析】事件的认知评价在生活事件与应激反应之间确实起了十分重要的作用，但认知评价本身也受到其他各种因素的影响：应激源的可预期性、应激源的可控制性、个体的人格特征、个体的生活经历、当时的身心状态等。但不包括个体对应激源的敏感性。

55. C【解析】下颌运动有四个制约因素：①右侧颞下颌关节。②左侧颞下颌关节。③咬合。④神经肌肉结构。

56. A【解析】神经嵴所衍化的组织称外胚间叶组织，包括牙乳头和牙囊，所以也包括备选答案中的B、C、D和E，它们的性质是间叶组织或细胞。牙体牙周组织中唯一来自外胚层的组织是釉质，由来自外胚层的成釉细胞形成，因此成釉细胞不是来自神经嵴衍化的组织。

57. D【解析】所谓应激是机体在各种内外环境因素及社会、心理因素刺激时所出现的全身性非特异性适应反应，又称为应激反应。

58. B【解析】中枢免疫器官是免疫细胞发生、分化、发育和成熟的场所。人或其他哺乳类动物的中枢免疫器官包括骨髓和胸腺。所有免疫细胞和造血细胞都由骨髓分化而来，而T细胞前体细胞随血流进入胸腺，胸腺是T细胞分化、发育、成熟的场所，因此选B。而骨髓是B淋巴细胞分化、发育和成熟的所，因此排除选项C。选项A、D是外周免疫器官，是T细胞、B细胞接受抗原刺激诱导免疫应答的场所。选项E不是免疫器官。

59. D【解析】由于氟结合钙，形成钙氟磷灰石以取代羟磷灰石，高氟中毒后成釉细胞受到损害，形成有缺陷的釉基质。釉质矿化不良，尤其是在釉柱之间及有机物较多的薄弱处。但釉质表层过度矿化，釉柱方向不规则，釉质牙本质界的弧形结构较正常牙更加明显。表层钙化良好，其深方的表层下区存在弥漫性的矿化不良。氟中毒受害者的柱间区发育不全，或完全消失。严重的氟牙症，除釉柱间区消失外，釉柱表面粗糙，且有凹陷缺损及棕色色素沉着。

60. E【解析】成釉器发育经历蕾状期、帽状期和钟状期3个阶段。蕾状期时细胞成分比较单一；帽状期时细胞分成内釉上皮、外釉上皮和星网状层3层；至钟状期时，成釉器的细胞层次在帽状期的基础上又增加了中间层。因此钟状期的成釉器由4层细胞构成。而颈圈是成釉器内釉上皮和外釉上皮的交汇处形成的结构。

61. B【解析】早期明确传染病的诊断有助于患者的隔离和治疗。传染病的诊断要综合分析下列三个方面的资料：①临床资料。②流行病学资料。③实验室及其他检查资料。

62. A【解析】咀嚼肌收缩所发挥的最大力是咀嚼肌力。咀嚼压力也称𬌗力，是咀嚼时牙齿实际承受的咀嚼力量；咀嚼肌力也叫咀嚼力，是指咀嚼肌收缩所能发挥的最大力；最大𬌗力也叫牙周潜力，是指牙周组织能承受的最大力。

63. E【解析】来自第一鳃弓的2个侧舌隆突和1个奇结节形成舌前2/3即舌体；来自第二鳃弓的联合突和来自第三、四鳃弓的腮下隆起形成舌后1/3即舌根。

64. B【解析】问诊时需要问患者的主诉包括就诊原因和迫切需要解决的问题。患者初诊时应询问患者牙冠的缺损原因、时间，修复治疗史如是否曾做过牙体或牙列缺损、牙列缺失的修复，采用何种修复方式以及现有修复体使用的时间和状况。下颌运动是否正常不在问诊范围。

65. B【解析】上下牙咬合时，牙周组织所承受的实际咀嚼力量，临床上称为咀嚼压力，亦称𬌗力。

66. E【解析】胚胎第9周后两侧侧腭突逐渐联合。

67. A【解析】引起超急性排斥反应的是预存抗体。宿主体内先存有的天然抗体与被移植物中血管内皮表面结合后激活补体，引起血管栓塞和组织坏死。

68. C【解析】咀嚼效率是指机体在一定时间内，对定量食物咀细的程度。影响咀嚼效率的因素有牙齿的功能性接触面积，牙周组织，颞下颌关节疾病，全身性疾病或口腔内软组织炎症、外伤后遗症等，其他如疲劳、精神紧张等。

69. D【解析】牙菌斑的形成比较复杂，现在公认的理论有以下三个阶段。①获得性膜形成阶段：口腔中的唾液糖蛋白是唾液中的一种物质，每个人的唾液中都含有这种物质。当它与牙齿接触时，可附着在牙釉质表面，形成膜样物质，这种膜被称为获得性膜。它为口腔细菌初期黏附提供了基质，为牙菌斑的形成创造了条件。有资料证明，龈沟是牙齿最先形成获得性膜的部位。②细菌附着阶段：大多数研究者认为，获得性膜对细菌附着具有重要性。观察发现，当牙面获得性膜形成，很快就有细菌附着上去，说明附着速度很快。大量研究资料证实，最先附着在牙面的细菌为血型链球菌和唾液链球菌（革兰阳性球菌）。细菌在获得性膜的表面生长，并能产酸，使糖蛋白沉积。血型链球菌和变形链球菌能合成葡聚糖，与沉积的糖蛋白一起构成菌斑基质，为牙菌斑的形成创造了基础。③菌斑成熟阶段：细菌在获得性膜上生长、发育、繁殖和衰亡，并在其中进行复杂的代谢活动。据有关资料分析，认为成熟的牙菌斑的细菌比例是：兼性厌氧链球菌27%、兼性类白喉杆菌23%、厌氧类白喉杆菌18%、胨链球菌13%、韦永氏菌6%、拟杆菌4%、梭状菌4%、奈瑟菌3%、弧菌2%。成熟牙菌斑中致龋性菌为变形链球菌、放射菌、血型链球菌和乳杆菌。

70. D【解析】这六个位点分别为：颊侧中分、颊侧近/远中轴角、舌侧中分、舌侧近/远中轴角。

71. C【解析】换药时要严格遵守无菌操作原则，即使是感染创口也是如此，长时间换药仍有脓液的患者，警惕下颌骨边缘性骨髓炎。

72. B【解析】烧伤后应积极抗休克治疗，应迅速补液。补液量常用公式计算：伤后第一个24小时，每1%烧伤面积（Ⅱ度、Ⅲ度）每千克体重应补胶体与电解质液共1.5ml，此为其伤后的丢失液体量，共5400ml。伤后第一个8小时应补给总量的50%，为2700ml。

73. E【解析】当乳磨牙根尖周炎未及时治疗，常影响其下方正在发育的继承恒牙，造成个别牙的釉质发育不全，称为特纳牙。该患者左下第二前磨牙的所见就是特纳牙的临床表现，常被误认为龋坏残根。

74. E【解析】根管治疗后牙齿需要常规牙冠修复，题干提示临床牙冠较短，咬合紧，金属全冠为最佳选择。

75. E【解析】窝沟龋比较隐匿，刷牙可能未必完全清洁其深部。

76. A【解析】"左上第一前磨牙近中边缘嵴约小米大小透影区"且"3天来遇甜酸痛"提示患牙为中龋，应给予充填治疗。该部位充填材料不但要求强度，而且要求美观，因此首选复合树脂，而非其他材料。

77. E【解析】腹痛的机制可分为三种，即内脏性腹痛、躯体性腹痛和牵涉痛。①内脏性腹痛，是腹内某一器官的痛觉信号由交感神经传入脊髓引起。②躯体性腹痛是由来自腹膜壁层及腹壁的痛觉信号，经体神经传至脊神经根，反映到相应脊髓节段所支配的皮肤所引起。③牵涉痛指内脏性疼痛牵涉到身体体表部位，即内脏痛觉信号传至相应脊髓节段，引起该节段支配的体表部位疼痛。特点是定位明确，疼痛剧烈，有压痛、肌紧张及感觉过敏等。

78. B【解析】口腔健康相关调查应首先收集人群口腔健康状况和治疗需要的信息。

79. B【解析】根管治疗后的牙齿应选择全冠修

复来恢复外形和功能。

80. E【解析】患者有黄疸表现。抗 HAV-IgM 阳性是新近甲型肝炎感染的证据。无症状携带者和慢性患者 HBsAg 可持续多年存在。抗 HBc-IgG 阳性提示为以往感染，无传染性。

81. D【解析】患牙为深龋活髓牙，可以选择聚羧酸锌黏固粉或氧化锌丁香油黏固粉，而采用复合树脂充填时，为避免氧化锌丁香油黏固粉影响树脂单体聚合，应选择聚羧酸锌黏固粉垫底，故选 D。

82. E【解析】四头带可局部压迫术后创口，可起到减轻疼痛、止血、防止或减轻水肿的目的。

83. A【解析】核素扫描为热结节的甲状腺单发结节，癌变可能性较小。冷结节多须手术治疗。凡发展快、质地硬的单发结节，或伴有颈部淋巴结肿大者或儿童的单发结节，因恶性可能大。应早日手术。

84. D【解析】交叉十字绷带包扎法可对腮腺咬肌区进行良好加压包扎。

85. C【解析】妊娠期龈瘤病理表现为非特异性的、多血管的、大量炎症细胞浸润的炎症性肉芽组织。牙龈上皮增生，上皮钉突伸长，表面可有溃疡，基底细胞有细胞内和细胞间水肿。结缔组织内有大量的新生毛细血管，血管扩张充血，周围纤维间质水肿，伴有慢性炎症细胞浸润。有的牙龈乳头可呈瘤状生长，实际并非真性肿瘤，而是炎症性血管性肉芽肿。

86. A【解析】肌钙蛋白 T 是目前诊断心肌梗死最特异和敏感指标，其持续升高时间达 10~14 天。

87. E【解析】饮水氟化应感觉季节、气温的变化进行调整，需要严格的管理和检测系统，保证安全有效。

88. D【解析】巨细胞性龈瘤（giant cell epulis）：又称外周性巨细胞肉芽肿（peripheral giant cell granuloma）。较为少见。以前牙区多见，上颌较下颌多，位于牙龈或牙槽黏膜。女性较男性多见。包块有蒂或无蒂，呈暗红色，可发生溃疡。镜下见，富于血管和细胞的间质内含有多核破骨细胞样细胞，呈灶性聚集。灶之间有纤维间隔。巨细胞数量多，大小和形态不一。毛细血管丰富，常见出血灶及含铁血黄素沉着。单核间质细胞呈卵圆形或梭形，在超微结构上与成纤维细胞、巨噬细胞和未分化间充质细胞相似。病变内偶见少许骨小梁或骨样组织。巨细胞龈瘤的发病机制不清，但一般认为它是一种反应性增生，损伤可能是重要的病因。组织发生上，可能来源于骨膜而不是牙龈，因为病损可引起骨表面缺损（erosion），且可发生于无牙的颌骨区。巨细胞的来源不明，可能来自周围间质内单核细胞前体的融合，也有人认为它是破骨细胞。

89. E【解析】牙齿震荡的治疗包括：消除咬合创伤；减少或避免不良刺激；预防感染；釉面裂纹的处理（严重的釉面裂纹，最好涂以无刺激性的保护涂料或复合树脂黏结剂）；定期追踪复查。

90. E【解析】贯通式引流选择管状引流。

91. A【解析】过敏性紫癜分为单纯型过敏性紫癜（紫癜型）、腹型过敏性紫癜、关节型过敏性紫癜、肾型过敏性紫癜、混合型过敏性紫癜和其他。其中，单纯型过敏性紫癜最常见，主要表现为皮肤紫癜，局限于四肢，尤其是下肢及臀部，躯干极少累及。

92. C【解析】利多卡因有迅速而安全的抗室性心律失常作用，因而对心律失常的患者作为首选的局部麻醉药。

93. C【解析】依个人口腔维护效果不同，建议牙周洁治的周期为 6~12 个月。

94. E【解析】滞留乳牙牙根基本吸收，只需要进行黏膜的表面麻醉即可。

95. E【解析】上 6 的近中颊根由上牙槽中神经支配，远中颊根由上牙槽后神经支配，腭根及其周围牙龈牙周膜由腭大神经支配，因此需要于上 6 的近颊根处补充浸润麻醉。

96. D【解析】纵向研究，也称追踪研究，是指在比较长的时间内，对观察对象发展进行系统、定性的研究。儿童心理学家普莱尔是最早运用系统追踪研究观察法研究儿童智慧发展的心理学家。瑞士著名儿童心理学家皮亚杰也大量采用纵向研究的方法观察儿童智慧的发展进程。

97. E【解析】$\underline{1|2}$ 缺失，考虑以 $\underline{2|}$、$\underline{|1}$ 为基牙进行固定桥修复，为复合固定桥。固定桥分为双端固定桥、单端固定桥、半固定桥以及复合固定桥。复合固定桥则一般包括四个或四个以上的牙单位，常包括前牙和后牙，形成程度不同弧形的固定桥，整个固定桥中含有两个以上基牙。当承受外力时，各个基牙的受力反应不一致，可以相互支持或相互制约，使固定桥取得固位和支持。反之，也可能影响到固定桥的固位而引起固位体和基牙之间松动。复合固定桥包括的基牙数目多而且分散，要获得共同就位道比较困难。

98. C【解析】患者对其存在的症状感到痛苦，主动求治，说明患者的自知力完整。患者没有明确客观对象的担心、紧张、害怕，思虑多，胡思乱想，体现了广泛性焦虑的临床特点。

99. C【解析】患者上前牙持续跳痛，自下眼睑至鼻旁颧部肿胀明显，皮肤炽热。症状为眶下间隙感染。

100. E【解析】与牙龈瘤发生发展有关的为妊娠史，对于年轻女性应注意询问其妊娠情况。

101. A【解析】社区牙周指数记分标准：0 示牙周健康；1 示龈炎，探诊后出血；2 示牙石，探诊可发现牙石；3 示早期牙周病，龈缘覆盖部分探针黑色部分，龈袋深度在 4~5mm；4 示晚期牙周病，探针黑色部分被龈缘完全覆盖，牙周袋深度在 6mm 或以上；X 示除外区段（少于两颗功能牙存在）；9 示无法检查（不记录）。根据探诊结果对应分数选择 A。

102. D【解析】右下后牙有牙石，并且探诊出血，PD 小于 3.5mm，应给予口腔卫生指导和洁治。

103. B【解析】如果牙周病进入稳定期，患者口腔卫生保持良好，可每 3~6 个月复查一次，如果病情比较重，口腔卫生保持不好，或有抽烟等习惯时就应该增加复诊频率。

104. D【解析】患者既往有血友病史，多次输血制品，同时伴有颈、腋淋巴结肿大应考虑艾滋病。此次发热、咳嗽、气短 3 个星期，抗生素治疗无效，且多次血、痰培养无细菌生长，应考虑艾滋病并发卡氏肺孢子菌肺炎的可能。

105. A【解析】临床考虑艾滋病并发卡氏肺孢子菌肺炎的可能，故应查血清抗-HIV 明确诊断。

106. B【解析】临床考虑艾滋病并发卡氏肺孢子菌肺炎，治疗应用复方磺胺甲噁唑。

107. C【解析】龈乳头炎可出现剧烈的自发性疼痛，性质为持续性胀痛，检查时可见患处两邻牙间有食物嵌塞。龋坏深达牙本质浅层为中龋，不会引起自发性胀痛。

108. E【解析】⌈6 远中面龋坏达牙本质浅层，符合中龋诊断。龋病按病变深度分类可分为浅龋，中龋和深龋。浅龋分为沟窝龋和平滑面龋。中龋的龋坏已到达牙本质浅层，龋洞形成，洞内牙本质软化呈黄褐色或深褐色，酸、甜、冷、热的刺激会产生酸痛感觉。深龋的龋洞深大，达牙本质深层，对外界刺激反应较中龋重。

109. D【解析】龈乳头炎的治疗首先要去除嵌塞的食物，待牙龈炎症状缓解后再进行充填治疗。

110. B【解析】急救时应首先保持呼吸道通畅。

111. D【解析】患者目前四肢活动好，无异常活动、畸形、骨擦音及骨擦感等骨折的特征、暂不考虑左股骨骨折。

112. E【解析】患者目前血压正常，心率无明显增快，无休克表现，不需输血。

113. A【解析】由于增龄性变化，老年人牙龈逐渐萎缩、牙根暴露，根面龋患病率开始明显上升。所以老年人不断上升的牙体疾病主要是牙龈萎缩、牙根暴露、根面龋坏。

114. C【解析】导致老年人牙缺失的主要原因是牙龈萎缩、牙槽骨吸收。

115. E【解析】应进行牙周软组织和硬组织检查。

116. B【解析】牙龈类杆菌与成人牙周炎关系紧密。

117. C【解析】深牙周袋炎症渗出物引流不畅时，可伴发急性牙周脓肿。

118. A【解析】治疗应针对牙周炎的始动因素进行。

119. B【解析】眼检查：畸形的患者要检查眼睑的动度、睑裂的大小等。对颌面部伤员，特别要注意瞳孔的改变，如瞳孔大小、对光反应等。瞳孔的变化是颅脑损伤的一个重要体征。对于与眼部相关的肿瘤患者，应注意眼球的位置和运动情况、视力如何以及有无复视等。

120. E【解析】鼻：对畸形的患者应特别注意缺损的部位（鼻翼、鼻尖或其他）及缺损的大小。

121. C【解析】耳：畸形的患者同样要注意缺损的部位及大小。对于耳部邻近部位（如颞下颌关节及腮腺区）的炎症及肿瘤等，均应检查听力和耳部的情况。

122. C【解析】全消化道造影对于唇腭裂患儿的检查是不必要的。

123. B【解析】对于劈裂牙，首次就诊应拔除劈裂尖评估断面深度及形态。

124. E【解析】后牙金属烤瓷冠预备要求殆面至少预留 2.0mm 空间以保证瓷层和金属的厚度。

125. A【解析】氧化锌丁香油水门汀主要用于盖髓、牙髓深洞基底料、暂封材料、根管充填材料等。

126. B【解析】修复体戴入后疼痛常见原因之一为咬合高点导致的咬合创伤。结合检查表现，“触诊时唇面咬合时有震动感”“根周膜增宽”，符合咬合创伤的临床及影像学表现。

127. E【解析】修复体咬合存在高点应进行调殆。

128. C【解析】龋病发病率通常指至少在 1 年时间内，某人群新发生龋病的频率。

129. A【解析】龋均是受检人群中每人口腔中平均龋、失、补牙数。

130. C【解析】志贺菌血清型繁多，根据生化反应和 O 抗原不同，将志贺菌属分为 4 个血清型，即痢疾志贺菌、福氏志贺菌、鲍氏志贺菌和宋内志贺菌，又依次称为 A、B、C、D 群。我国以福氏和宋内志贺菌占优势。福氏志贺菌感染易转为慢性；宋内志贺菌感染引起症状轻，多呈不典型发作；痢疾志贺菌的毒力最强，可引起严重症状。志贺菌所有菌株都能产生内毒素，内毒素是引起全身反应如发热，毒血症及休克的重要因素，外毒素又称志贺毒素，有肠毒性、神经毒性和细胞毒性，分别导致相应临床症状。

131. D【解析】宋内志贺菌感染引起症状轻，多呈不典型发作。

132. A【解析】志贺菌所有菌株都能产生内毒素，内毒素是引起全身反应如发热，毒血症及休克的重要因素，外毒素又称志贺毒素，有肠毒性、神经毒性和细胞毒性，分别导致相应临床症状。

133. E【解析】拔髓清创用有倒刺的拔髓针。

134. D【解析】扩通根管使用根管锉，可切削根管壁。

135. A【解析】螺旋充填器用于根管充填。

136. B【解析】尿少通常是早期休克和休克复苏不完全的表现。尿量<25ml/h、比重增加者表明仍存在肾血管收缩和供血量不足；血压正常但尿量仍少且比重偏低者，提示有急性肾损伤可能。当尿量维持在30ml/h以上时，则休克已纠正。CVP<5cm$H_2O$时，表示血容量不足；高于15cm$H_2O$时，则提示心功能不全、静脉血管床过度收缩或肺循环阻力增高；若CVP超过20cm$H_2O$时，则表示存在充血性心力衰竭。可见中心静脉压偏低、尿量少时提示血容量不足。

137. D【解析】当尿量维持在30ml/h以上时，则休克已纠正。

138. E【解析】CVP<5cm$H_2O$时，表示血容量不足；高于15cm$H_2O$时，则提示心功能不全、静脉血管床过度收缩或肺循环阻力增高。

139. B【解析】所列备选答案都是预防牙周疾病的药物，但是题中的关键是“常用于控制菌斑”者。

140. D【解析】使用抗生素（螺旋霉素）作为控制菌斑预防牙周疾病的方法是不适宜的，因为长期使用可抑制口腔中正常菌群而导致菌群失调，并且可能产生耐药菌株。

141. B【解析】下颌升支前缘向上为颞肌前部触诊位置。

142. C【解析】下颌磨牙舌侧后下方和下颌支内侧面为翼内肌下部触诊位置。

143. D【解析】乙状切迹中点与颧弓中点之间为翼外肌上头触诊位置。

144. E【解析】上颌结节后上方为翼外肌下头触诊位置。

145. A【解析】Kennedy分类法第四类牙列缺损，就是牙列前部缺牙，此类修复体的义齿鞍基位于余留牙的近中。为了避免前部牙槽嵴唇侧形成倒凹，影响唇侧基托伸展，此类修复应将模型向后倾斜，以减少牙槽嵴的唇侧倒凹，义齿则由前向后斜向就位，同时使余留牙与人工牙之间的间隙减小，有利于美观。

146. B【解析】由义齿的就位方向与模型倾斜的关系判断，若后牙缺失，缺隙前后都有基牙时，应根据基牙健康程度来决定模型向前或向后倾斜。因松动Ⅰ°，因此模型向前倾斜，所以义齿就位道由后向前。

147. B【解析】固位力是指修复体在行使功能时，能抵御各种作用力而不发生移位或脱落的能力。

148. D【解析】约束力是指物体位移时受到一定的条件限制，加给物体这种限制的力。

149. A【解析】抗力形是指要求在完成修复后修复体和患牙具有能抵抗殆力而不致破坏或折裂的外形。

150. C【解析】摩擦力是指两个相互接触而又相对运动的物体间所产生的作用力。

# 第二单元

## 【$A_1$ 型题】

**答题说明**

每一道考题下面有 A、B、C、D、E 五个备选答案，请从中选择一个最佳答案。

1. 下列哪项不是影响咬合力的因素
A. 性别、年龄
B. 咀嚼习惯
C. 釉质钙化的程度
D. 殆力线的方向
E. 开口距离
2. 下列描述有误的是
A. 咀嚼效率是机体在一定时间内，对定量食物嚼细的程度
B. 称重法是测定咀嚼效率的方法之一
C. 咀嚼效率是咀嚼作用的实际效果
D. 咀嚼效率并不随牙齿的缺失而降低
E. 咀嚼效率代表了咀嚼功能的大小
3. 腮腺组织中不含有哪种细胞
A. 浆液细胞
B. 黏液细胞
C. 闰管细胞
D. 分泌管细胞
E. 肌上皮细胞
4. 成熟牙本质中无机物占总重量的百分比为
A. 86%
B. 12%
C. 2%
D. 96%~97%
E. 70%
5. 具有增强牙釉质抗剪切强度的结构是
A. 釉柱
B. 直釉
C. 绞釉
D. 釉丛
E. 釉梭
6. 下列有关噬菌体的描述，错误的一项是
A. 可应用噬菌体进行细菌鉴定
B. 可应用噬菌体作载体进行分子生物学研究
C. 细菌携带噬菌体后发生的性状改变，均称为溶原性转换
D. 噬菌体溶解细菌后，在固体培养基上可形成噬斑
E. 噬菌体基因可与细菌 DNA 发生整合
7. 下列生活事件中，属于正性生活事件的是
A. 分居
B. 结婚
C. 坐牢
D. 子女离家
E. 改行
8. 阿司匹林药理作用为
A. 使血小板内 $TXA_2$ 合成减少
B. 激活 COX-1 活性
C. 促进 PGs 合成酶的活性
D. 促进血小板聚集
E. 促进凝血酶原形成
9. 细胞壁中脂质含量最多的细菌是
A. 白喉棒状杆菌
B. 淋病奈瑟球菌
C. 金黄色葡萄球菌
D. 伤寒沙门菌
E. 结核分枝杆菌
10. 无釉柱的牙釉质存在于
A. 牙釉质的最内层
B. 牙釉质的表面
C. 牙本质的最外层
D. 牙本质的最内层
E. 近釉质牙本质界和牙表面的釉质中
11. 关于修复性牙本质，下列说法正确的是
A. 存在于所有牙中
B. 存在于受刺激相应的髓腔端
C. 其牙本质小管数目与原发性牙本质相同
D. 存在于死髓牙中
E. 矿化程度高
12. 对托姆斯颗粒层的描述不正确的是

A. 位于牙冠部
B. 位于牙根部
C. 属于矿化不全
D. 位于透明层的内侧
E. 不同的牙齿厚薄不一

13. 下列口腔癌的流行特征，正确的是
A. 东南亚地区发病率最高
B. 发病情况与时间变化无关
C. 患病年龄有偏低的趋势
D. 男女患者比例接近 1∶1
E. 不同种族发病率相似

14. 人生会受到无数应激源的作用，只有那些对人有意义的刺激物才能引起心理应激反应，这些事物是否对人有意义，很大程度上取决于
A. 应激源的性质
B. 应激源的强度
C. 应激源的数量
D. 人的认知评价
E. 人的智力水平

15. 关于呼吸与咀嚼、吞咽的关系，叙述有误的是
A. 吞咽时需要中断呼吸
B. 咀嚼时，呼吸不中断
C. 吞咽时，喉升高前移，会厌遮盖喉，前庭襞和声带闭合
D. 咳嗽可以避免食物进入肺泡
E. 老年人咳嗽反射强度降低，时间延长

16. 乙型脑炎病毒的传播媒介是
A. 虱
B. 蚤
C. 蚊
D. 螨
E. 蜱

17. 下列哪项不是叶状乳头炎的临床表现
A. 位于舌缘后部
B. 乳头红肿
C. 常有明显的刺激痛
D. 基底有浸润
E. 患者有恐癌心理

18. 关于牙髓牙本质复合体，正确的叙述是
A. 牙髓与牙本质对外界刺激的反应完全是分离的
B. 接近釉质牙本质交界的外周牙本质，牙本质小管直径大，密度小
C. 在接近牙髓端的内层牙本质，牙本质小管直径小，密度大
D. 外层牙本质的通透性比内层高
E. 从洞底到髓腔的牙本质越厚，牙髓所受的刺激越小

19. 沙比纤维存在于
A. 釉质
B. 牙本质
C. 牙骨质
D. 骨小梁
E. 骨松质

20. 根管预备的基本原则不包括
A. 根尖区预备之前一定要有准确的工作长度
B. 根管预备时要保持根管湿润
C. 对弯曲根管，根管锉应预弯
D. 对于粗大根管，根管锉可以跳号使用
E. 为便于充填，根尖最小扩到 25 号

21. 下列修复前对口腔软组织的处理，除哪项外都是正确的
A. 对咀嚼肌功能训练
B. 当舌系带位置影响义齿的固位和功能时，应进行外科修整
C. 当口腔黏膜有溃疡、白色损害等黏膜病时，必须先做治疗
D. 口腔内瘢痕组织对义齿的固位稳定有影响时，可考虑切除
E. 修复前，对严重的松软牙槽嵴应切除

22. 颊垫尖是下牙槽神经阻滞麻醉的重要标志。在大张口时，此尖相当于
A. 乙状切迹平面
B. 髁突颈部平面
C. 喙突平面
D. 下颌孔平面
E. 下颌神经分出颊神经的平面

23. 使用 Holmes Rahe 的社会再适应量表测量某人的生活事件，生活变化单位（LCU）总分为 250，预示以后两年内患心身疾病的概率为
A. 无可能性
B. 25%
C. 50%
D. 75%
E. 100%

24. TNF 是
A. 肿瘤坏死因子
B. 干扰素
C. 集落刺激因子
D. 白细胞介素
E. 红细胞生成素

25. 磺酰脲类药物可用于治疗
A. 糖尿病合并高热
B. 胰岛功能尚存的非胰岛素依赖型糖尿病
C. 糖尿病并发酮症酸中毒
D. 胰岛素依赖型糖尿病
E. 重症糖尿病
26. 种植体周围组织病变的治疗，不正确的是
A. 如负载过重，应去除过重咬合负荷
B. 可用0.12%~0.20%氯已定含漱
C. 在应用抗生素之前，应先进行机械治疗和应用氯已定
D. 有些患者可进行手术治疗
E. 可使用传统的金属刮治器去除菌斑、牙石
27. 正常情况下，牙龈上皮层中无钉突无角化的是
A. 牙龈上皮
B. 龈沟上皮
C. 结合上皮
D. 龈谷上皮
E. 以上均不是
28. 牙周膜的主要功能不包括
A. 支持功能
B. 营养功能
C. 感觉功能
D. 形成功能
E. 防御功能
29. 引起牙髓坏死的原因包括
A. 充填治疗时充填材料刺激性过大
B. 外伤
C. 修复治疗时，牙体预备温度过高
D. 由各型牙髓炎发展而来
E. 以上均是
30. 正常人腮腺及下颌下腺分泌量占总唾液分泌量的
A. 75%
B. 80%
C. 85%
D. 90%
E. 95%
31. 使用明尼苏达多相人格调查表（MMPI）测查某人的人格特征，并计算各人格因子得分，这是
A. 心理测验
B. 心理测量
C. 心理评估
D. 心理诊断
E. 以上都不是
32. 可引起男子乳房女性化和妇女多毛症的药物是
A. 甘露醇
B. 螺内酯
C. 呋塞米
D. 糖皮质激素
E. 氢氯噻嗪
33. 下列不属于预防口腔医学一级预防的是
A. 口腔健康教育
B. 口腔卫生指导
C. 控制牙菌斑
D. 固定修复
E. 消除致病因素
34. 在X线片表现为围绕牙周膜外侧的一条白色阻射线的是
A. 固有牙槽骨
B. 束骨
C. 骨松质
D. 牙槽骨外骨板
E. 类骨质
35. 以下关于桩核冠修复说法中，不正确的是
A. 为保证根尖封闭，必须保留不少于4mm的根充材料隔离口腔与根尖周
B. 骨内桩长度大于骨内根长度的1/2
C. 桩的长度可稍短于临床牙冠高度
D. 原则上，核边缘与冠边缘之间应至少留有1.5mm牙本质
E. 一般情况下，桩的直径在1/4~1/3的根径范围内对牙根抗折性无明显影响。
36. 痛觉感受器密度从低到高的部位是
A. 磨牙、前磨牙、前牙
B. 前磨牙、磨牙、前牙
C. 前牙、前磨牙、磨牙
D. 前磨牙、前牙、磨牙
E. 磨牙、前磨牙、前牙
37. “比奈-西蒙量表”属于一种
A. 智力测验
B. 人格测验
C. 投射测验
D. 评定量表
E. 神经心理测验
38. 关于种植体周围组织，错误的是
A. 种植体周围组织在外观和结构上与正常牙龈相似
B. 种植体周围牙龈沟的内表面被覆连续的沟上皮

C. 长结合长皮与种植体之间由基板和半桥粒连接
D. 种植体的长结合上皮可向根方移动
E. 种植体的牙龈上皮不总是角化上皮
39. 地图舌需与以下哪种疾病相鉴别
A. 口腔白斑病
B. 口腔红斑病
C. 天疱疮
D. 萎缩性念珠菌感染
E. 慢性盘状红斑狼疮
40. 牙周本体觉感受痛觉的感受器是
A. 游离神经末梢
B. 环状末梢
C. 梅克尔（Meckel）环形小体
D. 梭形末梢
E. 鲁菲尼（Ruffini）末梢
41. 关于窝沟封闭剂的保留率不正确的是
A. 年龄大比年龄小高
B. 上颌牙比下颌牙高
C. 恒牙比乳牙高
D. 前磨牙比磨牙高
E. 颊舌面比𬌗面高
42. 急性心肌梗死最先出现
A. 发热
B. 疼痛
C. 呼吸困难
D. 恶心、呕吐
E. 昏厥
43. 下列具有致畸胎作用的抗癫痫药物是
A. 苯妥英钠
B. 苯巴比妥
C. 卡马西平
D. 苯二氮䓬类
E. 乙琥胺
44. 罗夏测验作为一种心理测验，其所用的方法是
A. 投射法
B. 作业法
C. 问卷法
D. 观察法
E. 会谈法
45. 参与替代途径激活补体的物质是
A. IgG
B. IgM
C. IgD
D. LPS
E. MBL
46. 与固定义齿相比，可摘局部义齿的优点是
A. 磨牙少，易于保持口腔卫生
B. 佩戴舒适，美观
C. 咀嚼效率高
D. 强度好
E. 义齿固位力较好
47. 关于髓腔增龄性变化，描述错误的是
A. 髓腔体积随年龄增长而不断缩小
B. 青少年恒牙的髓腔比老年人大
C. 外伤、龋病的刺激加快髓腔缩小
D. 乳牙的髓腔比恒牙相对大
E. 髓室顶、髓角和髓室底随磨耗均不断降低
48. 以下哪项是窝沟封闭的适应证
A. 窝沟有龋能卡住探针
B. 深的窝沟有患龋倾向
C. 窝沟有早期龋迹象
D. 对侧牙有患龋倾向
E. 𬌗面窝沟有可疑龋
49. 铰链运动是从哪个位置开始的
A. 牙尖交错位
B. 下颌姿势位
C. 后退接触位
D. 肌接触位
E. 正中关系状态下的任何位置
50. 咀嚼运动的作用可归纳为3个阶段，即
A. 前伸、后退、侧方运动
B. 开口、食物定位、咀嚼运动
C. 前后、开闭、侧方运动
D. 切割、压碎、磨细运动
E. 牙尖交错𬌗、小开𬌗、返回牙尖交错𬌗
51. 下列与总义齿吸附力无关的因素是
A. 唾液的分泌量
B. 唾液的黏稠度
C. 基托组织面与黏膜间的密合度
D. 基托的厚度
E. 基托组织面与黏膜间的接触面积
52. 人格核心是
A. 需要
B. 能力
C. 性格
D. 气质
E. 动机
53. 唾液腺导管最细小的终末分支是
A. 闰管
B. 分泌管

C. 小叶内导管
D. 小叶间导管
E. 排泄管
54.“想象”这种心理活动属于
A. 意志过程
B. 情感过程
C. 意识过程
D. 个性特征
E. 认识过程
55. 对各型癫痫都有一定疗效的药物是
A. 乙琥胺
B. 苯妥英钠
C. 卡马西平
D. 丙戊酸钠
E. 苯巴比妥
56. 以下牙髓疾病中以X线检查结果作为重要诊断依据的是
A. 可复性牙髓炎
B. 急性牙髓炎
C. 慢性牙髓炎
D. 牙髓坏死
E. 牙髓钙化
57. 唾液的功能不包括
A. 消化作用
B. 冲洗作用
C. 溶酶作用
D. 吸收作用
E. 排泄作用
58. 下列哪种病原体不会引起特异性感染
A. 真菌
B. 结核分枝杆菌
C. 乙型溶血性链球菌
D. 破伤风杆菌
E. 梭状芽孢杆菌
59. 口腔一般感觉的敏感性依次为
A. 压觉>冷觉>温觉>痛觉
B. 痛觉>压觉>冷觉>温觉
C. 冷觉>温觉>痛觉>压觉
D. 温觉>痛觉>压觉>冷觉
E. 痛觉>温觉>冷觉>压觉
60. 关于静止龋的条件，正确的是
A. 口腔唾液流量增加
B. 摄糖总量减少
C. 机体抵抗力增加
D. 龋损处致龋的环境消失
E. 口腔内致龋菌数量减少
61. 急性氟中毒的主要症状不包括
A. 恶心
B. 呕吐
C. 头痛
D. 腹泻
E. 肌肉痉挛
62. 动机产生的2个条件是
A. 需要和目的
B. 诱因和目的
C. 需求和目标
D. 需要和诱因
E. 意志和目的
63. 以下方法哪种没有去除菌斑的作用
A. 牙签
B. 牙线
C. 洁治
D. 漱口
E. 刷牙
64. 下列关于面部标志及面部协调关系说法错误的是
A. 鼻翼耳屏线是指从一侧鼻翼中点到同侧耳屏中点的假想连线
B. 眶耳平面是连接双侧眶下缘最低点和外耳道上缘的假想平面
C. Balkwill角是髁突中心至上颌中切牙近中邻接点的连线，与殆平面所成的交角
D. Bonwill三角是下颌双侧髁突中心与下颌中切牙近中接触点相连，恰好构成一个等边三角形
E. 当下颌处于姿势位时，上颌切牙切缘在上唇下缘下约1mm
65. 入院记录、再次或多次入院记录应于患者入院后多长时间内完成
A. 24小时
B. 48小时
C. 6小时
D. 12小时
E. 8小时
66. 不属于性格特征的是
A. 意志特征
B. 对现实的态度特征
C. 情绪特征
D. 应激特征
E. 智力特征
67. 在牙尖交错殆时，上下颌牙齿的接触状态是
A. 所有殆面都接触

B. 仅能接触后牙颊舌尖
C. 仅能接触后牙舌尖
D. 仅能接触后牙工作尖与下颌前牙的切缘
E. 除下颌中切牙与上颌第三磨牙外，其它牙都保持着一颗牙与对颌相对的两颗牙的殆接触关系

68. 老年人口腔保健需求不断增长的主要是
A. 牙周洁治
B. 冠龋充填
C. 保健牙刷
D. 义齿修复
E. 监护拔牙

69. 全冠预备体的轴面聚合度不宜超过
A. 2°
B. 5°
C. 6°
D. 8°
E. 10°

70. 下列牙周膜面积最大的牙是
A. 第一前磨牙
B. 第二前磨牙
C. 尖牙
D. 侧切牙
E. 中切牙

## 【$A_2$ 型题】

### 答题说明

每一道考题是以一个小案例出现的，其下面都有 A、B、C、D、E 五个备选答案，请从中选择一个最佳答案。

71. 患儿，男，2 岁。可见肋骨串珠，膈肋沟，手镯及脚镯，前囟为 1.5cm × 1.5cm，血钙为 2.5mmol/L，血磷 1.0mmol/L，X 线可见干骺端呈杯口改变，临时钙化带消失。考虑该患儿为
A. 甲状腺功能减退
B. 软骨营养不良
C. 低血磷抗 D 佝偻病
D. 维生素 D 缺乏性佝偻病
E. 维生素 D 依赖性佝偻病

72. 患者，男性，70 岁。全口义齿修复后 1 周，其他情况良好，但主诉咀嚼无力。检查：义齿固位好，咬合关系正常，息止殆间隙 5mm。其造成咀嚼无力的主要原因是
A. 垂直距离过低
B. 初戴不适应
C. 基托边缘过伸展
D. 后堤区封闭不佳
E. 没有获得平衡殆

73. 患者，女性，65 岁。口腔溃疡疼痛 3 周年，检查：下颌义齿基托边缘利，右下后牙前庭沟处可见一大溃疡，形态与义齿边缘吻合，边缘隆起，质地韧。最可能的诊断是
A. 结核性溃疡
B. 压疮性溃疡
C. 癌性溃疡
D. Bednar 溃疡
E. 腺周口疮

74. 患者，女性，19 岁。有明显糖尿病症状，三餐前普通胰岛素早 6U，午 6U，晚 6U，睡前 NPH 18U，夜里出现多汗、心悸、手抖，晨起查血糖 10.3mmol/L。患者应
A. 增加晚餐胰岛素用量
B. 增加睡前胰岛素剂量
C. 减少晚餐胰岛素用量
D. 减少睡前胰岛素用量
E. 减少早饭前胰岛素剂量

75. 患儿，女，8 岁。前牙外伤 1 周后就诊。检查：右上中切牙冠折 2/3，近中达龈下 1mm，露髓处探诊不疼痛，叩痛（+），出血暗红，Ⅰ度松动。X 线片未见根折，根发育 8 期。处理方法选择
A. 氢氧化钙活髓切断术
B. 甲醛甲酚活髓切断术
C. 根管治疗术
D. 根尖诱导成形术
E. 拔除

76. 患者，男性，25 岁，左下颌后牙出现肿痛，开口困难 1 周。检查：38 牙近中阻生，冠周组织稍红肿，开口度 1cm。为了增加开口度以便拔除患牙，应采用
A. 下牙槽神经阻滞麻醉

B. 舌神经阻滞麻醉
C. 颊长神经阻滞麻醉
D. 颏神经、切牙神经阻止麻醉
E. 咬肌神经阻滞麻醉

77. 患者，女性，28 岁。检查：全口牙龈色鲜红，牙龈肥大，覆盖牙面 1/3，有自动出血倾向。为鉴别诊断，不需询问的是
A. 全身情况
B. 家族史
C. 月经情况
D. 妊娠史
E. 是否长期服用避孕药

78. 患者，女性，28 岁。左下第三磨牙近中阻生需要拔除。在行左侧下牙槽神经口内阻滞麻醉后不久出现牙关紧闭，最可能的原因是
A. 发生了肾上腺素反应
B. 翼下颌间隙感染
C. 患者过度紧张
D. 麻醉药注入翼内肌
E. 麻醉药注入腮腺内麻醉了面神经

79. 患者，男性，27 岁。$\underline{5|}$白垩色斑块，质硬，边界清晰，其纹线与釉质生长发育线吻合。医师对该牙的诊断是
A. 氟斑牙
B. 浅龋
C. 色素沉着
D. 四环素牙
E. 釉质发育不全

80. 某市计划进行一次大规模的口腔健康教育，在大量的调查研究基础上制订了口腔健康教育目标，下列属于口腔健康教育目标基本内容的是
A. 可被衡量的尺度
B. 保证目标实现的措施和策略
C. 口腔健康意识的变化
D. 评估效果
E. 环境变化

81. 患者，男性，28 岁。拟拔除左上第一磨牙，用普鲁卡因局部麻醉后出现变态反应，此时首先应采用的药物治疗是
A. 阿托品
B. 吗啡
C. 肾上腺素
D. 10%葡萄糖溶液
E. 间羟胺

82. 患儿，男，7 岁。右下第一恒磨牙已经完全萌出，窝沟较深。医师建议行窝沟封闭。操作过程中，用含磷酸的凝胶酸蚀后，需要用水枪加压冲洗牙面的时间为
A. 5 秒
B. 10 秒
C. 10~15 秒
D. 20~30 秒
E. 40~60 秒

83. 患者，男性，70 岁。诊断为急性广泛前壁心肌梗死，入院后常出现夜间阵发性呼吸困难。查体：心率 120 次/分，心尖部闻及舒张早期奔马律，两肺底闻及湿啰音。正确的是急性心肌梗死伴有
A. 支气管哮喘发作
B. 左心衰竭
C. 左、右心衰竭
D. 右心衰竭
E. 急性心脏压塞

84. 患者，男性，60 岁。行上颌结节注射麻醉后，突然感到全身发麻，面色苍白、四肢无力、神志模糊、心悸、气闷、表情肌抽搐及血压下降。应考虑
A. 癔症
B. 晕厥
C. 麻醉药中毒
D. 麻醉药过敏
E. 肾上腺素反应
E. 味觉出汗综合征

85. 患者，男性，45 岁。右上后牙补牙后咀嚼疼痛 1 周。无冷、热刺激痛，无自发痛。检查：$\underline{6|}$原银汞合金充填物无折裂，见咬合亮点。叩诊（-），探诊（-），无松动。温度刺激试验同对照牙。则引起疼痛的原因最可能是
A. 小的穿髓孔未被发现
B. 备洞时对牙髓刺激过强
C. 未垫底或垫底材料选择不当
D. 接触点恢复不良，形成食物嵌塞
E. 充填物过高，引起牙周性疼痛

86. 某大学生经刷牙训练后使用 O'Leary 的牙菌斑控制记录法进行评估，结论是牙菌斑基本被控制，其牙菌斑百分率最多为
A. 5%
B. 10%
C. 15%
D. 20%
E. 50%

87. 患者，女性，30 岁。患甲状腺功能亢进多年，拔牙注意事项中，错误的是
A. 基础代谢率在+20%以下

B. 必要时请内科医师监护

C. 麻醉药中加少量肾上腺素

D. 脉搏100次/分以下

E. 必要时复查甲状腺功能

88. 患者，女性，25岁。主诉牙龈出血半年。检查发现左后牙区牙面大量牙石，牙龈红肿，探诊出血，$\underline{|6}$深龋洞，有部分充填物，探诊出血。诊断为牙龈炎、慢性牙髓炎。牙龈炎的主要原因是

A. 不良充填物

B. 深龋

C. 食物嵌塞

D. 偏侧咀嚼

E. 慢性牙髓炎

89. 患儿，女，6岁。舌背部出现不定的圆形线斑，检查：舌背中部偏左有一圆形丝状乳头剥脱区，色红微凹陷，无疼痛，直径约10mm，边缘发白，微凸出，舌活动正常。全身未见异常。应诊断为

A. 地图舌

B. 药物过敏性口炎

C. 球菌性口炎

D. 接触性口炎

E. 扁平苔藓

90. 患儿，女，5岁。因外伤$\underline{1|}$内陷移位，牙龈无明显撕裂伤，牙槽突无折断。X线片显示恒牙胚未受波及。正确的处理是

A. 立即复位固定

B. 立即拔除

C. 不作处理

D. 牵引复位

E. 不作处理，但定期复诊观察

91. 患者，男性，55岁。右下第二磨牙残根，拟在翼下颌传导阻滞麻醉下拔除，进针很浅就触及骨皮质，注药后麻醉效果差。这是因为

A. 注射点偏内侧

B. 注射点偏前

C. 下颌支较宽

D. 注射点过高

E. 注射点过低

92. 患者，女性，15岁，月经周期（7~10）/（15~20）天，此次月经持续10余天，量多，基础体温呈单相。下列止血方法较合适的是

A. 诊断性刮宫

B. 氨甲苯酸

C. 孕激素20mg/d×5肌内注射

D. 大量雌激素止血后逐渐减量，2周后加用孕激素

E. 克罗米芬

93. 患者，男性，56岁。上下唇明显肿胀，左眼关闭不全，左口角歪斜，口腔内检查可见有沟纹舌。该病称为

A. 史-约综合征

B. 梅-罗综合征

C. 舍格伦综合征

D. 肌阵挛性小脑协调障碍

E. 以上都不是

94. 为了研究窝沟封闭的临床效果，研究人员采用自身半口对照的方法对某小学150名儿童进行窝沟封闭。如果选择封闭的牙是16，对照组应该选择的牙是

A. 17

B. 26

C. 36

D. 46

E. 27

95. 患者，男性，30岁。因需拔除右下第三磨牙行局部麻醉，采用含肾上腺素普鲁卡因5ml行局部麻醉注射后，患者即感到心悸、头晕、头痛、脉搏快而有力、血压升高、口唇苍白。此情况是发生了

A. 变态反应

B. 晕厥

C. 癔症

D. 中毒反应

E. 肾上腺素反应

96. 患者，女性，28岁。刷牙、咀嚼硬物时牙龈出血5个月，牙龈长肿物3个月。肿物慢慢长大，并影响进食。检查：多数龈缘及龈乳头鲜红色，松软发亮，下前牙唇侧有瘤状增生物。明确诊断前，应询问

A. 刷牙史

B. 牙签剔牙史

C. 食物嵌塞史

D. 妊娠史

E. 服抗炎药史

97. 患者，女性，31岁。生活懒散，面无表情，父母来看她，从不称呼父母更无问候言语，只顾埋头吃零食，视父母兄妹如陌生人。该症状是

A. 情感倒错

B. 情感迟钝

C. 情感淡漠

D. 情感低落

E. 情感平淡

98. 患儿，男，8岁。骑自行车摔倒，右上中切牙脱出口腔，掉在地上，嘴唇磕破、出血。患儿及家

长采取何种措施有利于医师治疗

A. 出血伤口涂上云南白药，若能止血，回家观察

B. 马上到就近医院清理伤口

C. 捡起牙，用干净的软纸包裹立即送至医院治疗

D. 把牙泡在牛奶或含在口中立即上医院就诊

E. 用水和软刷把捡回的牙擦干净，立即就诊

99. 患者，女性，38 岁。发现右上前牙变色 1 年，无疼痛。检查：右上中切牙色暗黄，无光泽，无缺损，无叩痛，牙髓电活力测验阴性，X 线片示根尖周未见明显异常。患者自诉患牙曾有外伤史，未行处理。则该患牙可能的诊断是

A. 牙髓钙化

B. 牙内吸收

C. 牙髓坏死

D. 慢性根尖周炎

E. 氟牙症

100. 患儿，男，5 岁。右下乳磨牙殆面龋坏，无自发痛和叩击痛，医师决定采用 ART 修复该牙，并告知患儿家长，患儿不能用该牙咀嚼的时间是修复后

A. 半小时内

B. 5 小时内

C. 1 小时内

D. 12 小时内

E. 24 小时内

## 【$A_3$/$A_4$ 型题】

### 答题说明

以下提供若干个病例，每个病例下设若干道考题。请根据答案所提供的信息，在每一道考题下面的 A、B、C、D、E 五个备选答案中选择一个最佳答案。

（101～103 题共用题干）

患者，男性，35 岁。被火焰烧伤 2 小时，深Ⅱ度面积 15%，Ⅲ度面积 25%，经清创、抗休克治疗后，病情稳定。

101. 患者病情好转后下一步治疗最恰当的是

A. 继续补液、抗休克

B. 创面湿敷，使焦痂脱落

C. 待焦痂干燥脱落再处理

D. 分期切除焦痂，创面植皮

E. 联合应用抗生素抗感染

102. 在焦痂处理过程中，患者突发寒战伴谵妄，体温 39.8℃，高热不退 3 天，尿少色清，血常规示白细胞计数增多。出现了下列哪项并发症

A. 输血反应

B. 药物变态反应

C. 毒血症

D. 脓毒症

E. 补液反应

103. 应立即采取的治疗是

A. 输血

B. 纠正酸中毒

C. 联合应用有效的广谱抗生素

D. 加快补液，增加胶体

E. 尽快切除感染的焦痂与深Ⅱ度痂皮

（104～105 题共用题干）

男，19 岁。左上后牙疼痛半年。检查见左上第一磨牙殆面龋，龋洞中见一团红色组织长出，触之易出血，疼痛不明显。完整摘除后行病理检查，镜下见增生的肉芽组织，表面有不完整上皮覆盖。

104. 应诊断为

A. 牙髓变性

B. 慢性溃疡性牙髓炎

C. 慢性增生性牙髓炎

D. 慢性闭锁性牙髓炎

E. 急性化脓性牙髓炎

105. 该病变的形成条件为

A. 根尖孔狭窄

B. 牙髓代谢障碍出现退行性变

C. 牙髓组织血运不足

D. 长期营养不良组织变性

E. 血运丰富并有粗大的穿髓孔

（106～109 题共用题干）

女，25 岁。2 周前行左上颌第一磨牙根管治疗术，近 2 天出现遇热刺激后迟缓性痛。检查：$\underline{|6}$ 邻面树脂充填物完好，叩诊（±）。X 线片显示根管适充。

106. 患者左上第一磨牙最可能的诊断是

A. 根尖炎

B. 牙周炎
C. 残髓炎
D. 牙本质敏感症
E. 牙龈乳头炎
107. 为明确诊断，首选的检查是
A. 咬诊
B. 染色法
C. 拍X线片
D. 热测
E. 牙周探诊
108. 引起患牙病变最可能的原因考虑为
A. 牙隐裂
B. 根尖微渗漏
C. 食物嵌塞
D. 继发龋
E. 根管治疗时遗漏MB2根管
109. 应急处理为
A. 不处理，观察
B. 服用消炎镇痛药
C. 去除充填物和根充物，开放引流
D. 去除充填物，氧化锌安抚
E. 去除病髓，髓腔置CP球，氧化锌暂封
(110~113题共用题干)
患者，女性，29岁，妊娠6个月。诉近2个月来刷牙时牙龈出血严重。
110. 如果诊断为妊娠期龈炎，这种疾病的发生与下列因素最密切相关的是
A. 年龄
B. 体重
C. 全身健康状况
D. 口腔卫生状况
E. 妊娠时间长短
111. 下面不是该病临床表现的是
A. 妊娠8个月达高峰
B. 以下前牙区唇面龈乳头多见
C. 色鲜红光亮或暗紫色
D. 分娩后龈炎即可完全自愈
E. 极易出血
112. 分离培养妊娠期龈炎患者的龈下菌斑中的细菌，优势菌为
A. 伴放线杆菌
B. 变异链球菌
C. 牙龈卟啉单胞菌
D. 中间普氏菌
E. 金黄色葡萄球菌
113. 关于妊娠期龈炎的治疗原则，说法不正确的是
A. 去除局部刺激因素是关键
B. 妊娠7个月时，对于过度增生的牙龈可以行手术切除
C. 局部可应用1%过氧化氢液冲洗
D. 治疗完成后定期复查
E. 自我口腔卫生维护很重要
(114~115题共用题干)
患者，女性，43岁。双侧腮腺区反复肿胀伴口干、眼干，咽干燥、异物感。检查：双侧腮腺肿大，质软，无压痛，口腔黏膜干燥，发红。腮腺导管口无红肿，挤压腮腺可见少量清亮液体自导管口流出。
114. 为了鉴别诊断，询问病史时，下列哪一项问诊不重要
A. 婚育史
B. 用药史
C. 糖尿病史
D. 头颈部放疗史
E. 全身关节疾病史
115. 为明确诊断，需进一步检查，其中对诊断帮助不大的是
A. 腮腺B超
B. 腮腺造影
C. 空腹血糖
D. 唇腺活检
E. 希尔墨试验
(116~119题共用题干)
患者，女性，63岁。双侧下颌中切牙Ⅱ度松动；左上尖牙残根，左上第一磨牙残冠，拟分次拔除患牙，患者无全身性重大疾病，血压160/90mmHg，心电图正常。
116. 拔除双侧下颌中切牙时，最适合选用的麻醉方法为
A. 2%丁卡因表面麻醉
B. 1%含肾上腺素普鲁卡因局部浸润麻醉
C. 2%含肾上腺素普鲁卡因阻滞麻醉
D. 2%利多卡因局部浸润麻醉
E. 0.5%丁卡因表面麻醉
117. 拔除左上尖牙时最适采用的麻醉方法是
A. 左侧眶下孔和切牙孔阻滞麻醉
B. 唇侧局部浸润麻醉和切牙孔阻滞麻醉
C. 唇、腭侧局部浸润麻醉
D. 左侧上颌结节和腭大孔阻滞麻醉
E. 左侧眶下孔和腭大孔阻滞麻醉
118. 拔除左上第一磨牙残冠时应麻醉的神经是
A. 眶下神经+腭前神经
B. 上牙槽后神经+鼻腭神经

C. 上牙槽后神经+腭前神经

D. 上牙槽中神经+上牙槽后神经+腭前神经

E. 上牙槽后神经+上牙槽中神经+鼻腭神经

119. 不考虑其他因素，如果同时拔除上述牙齿，则设计的最佳顺序为

A. 左上尖牙，左上第一磨牙，下颌切牙

B. 左上第一磨牙，左上尖牙，下颌切牙

C. 下颌切牙，左上尖牙，左上第一磨牙

D. 下颌切牙，左上第一磨牙，左上尖牙

E. 任意顺序

（120～124 题共用题干）

患者，女性，47 岁。上颌前牙固定修复 3 年，近半年出现松动，咬合疼痛 3 天。检查：⌊2 缺失，⌊123 烤瓷固定桥修复，⌊13 为烤瓷全冠固位体，边缘均不密合。⌊1 远中和⌊3 的近中颈部可探及深龋，⌊3 叩诊（++），牙龈红肿，未探及牙周袋。余牙健康，咬合正常。

120. 最需要做的辅助检查是

A. X 线片

B. 牙髓活力测验

C. 基牙的松动度检查

D. 殆干扰检查

E. 以上均需做

121. 若⌊3 X 线片示根尖有阴影，则引起咬合痛的可能原因是

A. ⌊3 急性牙髓炎

B. ⌊3 急性牙周炎

C. ⌊3 急性龈乳头炎

D. ⌊3 急性牙龈炎

E. ⌊3 慢性根尖周炎急性发作

122. 原固定修复体松动的原因是

A. 修复体边缘不密合

B. 修复体破损

C. 牙龈炎

D. 牙周炎

E. 基牙选择不当

123. 若以上条件成立，拆除旧修复体后应先做

A. ⌊3 根管治疗

B. 洁治

C. 拔除⌊1

D. 拔除⌊3

E. ⌊13 根管治疗

124. ⌊13 经完善的牙体治疗后最佳修复方法是

A. 烤瓷全冠固定桥修复

B. 可摘义齿修复

C. 铸造金属固定桥修复

D. 全黏膜支持式可摘义齿修复

E. 以 3/4 冠做固位体固定义齿修复

（125～127 题共用题干）

患者，女性，20 岁。因 37 严重龋坏，须拔除。

125. 最合适的麻醉方法是

A. 全麻

B. 浸润麻醉

C. 表面麻醉

D. 阻滞麻醉

E. 冷冻麻醉

126. 如果需用牙挺，其支点应位于

A. 邻牙牙颈部

B. 近中颊侧牙槽嵴

C. 远中颊侧牙槽嵴

D. 近中颊侧骨板

E. 远中颊侧骨板

127. 如果牙根折断，使用三角挺时应用的力学原理是

A. 杠杆原理

B. 惯性原理

C. 斜坡原理

D. 楔原理

E. 轮轴原理

## 【B 型题】

### 答 题 说 明

以下提供若干组考题，每组考题共用在考题前列出的 A、B、C、D、E 五个备选答案，请从中选择一个与问题关系最密切的答案。某个备选答案可能被选择一次、多次或不被选择。

（128～130 题共用备选答案）

A. 含氟牙膏

B. 氟化饮水

C. 含氟涂料

D. 含氟凝胶
E. 含氟泡沫
128. 近年龋病下降最主要的原因是
129. 含氟量最低的是
130. 具有持续接触牙面优势的用氟方法是
（131～134题共用备选答案）
A. 斑釉牙
B. 畸形中央尖
C. 釉质发育不全
D. 先天性梅毒牙
E. 畸形舌侧窝
下述牙位分别是上述何种疾病的好发牙位
131. 上侧切牙
132. 同时期发育的牙
133. 上中切牙和第一磨牙
134. 下颌前磨牙
（135～136题共用备选答案）
A. 牙隐裂
B. 牙根折
C. 氟牙症
D. 四环素牙
E. 殆面龋
135. 探诊用于
136. X线检查适用于
（137～138题共用备选答案）
A. 慢性成人牙周炎
B. 牙龈炎
C. 健康牙周
D. 唐氏综合征
E. 局部型青少年牙周炎
137. 牙龈卟啉单胞菌作为优势菌的牙周疾病是
138. 伴放线聚集杆菌作为优势菌的牙周疾病是
（139～142题共用备选答案）
A. 上牙槽后神经+腭前神经
B. 下牙槽神经+颊神经+舌神经
C. 上牙槽前神经+鼻腭神经
D. 下牙槽神经+舌神经
E. 上牙槽中神经+上牙槽后神经+腭前神经
拔除下列牙时，应麻醉哪组神经
139. 上颌第二磨牙
140. 上颌第一磨牙
141. 下颌第一前磨牙
142. 下颌第一磨牙
（143～144题共用备选答案）
A. 基牙的远、近缺隙侧均有明显的倒凹
B. 基牙向缺隙方向倾斜时所画出的观测线
C. 基牙向缺隙相反方向倾斜时所画出的观测线
D. 基牙向颊侧倾斜时所形成的观测线
E. 基牙向舌侧倾斜时所形成的观测线
143. 一型观测线是
144. 二型观测线是
（145～147题共用备选答案）
A. 1周
B. 1个月
C. 3个月
D. 2个月
E. 6个月
145. 固定修复的最佳时机是拔牙后
146. 前牙外伤牙折，根管治疗后至开始桩冠修复至少需要
147. 活动义齿修复至少应在拔牙后多长时间进行
（148～150题共用备选答案）
A. 骨质疏松
B. 可动黏膜组织
C. 增生黏膜组织
D. 松软牙槽嵴
E. 疏松牙槽嵴
148. 由于牙槽骨吸收，基托与牙槽骨不密合，或固位不好，上颌义齿可向前推动，长期慢性刺激形成的组织炎症性增生为
149. 由于下颌前部天然牙殆力过大，造成下颌前部牙槽嵴压迫性吸收，形成移动性较大的纤维性组织，称为
150. 由于糖尿病或妇女更年期等疾病致使机体大量脱钙，造成骨密度降低，牙槽嵴快速萎缩吸收，称为

# 参考答案与解析

## 第二单元

1. C【解析】咬合力的影响因素包括性别、年龄、咀嚼习惯、牙位、牙体牙周情况、颞下颌关节等。

2. D【解析】牙齿缺失咀嚼效率自然降低。

3. B【解析】腮腺全部由浆液腺泡组成，属于纯浆液腺。

4. E【解析】成熟牙本质中70%为无机物，其余为水和有机物。

5. C【解析】釉柱近牙表面1/3较直，而内2/3弯曲，在牙切缘及牙尖处绞绕弯曲更为明显，称为绞釉。可以增强釉质对咬合力的抵抗。

6. C【解析】噬菌体为侵袭细菌等原核细胞型微生物的病毒。某种噬菌体与其对应的细菌具有特异性的溶菌作用，可在固体培养基上裂解细菌形成噬斑或使液体培养基由混浊变为透明，因此可利用已知噬菌体对未知细菌进行鉴定和分型。此外，由于噬菌体的结构简单，基因数少，充当载体被广泛应用于分子生物学研究中。噬菌体特异选择性侵入宿主菌即细菌携带噬菌体后，温和性噬菌体或称溶原性噬菌体的DNA可与宿主菌染色体的DNA（前噬菌体）发生整合，此过程称为溶原性转换。此外，以噬菌体为媒介，通过转导可将供体菌的DNA片段转移到受体菌内，也能使受体菌获得新的遗传性状。因此，细菌携带噬菌体使细菌生物学性状发生改变，包括溶原性转换和转导两种情况。

7. B【解析】B项明显属于正性事件。

8. A【解析】血小板聚集是血栓形成的重要环节，$TXA_2$（血栓素$A_2$）可诱导血小板聚集，COX-1可促进$TXA_2$生物合成；而阿司匹林能与COX-1氨基酸序列第530位丝氨酸共价结合，通过乙酰化不可逆地抑制COX-1的活性，从而使$TXA_2$生物合成减少，血小板聚集作用明显减弱而发挥抗凝血作用。阿司匹林的这一重要作用，使其在临床上广泛用于预防血栓形成。

9. E【解析】分枝杆菌属的细菌细胞壁脂质含量较高，约占干重的60%，影响营养物质的吸收。

10. E【解析】在近釉质牙本质界最先形成的牙釉质和多数乳牙及恒牙表层，20～100mm厚的牙釉质看不到釉柱结构。近釉质牙本质界处的无釉柱釉质，是成釉细胞在最初分泌釉质时，成牙本质细胞突尚未形成；而外层是成釉细胞分泌活动停止以及成牙本质细胞突退缩所致。

11. B【解析】当牙釉质表面遭受破坏时，其深部牙本质暴露，成牙本质细胞受到刺激，部分发生变性，牙髓深部的未分化的间充质细胞移向，该处取代变性细胞而分化为成牙本质细胞，分泌牙本质基质，继而矿化形成修复性牙本质。其牙本质小管的数目明显少于正常牙本质，而且明显弯曲。

12. A【解析】在牙纵磨片中见牙根部牙本质透明层内侧有一层颗粒状的未矿化区，称为托姆斯颗粒层。有人认为是成牙本质细胞末端的膨大，或为牙本质小管末端形成的袢；也有人认为是小的球间牙本质，或是真正的空隙。

13. A【解析】口腔癌以东南亚地区发病率最高。不同国家和地区的口腔癌发病随时间而变化。患病年龄都有偏老的趋势，主要原因可能与人群的平均寿命延长有关。男性患者明显多于女性，比例接近2∶1。口腔癌在不同种族发病率不同。

14. D【解析】应激的认知评价模型认为，应激反应是个体对情境或事件认知评价的结果。人们感受和评价事物的方式、对应激源赋予的意义决定着应激反应的发生和程度。

15. E【解析】老年人咳嗽反射强度降低，时间缩短。

16. C【解析】乙型脑炎病毒和登革热病毒等黄病毒属病毒，均经蚊媒传播。

17. D【解析】叶状乳头位于舌缘后部，靠近咽部，为5～8条并列皱襞，富于淋巴样组织。炎症时表现为乳头红肿，乳头间皱褶更显凹陷，患者常有明显的刺痛或不适感，常有患癌症的疑虑。

18. E【解析】从解剖生理学和胚胎学的观点来看，牙髓和牙本质属于一个系统，两种组织都是从牙乳头发育来的，在功能上关系密切。牙本质暴露后引起的各种变化，包括牙本质内的变化，都是和牙髓密切联系，称为牙髓牙本质复合体。牙髓牙本质复合体的各结构组分相互依赖，相互影响，相互作用，构成一个功能性的有机整体。牙本质小管近髓端较粗，直径3～4um，越向表面越细，近表面处约为1um，且排列稀疏。近髓端和近表面每单位面积内小管数目之比约为4∶1。

19. C【解析】沙比纤维是牙骨质基质内由牙周膜成纤维细胞产生的一种纤维。

20. D【解析】根管预备要逐步扩大，根管锉不可跳号。

21. A【解析】修复前软组织的处理：①治疗口腔黏膜疾病，如口腔黏膜有溃疡、白色损害等黏膜病，必须先做治疗，以免造成对黏膜的刺激，致使疾病加剧。②舌系带的修整，如唇舌系带附着点接近牙槽嵴顶，系带过短，影响义齿的固位和功能，则应进行外科修整。③瘢痕组织的修整，口腔内如有瘢痕组织，当对义齿的固位稳定有影响时，可考虑予以修整。④对松动软组织的修整，有时由于戴用不良修复体过久，以致骨质大量吸收，牙槽嵴表面被一种松软可移动的软组织所覆盖。对于对支持义齿没有帮助的松软组织，可以在修复前给予切除。

22. D【解析】大张口时，平对上、下颌后牙面间颊黏膜上有一三角形隆起，称颊垫。颊垫尖指向后方，邻近翼下颌皱襞的前缘，约相当于下颌孔平面，也是下牙槽神经阻滞麻醉的重要标志。

23. C【解析】Holmes Rache 社会再适应量表由43个（成年人量表）或者39个（未成年人量表）可能促成疾病的、有压力的生活事件组成。当总分超过300时，使用者面临生病的风险；当总分介于150和299之间时，使用者面临生病的中等风险（50%）；当总分低于149时，使用者面临的生病风险微不足道。

24. A【解析】肿瘤坏死因子（TNF）是一种能使肿瘤发生出血、坏死的细胞因子。

25. B【解析】磺酰脲类药物降血糖作用与刺激胰岛B细胞释放胰岛素有关，主要用于胰岛素功能尚存的非胰岛素依赖型糖尿病。

26. E【解析】由于钛种植体表面易磨损，传统的金属刮治器不能用于种植体，会损伤钛表面，形成粗糙面，促使菌斑沉积。

27. C【解析】非炎症情况下，结合上皮既无钉突也无角化。

28. E【解析】牙周膜主要具有支持、感觉、营养和形成功能。

29. E【解析】牙髓坏死是牙髓组织的死亡，多由各型牙髓炎转化而来。其次为外伤所致，也可能由于修复材料如硅黏固粉、复合树脂等的化学刺激而致。

30. D【解析】唾液是口腔环境的重要组成部分，是口腔三对大唾液腺（腮腺、下颌下腺、舌下腺）和众多的小唾液腺（唇腺、颊腺、腭腺和舌腺）所分泌的混合液的总称。正常人腮腺和下颌下腺分泌唾液的量占全唾液分泌量的90%

31. B【解析】明尼苏达多相人格调查表（MMPI）是由美国明尼苏达大学的心理学家哈撒韦（Hathaway）和精神科医师麦金利（Mckinley）于1940年编制而成，含550个题目。主要用于对患者的精神状况作出诊断并确定病情轻重，对疗效判定及病情预后也有参考价值。心理测量（psychometrics）是指依据一定的心理学理论，使用一定的操作程序，给人的能力、人格及心理健康等心理特性和行为确定出一种数量化的价值。广义的心理测量不仅包括以心理测验为工具的测量，也包括用观察法、访谈法、问卷法、实验法、心理物理法等方法进行的测量。

32. B【解析】螺内酯的利尿作用与拮抗体内的醛固酮有关。不良反应较轻，但有性激素样副作用，可引起男子乳房女性化和性功能障碍及妇女多毛症等。

33. D【解析】一级预防包括消除致病因素，防止各种致病因素对人体的危害，如口腔健康教育、口腔卫生指导、控制牙菌斑的措施等。固定修复属于三级预防，又称临床预防。

34. C【解析】固有牙槽骨、束骨和牙槽骨外骨板的结构均属于骨密质，其中无骨小梁结构。类骨质是由成骨细胞分泌的骨基质，无骨小梁结构。骨松质的主要结构为骨小梁和骨髓。

35. C【解析】必须保证桩的长度不短于临床牙冠高度。

36. E【解析】痛觉感受器密度从低到高的部位是磨牙、前磨牙、前牙。

37. A【解析】比奈-西蒙量表是由法国心理学家A. 比奈首创的一种测量人类智力的标准工具。第一个比奈-西蒙量表是一种个别测验式的量表，包括30个测量一般智力的项目，其中既有对较低级的感知觉方面的测量，也有对较高级的判断、推理、理解等方面的测量。第二版比奈-西蒙量表由于引进了智龄这个数量化的标尺而很快得到推广。

38. D【解析】种植体的长结合上皮不可向根方移动。

39. D【解析】地图舌病损萎缩区域较大，而周边区条带状损害不明显时应与萎缩性念珠菌感染鉴别。后者初始发生的舌乳头萎缩多在舌背中、后方，逐渐发展到整个舌背，周边无明显高起的舌乳头。病损区涂片可见念珠菌菌丝。

40. A【解析】牙周本体觉感受痛觉的感受器是游离神经末梢。

41. B【解析】研究结果表明窝沟封闭的保留率，年龄大的儿童较年龄小的高，下颌牙较上颌牙高，恒牙较乳牙高，前磨牙较磨牙高。

42. B【解析】疼痛是急性心肌梗死（AMI）最先

出现的症状，多发生于清晨，且常发生于安静时，程度较重，持续时间较长，可达数小时或更长，休息和含用硝酸甘油片多不能缓解。患者常烦躁不安、出汗、恐惧，胸闷或有濒死感。

43. A【解析】抗癫痫药物是临床上使用疗程较长的药物之一，其致畸胎作用具有重要的临床意义。

44. A【解析】罗夏测验属投射测验中的一种，是人格测验，在临床心理学中使用得非常广泛。通过向被试若呈现标准化的由墨渍偶然形成的模样刺激图版，让被试者自由地看并说出由此所联想到的东西，然后将这些反应用符号进行分类记录，加以分析，进而对被试者人格的各种特征进行诊断。

45. D【解析】C3b与微生物表面多糖LPS结合，然后与B因子结合为C3bB复合物或与C5结合形成C3bC5复合物，完成替代途径。

46. A【解析】与固定义齿比较，可摘局部义齿的优点是适应证广泛，很多不适合采用固定义齿修复的情况均可采用可摘局部义齿修复，比如缺失牙数目多、基牙牙周健康不理想、组织缺损等；可摘局部义齿的基牙不需要像固定义齿基牙那样大量磨除；可摘局部义齿的费用较固定义齿低，义齿损坏后可以修理，某些部位再缺失牙后可在原义齿上添加人工牙。可摘局部义齿的缺点是义齿体积大，覆盖大量正常组织，初戴时常有恶心不适和发音不清，义齿与天然牙及组织间容易积存食物残渣和软垢，每天必须反复摘戴义齿和清洁，否则影响余留牙的健康。可摘局部义齿的功能恢复效果不如固定义齿好。

47. E【解析】乳牙的髓腔从相对比例看比恒牙大，髓角高，根尖孔也大些。青少年恒牙的髓腔比老年人大。老年人随着年龄的增长，在髓腔内壁有继发性牙本质向心性沉积，使髓腔的体积逐渐缩小。磨牙主要沉积在髓室底，其次为髓室顶和侧壁。

48. D【解析】窝沟封闭的适应证包括深窝沟，特别是可以插入或卡住探诊的牙；对侧牙有患龋倾向。

49. C【解析】后退接触位（正中关系𬌗）是指下颌处在正中关系时，下牙列与上牙列有咬合接触，因此铰链运动起始于后退接触位。在正中关系范围内，尽管下颌可以做一定范围的铰链开闭运动，髁突只在原位只有转动无滑动。

50. D【解析】咀嚼运动的作用可归纳为3个阶段，即切割、压碎、磨细运动。

51. C【解析】与吸附力关系最密切的因素是基托组织面与黏膜间的密合度。吸附力的大小与基托与黏膜的接触面积、密合程度、唾液的质和量有关。

52. C【解析】人格包括需要、动机与挫折、能力、气质与性格等。其中，性格是个体在生活过程中形成，对客观现实稳固的态度以及与之相适应的习惯了的行为方式。它是一个人的心理面貌本质属性的独特结合，是人与人相互区别的主要方面，是人格中最重要的心理特征，具有核心的意义。

53. A【解析】闰管是导管最细小的终末分支部分，连接腺泡和导管。

54. E【解析】心理过程包括认知过程、情感过程与意志过程。认识过程是人获得信息及信息加工和处理的过程，包括感觉、知觉、记忆、思维、想象等。

55. D【解析】丙戊酸钠对对癫痫大发作、小发作、精神运动性发作均有治疗作用，对失神发作疗效优于乙琥胺。

56. E【解析】牙髓钙化时X线显示髓腔内有阻射的钙化物（髓石），或呈弥漫性阻射影像而致使原髓腔处的透射区消失。

57. D【解析】唾液的功能不包括吸收作用。

58. C【解析】外科感染按病菌种类和病变性质可分为两种。①非特异性感染：亦称化脓性感染或一般性感染，占外科感染的大多数。致病菌有金黄葡萄球菌、溶血性链球菌、大肠埃希菌、变形杆菌、铜绿假单胞菌等，可由单一病菌导致感染，也可由几种病菌共同致病形成混合感染。②特异性感染：结核、破伤风、气性坏疽、炭疽、念珠菌病等属特异性感染，引起感染的致病菌如结核分枝杆菌、破伤风梭菌、产气荚膜梭菌、炭疽杆菌、白念珠菌等的致病作用不同于一般性感染的病菌，可以引起较为独特的病变。

59. B【解析】口腔一般感觉的敏感性：痛觉>压觉>冷觉>温觉。

60. D【解析】静止龋出现的条件是龋损处致龋的环境消失。龋病发展到某一阶段时，由于病变环境发生变化，隐蔽部位变得开放，原有致病条件发生变化，龋病不再继续进行，但损害仍保持原状，即发生静止龋。

61. C【解析】急性氟中毒的主要症状是恶心、呕吐、腹泻甚至肠道出血，血钙平衡失调，肌肉痉挛、虚脱、呼吸困难。

62. D【解析】动机是引起和维持个体的活动，并使活动朝着一定目标的内部心理动力。动机和人们的需要有着密切的联系，内驱力、情绪和诱因也可激发动机。

63. D【解析】牙菌斑只有靠机械性清除方法才能清除。

64. C【解析】Balkwill角是髁突中心至下颌中切牙近中邻接点的连线，与𬌗平面所成的交角。

65. A【解析】入院记录、再次或多次入院记录应于患者入院后24小时内完成。

66. D【解析】性格特征包括四个方面：对现实的态度特征、情绪特征、意志特征和理智（即智力）特征。

67. E【解析】在牙尖交错𬌗时，除下颌中切牙与上颌第三磨牙外，都保持着一颗牙与对颌相对的两颗牙的𬌗接触关系，以及与前后两颗邻牙的接触关系。

68. D【解析】随着老年人寿命的不断延长，缺失牙的义齿修复成为老年人不断增长的口腔保健需求。

69. C【解析】全冠预备体轴面聚合度一般为2°~5°，不宜超过6°。

70. B【解析】上颌牙齿排列顺序：第一磨牙牙周膜面积最大，其次是第二磨牙、尖牙、第一前磨牙、第二前磨牙、中切牙，侧切牙牙周膜面积最小，即6734512；下颌牙齿排列顺序：第一磨牙牙周膜面积最大，其次是第二磨牙、尖牙、第一前磨牙、第二前磨牙、侧切牙，中切牙牙周膜面积最小，即6735421。

71. D【解析】佝偻病活动期（激期）可出现PTH功能亢进和钙、磷代谢失常的典型骨骼改变；出现佝偻病串珠，手、足镯等症状。血钙稍降低，血磷明显降低。患儿临床表现、体征、化验检查符合"佝偻病活动期（激期）"的诊断。

72. A【解析】依据息止𬌗间隙判断为垂直距离恢复过低导致的咀嚼无力。

73. B【解析】压疮性溃疡由持久的非自伤性机械性刺激造成，多见于老年人，残根残冠不良修复体长期损伤黏膜，溃疡深及黏膜下层，边缘轻度隆起，色泽灰白。结核性溃疡，溃疡深凹，边缘呈鼠噬状，基底高低不平。癌性溃疡常为鳞状细胞癌，溃疡深大，底部有菜花状细小颗粒。Bednar溃疡由婴儿吮拇指或过硬的橡皮奶头引起。腺周口疮，口内无机械性刺激因素存在，愈合后留有瘢痕。

74. D【解析】患者夜间有低血糖，晨起又出现高血糖，考虑Somogyi效应。Somogyi效应即在夜间曾有低血糖，在睡眠中未被察觉，但导致体内胰岛素拮抗激素分泌增加，继而发生低血糖后的反跳性高血糖。应减少睡前胰岛素剂量，或睡前加餐。

75. D【解析】此牙叩诊疼痛、出血暗红等临床症状表明牙髓已经感染，由于牙根未发育完全，选择根尖诱导成形术。

76. E【解析】患者是由智齿冠周炎累及咬肌导致张口受限，行咬肌神经阻滞麻醉可增加张口度以拔除患牙。

77. B【解析】根据患者年龄、性别、检查情况，需要鉴别妊娠相关龈炎、白血病龈病损、药物相关牙龈肥大等，根据临床表现，此疾病的鉴别诊断中，家族史相对其他病史意义不大。

78. D【解析】麻醉药注入翼内肌或咬肌，使肌肉失去收缩与舒张的功能，停滞于收缩状态，出现牙关紧闭。

79. E【解析】釉质发育不全白垩色斑的边界比较明确，且其纹线与釉质的生长发育线平行吻合；氟牙症的斑块是散在的云雾状，边界不明确；四环素牙釉质表面有光泽，由于釉质和牙本质着色，使整个牙变暗，呈黄褐色，有四环素接触史。

80. A【解析】口腔健康教育目标应包括以下四个内容，即特定人群、具体指向、可被衡量的尺度和目标预期实现的时间。

81. C【解析】轻症的变态反应，给予脱敏药物如钙剂、吸氧，严重的变态反应，常发生过敏性休克，立即注射肾上腺素、给氧。

82. D【解析】牙面酸蚀后应用蒸馏水彻底冲洗，通常用水枪或注射器加压冲洗牙面10~15秒，边冲洗边用排唾器吸干。如用含磷酸的凝胶酸蚀，冲洗时间应加倍。

83. B【解析】急性左心衰竭表现为突发严重呼吸困难，呼吸频率常达每分钟30~40次，强迫坐位、面色灰白、发绀、大汗、烦躁，同时频繁咳嗽，咳粉红色泡沫状痰。听诊时两肺满布湿啰音和哮鸣音，心尖部第一心音减弱，频率快，同时有舒张早期第三心音而奔马律，肺动脉瓣第二心音亢进。

84. C【解析】上颌结节注射麻醉后，突然感到全身发麻，面色苍白、四肢无力、神志模糊、心悸、气闷、表情肌抽搐及血压下降，应考虑中毒。常表现为烦躁、颤抖、恶心呕吐、气急、多汗等。

85. E【解析】在咬合时引起钝痛，不咬物则不痛，与温度变化无关。①原因：充填物过高，黏结修复时酸蚀液刺激牙颈部。②处理：磨除高点，颈部用氟化钠糊剂脱敏，用塞治剂保护。

86. D【解析】O'Leary的菌斑控制记录卡是国际上广泛采用的、能帮助患者记录菌斑控制效果的评价方式。医师可用菌斑显示剂检查、记录菌斑控制的程序，并将菌斑控制结果反馈给患者，以鼓励、督促患者加强菌斑控制的实践。记录方法：菌斑百分率=（有菌斑牙面总数/受检牙面总数）×100%。受检牙面总数=受检牙总数×4，如菌斑百分率在20%以下，可认为菌斑基本被控制；如菌斑百分率为10%或小于10%，则已达到良好目标。还有一些指数也可用来衡量口腔健康教育和菌斑控制的效果，如 Turesky 改良菌斑指数、口腔卫生指数等。

87. C【解析】肾上腺素可进一步加快患者脉率，故不可使用。

88. D【解析】“左后牙区牙面大量牙石，牙龈红肿”很可能是偏侧咀嚼导致的失用性牙石。

89. A【解析】地图舌主要出现在舌背，有时也见于舌缘、舌腹、舌尖。病损的形态表现为圆或椭圆的红斑。多见于儿童。表现为舌背丝状乳头呈片状剥脱，微凹陷，形成光滑的红色剥脱区。其边缘为白色微高起的弧形、圆形或椭圆形包绕。其范围在直径 5~10mm，微显凹下，白色边缘区宽 1~2mm，微凸起。舌活动度及味觉正常。病损中央萎缩区不明显而周边区条带状损害较宽时，应与舌部扁平苔藓相鉴别。后者以白色斑块或条纹损害为主，无游走变位特征。

90. E【解析】该患儿 5 岁，上乳中切牙外伤嵌入性脱位，无其他伴随损伤，恒牙胚未受波及，正确的处理是当时不作处理，但要定期复诊观察。不应该做立即复位固定，以避免二次创伤或通过牙周间隙造成感染。由于上乳中切牙一般从 5 岁开始替换，该患牙已近替换期，因而也不必做牵引复位，只要定期观察嵌入的乳牙自行萌出即可。如果观察发现嵌入的乳牙不能自行萌出，说明有可能牙根和牙槽骨发生固连，应该拔除患牙，以免影响恒牙的正常萌出。

91. B【解析】拟在翼下颌传导阻滞麻醉下拔除，进针很浅就触及骨皮质，注药后麻醉效果差，这是因为注射点偏前。

92. D【解析】患者 15 岁，月经周期不规则，经期延长，诊断为“无排卵性功能失调性子宫出血”。为了止血，可用雌激素治疗。大剂量雌激素可迅速促进子宫内膜生长，短期内修复创面而止血，被称为“内膜修复法”。适用于急性大量出血的患者，常用药物如结合雌激素、苯甲酸雌二醇。

93. B【解析】沟纹舌伴有肉芽肿唇炎、面瘫者称梅-罗综合征。

94. B【解析】同侧下颌优先选择。

95. E【解析】如果对于局部麻醉的并发症记得不是很清楚，该题可采用排除法。首先看 C 选项很容易排除，因为癔症发作时心率常常无变化或变化不明显，A、B 及 D 选项时患者的脉搏应该是快而弱的，而肾上腺素反应脉搏应是快而强，血压升高。因此应为肾上腺素反应。

96. D【解析】根据患者年龄、性别、病史、检查，考虑妊娠性龈瘤。

97. C【解析】情感淡漠是指对外界刺激缺乏相应的情感反应，缺乏内心体验。表现为面部表情呆板、对周围发生的事物漠不关心，即使对与自身有密切利害关系的事情也如此。

98. D【解析】首先一定要找回牙，其次要在湿润环境下储存，如生理盐水、牛奶、唾液等，切忌干燥，另外，不要损伤牙。

99. C【解析】患牙有外伤史，现存在牙体变色，且牙髓电活力测验阴性，说明牙髓已经坏死；X 线片显示根尖周未见异常，排除慢性根尖周炎，故诊断为牙髓坏死。

100. C【解析】ART 修复患牙使用的是自固化玻璃离子，需一定时间才能固化，充填治疗后患者 1 小时内不能用该牙咀嚼。

101. D【解析】该患者是重度烧伤，经抢救性治疗，现已度过休克期，3 天后将转入感染期，治疗重点是预防和控制感染，其关键是对烧伤焦痂与深Ⅱ度痂皮的处理。该患者烧伤创面须有计划地切除焦痂与深Ⅱ度痂皮并植皮，以防止感染。

102. D【解析】该患者在处理过程中发生了切痂后的寒战、高热、谵妄等全身性化脓感染症状，表现十分典型，是重度烧伤切痂后常见的并发症。

103. E【解析】其治疗不能仅靠支持治疗、用抗生素等，更主要的是应清创感染的焦痂，切除深Ⅱ度痂皮，引流创面，对新鲜肉芽创面移植异体皮并嵌入自体皮片。这样才能控制感染。

104. C【解析】慢性增生性牙髓炎主要表现为慢性炎症性的牙髓组织过度增生，其增生物又称牙髓息肉。牙髓息肉可分为两种：一种为溃疡性息肉，表面无上皮覆盖，呈暗红色，有纤维素凝聚的黄色斑，探易出血；另一种为上皮性息肉，表面有复层扁平上皮覆盖，炎症缓解，较坚实，粉红色，不易出血。

105. E【解析】慢性增生性牙髓炎多见于儿童及青少年，患牙有较大的穿髓孔，根尖孔粗大，牙髓血运丰富，牙髓组织经过穿髓孔突出生长。

106. C【解析】根管治疗术后的患牙出现热刺激后迟缓性痛，最有可能是残髓炎。临床表现症状与慢性牙髓炎的疼痛特点相似，常表现为自发性钝痛、放射性痛、温度刺激痛。因炎症发生于近根尖孔处的根髓组织，所以患牙多有咬合不适感。

107. D【解析】残髓炎检查诊断：①有牙髓治疗史。②有牙髓炎症状表现。③强温度刺激患牙有迟缓性痛以及叩诊疼痛。④探查根管有疼痛感觉。患牙牙冠有作为牙髓治疗的充填体。温度测验反应可为迟缓性痛或稍有感觉。叩诊轻度疼痛（+）或不适感（±）。去除患牙充填物，探查根管深部时有感觉或疼痛。

108. E【解析】上颌第一磨牙残髓炎病因最常见为MB2根管遗漏。

109. E【解析】残髓炎治疗：对症对因治疗，去除原充填物，暴露髓腔，叩痛明显的患牙，可以再封少量失活剂，按时复诊。

110. D【解析】妊娠期龈炎与牙菌斑和患者的性激素水平升高有关。妊娠本身不会引起牙龈炎症、只是由于妊娠时性激素水平的改变，使原有的牙龈炎症加重。因此，妊娠期龈炎的直接病因仍然是牙菌斑。

111. D【解析】妊娠期龈炎可发生于个别牙龈或全口的牙龈，以前牙区为重。龈缘和龈乳头呈鲜红或暗红色，松软而光亮，或呈现显著的炎性肿胀、肥大，有龈袋形成，轻触之即易出血，患者吮吸或进食时也易出血，此常为就诊时的主诉症状。一般无疼痛，严重时龈缘可有溃疡和假膜形成，此时可有轻度疼痛。

112. D【解析】妊娠期龈炎患者的龈下菌斑中的优势细菌为中间普氏菌。

113. B【解析】妊娠期龈瘤如果在分娩后仍不消退则需要手术切除，对一些体积较大妨碍进食的妊娠瘤可以在妊娠4~6个月时切除。

114. A【解析】婚育史与此类疾病无密切关系。

115. A【解析】舍格伦综合征除了询问病史及一般体检外可以做以下检查帮助诊断：希尔墨试验、四碘四氯荧光素染色、唾液流量测定、唾液腺造影、放射性核素检查及唇腺活检。

116. D【解析】考虑患者血压160/90mmHg，下颌中切牙Ⅱ度松动，故局部麻醉选择利多卡因浸润麻醉。

117. C【解析】上前牙拔除适宜采用唇腭侧局部浸润麻醉。

118. D【解析】第一磨牙的近中颊根由上牙槽中神经支配远中颊根由上牙槽后神经支配，腭根及其周围牙龈牙周膜由腭前神经支配。

119. B【解析】若同时拔除所有牙，应按由后至前的顺序进行。

120. A【解析】根据病史、临床检查，还需完善X线片以明确患牙病变程度。

121. E【解析】“根尖有阴影”提示慢性根尖周炎急性发作。

122. A【解析】边缘不密合，导致微渗漏，从而使固位体松动。邻面龋齿也与边缘不密合有关。

123. A【解析】$\lfloor 3$ 慢性根尖周炎，应首先完善根管治疗。

124. A【解析】$\lfloor 13$ 经完善的牙体治疗后最佳修复方法是固定桥修复。

125. D【解析】下颌骨皮质骨较厚，浸润效果一般。左下第二磨牙拔除考虑进行下牙槽神经阻滞麻醉。

126. B【解析】磨牙拔除应以近中颊侧牙槽嵴为支点。

127. E【解析】三角挺主要利用轮轴原理。

128. A【解析】含氟牙膏的普遍使用是近年龋病下降最主要的原因。

129. B【解析】饮水含氟量在0.7~1.0mg/L；含氟牙膏的含氟量为0.11%；含氟涂料的含氟量在2.26%左右；含氟凝胶有不同的含氟浓度，在5000mg/L（0.5%）至12 300mg/L（1.23%）不等；含氟泡沫的含氟量与含氟凝胶相同。

130. C【解析】含氟涂料在牙面停留时间长，可以提高牙釉质表面摄取氟能力。

131. E【解析】畸形舌侧窝多见于上侧切牙。

132. C【解析】釉质发育不全发生于同时期发育的牙齿，常为成组的和对称的牙齿。

133. D【解析】先天性梅毒牙多见于中切牙和第一磨牙。

134. B【解析】畸形中央尖下颌前磨牙多见。

135. E【解析】探诊用于检查龋坏的范围、质地软硬等。

136. B【解析】X线检查用于观察牙槽骨内的牙根折情况。

137. A【解析】慢性牙周炎的优势菌是牙龈卟啉单胞菌。

138. E【解析】青少年牙周炎的优势菌是伴放线聚集杆菌。

139. A【解析】拔除上颌第二磨牙时应麻醉上牙槽后神经+腭前神经。

140. E【解析】拔除上颌第一磨牙时应麻醉上牙槽中神经+上牙槽后神经+腭前神经。

141. D【解析】拔除下颌第一前磨牙时应麻醉下牙槽神经+舌神经。

142. B【解析】拔除下颌第一磨牙时应麻醉下牙槽神经+颊神经+舌神经。

143. C【解析】一型观测线：为基牙向缺隙相反方向倾斜时所画出的观测线。

144. B【解析】二型观测线：为基牙向缺隙方向倾斜时所画出的观测线。

145. C【解析】拔牙后3个月骨质改建基本稳定，是固定修复的最佳时机。

146. A【解析】桩核冠修复的前提是需要对患牙进行完善的根管治疗。一般需要在根管治疗后观察一至两周，确认没有任何自发痛、叩痛等临床症状，原有瘘管已经完全愈合，才可以进行桩核冠的修复。根据治疗前患牙的牙髓状况，需要观察的时间长短有所不同：①原牙髓正常或有牙髓炎但未累及根尖者，观察时间可以缩短，根管治疗 3 天后无临床症状，即可开始修复。②有根尖周炎的患牙一般需要在根管治疗后观察一周以上，确认没有临床才可开始修复。③根尖周病变范围过大的患牙，应在根管治疗后，等待根尖周病变范围明显减小，并且无临床症状才可以开始桩核冠修复。

147. B【解析】拔牙时，首先在拔牙窝内形成血凝块，当血凝块组织起来时，软组织和骨骼会慢慢形成，软组织会愈合约一个月，如果想修复活动义齿，可以在拔牙后大约一个月进行，拔牙后牙龈伤口基本愈合后，即可修复。

148. C【解析】慢性刺激形成的炎症性组织增生为增生黏膜组织。

149. D【解析】由于𬌗力过大导致牙槽嵴压迫吸收形成的纤维性组织为松软牙槽嵴。

150. E【解析】骨密度降低、快速萎缩吸收的为疏松牙槽嵴。

# 第三单元

## 【$A_1$ 型题】

**答题说明**

每一道考题下面有 A、B、C、D、E 五个备选答案，请从中选择一个最佳答案。

1. 关于牙隐裂下列说法不正确的是
A. 第一磨牙好发
B. 早期表浅的裂纹多无明显症状
C. 累及牙本质深层可有定点性咀嚼剧痛
D. 预后不确切，容易折裂
E. 裂纹局限在釉质牙本质界内，应沿裂纹备洞，行复合树脂充填治疗

2. 以下选项中诊断牙本质敏感症最可靠的方法的是
A. 探诊
B. 温度诊
C. 咬诊
D. 叩诊
E. 牙髓活力测验

3. 智力发展的关键期在
A. 1 岁前
B. 3 岁前
C. 5 岁前
D. 6 岁前
E. 7 岁前

4. X 线片显示患牙髓室及根管影像消失，髓腔界限不清，则该患牙最可能为
A. 牙髓充血
B. 不可复性牙髓炎
C. 牙内吸收
D. 牙髓坏死
E. 弥散性牙髓钙化

5. 在队列研究中，估计某因素与某疾病关联强度的指标是
A. 总人群中该病的发病率
B. 暴露人群中该病的发病率
C. 总人群中可疑危险因素的暴露率
D. OR
E. RR

6. 有关窝沟封闭正确的观点是
A. 乳磨牙不做窝沟封闭
B. 只要有窝沟就可以做窝沟封闭
C. 只需对第一恒磨牙做窝沟封闭
D. 成人不需要做窝沟封闭
E. 患有畸形舌尖的前牙不需做窝沟封闭

7. 同时能刺激多种感官的游戏或运动，叫做
A. 人格发展训练
B. 体育活动训练
C. 感觉运动训练
D. 自制能力训练
E. 感觉整合训练

8. 点隙窝沟龋最有效的预防方法是
A. 向家长宣传点隙窝沟龋齿的知识
B. 定期检查，早发现早治疗
C. 控制饮食、睡前刷牙
D. 点隙窝沟封闭术
E. 应用氟化物、含氟牙膏、氟水漱口

9. 三级预防原则的叙述，不正确的是
A. 应针对病因采取预防措施
B. 口腔健康检查属于一级预防
C. 二级预防是早期发现、早期诊断、早期治疗
D. 牙菌斑的控制不在二级预防范围内
E. 三级预防是患者采取治疗措施

10. 关于窝沟封闭的年龄限制，以下说法不正确的是
A. 乳磨牙一般在 3~4 岁进行
B. 一般在牙齿萌出后 4 年内可以进行
C. 第一恒磨牙在 6~7 岁进行
D. 第二恒磨牙在 11~13 岁进行
E. 乳磨牙一般在 5~6 岁进行

11. 公正不仅指形式上的类似，更强调公正的
A. 本质
B. 内容
C. 内涵
D. 基础

E. 意义

12. 按照心身医学的观点，下列疾病中属于心身疾病的是

A. 抑郁症
B. 精神分裂症
C. 消化性溃疡
D. 大叶性肺炎
E. 精神发育迟滞

13. 欧美医学伦理学（生命伦理学）四原则不包含

A. 不伤害原则
B. 有利原则
C. 公正原则
D. 胆识原则
E. 尊重原则

14. 关于门、急诊病史撰写要求说法错误的是

A. 客观、真实、准确、及时、完整、重点突出、文字清晰、药名拼写无误
B. 书写错误时应当用双线画在错别字上，不得用刮、涂、粘掩盖原来字迹
C. 就诊时间应具体到分钟
D. 抢救危重患者时，应书写抢救记录
E. 首次病程记录应在患者入院 24 小时内完成

15. 关于牙髓根尖周病对牙周组织的影响，错误的是

A. 牙髓治疗过程中或治疗后造成的牙周病变
B. 牙槽脓肿经牙周引流，引起牙周组织的一过性急性炎症
C. 根面龋洞形制备时造成的牙周病变
D. 根管治疗后的牙齿，有的可发生牙根纵裂，进一步导致牙周病变
E. 牙槽脓肿反复发作且多次从牙周排脓，最终导致牙周病变形成

16. 临床上对乳牙龋源性穿髓，患牙无任何症状或体征，治疗最好采用

A. 直接盖髓
B. 冠髓切除术
C. 间接盖髓
D. 干髓术
E. 根管治疗

17. 正常成人自然开口度平均值约为

A. 17cm
B. 27cm
C. 45cm
D. 37cm
E. 47cm

18. 下列各类疾病中，主要应采取第一级预防的是

A. 职业病
B. 冠心病
C. 糖尿病
D. 高血压
E. 病因不明、难以觉察和预料的疾病

19. 下列属于骨隆突常发生的部位是

A. 腭隆突、上颌结节、下颌磨牙后垫区
B. 下颌隆突、腭隆突、下颌磨牙后垫区
C. 下颌磨牙后垫区、下颌隆突、腭隆突、上颌结节
D. 上颌结节、下颌磨牙后垫区
E. 下颌隆突、腭隆突、上颌结节

20. 对于腮腺区肿物不宜进行的检查是

A. 切取活检术
B. CT 或 MRI
C. 唾液腺造影
D. 细针吸取细胞学检查
E. B 超

21. 2003 年检查某班 12 岁学生 50 名，其中患龋病者 20 名，2 年后再对这 50 名学生检查，发现其中 15 名学生有新的龋损。则这班学生 2 年的龋病发病率为

A. 20%
B. 30%
C. 40%
D. 50%
E. 60%

22. 对颞下区深部包块的早期诊断，最佳的检查手段是

A. 切取活检
B. 穿刺活检
C. 增强 CT
D. B 超
E. 放射性核素检查

23. 可摘局部义齿基托的功能不包括

A. 连接义齿各部件成一整体
B. 承担、传递、分散𬌗力
C. 修复缺损的软硬组织
D. 直接有效的固位作用
E. 间接固位作用

24. 咀嚼肌检查的内容不包括

A. 扪诊
B. 有无压痛
C. 压痛点的部位

D. 肌肉收缩的强度及对称性
E. 咬合力大小
25. 根尖孔指
A. 髓腔的开口处
B. 髓室的开口处
C. 根管的开口处
D. 髓室和根管的交界处
E. 根管在牙根表面的开口
26. 对患者不会造成伤害的是
A. 医务人员的知识和技能低下
B. 医务人员强迫患者接受检查和治疗
C. 医务人员的行为疏忽和粗枝大叶
D. 医务人员对患者呼叫或提问置之不理
E. 医务人员为治疗疾病适当地限制或约束患者的自由
27. 为了更准确地了解唇、舌部位的病变范围和性质，临床检查时一般用
A. 口镜和敷料镊
B. 口镜和一手的拇指
C. 分别用双手的拇指和示指
D. 敷料镊和一手的示指
E. 单手双指合诊法
28. 唇、舌病变使用双合诊检查时应该
A. 一手的示指和拇指置于病变上下或两侧
B. 双手示指置于病变上下或两侧
C. 一手的示指和另一手拇指置于病变上下或两侧
D. 一手的示指和中指置于病变上下或两侧
E. 双手置于病变上下或两侧
29. 在卫生资源分配上，形式公正是根据每个人
A. 都享有公平分配的权利
B. 实际的需要
C. 能力的大小
D. 在家庭中的角色地位
E. 社会贡献的多少
30. 颈部淋巴结触诊时患者采取的体位是
A. 坐位，头略仰起
B. 坐位，两眼平视
C. 坐位，头稍低略偏向受检侧
D. 自由体位，肌肉放松
E. 平卧位，头偏健侧
31. 口腔念珠菌病常发生于以下情况，除外
A. 长期使用广谱抗生素
B. 长期使用免疫抑制药
C. 患有慢性消耗性疾病
D. 白念珠菌本身毒力增强
E. 长期精神紧张
32. 以下对牙槽嵴上的骨尖和骨突的描述，错误的是
A. 可手术去除
B. 拔牙时造成牙槽嵴骨折又未能及时复位
C. 拔牙后骨质吸收不均而引起
D. 若不修整可能影响义齿摘戴
E. 手术时间一般在拔牙后一个星期左右较为合适
33. 桩冠中冠桩末端的要求为
A. 距根尖部 1~2mm
B. 距根尖部 2~3mm
C. 距根尖部 4mm
D. 距根尖部 3~5mm
E. 距根尖部 7mm
34. 以下关于切取活组织检查说法正确的是
A. 不能用于表浅或有溃疡的肿瘤
B. 常规采用浸润麻醉
C. 在肿瘤边缘与正常组织交界处切取一块 0.5~1.0cm 楔状组织
D. 可以使用染料类消毒剂
E. 血管畸形常规做活组织检查
35. 不适合进行活动桥修复的患者是
A. 高血压患者
B. 已控制稳定的牙周病患者
C. 颞下颌关节紊乱综合征患者
D. 癫痫患者
E. 糖尿病患者
36. 关于医务人员决策权的下述认识和做法中，正确的是
A. 需要根据患者的意见，开具诊断书
B. 需要用强制的方法干涉某些患者嗜酒的不良行为
C. 拒绝为因酒精中毒而不听劝告者就医
D. 是住院治疗还是门诊治疗，由医者最后决策
E. 如何运用药物治疗可以不必考虑患者的意见
37. 唾液腺造影可用于
A. 鉴别唾液腺肿瘤与咽旁肿瘤
B. 定量检测唾液腺功能
C. 检查导管阳性结石
D. 检查唾液腺肿瘤与血管的关系
E. 判断涎瘘部位和种类
38. 模型材料包括
A. 普通石膏
B. 硬质石膏
C. 超硬石膏

D. 嵌体蜡
E. 以上都对
39. 前牙3/4冠邻沟的方向
A. 与唇面切2/3平行
B. 与唇面切1/3平行
C. 与唇面龈1/3平行
D. 与唇面龈2/3平行
E. 与舌隆突侧壁平行
40. 对于手术器械、敷料的灭菌、消毒，常用以下哪种方法
A. 化学消毒法
B. 煮沸消毒法
C. 高压蒸汽灭菌法
D. 干热灭菌法
E. 以上均是
41. 关于固定桥固位体的描述，以下说法错误的是
A. 固位体包括冠外固位体、冠内固位体和根内固位体三种形式
B. 全冠固位体对死髓基牙具有保护作用
C. 冠内固位体自洁性好，不易发生继发龋
D. 冠内固位体固位力弱，临床上应用较少
E. 冠内固位体基牙预备时，容易伤及活髓牙的牙髓
42. 机械抽样又称
A. 单纯随机抽样
B. 系统抽样
C. 分层抽样
D. 整群抽样
E. 多级抽样
43. 用煮沸法杀菌，为提高沸点可加入
A. 1%~2%氯化镁
B. 1%~2%碳酸氢钠
C. 1%~2%氯化钠
D. 1%~2%硫酸镁
E. 1%~2%氯化钾
44. 以下不属于舌侧翼缘区的是
A. 舌系带
B. 下颌舌骨肌
C. 舌下腺
D. 咽上缩肌
E. 磨牙后垫
45. 电钻直机头和电动骨钻机头可采用以下哪种消毒方法
A. 甲醛蒸气消毒，40%甲醛持续20分钟
B. 甲醛蒸气消毒，40%甲醛持续40分钟
C. 甲醛蒸气消毒，20%甲醛持续20分钟
D. 甲醛蒸气消毒，20%甲醛持续30分钟
E. 甲醛蒸气消毒，20%甲醛持续40分钟
46. 有关后牙3/4冠的牙体预备，除哪项外都是错误的
A. 正常𬌗关系时，冠的𬌗边缘要覆盖颊、舌尖
B. 必要时可在邻面增加邻面轴沟数目，或在𬌗面增加钉洞固位形
C. 邻面轴沟可预备在邻面舌侧1/3与中
D. 𬌗面沟预备是为了防止修复体𬌗向脱位
E. 舌面预备可不去除倒凹
47. 当义齿基托组织面黏附有不易去除的石膏时，可将义齿浸泡在
A. 清水
B. 乙醇
C. 30%枸橼酸钠溶液
D. 过氧化氢溶液
E. 次氯酸钠溶液
48. 以下对金属烤瓷全冠牙体预备要求的叙述正确的是
A. 前牙切端至少预备2.0mm间隙
B. 肩台宽度一般为1.0mm
C. 各轴面角无倒凹，各线角圆钝
D. 各轴面预备出金属厚度0.5mm，瓷厚度0.9~2.0mm
E. 以上都对
49. 能用干热灭菌法消毒的物品是
A. 塑料
B. 橡胶制品
C. 合成纤维
D. 吸收性明胶海绵
E. 纱布
50. 磨除基牙牙体组织最少的固定桥形式是
A. 双端固定桥
B. 单端固定桥
C. 半固定桥
D. 黏接固定桥
E. 固定-可摘联合桥
51. 在医患交往中，强调维护患者权益取决于
A. 患者在信托关系中居于弱势地位
B. 医师对患者的承诺
C. 患者在信托关系中居于强者地位
D. 患者在信托关系中有明确要求
E. 医师对患者的关心
52. 关于药物止血法的适应证，错误的是
A. 组织渗血

B. 小静脉出血
C. 大动脉出血
D. 小动脉出血
E. 可全身及局部使用

53. 下列对骨隆突的说法不恰当的是
A. 骨隆突就是正常骨骼上的骨性隆起
B. 如修复前发现双侧上颌结节均肥大，则一般只需手术修整单侧肥大的上颌结节
C. 下颌前磨牙舌侧处常出现骨隆突
D. 从组织学上来说骨隆突与正常骨组织无区别
E. 无论是否影响义齿摘戴，出现骨隆突即应手术修整

54. 关于急性根尖周炎的自然排脓方式，通常预后最差的是
A. 突破骨膜从黏膜向口腔排脓
B. 突破骨膜从皮肤向外排脓
C. 通过牙周膜从牙周袋排脓
D. 突破鼻底黏膜向鼻腔排脓
E. 通过根尖孔经根管从牙冠缺损处排脓

55. 以下关于全冠咬合面的描述中错误的是
A. 应与邻殆面形态相协调
B. 恢复原有的殆面大小和形态
C. 应与对颌牙殆面形态相协调
D. 殆力方向接近牙齿长轴
E. 降低高尖陡坡，减小侧向殆力

56. 缺牙区情况的内容不包括
A. 缺牙区间隙大小
B. 牙槽嵴情况
C. 拔牙创愈合情况
D. 相邻牙情况
E. 牙槽嵴有无骨尖、倒凹

57. 关于术中打结步骤，哪种说法是错误的
A. 主要用于结扎血管和缝合时
B. 口腔颌面外科以单手打结和针持打结最常用
C. 打结要求方结和外科结，防止打滑结
D. 口腔内缝合打两重结即可
E. 打结的速度和质量决定手术时间的长短和效果的好坏

58. 医师义务和权利不包括
A. 承诺治疗效果
B. 保证患者平等医疗权
C. 促进患者身心健康
D. 保障患者医疗权利的实现
E. 履行自己的职责

59. 关于手术者的消毒，下列哪种说法是错误的
A. 口腔颌面手术消毒要求与普通外科手术完全相同
B. 应更换手术者的衣裤、鞋、帽、口罩
C. 近年来采用新的高效复合型消毒剂——灭菌王，无毒、无不良反应、无刺激性
D. 灭菌王既可用于术者消毒，也可用于术野皮肤和器械消毒
E. 在门诊行牙及牙槽手术时，可以不重视消毒和无菌操作

60. 婴儿（4周至1岁）口腔保健的内容不包括
A. 保持口腔卫生
B. 避免致龋菌早期定植
C. 定期免疫注射
D. 预防早期儿童龋
E. 关注颌面部生长发育

61. 固定桥桥体应具备的条件，除外
A. 桥体龈端与牙槽嵴黏膜接触
B. 恢复缺失牙功能
C. 前牙区桥体恢复缺失牙美观
D. 有足够的机械强度
E. 桥体材料应有良好的生物相容性

62. 舌部外伤清创缝合的原则，不正确的是
A. 尽量保持舌的纵向长度
B. 尽量保持舌的横向宽度
C. 尽量保留舌体组织
D. 必要时可加褥式缝合
E. 采用粗针大线缝合

63. 医患双方都具有独立人格要求医师做到
A. 不伤害患者
B. 关心患者心理需求
C. “患者是上帝”
D. 平等待患
E. 从各方面关心患者

64. 口腔颌面外科手术中使用降压止血技术，血压应降至
A. 50mmHg
B. 60mmHg
C. 70mmHg
D. 80mmHg
E. 90mmHg

65. 缝合面颈部皮肤时，进针点和皮肤的关系是
A. 进针点与皮肤成50°角
B. 进针点与皮肤成70°角
C. 进针点与皮肤成80°角
D. 皮肤切口两侧进针间距大于皮下间距
E. 皮肤切口两侧进针间距等于或略小于皮下间距

66. 以下不属于口腔健康教育原则的是
A. 思想性
B. 流行性
C. 群众性
D. 艺术性
E. 实用性

67. 哥特弓描记的意义在于
A. 了解下颌运动轨迹
B. 确定正中关系
C. 确定垂直高度
D. 协助患者下颌后退
E. 重复测定校对的依据

68. 创缘两侧厚薄不等，缝合时要
A. 厚侧进针深些
B. 多做褥式缝合
C. 做适当的附加切口
D. 两侧进针取同样的厚度
E. 薄侧缝合稍多而深些，厚侧缝合稍少并浅些

69. 牙槽嵴修整术适用于
A. 口腔内瘢痕组织
B. 牙槽嵴表面的松动软组织
C. 拔牙后造成的骨尖或者骨突起
D. 唇舌系带附着过高
E. 牙齿根部的骨性隆起

70. 乳牙拔除时首要注意的是
A. 牙槽窝内血凝块的保护
B. 不要遗留残片
C. 牙龈有无撕裂
D. 牙槽骨有无骨折
E. 保护恒牙胚

## 【$A_2$ 型题】

**答题说明**

每一道考题是以一个小案例出现的，其下面都有 A、B、C、D、E 五个备选答案，请从中选择一个最佳答案。

71. 患者，女性，19 岁。昨日因外伤摔倒$\underline{|1}$冠折，残根位于龈下 2mm，余留牙正常。最佳修复设计为
A. 残根根管治疗后，切除断面上牙龈后直接行桩冠修复
B. 适当增加龈边缘宽度
C. 残根根管治疗，行桩核冠修复
D. 残根根管治疗后，将牙根牵引至合适位置后再行桩核冠修复
E. 残根拔除后行隐形义齿修复

72. 患者，女性，31 岁。2 天以来左侧上后牙有自发性疼痛，且疼痛放射至头面部。检查：左上第一磨牙牙髓活力测验表现为迟钝，牙体未见明显异常，疼痛与温度测验无关，X 线片示髓腔内有阻射的钙化物，对该牙进行局部麻醉可缓解疼痛，则最可能的诊断是
A. 急性上颌窦炎
B. 牙髓钙化
C. 牙髓坏死
D. 急性牙髓炎
E. 三叉神经痛

73. 某婴儿出生于低氟地区，父母向口腔医师咨询为其补充氟化物的最佳时间是出生后
A. 1 个月
B. 3 个月
C. 6 个月
D. 9 个月
E. 12 个月

74. 患者，男性，41 岁。左下第一磨牙残根，拟在左翼下颌传导阻滞麻醉下拔除。因患者下颌支较宽，在行局部麻醉操作时，应该
A. 注射针与中线所成角度减小
B. 注射针与中线所成角度加大
C. 注射点适当调高
D. 注射点适当降低
E. 进针深度增加

75. 患者，女性，25 岁，经检查发现全口无龋齿，如果对她推荐龋病预防措施，不合适的措施是
A. 使用氟化物
B. 营养摄取计划
C. 口腔健康教育
D. 定期口腔健康检查
E. 预防性充填

76. 患者，女性，26 岁。左下后牙自发痛 1 天。检查可见局部牙龈乳头红肿、触痛。若诊断为急性牙

龈乳头炎，应采取的治疗措施为

A. 洁治+抗生素

B. 牙周-牙髓联合治疗

C. 调殆

D. 除去牙石，3%过氧化氢溶液冲洗

E. 牙髓治疗

77. 患儿，女，8 岁。发热 1 天，腹痛伴里急后重，病前进食过夜食物，腹泻 5~7 次，为黏液性脓血便，便常规：黏液便，红白细胞满视野，诊断为细菌性痢疾，下列分型正确的是

A. 普通型

B. 轻型

C. 中毒型

D. 慢性型

E. 重型

78. 突发事件监测机构、医疗卫生机构及其他有关单位在发现突发公共卫生事件后，向所在地县级人民政府卫生行政主管部门报告的时限为

A. 尽快

B. 1 小时

C. 2 小时

D. 3 小时

E. 6 小时

79. 患者，女性，56 岁。35、36 牙残根要求拔除，在行左下牙槽神经及舌神经阻滞麻醉 5 分钟后，患者觉左下唇及同侧舌尖前部有麻木感；但在分离颊侧牙龈时患者仍觉疼痛。其原因可能是

A. 患牙根尖周有炎症

B. 未麻醉颊神经

C. 未麻醉颏神经

D. 局部麻醉药中未加入肾上腺素

E. 患者过度紧张

80. 某成年男性，为了防龋每天使用漱口剂，之后却发现舌背着色。这种漱口剂中可能含有的物质是

A. 金银花

B. 大黄

C. 茶多酚

D. 氯己定

E. 乙酰甲壳胺

81. 患者，女性，60 岁。27 牙残根，要求拔除。有冠心病病史，近 2 年来未发作，测血压为 160/90mmHg。在拔除 27 牙时麻醉首选

A. 2%含肾上腺素普鲁卡因

B. 1%含肾上腺素普鲁卡因

C. 2%丁卡因

D. 2%利多卡因

E. 1%丁卡因

82. 患者，女性，56 岁。患 Graves 病 3 年，1 周来心悸、咳嗽，夜间加重。查体：心房颤动，两肺底水泡音。该患者夜间咳嗽加重与何种因素有关

A. 痰量增多

B. 迷走神经兴奋性增高

C. 交感神经兴奋性增高

D. 大脑皮质对延髓呼吸中枢抑制减弱

E. 以上均有关

83. 2019 年，某省人民政府接到该省 A 市发生不明原因的群体性疾病的报告，此时省级人民政府应当在

A. 1 小时内向国务院卫生行政主管部门报告

B. 2 小时内向国务院卫生行政部门报告

C. 3 小时内向国务院卫生行政部门报告

D. 4 小时内向国务院卫生行政部门报告

E. 5 小时内向国务院卫生行政部门报香

84. 患者，女性，38 岁。右上后牙进食时咬合痛 1 个月，无自发痛史。检查：⌈6 牙冠完整，殆面中度磨耗，近中殆边缘嵴处可见隐裂纹，不松动，叩痛(-)，咬棉卷不适，牙髓活力正常，X 线片未见异常。余留牙未见异常。该患者最佳治疗方案是

A. 无须处理，随诊观察

B. 塑料全冠暂时修复

C. 铸造金属全冠修复

D. 金属烤瓷全冠修复

E. 牙髓治疗后全冠修复

85. 患者，女性，33 岁。近日口角区出现一深大溃疡，直径 25mm，深及肌层，溃疡周边红肿隆起，扪之基底较硬，边缘整齐。自觉疼痛症状明显，进食困难。该患者可能患有

A. 癌性溃疡

B. 结核性溃疡

C. 创伤性溃疡

D. 坏死性涎腺化生

E. 重型口腔溃疡

86. 为鉴别气胸与支气管哮喘，可采取下列哪项检查

A. 心电图

B. 查找变应原

C. 超声心动图

D. 胸部 X 线检查

E. 血嗜酸性粒细胞计数

87. 在余留牙条件正常的情况下，设计双端固定桥，下列哪一种选择是不正确的

A. ⌊1 缺失，1⌊2 为基牙

B. $\underline{1|1}$ 缺失，$\underline{2|2}$ 为基牙

C. $\lfloor 6$ 缺失，$\lfloor 57$ 为基牙

D. $\lceil 45$ 缺失，$\lceil 36$ 为基牙

E. $\lceil 5$ 缺失，$\lceil 46$ 为基牙

88. 张某没有上过任何层次的医学专业学校，以下哪种情形下，他不可以参加执业医师资格考试或执业助理医师资格考试

A. 以师承方式学习传统医学满3年，经医疗、预防、保健机构考核合格并推荐

B. 以师承方式学习传统医学满3年，经县级以上卫生行政部门确定的传统医学专业组织考核合格并推荐

C. 在执业医师指导下，在医疗、预防、保健机构中试用期满3年

D. 经多年实践医术确有专长，经县以上卫生行政部门确定的传统医学专业组织考核合格并推荐

E. 经多年实践医术确有专长，经医疗、预防、保健机构考核合格并推荐

89. 患者，男性，34岁。26死髓、劈裂，要求拔除。使用利多卡因麻醉，采用的最佳麻醉方法是

A. 上颌结节麻醉+腭大孔麻醉

B. 上颌结节麻醉+腭大孔麻醉+26腭侧近中局部浸润麻醉

C. 上颌结节麻醉+腭大孔麻醉+26颊侧近中局部浸润麻醉

D. 腭大孔麻醉+26颊侧局部浸润麻醉

E. 26颊、腭侧局部浸润麻醉

90. 患者，女性，60岁。戴全口义齿2周后复诊，义齿固位尚可，但在进食和说话时义齿容易脱位。引起该患者义齿容易脱位的原因不可能是

A. 人工牙位置排列不当

B. 基托不密合

C. 基托边缘缓冲不足

D. 咬合不平衡

E. 磨光面外形不良

91. 患者，女性，25岁。经去骨、劈开挺出右下近中阻生第三磨牙。3天后出现持续性剧痛，并向耳颞部放射。检查：拔牙窝空虚，牙槽骨壁表面有灰白色假膜覆盖。最可能的诊断是

A. 牙槽突骨折

B. 拔牙后肿胀反应

C. 干槽症

D. 邻牙在拔牙时受到损伤

E. 邻牙急性根尖炎

92. 初孕妇，25岁。妊娠36周，诊断为前置胎盘，现阴道流血多，血压80/60mmHg，宫口开大4.0cm，先露头棘上2.0cm，胎心尚好，下列处理最恰当的是

A. 胎头吸引

B. 剖宫产

C. 头皮钳

D. 人工破膜

E. 产钳

93. 患儿，女，7岁。患儿及家长自觉全口牙龈增生2年余，一侧已经妨碍咀嚼。诊断为遗传性牙龈纤维瘤病。以下错误的是

A. 牙齿移位

B. 牙龈增生

C. 增生的牙龈呈结节状

D. 增生可达膜龈联合

E. 增生牙龈不影响牙萌出

94. 医师甲因犯罪被判处有期徒刑2年，2019年9月20日被捕，2021年9月20日释放，医师甲从哪日起可以重新申请执业注册

A. 1920年9月21日

B. 2021年3月21日

C. 2021年9月21日

D. 2022年3月21日

E. 2023年9月21日

95. 患者，女性，43岁。右下颌后牙多个残根，风湿性心脏病10余年，二尖瓣狭窄，心功能Ⅰ级。对于该患者最佳的治疗方案是

A. 分次拔除患牙，术前预防性使用抗生素

B. 分次拔除患牙，术后预防性使用抗生素

C. 分次拔除患牙，术前术后预防性使用抗生素

D. 一次拔除全部患牙，术前预防性使用抗生素

E. 一次拔除全部患牙，术前术后预防性使用抗生素

96. 患者，女性，32岁。自述牙龈自发出血伴疼痛5天，有低热。检查发现患者有明显的腐败性口臭。诊断为

A. 疱疹性龈口炎

B. 慢性牙周炎

C. 急性坏死溃疡性龈炎

D. 慢性龈缘炎

E. 增生性龈炎

97. 患者，男性，16岁。面色逐渐苍白1年，无力。检查：血红蛋白55g/L，白细胞$5.0\times10^9$/L，血清铁300μg/L。该患者应首先考虑的诊断是

A. 巨幼细胞贫血

B. 感染性贫血

C. 缺铁性贫血

D. 再生障碍性贫血

E. 溶血性贫血

98. 患者，女性，28 岁。1 周前拔除右下水平低位阻生第三磨牙，术后下唇麻木，至今未恢复。此症状产生的原因最可能是

A. 局部麻醉时损伤神经

B. 术后肿胀引起神经功能障碍

C. 术中牙脱位时损伤神经

D. 术中损伤下唇造成麻木

E. 术中损伤舌侧骨板造成麻木

99. 患者，女，16 岁。上前牙刷牙时牙龈易出血，经检查上前牙牙面有较多菌斑堆积，唇侧牙龈肿胀，色暗红，质地松软，诊断为慢性龈炎。关于此患者，以下说法不正确的是

A. 治疗后可消除牙龈炎症，但会遗留附着丧失

B. 患者自行控制菌斑对疾病的治疗意义重大

C. 治疗后牙龈形态仍不恢复者可行手术治疗

D. 定期复查和维护才能保持疗效

E. 此疾病可以预防，也容易复发

100. 单纯性高血压患者血压高于多少时则应先控制血压后拔牙

A. 150/95mmHg

B. 160/95mmHg

C. 170/95mmHg

D. 180/95mmHg

E. 180/100mmHg

## 【$A_3$/$A_4$ 型题】

### 答题说明

以下提供若干个病例，每个病例下设若干道考题。请根据答案所提供的信息，在每一道考题下面的 A、B、C、D、E 五个备选答案中选择一个最佳答案。

（101~103 题共用题干）

口腔预防科在某小学人群中验证一种含氟牙膏的防龋效果，对于研究方案的几个问题经讨论后确定下来。

101. 由于学校学生是以班级为单位学习和活动，因此，试验分组按自然排列的顺序

A. 系统分组

B. 随机分组

C. 分层分组

D. 整群分组

E. 顺序分组

102. 试验周期预计 3 年，采用指数标准为

A. DMFT

B. dmft

C. DMFS

D. dmfs

E. DEFT

103. 试验对象用的学生年级是

A. 1 年级

B. 3 年级

C. 4 年级

D. 5 年级

E. 6 年级

（104~106 题共用题干）

患儿，男，3 岁。家长偶然发现牙齿有洞。检查：Ⅳ┘远中𬌗面和Ⅴ┘近中𬌗面龋洞较深，邻间隙内有食物残渣，叩痛（-），不松动，牙龈未见异常。X 线示龋损近髓，牙根未见异常。

104. Ⅳ┘腐质未去尽，牙髓暴露，出血暗红，探痛。诊断是

A. 深龋

B. 牙髓充血

C. 牙髓坏死

D. 慢性根尖周炎

E. 慢性牙髓炎

105. 采取的治疗措施是

A. 冠髓切断术

B. 局部麻醉下牙髓摘除术

C. 备洞、护髓、充填

D. 直接盖髓后玻璃离子充填

E. 封入三氧化二砷失活剂

106. Ⅴ┘去尽腐质后达牙本质深层，未探及牙髓孔。诊断是

A. 牙髓充血

B. 慢性牙髓炎

C. 慢性根尖周炎

D. 中龋
E. 深龋
(107~109 题共用题干)

患儿，女，11 个月。近日哭闹、拒食、流涎。检查：邻近磨牙的上腭和龈缘处见大面积浅表溃疡，上覆黄色假膜，偶见个别针头大小水疱。

107. 该患儿可能患有的疾病是
A. 复发性口腔溃疡
B. 球菌性口炎
C. 急性疱疹性龈口炎
D. 带状疱疹
E. 天疱疮

108. 对于该病，正确的治疗方法是
A. 泼尼松片，每日 60mg，分 3 次口服，控制病情后减量
B. 口服各种维生素及微量元素
C. 局部使用 2%碳酸氢钠清洗患儿口腔，口服酮康唑
D. 局部使用氯己定含漱剂清洗患儿口腔，口服利巴韦林或口炎宁冲剂
E. 每日注射链霉素 0.5g；或异烟肼每日 0.1g 局部封闭，每日或隔日 1 次

109. 下列哪项关于该病的描述是正确的
A. 该病预后差，需住院进行全面治疗
B. 该病是变态反应性疾病，无传染性，患儿不需隔离
C. 由于引发该病的病原微生物可经口-呼吸道传播，故该患儿应避免接触其他儿童与幼儿
D. 该病成人多发，在儿童很少见
E. 该病病理表现为非特异性溃疡，后期可见肉芽组织增生

(110~112 题共用题干)

患者，女性，35 岁。近 2 周前牙出现咀嚼痛，且牙龈肿胀、有脓液流出。2 年前该牙曾因龋坏而疼痛，未曾治疗。检查：⌊2 残冠，近非邻面探及深龋洞，牙变色，叩诊有不适感，唇侧牙龈见一瘘管，有脓液溢出。X 线片显示根尖有阴影。

110. 该牙经完善的根管治疗，瘘管一般会愈合，如长期不愈合，可采用根尖刮治或根尖切除术，行桩冠修复的时间是术后
A. 即刻
B. 1 周
C. 2 周
D. 任何时间
E. 3 个月

111. 如用桩冠修复该牙，冠桩的长度和宽度分别为
A. 长度为根长的 2/3~3/4，宽度应为直径的 1/2
B. 长度为根长的 1/2，宽度应为直径的 1/3
C. 长度为根长的 1/3，宽度应为直径的 2/3~3/4
D. 长度为根长的 2/3~3/4，宽度应为直径的 1/3
E. 长度为根长的 1/2，宽度应为直径的 2/3~3/4

112. 以下均是增强桩冠固位的方法，除外
A. 尽可能利用牙冠长度
B. 尽可能多保留残留牙冠组织
C. 根管口预备成一个小肩台
D. 用铸造桩增加冠桩与根管壁的密合度
E. 根管预备越粗越好

(113~115 题共用题干)

患者，女性，27 岁。左上第三磨牙颊向倾斜，与邻牙间有食物嵌塞，拟拔除。

113. 最常用的麻醉方法是
A. 上牙槽后神经和腭前神经麻醉
B. 局部浸润麻醉
C. 鼻腭神经阻滞麻醉
D. 眶下孔阻滞麻醉
E. 翼腭管麻醉

114. 若选择使用的麻醉药物是 2%普鲁卡因，术后发生延迟性变态反应中最常见的是
A. 过敏性紫癜
B. 哮喘
C. 药疹
D. 荨麻疹
E. 血管神经性水肿

115. 若麻醉中发生麻醉药中毒，其兴奋型表现中不包括
A. 烦躁、多话
B. 恶心、呕吐
C. 颤抖、气急
D. 血压下降
E. 多汗

(116~118 题共用题干)

患者，男性，58 岁。2 个月前因受凉出现发热、乏力、食欲缺乏就诊。体格检查：体温 38.3℃，血压 138/80mmHg，心率 80 次/分，律齐。颈部皮肤可见散在瘀点。双肺呼吸音清，心尖部可闻及吹风样杂音。心脏超声：二尖瓣后叶脱垂并中度反流，二尖瓣可及赘生物。白细胞计数 $16.2\times10^9$/L，C 反应蛋白 11mg/L。

116. 该患者的诊断考虑为
A. 上呼吸道感染
B. 肺炎

C. 先天性心脏病
D. 风湿性心瓣膜病
E. 自体瓣膜感染性心内膜炎

117. 该患者最需做的检查是
A. 胸部X线片
B. 腹部B超
C. 颅脑CT
D. 血生化
E. 血培养+药物敏感试验

118. 该患者应用敏感抗生素的原则是
A. 早期
B. 足量
C. 短疗程
D. 长疗程
E. 早期、大剂量、长疗程

（119~120题共用题干）

患者，女性，66岁。牙床肿痛2周，3年前曾有过肿痛，但未治疗。检查：⌈6 颊侧牙龈肿胀，可见瘘管，瘘管指向根尖方向，其颊侧中央及近中，远中、舌侧均有5~7mm的牙周袋。

119. 为明确诊断，应做的检查是
A. 牙齿松动度
B. 探诊出血
C. X线检查
D. 根分叉的探查
E. 探查龈下牙石

120. 该牙最可能的诊断为
A. 慢性牙周炎
B. 急性牙髓炎
C. 边缘性龈炎
D. 根分叉病变
E. 牙髓牙周联合病变

（121~124题共用题干）

患者，女性，41岁。26牙残冠，平时易激动，怕热多汗，常感心悸，食量较大但消瘦，双眼稍前凸，心率110次/分，颈部未见异常。

121. 此患者可能存在的全身性疾病为
A. 糖尿病
B. 女性更年期综合征
C. 甲状腺功能亢进症
D. 心动过速
E. 低钾血症

122. 为明确诊断应进行的检查是
A. 血糖
B. 血$T_3$、$T_4$化验检查
C. 心电图
D. 超声心动图
E. 血钾

123. 此患者患牙的正确处理是
A. 2%普鲁卡因加肾上腺素局部麻醉下拔除
B. 2%利多卡因局部麻醉下拔除
C. 心电监护下拔除
D. 服用镇静药后拔除
E. 内科治疗全身性疾病，延期拔除患牙

124. 此患者如全身情况稳定，允许拔除患牙时的心率不应超过
A. 90次/分
B. 100次/分
C. 110次/分
D. 120次/分
E. 130次/分

（125~127题共用题干）

患者，男性，31岁。1年前因外伤致上前牙缺损。口腔检查：⌊2 远中切角缺损，牙冠变色，叩痛（-），松动（-），咬合正常。

125. 以下修复形式中，哪种是不适合的
A. 烤瓷全冠
B. 3/4冠
C. 瓷贴面
D. 光固化树脂修复
E. 嵌体

126. 若采用桩核冠修复，应进一步做的必要检查为
A. X线片检查了解根周状况
B. 松动度
C. X线片检查了解牙槽骨吸收状况
D. 牙齿的颜色变化
E. X线片检查了解根管充填的状况

127. 最适合该患者修复的类型是
A. 成品桩+树脂牙冠
B. 成品桩+树脂桩+树脂牙冠
C. 成品桩+树脂核+全瓷冠
D. 铸造桩核+树脂牙冠
E. 铸造桩核+烤瓷冠

# 【B型题】

## 答题说明

以下提供若干组考题，每组考题共用在考题前列出的A、B、C、D、E五个备选答案，请从中选择一个与问题关系最密切的答案。某个备选答案可能被选择一次、多次或不被选择。

（128~129题共用备选答案）

A. 0.02%NaF漱口液

B. 0.05%NaF漱口液

C. 0.2%NaF漱口液

D. 1.23%NaF凝胶

E. 2%NaF溶液

128. 每天漱口使用的是

129. 每周漱口使用的是

（130~131题共用备选答案）

A. 呼吸衰竭经大量利尿药治疗后

B. 应用过量安眠镇静药后

C. $CO_2$严重潴留气管切开机械通气后

D. 静脉注射氨茶碱后

E. 并发中毒性休克后

130. 容易出现代谢性碱中毒

131. 容易出现代谢性酸中毒

（132~135题共用备选答案）

A. 自牙颈部的牙骨质，越过牙槽嵴、止于牙槽突骨密质的表面

B. 自牙颈部牙骨质，向牙冠方向散开，广泛地位于牙龈固有层中

C. 自牙槽嵴向冠方牙龈固有层展开，止于游离龈中

D. 起自根分叉处的牙根间骨隔顶，至根分叉区牙骨质

E. 纤维起于牙槽嵴顶，呈放射状向牙冠方向走行，止于牙颈部的牙骨质

132. 龈牙组纤维

133. 根间组纤维

134. 牙骨膜组纤维

135. 牙槽龈组纤维

（136~141题共用备选答案）

A. 主诉

B. 现病史

C. 个人史

D. 既往史

E. 家族史

136. 全身健康状况，如有无高血压、肺结核等情况记入

137. 生活起居、生活条件和生活水平记入

138. 主诉疾病发生的诱因和发病情况记入

139. 直系亲属中有无同样病史记入

140. 出现的症状、时间及部位记入

141. 药物不良反应及过敏史记入

（142~144题共用备选答案）

A. 正中关系错殆

B. 咀嚼时义齿易脱位

C. 义齿不美观

D. 上颌隆突处压痛

E. 说话及大开口时义齿脱落

142. 基托组织面需局部缓冲

143. 需重新制作义齿

144. 基托边缘需缓冲

（145~147题共用备选答案）

A. 松动、脱落

B. 变色

C. 穿孔、破裂

D. 磨损

E. 折断

145. 全冠修复体太薄，殆力过于集中可能导致

146. 全冠修复体与牙体不密合，侧向力过大可导致

147. 殆力大，固定桥连接体薄弱可导致

（147~150题共用备选答案）

A. 一侧基牙倾斜度大

B. 两端基牙条件良好

C. 缺隙小，承受殆力小，基牙条件好

D. 固位力主要来源于酸蚀与黏接技术

E. 缺隙两端基牙所承受的应力不均匀

148. 半固定桥适用于以上哪种情况

149. 单端固定桥适用于以上哪种情况

150. 黏接固定桥的特点是

# 参考答案与解析

## 第三单元

1. E【解析】裂纹局限在釉质牙本质界内，用酸蚀法和釉质黏结剂光固化处理即可。

2. A【解析】因为牙本质敏感症患牙的过敏点对机械刺激最敏感，所以牙本质敏感症最可靠的诊断方法是探诊。

3. E【解析】大脑的发育和智力发展的速度相一致，3岁以前大脑发展最快，以后逐渐减慢，5岁以前即完成整个人脑发育的80%，到7岁时大脑的结构和功能基本接近成人，故7岁以前是智力发展的关键期。

4. E【解析】牙髓充血、牙髓炎和牙髓坏死在X线上没有异常表现。弥散性牙髓钙化在X线片上表现为髓腔内散在的粟粒状密度增高影，有时整个髓腔影像消失，代之以均匀致密影像。牙内吸收表现为髓腔有局部扩大呈圆形、卵圆形密度减低影像。

5. E【解析】尽管发病率也是队列研究中的一个重要指标，但这里的问题是要估计某因素与某疾病关联强度，所以，应该选择相对危险度，即RR。

6. B【解析】对乳磨牙、恒磨牙的殆面窝沟和颊舌面窝沟，以及上切牙的舌侧窝等较容易患龋的部位用封闭剂予以封闭，能起到较好的防龋作用。

7. E【解析】感觉整合：人的大脑将从各种感觉器官传来的感觉信息进行多次分析、综合处理，并作出正确应答，使个体在外界环境的刺激中和谐有效的运作。感觉整合训练就是让幼儿受到充分的感觉信息刺激，使大脑充分生长发育。

8. D【解析】对可疑窝沟进行窝沟封闭术是预防窝沟点隙龋的最有效方法。

9. B【解析】口腔的预防包括三级预防。其中初级预防包括：氟化物的应用、饮食控制、窝沟封闭、保护牙髓；所以窝沟封闭属于口腔初级预防的内容。而二级预防包括：牙体外科，牙周病学、正畸学等领域的早期诊断和适当治疗。而三级预防包括：活动与固定修复方面的功能恢复和康复。

10. E【解析】牙萌出后达咬合平面即适宜做窝沟封闭，一般是在牙萌出后4年之内。乳磨牙在3~4岁，第一恒磨牙在6~7岁，第二恒磨牙在11~13岁为最适宜封闭的年龄。

11. B【解析】亚里士多德认为，所谓公正即有关方面相同的情况相同对待，不同的情况不同对待，也就是“给人应得”。这被看作形式上的公正。但如何确定谁该应得呢？这便涉及了内容公正，即依据为判断谁是应得者、应得什么、应得多少。

12. C【解析】常见心身疾病包括：①原发性高血压。②冠状动脉硬化性心脏病。③糖尿病。④哮喘。⑤消化性溃烂和功能性胃肠病。⑥经前期情绪障碍。⑦肿瘤及其心理问题。

13. D【解析】由美国学者比彻姆和查尔瑞斯提出的生命伦理学四原则为：自主原则、不伤害原则、行善原则和公正原则。

14. E【解析】首次病程记录应在患者入院8小时内完成。

15. C【解析】①牙槽脓肿脓液向牙周引流，急性炎症所致的一过性表现。②牙槽脓肿反复发作且长期从牙周排脓而未得到彻底治疗者，终使牙周病变成立。③牙髓治疗过程中或治疗后造成的牙周病变也不少见。④根管治疗后的牙齿，有的可发生牙根纵裂，也可伴发局限的深牙周袋和牙槽骨吸收。

16. B【解析】乳牙龋源性穿髓或去龋未净时意外穿髓，其牙髓都可能已被感染，不宜行直接盖髓术，可行冠髓切断术。

17. D【解析】正常人开口度平均为37cm。

18. A【解析】一级预防亦称为病因预防，是针对致病因素的预防措施，分针对环境的措施和针对机体的措施。这一阶段疾病并未发生，但某些危险因素已经存在，如病原体的感染，精神过度紧张、营养不良、平素缺乏锻炼、家庭发生变故等。

19. E【解析】骨隆突常发生的部位是下颌隆突、腭隆突、上颌结节。

20. A【解析】腮腺和下颌下腺肿瘤禁忌做活检，因为无论是良恶性肿瘤，均有发生瘤细胞种植的危险。

21. B【解析】发病率表示在一定期间内，一定人群中某病新发生的病例出现的频率。

22. C【解析】增强CT对于颌面部肿瘤，特别是面深部肿瘤的早期诊断及其与周围重要组织的关系，能够提供较准确的信息。

23. D【解析】可摘局部义齿基托的作用：①提供人工牙排列附着，传导和分散殆力。②将义齿的各个部分连接在一起，形成功能整体。③可用于修复牙槽嵴的硬组织和软组织，恢复外形和美观。④可增强义齿的固位和稳定，也有间接固位的作用，可抵抗义齿的移位力量。

24. E【解析】咬合力检查内容不属于肌肉检查内容。

25. E【解析】根尖孔是指根管在牙根表面的开口。

26. E【解析】临床上可能对患者造成伤害的情况包括：①医务人员的知识技能水平低下。②对患者的呼叫或提问置之不理。③歧视、侮辱、谩骂患者或其家属。④强迫患者接受某项检查或治疗措施。⑤施行不必要的检查或治疗。⑥医务人员的行为疏忽、粗枝大叶。⑦不适当地限制、约束患者的自由。⑧威胁或打骂患者。⑨拒绝对某些患者提供医疗照护。⑩拖延或拒绝对急诊患者进行抢救。

27. E【解析】单手双指双合诊适用于唇、舌部的检查。

28. A【解析】双指双合诊是指一只手的拇指和示指置于病变部位上下或两侧进行。

29. A【解析】在卫生资源分配上，形式公正是根据每个人都享有公平分配的权利。

30. C【解析】为了更好地触摸到淋巴结，检查时患者取坐位，头稍低，略偏向于检查侧。

31. E【解析】长期精神紧张不会导致此病发生。机体菌群失调、患有慢性消耗性疾病或念珠菌致病毒力增强常会导致念珠菌感染的发生。

32. E【解析】牙槽嵴修整术的手术时间一般在拔牙后 1 个月左右较为合适，其余选项说法均为正确。

33. D【解析】桩冠要求距根尖部 3～5mm 的根尖封闭区。

34. C【解析】切取活组织检查适用于表浅或有溃疡的肿瘤，不宜采用浸润麻醉，在肿瘤边缘与正常组织交界处切取一块 0.5～1.0cm 大小楔状组织，不宜适用染料类消毒剂。血管性肿瘤或血管畸形、恶性黑色素瘤一般不做活组织检查。

35. D【解析】癫痫发作可能导致义齿的误吞误咽。

36. D【解析】在注册的执业范围内，医师有权根据患者的情况进行必要的医学诊疗检查，选择恰当的医疗方案、预防措施、保健方法帮助患者恢复健康；有权依据病情、疫情的需要进行疾病调查或流行病学调查，采取预防措施和必要的医学处置；同时医师有权根据患者的需要和医疗结果出具相应的医学证明。

37. E【解析】涎腺造影可判断涎瘘部位和种类。

38. E【解析】模型材料是用来制作口腔软硬组织阳模或修复体模型的材料，主要有各种石膏和模型蜡两大类。

39. A【解析】前牙 3/4 冠邻沟与唇面切 2/3 及舌隆突下的轴壁平行。

40. E【解析】对于手术器械、敷料的灭菌、消毒，常用方法包括化学消毒法、煮沸消毒法、高压蒸汽灭菌法及干热灭菌法。

41. C【解析】冠内固位体特点：①冠内固位体因受到牙体组织的限制，固位力较弱。一般适用于基牙已有龋病，去龋蚀后将洞形略加修整，可获得嵌体的固位形；缺牙间隙窄，咬合力小，对固位体的固位力要求不高者。②冠内固位体要慎用：其外形线较长，是防龋的薄弱环节；选用嵌体为固定桥固位体，在基牙牙体预备时，对牙体组织切割较深，固位体组织面距离牙髓较近，容易使牙髓遭受物理和化学刺激，特别是年轻人，因髓角较高，在基牙预备时，容易损伤或暴露髓角。

42. B【解析】机械抽样又称为系统抽样。

43. B【解析】加入 2%碳酸氢钠时，沸点可达到 105℃，可缩短消毒时间，效果更佳。

44. E【解析】舌侧翼缘区是与下颌全口义齿舌侧基托接触部位的解剖标志，从前向后包括舌系带、舌下腺、下颌舌骨肌、舌腭肌、翼内肌、咽上缩肌。舌侧翼缘区后部是下颌全口义齿固位的重要部位，此区基托应有足够的伸展。

45. B【解析】电钻直机头和电动骨钻机头均可用高压蒸汽或甲醛蒸气消毒灭菌，甲醛蒸气消毒的方法是：将器械放入内盛 36%～40%的甲醛密闭消毒器中，40 分钟后可达到消毒目的。

46. B【解析】牙尖正常时，冠的边缘可不覆盖颊舌尖。3/4 冠在颊侧缘嵴处形成小斜面或小肩台。邻沟应预备在邻面颊侧 1/3 与中 1/3 的交界处。𬌗沟预备是为了防止修复体舌向脱位而不是𬌗向脱位。必要时可在邻面增加邻沟数目或在𬌗面增加钉洞固位形。

47. C【解析】30% 枸橼酸钠溶液可去除残留石膏。

48. E【解析】金属烤瓷全冠牙体预备时，前牙切端一般预备 1.5～2.0mm，后𬌗面间隙一般 2.0mm，各轴面保证足够的肩台宽度，且肩台以上无倒凹，聚合度 2°～5°，颊侧肩台 0.8～1.0mm，舌、邻面肩台 0.7～1.0mm，各轴面角圆钝无倒凹。

49. D【解析】干热灭菌法利用电热或红外线烤箱高温烘烤进行灭菌，适用于玻璃、陶瓷等，以及不适宜用高压蒸汽灭菌的凡士林、吸收性明胶海绵、油脂、石蜡和各种粉剂等。对于不耐高温的物品，如棉织品、橡胶制品不宜用此法灭菌。

50. D【解析】黏接固定桥的牙体预备的固位形只起辅助固位作用，磨牙量小，局限于釉质层。

51. A【解析】医疗消费的本质决定了患者与医院的服务关系中，总是处于劣势的地位，故应强调维护患者权益。

52. C【解析】药物止血可用于创面渗血及小动脉、小静脉出血。可全身及局部用药止血，大动脉的出血要采用缝合血管、结扎或缝扎的方式止血。

53. E【解析】隆突系正常骨骼上的骨性隆起，组织学上与正常骨组织无区别。过大的骨隆突在义齿摘戴时，引起组织破溃疼痛，严重者义齿无法戴入使用。修复前应有充分的估计和判断，及时施行修整术。对双侧上颌结节肥大的情况，常常只需修整一侧上颌结节，解决妨碍义齿就位的问题即可。

54. C【解析】通过此途径排脓多发生于同时患有牙周炎的情况，通常预后最差。

55. B【解析】全冠修复牙体缺损时，咬合功能的大小应与该牙的牙周条件相适应。必要时，可以适当改变殆面形态，充分建立正中殆，争取轴向殆力；降低高尖陡坡，减小侧向殆力；加深沟槽，提高咀嚼效能。

56. D【解析】检查缺牙区间隙大小是否正常，牙槽嵴有无妨碍修复治疗的骨尖、倒凹、骨隆突等。

57. D【解析】口腔内应打三重结，以防松脱。其余均为正确答案。

58. A【解析】医务人员的权利包括：①医疗诊治权。②设备使用权。③科学研究权。④继续教育权。⑤人身安全权。⑥经济待遇权。⑦民主管理权。

59. E【解析】口内手术虽然是在污染条件下进行的，但仍需术区消毒、洗手及戴手套。

60. C【解析】婴儿期口腔保健的内容和方法如下。①保持口腔清洁：清除牙菌斑应从第一颗乳牙萌出开始。②避免致龋菌早期定植：变形链球菌感染窗口期是 19~31 个月。③预防早期婴幼儿童龋（ECC）。④关注颌面部生长发育。⑤首次口腔检查：第一颗乳牙萌出后 6 个月内。

61. A【解析】固定桥桥体有接触式和悬空式。

62. B【解析】舌组织缺损时，缝合创口要尽量保持舌的长度而不是宽度。

63. D【解析】随着医学的发展和社会生活领域的诸多变迁，现代社会中的患者自主意识日益增强，尤其受教育水平的大幅度提升，网络医学信息的迅速公开和普及，“知识型患者”逐渐增多。患者不仅维护自己的知情同意权益，还主动和医师参与诊疗决策，医方也越来越注意遵循知情同意准则，面对患者，尽量以平等的方式进行沟通、交流。医患双方地位越来越平等。

64. B【解析】术中可选择降压止血，术中使收缩压降至 80mmHg 左右，可有效减少术中出血量，但时间不能过长，时间以 30 分钟左右为宜。

65. E【解析】缝合面颈部皮肤进针时，针尖与皮肤垂直，并使皮肤切口两侧进针间距等于或略小于皮下间距。

66. B【解析】口腔健康教育的原则包括思想性、群众性、艺术性、实用性。

67. B【解析】哥特弓描记的意义在于确定正中关系。

68. E【解析】创缘两侧厚薄不等，缝合时要薄侧缝合稍多而深些，厚侧缝合稍少并浅些。

69. C【解析】拔牙时由于创伤过大，造成牙槽嵴变形或者骨折而未能够及时复位，或拔牙时未进行牙槽嵴尖锐骨突的修整或者拔牙后骨质吸收不均匀。常常在拔牙区形成骨尖或者骨突起。如果一段时间以后仍然没有消退，需进行乐槽嵴修整术。

70. E【解析】乳牙拔除时首要注意的是保护恒牙胚。拔深乳牙时要注意不能伤及恒牙胚。

71. D【解析】患者为年轻人，应尽量选择固定修复。$\lfloor 1$ 残根位于龈下 2mm，直接桩核冠修复将无法形成足够的牙本质肩领，修复远期效果不理想。因此将残根根管治疗后，用正畸方法将残根牵引至平齐龈缘或者龈缘以上，可以获得更稳定的冠根比，同时可以提供更美观的正常的牙冠长度。

72. B【解析】左上第一磨牙牙体未见明显异常，疼痛与温度测验无关，牙髓活力测验表现为迟钝，排除选项 C、D。对该牙进行局部麻醉可缓解疼痛，排除选项 A、E。X 线片示髓腔内有阻射的钙化物说明是牙髓钙化。

73. C【解析】婴儿约 6 个月左右长出乳牙，补充氟化物的最佳时间是出生后 6 个月。

74. B【解析】因患者下颌支较宽，在行局部麻醉操作时，应该让注射针与中线所呈角度加大，目的是使针头避开下颌骨内斜嵴的阻挡。

75. E【解析】预防性树脂充填适应证：①窝沟有龋损能卡住探针。②深的点隙裂沟有患龋倾向。③沟裂有早期龋迹象，釉质混浊或呈白垩色。④无邻面龋损。

76. D【解析】急性龈乳头炎治疗应首先去除局部刺激因素，再进行冲洗上药。

77. A【解析】急性菌痢普通型：起病急，有畏寒、发热，体温可达39℃以上，伴头痛、乏力、食欲缺乏，并出现腹痛、腹泻，多先为稀水样便，1~2 天后转成黏液脓血便，每天排便十余次至数十次，便量少，有时为脓血便，此时里急后重明显。常伴有肠鸣音亢进，左下腹压痛。自然病程 1~2 周，多数可自行恢复，少数转为慢性。根据题干，患儿分型为普通型。

78. C【解析】突发公共卫生事件发生后，相关机构或单位应在 2 小时内向所在地县级人民政府卫生行政主管部门报告。

79. B【解析】下后牙颊侧的牙龈的感觉是由颊神经支配的。

80. D【解析】氯己定可使口腔表面着色，早者在使用后 1 周左右发生。使用 6 个月后约 50% 的患者牙齿染色，约 10% 的患者重度着色，较多牙斑块沉积者着色更显著。假牙因表面或边缘粗糙可发生永久性着色。

81. D【解析】该患者有心血管疾病，几种局部麻醉药物中只有利多卡因最为安全。

82. B【解析】夜间咳嗽常见于左心衰竭和肺结核患者，引起夜间咳嗽的原因，可能与夜间肺淤血加重及迷走神经兴奋性增高有关。

83. A【解析】有下列情形之一的，省、自治区、直辖市人民政府应当在接到报告 1 小时内，向国务院卫生行政主管部门报告。①发生或者可能发生传染病暴发、流行的。②发生或者发现不明原因的群体性疾病的。③发生传染病菌种、毒种丢失的。

84. C【解析】该病例符合全冠修复的适应证，应进行全冠修复。患牙牙髓活力正常，不需要先做牙髓治疗，采用铸造金属全冠不会影响美观，而且可减少牙体预备量，避免活髓牙修复后牙本质敏感。┌6 为隐裂牙，且有咬合痛症状，其预后可能发展成牙髓炎、根尖周炎，还可能出现牙劈裂。

85. E【解析】根据题干，患者可能患有重型口腔溃疡。

86. D【解析】胸部 X 线检查：气胸可显示不同程度的肺萎陷和胸膜腔积气，有时尚伴有少量胸腔积液。早期在哮喘发作时可见两肺透亮度增加，呈过度通气状态；在缓解期多无明显异常。

87. B【解析】根据安氏法则，基牙牙周膜面积之和应大于缺失牙。

88. C【解析】可以参加执业医师资格考试的正常情况是，需要具有高等学校医学专业本科、专科学历、中等专业学校医学专业学历。而无上过任何医学专业学校的，只有以师承方式学习传统医学满三年或者经多年实践医术确有专长的。

89. C【解析】上颌第一磨牙近中颊根受上牙槽中神经支配，远中根受上牙槽后神经支配，腭侧受腭前神经支配。

90. B【解析】非功能状态下固位力可，则不可能是基托不密合。基托边缘缓冲不够，功能状态下会由于黏膜的运动脱位，人工牙位置排列不当、磨光面外形不良会影响组织的运动；咬合不平衡会导致咀嚼时义齿翘动，破坏边缘封闭，从而使义齿脱位。

91. C【解析】干槽症的诊断指标：①拔牙后 2~3 天有剧烈疼痛，并向耳颞部、下颌区或头顶部放射，一般镇痛药物不能镇痛。②拔牙窝内可空虚，或有腐败变性的血凝块，腐臭味强烈。

92. B【解析】孕妇诊断为“妊娠 36 周、前置胎盘”。现阴道出血多、血压下降，虽然宫口 4cm，但 S-2，估计短时间不能经阴道分娩，所以应该立即行剖宫产结束分娩。

93. E【解析】遗传性牙龈纤维瘤病临床表现：牙龈增生严重，通常波及全口。可同时累及附着龈、边缘龈和龈乳头，唇舌侧龈均可发生，常覆盖牙面 2/3 以上，以致影响咀嚼，妨碍恒牙萌出。增生龈表现呈结节状、球状、颗粒状。龈色粉红，质地坚韧，无明显刺激因素。在增生的基础上若有大量菌斑堆积，亦可伴有牙龈的炎症。增生的牙龈组织在牙脱落后可缩小或消退。患者发育和智力无异常。

94. E【解析】因受刑事处罚，自刑罚执行完毕之日起至申请注册之日止不满二年的，不予注册。

95. E【解析】青霉素是预防细菌性心内膜炎的首选药物。如有多个牙需要拔除，较安全的方法是在青霉素正确使用控制下，一次全部拔除应拔的牙。部分患者可在术后继续使用药物 3 天。

96. C【解析】急性坏死溃疡性龈炎：①本病好发于 18~30 岁的年轻人，男性多见，儿童较少见，但在较贫困地区和国家可发生于营养不良或患传染病（如麻疹、疟疾）的儿童。②起病急，病程较短（数天至 2 周）。③本病特征为龈乳头和边缘龈的坏死，好发于下前牙的唇侧牙龈。起始时龈乳头充血水肿，于个别龈乳头的顶端发生坏死性溃疡，使龈乳头中央凹下如火山口状，上覆灰白色污秽的坏死物。轻症者龈乳头红肿，外形尚完善，若不仔细检查很易与龈缘炎混淆。病变迅速扩展至乳头及边缘龈，使龈缘如虫蚀状，表面覆坏死假膜，易于擦去。病变一般不波及附着龈。在坏死区和正常牙龈之间常有一窄的“红边”为界。④患处牙龈极易出血，可有自发出血，患者常述晨起时枕头有血迹，口中有血腥味。⑤疼痛明显，或有牙龈撑开感和胀痛，唾液多且黏稠。有典型的腐败性口臭。

97. C【解析】缺铁性贫血是体内铁的储存不能满足正常红细胞生成的需要而发生的贫血。是由于铁摄入量不足、吸收量减少、需要量增加、铁利用障碍或丢失过多所致。形态学表现为小细胞低色素性贫血。此患者青年女性，贫血，白细胞正常，血清铁降低，故考虑可能为缺铁性贫血。

98. B【解析】1周前拔除右下水平低位阻生第三磨牙，术后下唇麻木，至今未恢复，此症状产生的原因最可能是术后肿胀引起神经功能障碍。低位阻生第三磨牙的牙根常常与下齿槽神经邻近，拔除术后可能会出现神经功能障碍。

99. A【解析】慢性龈炎不发生附着丧失。

100. E【解析】单纯性高血压患者血压应控制在180/100mmHg以下，再行拔牙手术。

101. A【解析】本题是一道口腔流行病应用的综合性题月。根据题干提示，本题目的调查类型属于抽样调查，抽样调查包括单纯随机抽样、系统抽样、分层抽样、整群抽样和多级抽样。本题题干中按班级进行调查属于按次序编号进行随机抽取调查对象的抽样形式，故应为系统抽样或系统分组调查。

102. C【解析】恒牙龋失补指数（DMFT和DMFS）是检查龋病时最常用的指数，由于DMFS较DMFT更为敏感，对于易感人群的防龋效果调查更为准确。

103. B【解析】由于调查周期为3年，4年级、5年级、6年级的学生存在样本流失的问题，而1年级学生正值乳恒牙交替时期，不能保证每个样本都有恒牙萌出。故选择3年级学生。

104. E【解析】腐质未去尽已经露髓，出血颜色暗红以及X线片表现符合慢性牙髓炎。

105. B【解析】未露髓时可备洞、护髓、充填，乳牙一般不做直接盖髓、玻璃离子充填。出血颜色暗红，牙髓已经感染不是冠髓切断术的适应证。三氧化二砷毒性太大不用于乳牙。

106. E【解析】腐质去尽达牙本质深层为深龋。

107. C【解析】原发性疱疹性龈口炎临床表现如下。①前驱期：有4~7天潜伏期，以后出现发热、头痛、疲乏不适、全身肌肉疼痛，患儿流涎、拒食、烦躁不安。②水疱期：口腔黏膜呈现成簇小水疱，似针头大小，疱壁薄、透明。③糜烂期：水疱溃破后可引起大面积糜烂，上覆黄色假膜。④愈合期：糜烂面逐渐缩小，愈合，整个病程需7~10天。

108. D【解析】原发性疱疹性龈口炎的全身反应比较明显，以全身抗病毒治疗为主；复发性唇疱疹的全身反应较轻，以局部治疗为主。

109. C【解析】该病预后一般良好，不需住院进行全面治疗。急性疱疹性龈口炎是由单纯疱疹病毒引起的，婴幼儿发病较多，传染性强，通过飞沫传播，发病季节性不强。组织病理：由于上皮细胞发生气球样变和网状液化而在上皮内形成疱。刮取早期水疱基底部细胞做涂片，可见毛玻璃样核、核合胞体及核内包涵体三种变化，无肉芽组织增生。

110. C【解析】①原牙髓正常或有牙髓炎但未累及根尖者，根管治疗三天后无临床症状，即可开始修复。②有根尖周炎的患牙一般需要在根管治疗后观察一周以上，确认没有临床才可开始修复。③根尖周病变范围过大的患牙，应在根管治疗后，待根尖周病变范围明显减小，并且无临床症状才可以开始桩核冠修复。

111. D【解析】①桩的长度：为确保牙髓治疗效果和预防根折，一般要求根尖部保留3~5mm的充填材料作为根尖封闭，桩的长度为根长的2/3~3/4。对于根比较短的情况，应尽量保证让桩的长度大于等于临床冠的长度，并且保证桩处于牙槽骨内的长度大于根在牙槽骨内的总长度的1/2。②桩的直径和形态：桩的直径应为根径的1/3，从根管口到末端逐渐缩小呈锥形，与牙根外形一致，与根管壁密合。

112. E【解析】桩核冠预备应符合尽量保存牙体组织的原则。

113. A【解析】上颌第三磨牙拔除需要麻醉上牙槽后神经和腭前神经。

114. E【解析】变态反应可出现在酯类局部麻醉药物注射后，但并不多见。分为延迟反应和即刻反应，延迟反应常见血管神经性水肿，偶见荨麻疹、药疹、哮喘和过敏性紫癜；即刻反应是当用极少量药后，立即发生极严重的类似中毒症状，患者突然发生惊厥、昏迷，呼吸、心搏骤停而死亡。

115. D【解析】血压下降为抑制型表现。

116. E【解析】患者因受凉而发热（38.3℃）、乏力、食欲缺乏，颈部可见散在瘀点，心尖部可闻及吹风样杂音。心脏超声见二尖瓣后叶脱垂、中度反流，二尖瓣可及赘生物。由以上病史、症状、体征及检查可诊断为自体瓣膜感染性内膜炎。

117. E【解析】诊治感染性心内膜炎的最重要的方法是进行血培养及药物敏感试验。

118. E【解析】感染性心内膜炎抗生素治疗原则为敏感、早期、大剂量、长疗程。

119. C【解析】应完善X线检查明确诊断，鉴别根尖周疾病及牙髓牙周联合病变。

120. E【解析】患牙有深牙周袋及根尖周病变，最大可能是牙髓牙周联合病变。

121. C【解析】甲亢常有易激动、烦躁、心动过速、乏力、怕热、多汗、体重下降、食欲亢进、大便次数增多或腹泻以及月经稀少等症状，因其和许多其他疾病症状类似，常容易混淆。

122. B【解析】甲状腺功能亢进症应完善甲功检测。

123~124 E、B【解析】甲亢患者脉搏次数在每分钟 100 次以下，基础代谢率小于 20%的情况下，是完全可以拔牙的。该患者心率 110 次/分，应先控制全身病。

125. E【解析】前牙邻、唇面缺损，不宜用嵌体修复。

126. E【解析】根管充填后选择桩核冠修复的时间参考治疗情况和全身状况而定，根管治疗不完善、根尖病变范围过大、瘘管未闭合者不适宜进行桩核冠修复。

127. C【解析】本题中患者$\underline{|2}$牙冠变色，修复时应注意前牙美观。树脂核为牙色，适用于前牙全瓷冠修复。

128. B【解析】氟漱口水 0.02% NaF（100mg/L）用法：10ml/min，每天 2 次；氟漱口水 0.05% NaF（225mg/L）用法：10ml/min 每天 1 次。

129. C【解析】氟漱口水 0.2% NaF（900mg/L）用法：10ml/min，每周 1 次。

130. A【解析】临床常见的引起代谢性碱中毒的原因包括大量丢失胃液、严重低血钾或低血氯、库欣综合征等经肾脏丢失 $H^+$ 以及输入过多碱性物质等，大量利尿后容易造成低氯性碱中毒。

131. E【解析】代谢性酸中毒主要由于机体产酸过多、排酸障碍和碱性物质损失过多等原因造成。产酸过多可见于糖尿病，禁食时间过长，急、慢性酒精中毒所致的酮症酸中毒；高热、外伤、严重感染与休克、缺氧、大量使用水杨酸类药物等可出现乳酸酸中毒；肾脏疾病所致尿毒症和碱的丢失以及酸摄入过多等导致酸中毒。

132. B【解析】龈牙组纤维自牙颈部牙骨质，向牙冠方向散开，广泛地位于牙龈固有层中。

133. D【解析】根间组纤维起自根分叉处的牙根间骨隔顶，至根分叉区牙骨质。

134. A【解析】牙骨膜组纤维自牙颈部的牙骨质，越过牙槽嵴、止于牙槽突骨密质的表面。

135. C【解析】牙槽龈组纤维自牙槽嵴向冠方牙龈固有层展开，止于游离龈中。

136. D【解析】既往史指患者过去的健康和疾病情况，全身健康状况、疾病史、传染病史、手术外伤史、输血史、药物过敏史等应记录至既往史。

137. C【解析】出生地及长期居留地，生活习惯及有无烟酒药物等嗜好应记录至个人史。

138. B【解析】现病史是指本次疾病发生、演变诊疗等方面的详细情况，包括发病情况、主要症状特点及其发展变化情况。

139. E【解析】直系亲属病史属于家族史内容。

140. A【解析】主诉是指本次就诊的主要症状及持续时间。

141. D【解析】药物不良反应及过敏史属于既往史内容。

142. D【解析】上颌隆突为义齿缓冲区，有压痛时需要进行局部缓冲。

143. A【解析】正中关系确定错误的情况下需要重新确定并且制作新义齿。

144. E【解析】说话及大开口时义齿脱落说明义齿基托边缘过长，需要进行缓冲。

145. C【解析】冠修复体太薄将导致全冠抗力较差，容易破裂，𬌗力集中会导致𬌗力集中处磨穿。

146. A【解析】冠修复体不密合、侧向力过大时可导致使用过程中全冠出现翘动，容易松脱。

147. E【解析】固定桥连接体薄弱容易导致固定桥折断。

148. A【解析】半固定桥是两端均有基牙及固位体，其一端的固位体与桥体为固定连接，其他端固位体与桥体则以栓及栓道方式的活动连接，或称活动关节，适用于一侧基牙倾斜度大难以取得共同就位道的情况。

149. C【解析】单端固定桥，缺牙一端有固位体，另一端无固位体，无支持力，这种对基牙损伤大，常发生基牙倾斜、扭转，牙槽骨吸收，一般不用，仅适用于缺隙小，承受𬌗力小，基牙条件好的情况。

150. D【解析】黏接桥是一种基本不磨或少磨健康邻牙，用酸蚀—黏结技术修复个别牙缺失的固定修复体。

# 第四单元

## 【$A_1$ 型题】

### 答题说明

每一道考题下面有A、B、C、D、E五个备选答案，请从中选择一个最佳答案。

1. 临床上，牙内吸收的原因一般不包括
A. 再植牙
B. 外伤牙
C. 活髓切断术后
D. 盖髓术后
E. 伴深牙周袋的牙周炎
2. 对于牙内吸收的患牙，其牙髓组织一般为
A. 网状萎缩
B. 肉芽组织
C. 弥漫钙变
D. 炎症组织
E. 部分坏死
3. 关于发生嵌入性脱位患牙的说法不正确的是
A. 常见于乳牙及年轻恒牙
B. 在复位后2周内应行根管治疗术
C. 对年轻恒牙，应及时拉出复位
D. 通常伴有牙髓坏死
E. 容易发生牙根吸收
4. 不属于牙体慢性损伤的是
A. 磨损、楔状缺损、牙根纵裂
B. 楔状缺损、牙隐裂、酸蚀症
C. 畸形中央尖、牙内陷、四环素牙
D. 牙隐裂、楔状缺损、磨损
E. 酸蚀症、磨损、牙隐裂
5. 明尼苏达多相人格调查表（MMPI）最初是根据什么需要编制的
A. 心理学应用
B. 职业选择
C. 人类学研究
D. 临床医学
E. 精神病临床
6. 鹅口疮的病因是
A. 细菌
B. 病毒
C. 衣原体
D. 真菌
E. 立克次体
7. 关于乳牙早失的原因，叙述正确的是
A. 严重龋病、牙髓病和根尖周病
B. 先天性牙齿缺失
C. 恒牙异位萌出，乳牙根过早吸收
D. 外伤导致
E. 以上均正确
8. 以下关于菌斑的描述中，错误的是
A. 牙菌斑是无色、柔软的物质
B. 肉眼不易辨认牙菌斑的存在
C. 牙菌斑显示剂可使牙菌斑染色
D. 牙菌斑是牙周病的主要病因刺激物
E. 牙菌斑会在去除至少24小时后在牙面重新形成
9. 乳牙外伤的最大影响是
A. 影响颌骨发育
B. 影响美观
C. 影响咀嚼
D. 影响发音
E. 影响继承恒牙
10. 预防龋病的方法不包括
A. 使用木糖醇
B. 使用含氟溶液漱口
C. 洁治术
D. 窝沟封闭
E. 使用牙线
11. 小儿几岁前乳牙尚未全部萌出为乳牙迟萌
A. 2岁
B. 2.5岁
C. 3岁
D. 3.5岁
E. 4岁
12. 口腔预防促进行为改变不可缺少的因素是口腔健康

A. 意识
B. 知识
C. 态度
D. 信念
E. 目标
13. 关于沟纹舌下列哪种说法是正确的
A. 好发于舌腹部
B. 患者常有自发痛
C. 病损区表现为丝状乳头变大
D. 又称为游走性舌炎
E. 发病与口腔环境不佳有关
14. 恒牙根尖发育完成的时间是
A. 萌出后3~5年
B. 萌出时
C. 萌出后半年
D. 萌出后1~2年
E. 萌出后6~8年
15. 属于口腔预防医学二级预防的是
A. 氟化物应用
B. 牙体外科
C. 饮食控制
D. 保持牙髓活力
E. 封闭窝沟
16. 临床上是否制作保持器应该考虑的因素中，不包括
A. 有无先天恒牙缺失
B. 年龄
C. 牙龄
D. 患儿依从性
E. 邻牙萌出情况
17. 用于前牙楔状缺损的充填修复的最佳充填材料是
A. 聚羧酸锌黏固粉
B. 银汞合金
C. 磷酸锌黏固粉
D. 丁香酚氧化锌黏固粉
E. 复合树脂
18. 舌部组织手术缝合时，边距和针距的正确范围要求是
A. 0.5~1.0mm
B. 1~2mm
C. 2~3mm
D. 3~4mm
E. 5~6mm
19. 在致癌因素中，最大的癌症诱发物是
A. 过热食品
B. 长时间直接日照
C. 烟草
D. 嚼槟榔
E. 残根、残冠、不良修复体的刺激
20. 天疱疮中病情最重的是
A. 结节型
B. 增殖型
C. 落叶型
D. 红斑型
E. 寻常型
21. 防止创缘过度内卷和外翻的目的是
A. 防止感染，促进愈合及减小瘢痕形成
B. 防止出血
C. 增加接触面积
D. 减小创口张力
E. 可以缝合得较紧，不容易裂开
22. 由牙周引起牙髓感染的最主要途径是通过
A. 副根尖孔
B. 根尖孔
C. 侧支根管
D. 牙本质小管
E. 发育缺陷的结构
23. 为了解12岁学生患龋情况，某市准备开展一次口腔健康调查，从既往资料中，已知该市12岁学生恒牙患龋率为50%，要求抽样误差为10%，需要调查的人数为
A. 300
B. 350
C. 370
D. 400
E. 440
24. 采用根尖片分角线投照技术显示被检查牙齿邻面影像重叠的原因是
A. 投照垂直角度过小
B. X线与被检查牙齿的邻面不平行
C. X线中心线位置不正确
D. 投照垂直角度过大
E. X线与被检查牙齿的邻面不垂直
25. 艾森克人格问卷的量表中，代表情绪稳定性特征的是
A. E
B. N
C. P
D. L
E. 以上都不是
26. 能够显示颞下颌关节外侧1/3侧斜位影像及

关节窝、关节结节、关节间隙的较理想的摄片位是

A. 下颌前部殆片

B. 下颌骨开口后前位

C. 下颌骨侧位

D. 下颌升支切线位

E. 许勒位

27. 急性牙髓炎和三叉神经痛的鉴别要点是

A. 阵发性痛

B. 放射性痛

C. 做过牙髓治疗

D. 扳机点的有无

E. 服镇痛药无效

28. 在口腔颌面部，磁共振检查主要用于

A. 颞下颌关节强直

B. 颌骨骨折

C. 颞下颌关节紊乱综合征

D. 牙周病

E. 以上均可

29. 选择纵式或横式外翻缝合的根据是

A. 创缘血供的方向

B. 创口区域皮纹方向

C. 创口周围是否存在重要的解剖结构

D. 创口的部位

E. 使更多的创缘组织面外翻接触，利于愈合

30. 不适合用作牙周炎影像学检查方法的是

A. 下颌骨开口后前位

B. 根尖片

C. 殆翼片

D. 曲面体层片

E. 根尖片数字减影技术

31. 在社区旁听口腔健康教育课时，王教授注意到牙防所高大夫对初级口腔保健内容的一个不正确的提法是

A. 提高自我口腔保健意识

B. 提供高质量的义齿修复

C. 妇幼口腔卫生保健

D. 定期口腔健康检查

E. 营养与饮食指导

32. X线片显示似帽状覆盖于牙冠部是影像是

A. 牙本质

B. 牙釉质

C. 牙骨质

D. 牙髓

E. 牙槽骨

33. 感染创口去除引流的时间一般是无脓液排出

A. 即刻去除

B. 12 小时后

C. 24 小时后

D. 36 小时后

E. 48 小时后

34. 关于窝沟封闭临床操作，下列说法不正确的是

A. 可以使用不含氟的牙膏清洁牙面

B. 酸蚀牙面一般为牙尖斜面的2/3

C. 乳牙酸蚀时间一般为30秒

D. 酸蚀过程中不要擦拭酸蚀牙面

E. 封闭前要保持牙面干燥，不被唾液污染

35. 下列因素可影响根管冲洗效果，除外

A. 冲洗液在根管内的时间

B. 冲洗的液体量

C. 药物的种类

D. 根管的直径

E. 超声设备的使用

36. 地图舌的治疗应采用

A. 清除牙菌斑

B. 手术切除花纹

C. 无症状者一般不需治疗

D. 去除残根、残冠

E. 服用抗生素

37. 目前我国最常用的智力量表是

A. 洛奇-桑代克智力量表

B. 斯坦福-比奈智力量表

C. 韦克斯勒智力量表

D. 瑟斯顿量表

E. 雷特国际操作量表

38. 关于氟牙症发病情况的描述，不正确的是

A. 氟主要损害釉质发育期牙胚的造釉细胞

B. 4岁后才迁入高氟区者不出现氟牙症

C. 饮水氟含量过高是主要病因

D. 胎盘对氟有一定的屏障作用

E. 多见于恒牙

39. 以下方法不具有去除邻面牙菌斑作用的是

A. 漱口

B. 刷牙

C. 抛光

D. 牙线

E. 洁治

40. 进行标准一致性检验后，某检查者的Kappa值为0.82，说明可靠度为

A. 不可靠

B. 不合格

C. 中等

D. 优
E. 完全可靠
41. 人体氟最主要的来源是
A. 空气
B. 饮水
C. 植物性食物
D. 动物性食物
E. 氟化物的局部应用
42. 面部疖痈发生全身并发症的原因，除外
A. 病原菌毒力强
B. 静脉多有瓣膜
C. 颜面部血液循环丰富
D. 颜面表情肌的活动
E. 感染侵入面静脉时血栓形成，致静脉回流受阻
43. 社区四级水平牙周保健中复杂治疗的指征是
A. 牙周袋≥2mm
B. 牙周袋≥3mm
C. 牙周袋≥4mm
D. 牙周袋≥5mm
E. 牙周袋≥6mm
44. 世界范围内使用氟化物防龋，估计人数最多的措施是
A. 饮水加氟
B. 含氟牙膏
C. 食盐氟化
D. 局部涂氟
E. 氟水漱口
45. 口腔颌面部损伤清创时，对创伤组织的去留应
A. 尽量保留活体组织，以减轻可能的畸形
B. 尽量去除创缘不齐的组织，使缝合美观
C. 只要有异物污染均切除，以减少感染机会
D. 离体的组织均应遗弃
E. 口腔黏膜弹性大，不必过于强调保留
46. 一般拔牙后多长时间可考虑固定义齿修复
A. 即刻
B. 1 个月
C. 2 个月
D. 3 个月
E. 6 个月
47. 投射性测验的理论基础是
A. 精神分析理论
B. 人本主义理论
C. 行为主义理论
D. 认知理论
E. 心理生理学理论
48. 换药的主要目的是
A. 清洗伤口
B. 涂抹药物促进伤口愈合
C. 检查和促进创口正常愈合
D. 使敷料保持整洁
E. 患者要求
49. 下列关于铸造金属全冠特点的说法，错误的是
A. 主要用于前牙
B. 与牙体的接触面积大，固位力强
C. 外形、厚度与邻接状况均可调整
D. 可用于固定桥
E. 对剩余牙体有保护作用
50. 慢性唇炎的病因是
A. 舔唇不良习惯
B. 病灶感染
C. 感冒
D. 寄生虫感染
E. 消化不良
51. 某种治疗儿童腹泻药物广告声称："在服用本制剂的 500 名肠道感染的儿童中有 482 名儿童在 48 小时内腹痛、腹泻症状完全消失。"因此，该药治疗儿童的肠道感染非常有效，可以推广应用。这项推论
A. 不正确，因所做的比较不是按率计算的
B. 不正确，因未设对照组或对比组
C. 不正确，因未作统计学假设检验
D. 正确，因为比较的是症状消失率
E. 正确，因为有效率达到 97.5%
52. 关于清创缝合不正确的是
A. 最好在伤后 8 小时内施行
B. 清创伤口污物和异物，切除失去活力的组织
C. 面部头颈部的伤口超过 24 小时，清创后应尽可能缝合
D. 污染严重的伤口，清创后不缝合，必要时放置引流
E. 关节、大血管或神经暴露的伤口清创后不缝合，待二期手术整复
53. 设计固定义齿时，增加基牙的主要目的是
A. 分担Ⅱ度以上松动基牙的负担
B. 减小修复体弦高，以减轻基牙所受扭力
C. 减轻弱侧基牙的负荷，以分散𬌗力
D. 对称美观
E. 以上都对
54. 适用于牙龈相对健康、组织外形正常、掌握

巴斯刷牙法困难的儿童，用什么方法做一般性清洁

A. 改良的 Stillman 法

B. Charter 法

C. 圆弧法

D. 旋转刷牙法

E. 以上均不是

55. 外伤致上颌骨骨折，鼻腔出现明显出血应采用下列哪种止血方式

A. 钳夹、结扎止血

B. 区域阻断止血

C. 冰敷止血

D. 鼻后孔填塞止血

E. 药物止血

56. 某地区卫生局对各医院口腔科近 3 年儿童牙外伤病例进行分析，以找出牙外伤最主要原因。这种研究方法是

A. 实验研究

B. 常规资料分析

C. 病例对照研究

D. 群组研究

E. 横断面研究

57. 上颌总义齿成品托盘的后缘应达到

A. 腭小凹处

B. 腭小凹后 3~4mm

C. 腭小凹后 2mm

D. 颤动线前 2mm

E. 与颤动线平齐

58. 以下哪种创口不是外科引流的适应证

A. 较浅小的无菌创口

B. 可能发生感染的污染创口

C. 留有死腔的创口

D. 止血不全的创口

E. 脓肿切开的创口

59. 浸润白细胞达到结合上皮体积的多少后会影响上皮细胞的连接和营养

A. 0. 2

B. 0. 4

C. 0. 6

D. 0. 8

E. 0. 9

60. 当余留牙和牙周组织健康时，⌊4 缺失的固定桥桥体最常用的类型是

A. 球形

B. 鞍式

C. 改良盖嵴式

D. 卫生桥

E. 盖嵴式

61. 关于固定义齿基牙的选择，以下叙述错误的是

A. 最好是健康活髓牙

B. 基牙牙冠𬌗龈高度适当

C. 多根基牙牙根分叉越大越好

D. 基牙牙槽骨吸收不能超过根长 1/2

E. 单根牙中固位力最大的为上颌尖牙

62. 口腔颌面外科如有多个患者需要换药时，应遵循的顺序为

A. 按照手术时间，先后换药

B. 先污染，后感染，再无菌

C. 先无菌，后感染，再污染

D. 先无菌，后污染，再感染

E. 随机进行换药

63. 心理测验工作应遵守的原则为

A. 自强、自立、自省

B. 真诚、中立、回避

C. 信度、效度、常模

D. 客观、保密、标准化

E. 自主、学习、实效

64. 预防龋病的关键环节是

A. 控制菌斑

B. 控制糖的摄入

C. 氟化物的应用

D. 增强机体免疫力

E. 增强牙的抗龋能力

65. 牙龈因失去食物的按摩而软弱无力引起牙龈萎缩的原因是

A. 牙冠形态无凸度

B. 牙冠形态凸度过大

C. 牙冠形态凸度过小

D. 牙冠形态凸度正常

E. 与邻牙接触点异常

66. 在一种分析性研究中，计算了 RR 值，可说明暴露因素与发病的关联程度，该指标为

A. 发病率

B. 发病密度

C. 归因危险度

D. 患病率

E. 相对危险度

67. 颊部穿通伤，此类创伤的处理原则是

A. 抗感染

B. 止血

C. 减少畸形，恢复面型

D. 关闭创口，消灭创面

E. 游离组织瓣转移修复缺损

68. 智力水平测试的结果“超常”，是指其智商（IQ）值为
A. 70~85
B. 85~115
C. 130~145
D. 115~130
E. 145~160
69. 哪项是换药的适应证
A. 创口渗血或渗出物多，疑有血肿或感染
B. 需观察创口或皮瓣血运
C. 敷料松脱或过紧，伤口剧痛
D. 更换或去除引流物
E. 以上都是
70. 在进行牙周病情况调查中，以下不属于信息偏倚的是
A. 所用的检查器械是镰形探针
B. 患者对以往糖尿病史回忆不准确
C. 数名研究者对牙周病标准掌握不一致
D. 调查前未做标准一致性试验
E. 用医院的牙周病病例说明人群患病情况

## 【$A_2$ 型题】

**答题说明**

每一道考题是以一个小案例出现的，其下面都有 A、B、C、D、E 五个备选答案，请从中选择一个最佳答案。

71. 患者，女性，23 岁。左下颌第三磨牙拔除后 3 小时仍出血不止。否认既往全身疾病史。可能的出血原因不包括
A. 牙龈撕裂
B. 牙槽骨骨折
C. 拔牙创感染后出血
D. 损伤下牙槽血管
E. 患者自行漱口，血块脱落
72. 对于龋病的预防，儿童时期的窝沟封闭能够起到非常好的效果。关于窝沟封闭的年龄限制，以下说法正确的是
A. 一般在牙齿萌出后 4 年内可以进行
B. 乳磨牙一般在 5~6 岁进行
C. 第一恒磨牙在 8 岁左右进行
D. 第二恒磨牙在 10 岁左右进行
E. 乳磨牙在 7 岁左右进行
73. 患儿，女，7 岁。右下第一恒磨牙窝洞着色且能卡住探针，疑有龋坏。医师为该儿童选择的防治措施是
A. 窝沟封闭
B. 预防性充填
C. 局部用氟
D. ART
E. 充填治疗
74. 患者，男性，15 岁。主诉刷牙牙龈出血半年。检查：上前牙龈乳头球形肥大，牙龈暗红、水肿，松软光亮，探诊易出血，探诊深度 3~5mm，未探到釉质牙骨质界。最可能的诊断是
A. 青春期龈炎
B. 青少年牙周炎
C. 慢性龈缘炎
D. 白血病的牙龈病损
E. 药物性牙龈增生
75. 患者，女性，59 岁。因患肝硬化腹水，出现肝性脑病，多次昏迷，处于濒死状态。其子在得知母亲已治愈无望时，向主管医师提出书面请求：为其母实施“安乐死”，以尽快解除患者濒死前的剧痛。在家属再三请求之下，主管医师下了医嘱，先后 2 次注射复方氯丙嗪 175mg，患者安静地死去。之后，主管医师及患者的儿子 2 人均以故意杀人罪被起诉立案，后经市人民法院多次公开审理及诉讼后，才宣告主管医师无罪释放。从医学伦理方面对该医师所作所为的正确评价是
A. 完全正确，其选择在医学上有充分依据
B. 法律允许，但在伦理上是成问题的
C. 完全错误，医师实行安乐死与杀人无异
D. 法律允许，在伦理上也是说得通的
E. 没有处理好医学决策与伦理判断之间的矛盾，是有着严重的伦理问题的
76. 患者，男性，20 岁。临床检查发现牙釉质半透明度改变，可见白垩色不透明区呈不规则牙面分布，不超过牙面的 25%，按照 Dean 法分类标准，诊断氟牙症为
A. 正常

B. 可疑
C. 很轻度
D. 轻度
E. 中度

77. 患者，男性，38 岁。38 重度伸长，无对颌牙，上颌对应位置牙龈红肿，可见咬合印记。合理的处理方式是
A. 38 殆面调磨
B. 38 根管治疗后截冠
C. 拔除 38
D. 38 截冠后，上颌活动义齿修复 28
E. 38 全冠修复

78. 患儿，男，6 岁。母亲带其来医院进行龋活性评价，医师决定采用 Cariostat 试验评价该儿童的龋活性，培养 48 小时后，医师观察培养瓶的颜色，诊断该儿童龋活性非常显著，其瓶中的颜色应该显示为
A. 蓝色
B. 黄色
C. 黄绿色
D. 绿色
E. 蓝紫色

79. 患者，女性，62 岁。5 周来右上后牙胀痛，不能咀嚼。每日饭后要剔除嵌塞食物。检查见左 6 远中龋中等，温度冷刺激同对照牙，叩（+），龈红肿探痛并出血。应考虑的诊断是
A. 牙髓炎和龈乳头炎
B. 中龋和牙髓炎
C. 深龋和牙髓炎
D. 中龋和龈乳头炎
E. 牙髓炎和牙周炎

80. 患者，男性，50 岁。⌊6 残根，牙周组织支持条件好，已做过根管治疗。最好的修复方法是
A. 拔除残根，固定桥修复
B. 高嵌体修复
C. 铸造桩冠做核，烤瓷熔附金属全冠修复
D. 拔除残根，可摘义齿修复
E. 覆盖义齿修复

81. 患者，女性，22 岁。刷牙时牙龈出血 2 年余。检查：牙石（++），牙龈边缘红，水肿、探诊深度<3mm，X 线片上未见明显牙槽骨吸收。最可能的诊断是
A. 边缘性龈炎
B. 妊娠期龈炎
C. 坏死性龈炎
D. 青少年牙周炎
E. 慢性成人牙周炎

82. 患者，男性，50 岁。拔除下颌第一磨牙后，新鲜血液充盈牙槽窝，但不能淹没牙根间隔。正确的处理是
A. 缝合拔牙创口
B. 碘仿纱布覆盖
C. 咬除根间隔
D. 吸收性明胶海绵覆盖
E. 任其吸收

83. 学校饮水氟化时，饮水氟浓度可以为饮水氟适宜浓度的
A. 相同浓度
B. 2.5 倍
C. 4.5 倍
D. 5.5 倍
E. 6.5 倍

84. 患者，女性，35 岁。右上颌侧切牙冠 1/2 缺已露髓，应选择的治疗方案为
A. 银汞充填
B. 树脂充填
C. 玻璃离子充填
D. 根管治疗后桩冠修复
E. 甲冠修复

85. 一位 2 岁患儿患急性菌痢住进医院，经治疗本已好转，即将出院。其父母觉得患儿虚弱，要求输血。碍于情面，医师同意了。可护士为了快点交班，提议给予静脉推注输血。当时患儿哭闹，医护齐动手给他输血过程中，患儿突发心搏骤停死亡。此案例中医护人员的伦理过错是
A. 无知，无原则，违背了有利患者的原则
B. 无知，无原则，违背了人道主义原则
C. 曲解家属自主权，违反操作规程，违背了有利患者的原则
D. 曲解家属自主权，违反操作规程，违背了不伤害患者的原则
E. 曲解家属自主权，违反操作规程，违背了人道主义原则

86. 患者，男性，66 岁。8765432|34678 缺失，行可摘局部义齿修复 2 年后诉咬合无力、咀嚼效率降低。检查发现，人工牙广泛磨耗，下列正确的处理方法是
A. 用自凝塑料在口内直接加高恢复正常的咬合关系
B. 在人工牙殆面咬蜡记录
C. 无须咬蜡殆记录，但需要上殆架
D. 无须上殆架
E. 需重新制作义齿

87. 患者，女性，30 岁。右下第三磨牙舌向远中倾斜，牙冠完全萌出，X 线片显示牙根融合，无弯曲。此牙的拔除方法宜采用

A. 劈开、分根拔除

B. 冲击法拔除

C. 用涡轮钻拔除

D. 用牙挺向远中挺出

E. 翻瓣、去骨拔除

88. 在半可调𬌗架上完成总义齿人工牙排列后，发现前伸𬌗时前牙接触而后牙不接触。此时正确的调整方法是

A. 增大前伸髁导斜度

B. 减小前伸髁导斜度

C. 增大补偿曲线曲度

D. 减小补偿曲线曲度

E. 增大前伸切导斜度

89. 患者，男性，19 岁。牙龈肥大 5 个月，服用苯妥英钠 1 年。检查：上、下前牙牙龈乳头圆钝，覆盖 1/3 牙面，未探及附着丧失。该患者应诊断为

A. 慢性龈炎

B. 慢性牙周炎

C. 药物性牙龈增生

D. 坏死溃疡性龈炎

E. 急性龈乳头炎

90. 患者，女性，62 岁。拔 26 腭侧断根时，牙根阻力突然消失，拔牙窝空虚，捏鼻鼓气时拔牙窝无气体溢出。可能为

A. 牙根进入腭部黏膜下

B. 牙根进入鼻腔黏膜上

C. 牙根进入上颌窦

D. 牙根进入上颌窦黏膜下

E. 牙根进入颊侧黏膜下

91. 某医学院曾收治 3 例分别在院外接受过试验性肝穿刺引起急性腹膜炎的患者。术中医师在抽出脓液 5～10ml 后，即拔除穿刺针，术后未做常规处理，2 小时后呈急腹症症状。结果 2 例治愈，1 例死亡。对试验性肝穿刺的下列说法中错误的是

A. 肝穿刺应该由有训练的医师进行，一定要避免盲目性和危险性

B. 不论穿刺动机如何，只要造成事故，它的价值就是负价值

C. 只要动机是好的，虽然是事故，它也有一定的正价值

D. 试验前必须经有关专家审定是否符合科学要求

E. 医学研究的试验设计必须严密

92. 患者，女性，65 岁。戴义齿 2 天，咀嚼时义齿翘动明显。检查：765| 缺失，塑料基托式可摘局部义齿，4| 三臂卡环，|34 间隙卡环，|3 舌支托。基托颊舌侧磨光面基本形态成凹形，厚度约 3mm，口内余留牙健康。造成义齿翘动最主要的原因是

A. 基托厚度不足

B. 基托不贴合

C. 间接固位体距支点线过近

D. 颊侧基托未形成凸面，影响舌运动

E. 舌侧基托未形成凸面，影响舌运动

93. 患者，女性，56 岁。拔除右上后牙后伤口愈合良好，无明显炎症。半个月后常感伤口疼痛不适，尤其触碰伤口颊侧时有明显疼痛，X 线检查无异常。常见的原因是

A. 伤口内有残根

B. 伤口内有肉芽

C. 干槽症

D. 骨尖

E. 神经损伤

94. 患者，女性，25 岁。右上 1 冠折 3/4，根管治疗情况良好，咬合紧。最适宜的修复方法是

A. 塑料全冠

B. 瓷贴面

C. 全瓷覆盖金属烤瓷全冠

D. 部分瓷覆盖金属烤瓷全冠

E. 成品钢丝弯制的桩冠

95. 患者，男性，53 岁。患慢性支气管肺气肿多年，某日上午因用力咳嗽，突感胸痛气促，立即被送到医院急诊科。检查：血压 100/70mmHg，呼吸 120 次/分，烦躁，唇、指发绀，气管明显偏左，右侧胸廓饱满，叩诊鼓音，呼吸音明显减弱。拟诊右侧气胸，未做相应处理，即送放射科作胸透。透视完后患者出现潮式呼吸，未及抢救就死亡了。为防止类似现象，应该

A. 充分检查，明确诊断，不伤害患者

B. 依据症状，请相关医师会诊作决策，不伤害患者

C. 当机立断，审慎地作出诊断并给以处置性穿刺，有利患者

D. 迅速判断并确定恰当目标，作出恰当的医疗决策，有利患者

E. 先行观察，再作处理，有利患者

96. 患者，女性，28 岁。拔除颊侧倾斜 28 后搔刮拔牙窝时发现拔牙窝底部空虚，捏鼻鼓气时有气泡自拔牙窝溢出。此时最佳处理方法是

A. 填塞吸收性明胶海绵

B. 行上颌窦根治

C. 冲洗拔牙创

D. 行局部瘘口修复术

E. 使拔牙创充满血块

97. 患者，女性，55岁。戴下半口义齿5天，咬肌前缘磨痛，且咬肌活动时义齿松动、脱位。其病因是

A. 颊侧翼缘区伸展过度

B. 远中颊角区伸展过度

C. 颊系带处缓冲不足

D. 舌隆突处未缓冲

E. 义齿基托盖过下颌舌骨肌

98. 患者，女性，20岁。近半年来出现右侧颞下颌关节弹响（开口末，闭口初），开口度5.0cm，关节造影见关节囊扩张，最可能的诊断是

A. 翼外肌功能亢进

B. 关节囊扩张伴关节盘附着松弛

C. 髁突，关节盘相对移位

D. 关节盘破裂

E. 髁突吸收破坏

99. 患者|1缺失，为判断1|2是否有条件作基牙设计双端固定桥，最重要的一项检查是

A. 牙髓电活力测验

B. 牙髓温度测验

C. X线摄片

D. 叩诊

E. 牙周探诊

100. 一患者以颞下颌关节开口末、闭口初单音弹响就诊，X线片显示为髁状突开口位时超过关节结节。该患者是

A. 翼外肌痉挛

B. 翼外肌功能亢进

C. 颞肌痉挛

D. 嚼肌痉挛

E. 关节盘移位

## 【$A_3$/$A_4$型题】

### 答题说明

以下提供若干个病例，每个病例下设若干道考题。请根据答案所提供的信息，在每一道考题下面的A、B、C、D、E五个备选答案中选择一个最佳答案。

（101~103题共用题干）

患者，女性，50岁。右上后牙牙龈反复肿痛1年，有口腔异味。因糖尿病控制饮食约2年。检查：7|远中邻面龋深达髓腔，探无感觉，叩诊（±），根尖区黏膜充血；6|𬌗面龋，中等深度，探酸感，远中根尖部牙龈扪压有稀脓液从一窦道口溢出；8|低位颊倾阻生。口腔卫生差，牙垢（++），牙龈轻红肿。余未见异常。

101. 为进一步明确诊断，首选的临床检查是

A. 咬诊

B. 扪诊

C. 牙髓电活力测验

D. 牙周袋检查

E. 牙髓温度测验

102. 根据病史和检查，患者的主诉患牙最可能是

A. 5|

B. 6|

C. 6|

D. 7|

E. 8|

103. 若X线片示主诉牙根尖周圆形透射影，直径3~5mm，边界弥散不清。最可能的诊断是

A. 慢性根尖周炎急性发作

B. 慢性牙髓炎

C. 慢性根尖周脓肿

D. 慢性根尖周囊肿

E. 慢性根尖周肉芽肿

（104~108题共用题干）

患者，男性，48岁。主诉刷牙时牙龈出血，口腔有异味，双侧后牙及下前牙轻度松动，伴有咬合痛，否认系统牙科治疗史。

104. 应进行的检查是

A. 邻面龋+叩诊

B. 食物嵌塞

C. 冷热刺激反应

D. 早接触+牙齿松动度

E. 牙周袋探诊+X线牙片

105. 成人牙周炎的主要致病菌是
A. 放线菌
B. 牙龈卟啉单胞菌
C. 乳酸杆菌
D. 变形链球菌
E. 嗜二氧化碳噬纤维菌
106. 晚期可能出现的伴发症状是
A. 中度深度牙周袋
B. 重度牙龈炎症
C. 牙周脓肿
D. 牙槽骨水平吸收
E. 牙齿松动咬合痛
107. 牙周治疗的基本原则是
A. 控制菌斑+彻底清除牙石
B. 控制菌斑+拔除所有松动牙
C. 松牙固定术
D. 牙周袋及根面药物处理
E. 牙周外科手术+全身治疗
108. 关于牙周炎疗效维持及预防的叙述中，恰当的是
A. 1~2 年进行一次复查、复诊
B. 防治牙周炎 1~2 年做一次洁治
C. 局部龈缘炎症可不拍 X 线片
D. 牙周维护在治疗后的前 3 年尤为重要
E. 患者复查时重点要检查全身情况

（109~112 题共用题干）

患者，女性，46 岁。风湿性心脏病史 8 年，二尖瓣狭窄，心功能Ⅰ级。口内右下侧切牙、右下第一前磨牙、右下第二磨牙，均为残根，Ⅰ度松动需要拔除。

109. 该患者拔牙，在有菌血症发生时，有可能导致以下哪种严重并发症的风险
A. 干槽症
B. 颊间隙感染
C. 口腔上颌窦瘘
D. 颏下间隙感染
E. 亚急性感染性心内膜炎
110. 引起以上严重并发症的最重要因素之一，是以下哪种细菌菌血症
A. 金黄色葡萄球菌
B. 铜绿假单胞菌
C. 混合细菌
D. 变形链球菌
E. 甲型溶血性链球菌
111. 此类致病菌对以下哪种抗生素高度敏感
A. 甲硝唑
B. 青霉素
C. 链霉素
D. 头孢菌素
E. 庆大霉素
112. 对于该患者最佳的治疗方案是
A. 分次拔除患牙，术前预防性使用抗生素
B. 分次拔除患牙，术后预防性使用抗生素
C. 分次拔除患牙，术前术后预防性使用抗生素
D. 一次拔除全部患牙，术前预防性使用抗生素
E. 一次拔除全部患牙，术前、术后预防性使用抗生素

（113~115 题共用题干）

患者，女性，70 岁。无牙颌 6 年。初戴全口义齿时，当医师用双手食指分别放在上颌义齿两侧前磨牙区𬌗面左右交替按压时，发现义齿有左右翘动现象。

113. 在引起义齿不稳定的因素中，最先应该考虑的是
A. 模型不准确
B. 印模变形
C. 基托边缘过伸展
D. 上颌结节缓冲不足
E. 腭隆突形成支点
114. 为进一步明确义齿翘动的原因，应检查
A. 患者的发音情况
B. 义齿的固位情况
C. 义齿基托边缘伸展情况
D. 义齿基托组织面是否有压迫区
E. 义齿的咬合情况
115. 为消除义齿的这种翘动，首选的处理方法是
A. 基托组织面重衬
B. 缓冲黏膜受压处的基托组织面
C. 调整基托边缘
D. 调整平衡𬌗
E. 重做义齿

（116~118 题共用题干）

患者，女性，47 岁。⌈567 缺失，⌈8 近中倾斜 10°，牙槽骨吸收至牙根颈部 1/3 处。铸造支架式可摘局部义齿修复，设计 4⌉间隙卡环和⌈4 单臂卡环。2 周后复诊，义齿压痛，缺隙区黏膜弥漫性红肿，余留牙正常。

116. 义齿压痛的直接原因是
A. 基托边缘伸展不足
B. 基托边缘伸展过长
C. 基托材料过敏
D. 义齿下沉

E. 咬合力大

117. 初戴时发现义齿游离端翘动，金属支架部分可完全就位，$\overline{4|4}$ 殆支托成为支点。最可能导致义齿翘动的原因是

A. 支架变形

B. 卡环过紧

C. 牙槽嵴黏膜薄

D. 未取功能印模

E. 模型上基牙移位

118. 如果⌈8 有根管治疗史，不松动，叩痛(-)。重新义齿修复前首先应进行的是

A. 拔除⌈8

B. ⌈8 桩核冠修复

C. 拍摄⌈8 X线片

D. ⌈8 重新根管治疗

E. ⌈8 调殆

(119~121题共用题干)

患者，男性，30岁。上颌前牙外伤缺损5年，未曾行任何牙体及修复治疗。双侧上颌中切牙呈暗黑色，切端缺损，无松动。叩诊轻度不适感。口内余留牙及口腔黏膜无异常。

119. 最需做的治疗是

A. X线牙片检查

B. 咬合关系检查

C. 牙周检查

D. 牙髓活力测验

E. 冷测及热测

120. 修复前最需做的治疗是

A. 根尖外科手术

B. 直接盖髓术

C. 活髓切断术

D. 根管治疗

E. 塑化治疗

121. 最佳的修复方法是

A. 开面冠

B. 3/4冠

C. 铸造全冠

D. 烤瓷熔附金属全冠修复

E. 锤造全冠

(122~124题共用题干)

患者，男性，27岁。48近中阻生，47远中深龋，患者主诉右下后牙冷热刺激性疼痛，无自发性疼痛。

122. 该患者正确治疗程序为

A. 拔除48，治疗47

B. 单纯治疗47

C. 拔除48，观察47

D. 先治疗47，后拔除48

E. 同时拔除47、48

123. 如果拔除48，解除邻牙阻力常需要

A. 切开法

B. 去骨法

C. 分冠法

D. 直接挺出48

E. 以上都不正确

124. 如果拔牙过程中出现晕厥，以下哪项不应该出现

A. 头晕、胸闷

B. 面色苍白、全身冷汗

C. 四肢厥冷、乏力

D. 恶心、呼吸困难

E. 脉慢而弱

(125~127题共用题干)

患者，男性，27岁。2年前因外伤致前牙缺损，有治疗史。口腔检查；右上中切牙切缘及近中切角缺损，牙冠变色，叩痛（-），松动（-）；咬合正常。X线片显示根管内可见充填物。

125. 下列可进行桩冠修复的情况是

A. 未经完善根管治疗的患牙

B. 牙槽骨吸收超过根长的1/3

C. 牙根有足够长度者

D. 根管弯曲、细小

E. 根尖区瘘道未闭合

126. 一般要求根桩长度应达到

A. 根长的1/3

B. 根长的2/3~3/4

C. 根长的4/5

D. 根长的1/2

E. 与根长度相等

127. X线片显示与桩冠修复无关的情况是

A. 患牙牙根长度

B. 邻牙的牙槽骨高度

C. 患牙牙根弯曲程度

D. 患牙根管治疗情况

E. 患牙牙根直径

## 【B 型题】

### 答题说明

以下提供若干组考题，每组考题共用在考题前列出的 A、B、C、D、E 五个备选答案，请从中选择一个与问题关系最密切的答案。某个备选答案可能被选择一次、多次或不被选择。

（128～133 题共用备选答案）

A. 0.1%

B. 0.5%

C. 1%

D. 2%

E. 3%

128. 用于消毒头皮部的碘酊浓度为

129. 用于消毒颌面、颈部的碘酊浓度为

130. 用于消毒口腔黏膜的碘酊浓度为

131. 用于消毒口腔及创口的氯己定液浓度为

132. 用于消毒皮肤的氯己定液浓度为

133. 用于消毒口腔及皮肤的碘伏含有效碘的浓度为

（134～136 题共用备选答案）

A. 耳前淋巴结

B. 下颌下淋巴结

C. 颌上淋巴结

D. 颏下淋巴结

E. 耳后淋巴结

134. 头皮炎症主要引流至

135. 口腔及咽部炎症主要引流至

136. 前牙及口底炎症主要引流至

（137～140 题共用备选答案）

A. 0.1mm

B. 0.2mm

C. 0.3mm

D. 0.5mm

E. 1.0mm

137. 金瓷全冠唇面肩台宽度为

138. 贵金属金瓷冠基底冠厚度最少不低于

139. 3/4 冠邻轴沟的深度为

140. 金瓷冠不透明瓷厚度不得超过

（141～145 题共用备选答案）

A. 垂直距离过高

B. 上颌基托后缘边缘封闭不佳

C. 基托边缘伸展过长

D. 垂直距离过低

E. 正中殆关系不正确

141. 全口义齿初戴时出现恶心、呕吐为

142. 戴用新全口义齿后感觉吃饭时用不上力为

143. 初戴全口义齿，当口腔处于休息状态时义齿固位力尚好，但当张口、说话时义齿易脱位，其可能原因是

144. 全口义齿初戴后，患者感觉牙槽嵴普遍性疼痛，面部肌肉酸痛，其可能原因是

（145～147 题共用备选答案）

A. 改良鞍式桥体

B. 悬空式桥体

C. 船底式桥体

D. 接触式桥体

E. 改良盖嵴式桥体

145. 与牙槽嵴黏膜不接触，自洁作用好的桥体类型是

146. 对牙槽嵴黏膜有按摩作用的桥体类型是

147. 可以防止食物进入龈端，自洁作用好，感觉舒适的桥体设计类型是

（148～150 题共用备选答案）

A. 0.5mm

B. 1mm

C. 2mm

D. 2.5mm

E. 3mm

148. 烤瓷全冠牙体预备时应尽量保证的颊侧肩台宽度为

149. 烤瓷全冠各轴面金属厚度为

150. 前牙烤瓷全冠应预备出的切端间隙为

# 参考答案与解析

## 第四单元

1. E【解析】牙内吸收的原因尚不明了，但多发生于受过外伤的牙、再植牙及做过活髓切断术或盖髓术的牙。

2. B【解析】牙内吸收是指正常的牙髓组织变为肉芽组织，其中的破牙本质细胞从髓腔内部开始吸收牙体硬组织，使髓腔壁变薄，严重者可造成病理性牙折。

3. C【解析】对年轻恒牙的嵌入性脱位，不应强行拉出复位，以免造成更大的创伤，任其自然萌出是最可取的处理方法，一般在半年内患牙可以萌出到正常位置。

4. C【解析】牙体慢性损伤包括磨损、酸蚀症、楔状缺损、牙隐裂及牙根纵裂。

5. E【解析】明尼苏达多相人格测验（MMPI）是由美国明尼苏达大学的心理学家哈撒韦（Hathaway）和精神科医师麦金利（Mckinley）于1940年编制而成，可以用于测试正常人的人格类型，也可以用于区分正常人和精神疾病患者。本量表供精神科临床使用。

6. D【解析】口腔念珠菌病是念珠菌属（真菌）感染所引起的口腔黏膜疾病，其中白念珠菌是最主要的病原菌，鹅口疮是最常见的口腔念珠菌病。

7. E【解析】乳牙早失的原因：①严重龋病、牙髓病及根尖周病导致牙齿过早脱落或被移除。②恒牙异位萌出，乳牙根过早吸收脱落。③牙齿因外伤脱落。④先天性牙齿缺失。

8. E【解析】牙面清洁后20分钟后即开始形成获得性膜，4小时后开始有细菌附着，牙面经处理8小时至2天内，细菌迅速生长繁殖，约2天后菌斑开始形成。

9. E【解析】乳牙外伤的最大影响是损害继承恒牙胚，继而影响继承牙发育。

10. C【解析】洁治术可以去除牙石和菌斑，是预防牙周病的有效手段。

11. C【解析】超过1岁后仍未见第一颗乳牙萌出，超过3岁乳牙尚未全部萌出为乳牙迟萌。

12. D【解析】口腔健康行为的变化来自正确的健康信念。

13. C【解析】沟纹舌好发于舌背部，A错误，常无明显症状，B错误，病损区表现为丝状乳头变大，C正确；地图舌又称为游走性舌炎，D错误；发病不明，可能与年龄、全身疾病、地理环境及人种、遗传等有关，E错。

14. A【解析】恒牙根尖发育完成的时间是萌出后3~5年。

15. D【解析】牙体外科属于三级预防；氟化物应用、饮食控制、封闭窝沟属于一级预防。

16. D【解析】患儿依从性不在应用间隙保持器的考虑因素之内。

17. E【解析】临床上充填楔状缺损时，选用何种材料应遵循以下原则。①重视美观：前牙颜色接近正常牙色，修复后的牙齿能增加美的感觉。②注重职业、工种要求：最好选用较理想的复合树脂充填缺损。③注意耐磨性：抗压耐磨性好的材料是银汞合金，适用于磨牙颈部、𬌗面洞的充填。如果口内牙齿上有义齿支托或卡环通过缺损区，应该考虑选用耐磨损材料，如前牙使用光固化复合树脂，后牙应用银汞合金材料充填。故此题应选择复合树脂。

18. E【解析】舌体组织脆容易撕脱，针距和边距均应大于5mm。

19. C【解析】烟草是最大的癌症诱发物。

20. E【解析】寻常型天疱疮是四型中病情最重的一型。

21. A【解析】创缘内卷和过度外翻可导致感染及愈合后明显瘢痕。

22. B【解析】根尖孔是牙周组织和牙髓的重要通道，血管、神经和淋巴通过根尖孔相互交通，而感染和炎症也易交互扩散。

23. D【解析】解析：$N = K \times Q/P$，当允许抽样误差为10%$K = 400$。

24. B【解析】采用根尖片分角线投照技术摄影时，X线中心线若与被检查牙的邻面不平行，而向远中或近中倾斜时，胶片上所显示牙的邻面影像将相互重叠。

25. B【解析】艾森克人格问卷包括四个分量表：内外倾向量表（E）、情绪性量表（N）、心理变态量表（P，又称精神质）和效度量表（L）。有男女常模。P、E、N量表得分随年龄增加而下降，L则上升。精神病患者的P、N分数都较高，L分数极高，有良好的信度和效度。

26. E【解析】①下颌前部𬌗片用于观察下颌颏部骨折及其他颏部骨质变化。②下颌骨开口后前位片用于观察双侧髁突内外径向的病。③下颌升支切线位片用于观察下颌升支外侧骨密质膨出、增生及破坏的情况。④下颌骨侧位用于观察下颌骨体、升支及髁突的病变。⑤许勒位片常用于观察颞下颌关节外侧1/3侧斜位影像及关节窝、关节结节、关节间隙的情况。

27. D【解析】鉴别急性牙髓炎和三叉神经痛的要点是扳机点的有无。扳机点的存在是三叉神经痛的特征性表现之一。

28. C【解析】磁共振自20世纪80年代应用于临床，可清晰显示软组织影像，并对人体无放射损害。在口腔颌面部，主要用于累及范围广泛的肿瘤及颞下颌关节紊乱综合征的检查。

29. A【解析】选择纵式或横式外翻缝合的根据是血供的方向。

30. A【解析】下颌骨开口后前位片用于观察双侧髁突内外径向的病，不能用于牙周炎的检查。

31. B【解析】提供高质量的义齿修复选项是三级口腔保健的内容而不是初级口腔保健的内容。

32. B【解析】牙釉质是机体中钙化最高和最坚硬的组织，X线片显示的影像密度最高，似帽状覆盖于牙冠部牙本质的表面。

33. E【解析】感染创口不作初期缝合，而应在感染控制后或病灶清除后进行，且缝合不宜过紧并做可靠的引流，其引流物应在感染完全控制、已无脓液排出后48小时去除，脓肿切开引流后不做缝合，但必须置入引流物。

34. C【解析】窝沟封闭前恒牙酸蚀时间一般为20~30秒，乳牙酸蚀时间一般为60秒。

35. A【解析】影响根管冲洗效果的因素：药物种类，根管的直径，冲洗的液体量，病变情况，根管内玷污层（用次氯酸钠液超声清理根管可去除）。

36. C【解析】地图舌预后良好，且无明显不适感，故一般不需治疗。而心理疏导比药物治疗更重要，以消除患者的恐惧心理为主要治疗目标。

37. C【解析】韦克斯勒智力量表是心理测验的常用方法。韦克斯勒先后编制了三个相互衔接的智力量表，分别是韦氏成人智力量表（WAIS），适用于16~74岁；韦氏儿童智力量表（WISC），适用于6~16岁；韦氏学龄前及小学生儿童智力量表（WPPSI），适用于4.0~6.5岁。韦氏智力量表的得分分布是以100为平均值、15为标准差的正态分布，得分在70~130分为正常，得分高于130分为智力超常，低于70分为智力缺陷。

38. B【解析】如果从出生即在高氟区生活则可能导致氟牙症。出生1年内可波及的牙齿：第一磨牙、前牙。出生2年内可波及的牙齿：第一磨牙、前牙、第一前磨牙。出生3年内可波及的牙齿：第一磨牙、前牙、第一前磨牙、第二前磨牙、第二磨牙。7~9岁时下颌第三磨牙钙化可能波及。8~10岁时上颌第三磨牙钙化可能波及。

39. D【解析】牙线可以去除邻面牙菌斑。

40. E【解析】Kappa值的大小与可靠度的关系为：0.40以下可靠度不合格；0.41~0.60可靠度中等；0.61~0.80可靠度优；0.81~1.0完全可靠。

41. B【解析】①饮水：人体氟的主要来源是饮水，约占人体氟来源的65%。②食物：人体每天摄入的氟约有25%来自食物。所有食物，包括植物性或动物性食物中都含有一定量的氟，但差异很大。③空气：虽然空气中的氟不是人体氟的主要来源，但在某些特殊环境条件下可引起空气氟污染。④其他可能的氟来源：某些口腔局部用氟产品的氟浓度很高。

42. B【解析】在口腔颌面部感染中面部疖痈最易发生全身并发症，这是由于：疖痈的病原菌毒力较强；上唇与鼻部“危险三角区”内的静脉又常无瓣膜；以及颜面表情肌和唇部的生理性运动易使感染扩散等因素所致。

43. E【解析】社区四级水平是复杂牙周保健包括1、2、3级加复杂牙周保健，复杂治疗的指针是6mm或6mm以上的牙周袋，包括根面平整的各种牙周手术，重点为年轻年龄组。

44. B【解析】含氟牙膏在功效性牙膏中相当普及。

45. A【解析】口腔颌面部损伤清创的原则是尽可能保留颌面部组织。除坏死组织外，一般仅将创缘略加修整即可，但是存在的异物要尽可能去除。有细菌、但尚未发展成感染的伤口在清创后做初期缝合。颌面部血运丰富，组织再生能力强，对于唇、舌、鼻、耳及眼睑等重要部位，即使大部分游离或完全离体，只要没有感染坏死，也应尽量保留。

46. D【解析】一般在拔牙后3个月，创口完全愈合，牙槽嵴吸收基本稳定。此时进行固定义齿修复。

47. A【解析】根据精神分析理论，“投射”在心理学上是指个人把自己的思想、态度、愿望、情绪、性格等个性特征，不自觉地反映于外界事物或他人的一种心理作用，也就是说，不同的人对外界的解释是不一样的，通过对这种解释的分析，可以看出他隐藏着的人格特征。投射法是指向受测者提供一些意义比较含糊的刺激情境，让他在不受限制的情境下，自由表现出他的反应，分析反应的结果，便可推断他的人格结构。最常用的投射性测验，包括罗夏墨迹测验和主题理解测验（Thematic Apperception Test）。

48. C【解析】换药的主要目的是检查和促进创口正常愈合，是一项基本的外科操作技术，通过对伤口进行换药处理，可以观察伤口变化，清洁伤口，更换并保持敷料整洁，并可敷上治疗药物，从而控制局部感染，一般根据常规要求进行换药操作，若患者有特殊要求也可更换，A、B、D和E均正确，但只有C是换药的主要目的。

49. A【解析】铸造金属全冠可用于各种牙体缺损的修复，但主要用于后牙。金属全冠可通过连接体与桥体相连接。使固定桥与基牙形成一个功能整体，并使固定桥获得固位力。

50. D【解析】慢性非特异性唇炎的病因可能与温度、化学、机械性因素的长期持续性刺激有关，如气候干燥、风吹、寒冷、烟酒和烫食的刺激、舔唇、咬唇的不良习惯等。也可能与精神因素有关，如郁闷、烦躁、愤怒、多虑等。患者一般无全身症状。

51. B【解析】药物试验应设置对照组以判定药效。

52. E【解析】关节、大血管或神经暴露的伤口应争取在清创后一期进行修复。

53. C【解析】增加基牙的主要目的是减轻弱侧基牙的负荷，以分散殆力。

54. D【解析】旋转刷牙法适用于牙龈相对健康，组织外形正常，掌握Bass刷牙法困难的儿童，用颤动方法进行一般性清洁。圆弧刷牙法：圆弧刷牙法又称Fones刷牙法，这种方法最易为年幼儿童学习理解和掌握。

55. D【解析】外伤致上颌骨骨折，鼻腔出现明显出血可采用鼻后孔填塞的方法。

56. B【解析】本题通过对各医院口腔科近3年牙外伤病例进行分析，这是一种从现在分析以前资料的方法，这种回顾性研究只出现在两种情况时，一种是病例-对照研究，另一种是常规资料分析。而病例-对照研究需要设立病例组和对照组，常规资料分析则只从病历资料中分析即可。

57. B【解析】上颌总义齿后缘的正确位置应在翼上颌切迹与腭小凹后2mm的连线上，即颤动线处。因此，上颌总义齿成品托盘的后缘应超过腭小凹和颤动线位置，印模范围应取至腭小凹后3~4mm，以保证在准确的石膏模型上确定义齿基托后缘和制作后堤区。

58. A【解析】外科引流的适应证：感染或污染的创口、渗出多的创口、留有死腔的创口及止血不全的创口。

59. C【解析】浸润白细胞体积达到结合上皮体积60%时可影响结合上皮的营养而导致其与根面分离。

60. C【解析】现在常用的是改良盖嵴式桥体，可将腭侧的接触区扩大到龈嵴顶，防止食物进入龈端；自洁作用好，舒适感好。

61. D【解析】固定桥修复时基牙最好是健康活髓牙，牙冠殆龈高度适当。要求牙根粗壮并有足够长度，牙根周围骨吸收不超过根长的1/3，基牙位置基本正常。

62. D【解析】为防止交叉感染，口腔颌面外科如有多个患者需要换药时，应遵循的顺序为先无菌，后污染，再感染；同时期间做好消毒和无菌操作。

63. D【解析】心理测验工作应遵守的原则：①标准化原则。②保密原则。③客观原则。

64. A【解析】龋病的预防方法。①牙菌斑的控制：细菌是致龋的主要因素，而防龋的关键环节是控制菌斑，控制菌斑包括控制菌斑数量、滞留时间、致龋菌的毒性作用。②糖代用品。③增强牙的抗龋能力。④替代疗法。

65. B【解析】正常牙冠的轴面有一定的突度，它具有重要的生理意义。①维持牙颈部龈组织的张力和正常接触关系。牙颈1/3突度起到扩展牙龈、维持正常龈隙的作用。②保证食物正常排溢及食物流对于牙龈的生理刺激作用。突度过大时，缺少食物刺激使牙龈萎缩；突度过小时，食物直接冲压在龈隙沟内，引起过强刺激和牙龈附着的破坏。③利于修复体的自洁。轴壁上的颊舌向、龈向、近远中向的正常突度和流畅光滑的表面在肌活动时易于保持清洁，也便于洗刷，清除附着的菌斑。

66. E【解析】相对危险度是反映暴露因素与发病（死亡）关联强度最有用的指标。

67. D【解析】颊部贯通伤的治疗原则是：尽量关闭创口和消灭创面。

68. D【解析】智力水平可分为9个等级。①IQ值为145~160是天才。②130~145是极超常。③115~130是超常。④85~115是平常。⑤70~85是边界。⑥55~70是轻度智力低下。⑦40~55是中度智力低下。⑧25~40是重度智力低下。⑨小于25是极重度智力低下。"超常"属于第三种情况。

69. E【解析】换药的适应证：①无菌或污染创口为了拔除引流物或怀疑有感染时。②敷料滑脱不能保护创口时。③创口有大量脓性分泌物或渗出物时。④创口有渗血或疑有血肿形成时。⑤创口包扎过紧影响呼吸或疼痛时。⑥观察创口愈合情况及皮瓣营养情况时。⑦创口不清洁。

70. E【解析】本选项属于选择性偏倚范畴。信息偏倚主要来自以下3个方面：因检查器械等造成的测量偏倚、因调查对象引起的偏倚和因检查者引起的偏倚。

71. C【解析】左下颌第三磨牙拔除后3小时仍出血不止，否认既往全身性疾病史。可能的出血原因不包括拔牙创感染后出血。其他几种情况都可能造成术后出血。

72. A【解析】牙萌出后达咬合平面即适宜做窝沟封闭，一般是在牙萌出后4年之内。乳磨牙在3~4岁，第一恒磨牙在6~7岁，第二恒磨牙在11~13岁为最适宜封闭的年龄。

73. A【解析】窝沟封闭适应证：①窝沟深，特别是可以插入或卡住探针者，包含可疑龋。②对侧同名牙患龋或有患龋倾向。

74. A【解析】青春期龈炎临床表现：好发于前牙唇侧的牙龈乳头和龈缘，舌侧牙龈较少发生。唇侧牙龈肿胀较明显，龈乳头常呈球状突起，颜色暗红或鲜红，光亮，质地软，探诊出血明显。龈沟可加深形成龈袋，但附着水平无变化，亦无牙槽骨吸收。患者的主诉症状常为刷牙或咬硬物时出血，口臭等。

75. E【解析】安乐死是一个存在极大争议的伦理问题。我国目前还没有将安乐死合法化。

76. C【解析】本题着重考查考生对氟牙症Dean法分类标准的掌握。按照该分类标准，白垩色不透明区分布不超过牙面的25%属于很轻度的氟牙症。

77. C【解析】38伸长、无对颌、咬颊，均为拔除指征，应拔除。

78. B【解析】Cariostat试验为饭后1小时，用标准棉签，涂抹牙颊面菌斑4~5次，将棉签放到有溴甲酚紫及溴甲酚绿的培养管，37度培养48小时，观察变色。结果：与对照相比，黄绿色为危险信号即龋活性显著，黄色为非常危险信号即龋活性非常显著。

79. D【解析】根据病史及临床检查，选择D。

80. C【解析】残根保留首选桩核冠修复。

81. A【解析】边缘性龈炎又称慢性龈缘炎、单纯性龈炎，病损位于龈乳头和游离龈，属常见牙龈疾病，主要由局部刺激性因素引起，如菌斑、牙石、食物嵌塞和不良修复体等。一般病损局限于游离龈和龈乳头，严重时可波及附着龈，以下颌前牙区最为显著。该病主要临床表现为牙龈色泽变化，正常牙龈呈粉红色，龈缘炎患者牙龈边缘会变为深红或暗红色。龈乳头会变圆钝、肥大，当附着龈水肿时表面点彩消失，出现光滑发亮的表象。牙龈可以变得松软、脆弱、缺乏弹性。正常龈沟深度不超过2mm，当牙龈炎症、增生时，龈沟加深达2mm以上，形成假性牙周袋，探诊出血。当患牙龈炎时，轻触或探诊时均可出血，如刷牙、啃苹果时可发生明显出血，探诊出血是诊断牙龈有无炎症的重要依据。但慢性龈缘炎也可能无自发性出血，部分患者偶感牙龈局部痒、肿胀等不适，伴有口臭。

82. B【解析】牙槽间隔过高的处理办法，只有咬除之，否则会影响拔牙创的愈合过程。其他备选答案都于事无补。拔牙术中拔牙创的处理既很关键，又是容易被忽略的步骤。

83. C【解析】由于学生在学校饮用加氟饮水仅为部分时间，且此时恒牙冠已发育完成，造成氟牙症的可能性降低，因此，可以适当提高水氟浓度。

84. D【解析】侧切牙冠1/2缺损并露髓，应完善根管治疗后桩核冠修复。

85. D【解析】在治疗过程中，患者有询问病情、接受、拒绝或选择治疗方案的自主权。但自主原则并不是降低医务人员在诊治中的重要作用，而是相反。本题中医师同意输血即为曲解了家属自主权。静脉推注输血则为违反操作规程，违背了不伤害患者的原则。

86. B【解析】根据病史，患者应重新制作义齿。由于旧义齿人工牙磨耗，应重新确定垂直距离和颌位关系。

87. B【解析】冲击法拔除术：仅用于某些舌（腭）侧牙弓外的错位牙。用细杆钝头小凿或冲子由唇颊侧安置在错位牙的牙颈部，尽量斜向牙的咬合面，用骨锤轻击凿尾，使牙齿松动而脱落。

88. C【解析】前伸平衡𬌗是指前伸髁导斜度、前伸切导斜度、补偿曲线曲度、牙尖工作斜面斜度和定位平面斜度5个因素保持平衡关系。其中前两者分别与后三者之间成正变关系；前两者之间成反变关系。前伸髁导斜度虽然与其他四因素存在正、反变关系，但对于某个患者个体来说，前伸髁导对应于患者的前伸髁道，是不能改变的，调整平衡𬌗时改变前伸髁导斜度是错误的。前伸𬌗时前牙接触而后牙不接触，说明切导斜度过大，继续加大前伸切导斜度是错误的。前伸切导斜度与补偿曲线曲度成正变关系，当前伸切导斜度变大时，可通过加大补偿曲线曲度来保持前伸𬌗平衡。

89. C【解析】药物性牙龈增生是由于长期服用某种药物而引起的牙龈增生。药物引起牙龈增生是较为少见的药物副作用之一。可致牙龈增生的药物主要有苯妥英钠、苯巴比妥、氨己烯酸、扑痫酮、硝苯地平、非洛地平、维拉帕米、环孢菌素等。患者多为青少年及儿童，老年人则较少见，发病率不等。主要的临床表现为牙龈边缘和牙龈乳头增生，从最初的小球状逐渐融合、增大直到覆盖部分牙面。

90. D【解析】若拔除26腭侧断根时，牙根阻力突然消失，拔牙窝空虚，此时断根可能进入上颌窦或上颌窦黏膜下。这两者区别在于如进入上颌窦黏膜下捏鼻鼓气时拔牙窝无气体溢出，如果进入上颌窦气体可以从牙槽窝内冲出。

91. C【解析】因违反操作规程、不负责任等原因而导致受试者被伤害，也必须承担责任。

92. C【解析】支点线到游离端基托远端的垂直距离最好等于支点线到间接固位体的垂直距离。间接固位体距支点线的垂直距离愈远，对抗转动的力愈强。因为力×力臂=力矩，力臂越长，产生的力矩越大，所起的平衡作用也越好。远中游离端义齿的间接固位体应放置在前牙的舌隆突上，若远中游离端缺牙多，从间接固位体到支点线的垂直距离不可能远时，可用前牙区多基牙的联合支持，共同发挥间接固位作用。本病例间接固位体距离支点线过近，对抗转动的力弱，容易造成义齿翘动。

93. D【解析】拔牙后伤口出现疼痛，最常见的原因是伤口内有残根、肉芽、干槽症、骨尖。其鉴别点是伤口内有残根或残留的炎性肉芽组织时，患者感觉伤口轻度疼痛不适，主要表现为局部伤口愈合不良，前者X线片有遗留残根，后者局部有炎性肉芽组织增生。干槽症有持续性剧烈疼痛，并可向耳颞部放射，拔牙创空虚，创腔内有腐败坏死物，有明显臭味。骨尖表现为伤口愈合良好，无明显炎症，有骨尖处触痛明显。

94. C【解析】由于患者为前牙，考虑美观，桩冠修复多采用铸造桩，钢丝弯制多不使用，患者缺损较大，瓷贴面不适合。患者咬合紧，全瓷覆盖容易崩瓷，因此选用部分瓷覆盖较全瓷覆盖较好。

95. C【解析】要树立科学的诊断目的。诊断活动不是孤立的，而是同诊治活动的其他环节密切联系的有机统一体。如果偏离为治疗服务的目的，单纯追求诊断的精确度，就会出现治疗机会丧失的情况。本例中患者的气胸需要及时给以处置性穿刺，故选C。

96. E【解析】瘘口较小时可望其自行愈合。

97. B【解析】咬肌前缘压痛原因为义齿基托在远中颊角处伸展过度。

98. B【解析】关节囊扩张伴关节盘附着松弛主要症状与翼外肌功能亢进相似，但因关节结构松弛，开口度过大，均有半脱位，有的甚至为复发性关节脱位；由于张口度过大，常伴有慢性关节滑膜炎；造影片可证实关节囊扩张和关节盘附着松脱。根据患者病情描述，可知B为正确选项。

99. C【解析】通过X线片了解牙根的大小、形态、临床冠根的比例，以便判断是否可以选作基牙。

100. B【解析】翼外肌功能亢进的主要症状是弹响和开口过大呈半脱位，因下颌运动过度，在开口末期，髁突过度运动，连同关节盘过度牵拉过关节结节，发生弹响，闭口初髁突复位时出现弹响，这些表现与该患者临床表现相符。

101. C【解析】题干所描述的提示患牙已不是牙髓疾病，而是已发展为根尖周病了。为进一步明确诊断，首先的临床检查是牙髓电活力测验，找到可疑患牙。

102. D【解析】根据病史和检查，患者的主诉患牙最可能是右上第二磨牙，其他牙无相关的临床表现。右上第一磨牙虽然远中根尖部牙龈扪压有稀脓液从一窦道口溢出，但该牙仅有咬合面中龋，探酸感表明牙髓活力正常。

103. C【解析】X线片见根尖周透射区圆形，直径3~5mm，边界弥散不清，提示该主诉牙的诊断最可能是慢性根尖周脓肿，无其他疾病的诊断依据。为探明左上第一磨牙远中根尖部窦道口的病源，应拍摄窦道口诊断丝牙片，其他检查方法无效。

104. E【解析】牙周专业检查应完善牙周袋探诊+X线牙片。

105. B【解析】在备选答案中，牙龈卟啉单胞菌是慢性牙周炎的主要致病菌。变异链球菌是龋病的主要致病菌。

106. C【解析】牙周炎患者除有牙周袋形成、牙龈炎症、牙槽骨吸收和牙齿松动这四大特征外，晚期常可出现其他伴发症状。深牙周袋内脓液引流不畅，或身体抵抗力降低时，可发生牙周脓肿。

107. A【解析】成人型牙周炎的治疗目标应是彻底清除菌斑、牙石等病因刺激物，消除牙龈炎症，使牙周袋变浅和改善牙周附着水平。并争取适当的牙周组织再生，而且要使这些疗效能长期稳定地保持。牙周病的治疗原则是彻底清除牙石，拔除松动牙是牙周病的治疗手段之一，但不是基本原则。

108. D【解析】大多数成人型牙周炎患者在经过恰当的治疗后，炎症消退，病情得到控制，但疗效的长期保持却有赖于患者坚持有效的菌斑控制，以及定期的复查、监测和必要的重复治疗。牙周维护在治疗后的头3年最重要。治疗刚结束应勤复查，复诊间隔应不超过6个月，并进行牙周洁治。维护期拍摄X线片可以评估牙齿、牙周组织的情况。及时发现并记录任何异常状况和病变。复查时仍熏点评估患者口腔卫生及菌斑控制的水平。

109. E【解析】心血管瓣膜受损类疾病是常见的心脏病，口腔是一种污染的手术环境，并且所要拔除的患牙周围通常有慢性感染存在，拔牙操作可能使细菌进入血液循环，引起一过性的菌血症。风湿性心脏病患者是细菌性心内膜炎的易感人群。

110. E【解析】引起细菌性心内膜炎的重要因素之一是甲型溶血性链球菌菌血症。

111. B【解析】此菌对青霉素高度敏感，但 24 小时后即可产生耐药株，且消失慢，2 周后仍可存在。

112. E【解析】预防性使用抗生素是心瓣膜病患者接受口腔手术处理前所必需的，部分患者可以在术后继续使用 3 天。

113. E【解析】义齿左右翘动说明中线处有支点。因此，最可能的是义齿基托组织面在上腭中线处的骨质隆突处缓冲不够。

114. D【解析】找出义齿左右翘动的原因也就是要确定导致翘动的支点。在支点处基托与黏膜接触紧密，对黏膜压力大，可有黏膜压痛、红肿。与其他选项的情况无关。

115. B【解析】明确翘动的原因是存在支点，正确处理方法是将支点处的基托组织面缓冲，使基托密合。没有必要重新制作义齿，也不宜进行组织面重衬。修整边缘和调𬌗不能消除组织支点。

116. D【解析】本体考查可摘局部义齿支持形式的设计。本病例是 Kennedy 分类法第三类缺损，属于非游离缺失，基牙条件好时应采用牙支持式义齿设计。邻近缺隙的基牙条件好时应尽量放置直接固位体。该病例的义齿没有利用⌈8 获得支持，且由于⌈8 的限制，义齿鞍基后部伸展范围有限，牙槽嵴负担重，导致黏膜压痛。

117. D【解析】因为金属支架部分能够完全就位。牙槽嵴黏膜薄易导致黏膜压痛，但不会使义齿容易下沉。翘动的原因最可能是未取得游离缺失端的功能形态，而取的是解剖式印模，义齿游离端受力时因黏膜的受压变形，导致义齿翘动。

118. C【解析】为了确定⌈8 的诊疗计划，必须先拍 X 线牙片，检查其牙周健康和牙髓治疗情况。

119. D【解析】外伤牙齿应首先完善牙髓活力测验。

120. D【解析】根据题干，上中切牙已变色，推断患牙可能已经死髓，故在修复前应完善根管治疗。

121. D【解析】前牙冠修复应考虑美学原则，首选 D 选项。

122. A【解析】下颌阻生第三磨牙本身有龋坏或引起第二磨牙龋坏的第三磨牙均主张拔除。47 深龋，有冷热刺激痛症状，需后期充填治疗。

123. C【解析】邻牙阻力根据第二磨牙与阻生第三磨牙的接触程度和阻生的位置而定，邻牙阻力的解除可采用分冠和去骨的方法。分牙的主要目的是解除邻牙阻力。

124. E【解析】晕厥的临床表现：前驱症状有头晕、胸闷、面色苍白、全身冷汗、四肢厥冷无力、脉快而弱、恶心、呼吸困难。未经处理可出现心率减慢，血压急剧下降，短暂的意识丧失。

125. C【解析】桩核冠修复的患牙应完善根管治疗；严重根尖吸收、牙槽骨吸收超过根长 1/3、根管弯曲细小、有明显尖周感染和临床症状桩核冠等为禁忌证。

126. B【解析】桩核冠修复对桩长度的要求是：①桩的长度至少应与冠长相等。②桩的长度应达到根长的 2/3～3/4。③在牙槽骨内的桩长度应大于牙槽骨内根长的 1/2，以内冠保证根管壁在牙槽嵴顶区域的应力不会过度集中，从而避免根折的发生。④桩的末端与根尖孔之间应保留 3～5mm 的根尖封闭区。

127. B【解析】邻牙牙槽骨情况与桩核冠修复无关。

128. E【解析】用于消毒头皮部的碘酊浓度为 3%。

129. D【解析】用于消毒颌面、颈部的碘酊浓度为 2%。

130. C【解析】用于消毒口腔黏膜的碘酊浓度为 1%。

131. A【解析】用于消毒口腔及创口的氯己定液浓度为 0.1%。

132. B【解析】用于消毒皮肤的氯己定液浓度为 0.5%。

133. B【解析】用于消毒口腔及皮肤的碘伏含有效碘的浓度为 0.5%。

134. A【解析】头皮炎症主要引流至耳前淋巴结。

135. B【解析】口腔及咽部炎症主要引流至下颌下淋巴结。

136. D【解析】前牙及口底炎症主要引流至颏下淋巴结。

137. E【解析】金瓷全冠唇面肩台宽度为 1mm。

138. C【解析】贵金属基底冠厚度至少应有 0.3mm 的厚度。由于瓷承受拉伸、剪切的力量很弱，如果金属基底过薄，在承受咬合力时就会发生复合应力，从而导致瓷产生裂纹或破折。

139. E【解析】3/4 冠邻轴沟预备的目的是形成两个轴沟的内舌侧壁，这两个壁的作用相当于全冠预备体的唇侧壁，即冠抵抗舌向脱落的轴壁。深度为 1.0mm，与唇面切 2/3 及舌隆突下轴壁平行。

140. C【解析】不透明瓷是决定金瓷结合关键的一层瓷，瓷层过厚会导致全冠透明度降低，厚度不应超过0.3mm。

141. B【解析】部分患者在初戴义齿时常出现恶心，甚至呕吐。常见的原因是由于上颌义齿后缘伸展过长或义齿基托后缘与口腔黏膜不密合。由于唾液刺激黏膜，而引起恶心；上下前牙接触而后牙牙尖没有接触，义齿后端翘动而刺激黏膜，也会使患者感到恶心；上颌义齿后缘基托过厚，下颌义齿远中舌侧基托过厚而挤压舌也可引起恶心；更年期的患者往往也容易出现戴义齿恶心的症状。

142. D【解析】全口义齿咀嚼无力第一个可能的原因是假牙的咬合面形态不理想，上下牙接触面积过小，咀嚼面积的降低造成咀嚼效率的降低；第二个可能的原因是假牙恢复的垂直距离偏小，超出了咀嚼肌群的最佳作用范围造成的咀嚼效率低下。

143. C【解析】全口义齿张口、说话时易脱位是由于基托边缘伸展过长，在黏膜功能运动过程中容易脱位。

144. A【解析】全口义齿初戴感觉牙槽嵴普遍性疼痛、面部肌肉酸痛的原因多为垂直距离过高。

145. B【解析】悬空式桥体与黏膜不接触具有良好的自洁作用。

146. D【解析】接触式桥体对牙槽嵴黏膜有按摩作用。

147. E【解析】改良盖嵴式桥体又称为牙槽嵴顶型桥体或者改良偏侧型桥体，将唇颊侧的接触区扩大至龈嵴顶，即舌隆突延长与牙槽嵴顶接触。其特点是可以防止食物进入龈端，自洁作用好，患者感觉舒适，上、下颌固定桥都可以使用该设计。

148. B【解析】烤瓷冠唇侧肩台宽度为1mm。

149. A【解析】烤瓷全冠各轴面金属厚度为0.5mm。

150. C【解析】前牙烤瓷全冠应预备出的切端间隙为2mm。